全国统计教材编审委员会生物统计规划教材

高 等 院 校 统 计 学 精 品 教 材

# 医用高等数学

祁爱琴　孔 杨 ○ 主编

U0284976

中国统计出版社
China Statistics Press

**图书在版编目（CIP）数据**

医用高等数学 / 祁爱琴，孔杨主编；高明海等副主编 . -- 北京：中国统计出版社，2024.6. -- ISBN 978 - 7 - 5230 - 0444 - 9

Ⅰ. R311

中国国家版本馆 CIP 数据核字第 20248A4G44 号

医用高等数学

作　　者/ 祁爱琴　孔杨
责任编辑/ 罗浩
封面设计/ 李静
出版发行/ 中国统计出版社有限公司
地　　址/ 北京市丰台区西三环南路甲 6 号　邮政编码/100073
电　　话/ 邮购 (010) 63376909　书店 (010) 68783171
网　　址/ http：//www. zgtjcbs. com
印　　刷/ 河北鑫兆源印刷有限公司
经　　销/ 新华书店
开　　本/ 787mm×1092mm　1/16
字　　数/ 496 千字
印　　张/ 19.25
版　　别/ 2024 年 6 月第 1 版
版　　次/ 2024 年 6 月第 1 次印刷
定　　价/ 56.00 元

如有印装错误，本社发行部负责调换。

# 内容提要

  本书共 9 章,内容包括:函数与极限、导数与微分、微分中值定理与导数应用、不定积分、定积分及其应用、多元函数微积分、常微分方程基础、概率论及其医学应用、线性代数基础.

  本书的编写充分考虑了与读者高中阶段所学数学知识的衔接,力求做到内容选择恰当、结构编排合理、叙述通俗易懂.尽量做到密切联系实际,注重方法应用.

  本书可作为高等医药院校医学各专业的本科生教材,也可作为医学各专业研究生及医药工作者的参考书.

# 《医用高等数学》编委名单

主　编　祁爱琴　孔　杨

副主编　高明海　刘守鹏　刘　芳　刘　琳　邵珠艳

编　委　(按姓氏笔画排序)

王希杰　孔　杨　田　翔　刘守鹏　刘　芳

刘　琳　祁英华　祁爱琴　邵珠艳　高明海

# 前　言

党的二十大报告强调，必须坚持科技是第一生产力，创新是第一动力，加快建设教育强国、科技强国、人才强国，着力造就拔尖创新人才．高等数学作为自然科学的基础学科，为科技创新及拔尖创新人才的培养提供重要的理论基础支持。在当前新医科教育背景下，高等数学在培养高素质强能力的复合型医学人才中发挥着越来越重要的作用．

近年来，线上教学资源的丰富，翻转课堂等混合式教学模式的发展，使得高等教育教学模式发生了很大的变化．本教材面向医学高等教育的新形势，以拓宽基础和视野、培养能力和素质为目标，依据高等学校非数学类专业数学课程指导委员会制定的医学类专业高等数学教学基本要求的文件精神，并适当融入思政元素．在编写过程中，广泛吸收了国内外现有教材的优点，并在深入调研高中数学教学的基础上，充分考虑了与学生高中阶段所学数学知识的衔接，力求做到内容选择恰当、结构编排合理、叙述通俗易懂．抽象概念的介绍注重以实例引入，以期引领学生深刻感悟数学的思想方法．淡化了计算技巧，更加注重培养基本运算能力．在选材上尽量做到密切联系实际，注重方法应用．

本教材包括9章，内容分别为：函数与极限、导数与微分、微分中值定理与导数应用、不定积分、定积分及其应用、多元函数微积分、常微分方程基础、概率论及其医学应用、线性代数基础．书中打＊号者为选讲内容，可根据教学时数安排选讲．

本教材的编者均为长期从事高等数学教学工作并具有丰富教学经验的教师．全书由祁爱琴、孔杨统稿，祁爱琴进行了全书的审校．第一章由祁爱琴编著，第二章由刘琳编著，第三章由刘守鹏编著，第四章由刘芳编著，第五章由孔杨编著，第六章由高明海编著，第七章由祁爱琴编著，第八章由祁爱琴、邵珠艳编著，第九章由刘守鹏编著．

　　本教材力图避免现有医用高等数学教材因忽视理论证明而演变为条条式列出结论的现象. 对于某些难以理解的结论辅之以详细的文字分析或必要的证明,证明以小号字印刷,为方便学生理解而设,不作为授课必讲内容,也不作为学生必须掌握的内容. 本书可作为高等医药院校医学各专业的本科生教材,也可作为医学各专业研究生及医药工作者的参考书. 由于作者水平所限,书中疏漏难免,敬请各位专家、读者提出宝贵意见.

编　者<br/>2024 年 1 月

# 目　录

# 第一章 函数与极限

函数是微积分学的主要研究对象,它描述了变量与变量之间的相互联系,是用于表达变量间复杂关系的基本数学形式. 极限描述了当某个变量变化时,与之相关的变量的变化趋势,是深入研究函数的重要方法. 极限概念是微积分中最基本的概念,在后面的学习中我们将会看到微积分中的重要概念如导数、定积分都可以表示为某种形式的极限. 本章在初等数学基础上进一步介绍函数、极限以及函数的连续性等概念与性质,这些内容是后面各章的基础.

## 第一节 函 数

### 一、函数的概念

**1. 常量与变量**

如果在某一研究过程中,一个量始终保持同一数值,这样的量称为**常量**(constant). 例如在匀速运动中,物体运动的速度是一个常量. 如果在某一研究过程中,一个量可以取不同的数值,这样的量称为**变量**(variable). 常量与变量是相对的,例如在一天中儿童的身高可近似看作常量,但在一年中该儿童的身高则应视为变量. 一般地,常量用 $A$、$B$、$C$ 等字母表示,变量用 $x$、$y$、$z$ 等字母表示.

**2. 区间与邻域**

对应于数轴上介于两个定点之间的所有点的集合称为**区间**,这两个定点叫做区间的端点. 常用的区间有以下几种类型(假设 $a$、$b$ 都是实数,且 $a < b$):

(1) 开区间:$(a,b) = \{x \mid a < x < b\}$;

(2) 闭区间:$[a,b] = \{x \mid a \leqslant x \leqslant b\}$;

(3) 半开半闭区间:$[a,b) = \{x \mid a \leqslant x < b\}$,或 $(a,b] = \{x \mid a < x \leqslant b\}$.

如果区间的两个端点都是有限的实数,称为**有限区间**. 数 $b - a$ 称为区间的**长度**. 若区间的一个或两个端点不是有限实数,则称为**无限区间**,例如:

$$(a, +\infty) = \{x \mid x > a\}, (-\infty, b] = \{x \mid x \leqslant b\}.$$

全体实数的集合 $R$ 通常记作区间 $(-\infty, +\infty)$.

设 $x_0$ 与 $\delta$ 为两个实数,且 $\delta > 0$,称开区间 $(x_0 - \delta, x_0 + \delta)$ 为点 $x_0$ 的 **$\delta$ 邻域**,记为 $U(x_0, \delta)$ (图 1-1),即

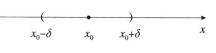

**图 1-1**

$$U(x_0, \delta) = \{x \mid |x - x_0| < \delta\},$$

其中 $x_0$ 称为该邻域的**中心**,$\delta$ 称为该邻域的**半径**. 点 $x_0$ 的 $\delta$ 邻域去掉中心 $x_0$ 后,称为点 $x_0$ 的**去心 $\delta$ 邻域**,记作 $\overset{\circ}{U}(x_0, \delta)$,即

$$\overset{\circ}{U}(x_0, \delta) = \{x \mid 0 < |x - x_0| < \delta\}.$$

邻域是后面常用的概念.

**3. 函数的概念**

**定义 1.1** 设 $x$ 与 $y$ 是同一过程中的两个变量,$D$ 是给定的数集. 如果对于每个 $x \in D$,按照一定的对应法则 $f$,变量 $y$ 总有唯一确定的值与之对应,则称变量 $y$ 是变量 $x$ 的**函数**(function),记作

$$y = f(x), x \in D.$$

变量 $x$ 称为**自变量**(independent variable),变量 $y$ 称为**因变量**(dependent variable).

$D$ 是自变量 $x$ 的所有允许值的集合,称为函数的**定义域**(domain). 而因变量 $y$ 的所有值的集合称为函数的**值域**(range),记为 $W = \{y \mid y = f(x), x \in D\}$.

对于函数 $f(x)$ 定义域中的每一点 $x_0 \in D$,函数 $f(x)$ 总有唯一确定的值与其对应,这个因变量的值称为函数在 $x_0$ 处的**函数值**(functional value),记为 $y_0 = f(x_0)$ 或 $y_0 = y \mid_{x = x_0}$.

根据函数的定义可以看出,函数是由定义域与对应法则确定的,这是函数的两要素. 当函数的定义域与对应法则确定后,函数的值域也就相应地确定了. 两个函数,当且仅当它们的定义域与对应法则都相同时,才表示相同的函数,而与自变量和因变量的符号无关. 在给出某函数时,一般都标明其定义域. 否则,定义域就是指自然定义域,即使得函数有意义的自变量取值的全体构成的集合,常用集合或区间表示. 在实际问题中,函数的定义域要根据问题的实际意义确定.

函数的表示法通常有公式法(解析式法)、图像法和表格法.

**例1.1**  在出生后 1～6 个月内,正常婴儿的体重近似满足以下关系式

$$y = 3 + 0.6x,$$

其中 $x$ 表示婴儿的月龄,$y$ 表示婴儿的体重(kg),该函数的定义域为 $[1, 6]$.

**例1.2**  监护仪自动记录了某患者一段时间内体温 $T$ 的变化曲线,如图 1-2 所示.

对于在该段时间内的任一时刻,都可以根据此图读出患者在这一时刻的体温值,患者体温 $T$ 是时间 $t$ 的函数 $T = T(t)$.这是用图像法表示的函数关系.对于健康人而言,体温通常在 $T = 37℃$,反映在图像上,是一条平行于 $t$ 轴的直线.

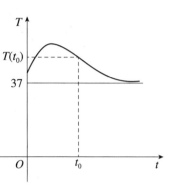

图 1-2

**例1.3**  某地区 2011～2020 年的胃癌发病率,如表 1-1 所示.可以看出,对于在 2011～2020 年间的每一年 $t$,都有一个发病率 $y$ 与之对应,$y$ 是 $t$ 的函数,对应规律由表 1-1 给出,这是用表格法表示的函数关系.

表 1-1  某地区 2011～2020 年的胃癌发病率

| $t$(年份) | 2011 | 2012 | 2013 | 2014 | 2015 | 2016 | 2017 | 2018 | 2019 | 2020 |
|---|---|---|---|---|---|---|---|---|---|---|
| $y$(发病率‰) | 4.74 | 3.52 | 3.36 | 2.82 | 3.03 | 3.08 | 2.57 | 1.58 | 1.69 | 2.05 |

在经济、生物、医学及工程技术等领域中,经常遇到一类函数,当自变量在定义域的不同范围内取值时,对应法则需要用不同的式子来表示,这类函数称为**分段函数**(piecewise function).

**例1.4**  设 $x \in R$,取不超过 $x$ 的最大整数简称为 $x$ 的**取整函数**,记为 $f(x) = [x]$.例如 $[\pi] = 3$,$[\sqrt{3}] = 1$,$\left[\dfrac{2}{5}\right] = 0$,$\left[-\dfrac{2}{5}\right] = -1$.取整函数的定义域是 $(-\infty, +\infty)$,值域是整数集 $Z$,这是一个分段函数,其图形如图 1-3 所示.

**例1.5**  在生理学研究中,血液中胰岛素浓度 $c(t)$(单位/ml)随时间 $t$(min)变化的经验公式为

$$c(t) = \begin{cases} t(10 - t), & 0 \leqslant t \leqslant 5, \\ 25e^{-k(t-5)}, & t > 5. \end{cases}$$

式中 $k > 0$ 为常数.这是一个分段函数(图 1-4).

我们看到,在 $t = 5$ 的左右两侧,函数 $c(t)$ 的表达式不同,这种点称为分段函数的**分段点**(或分界点).

**例1.6**  函数

$$y = \operatorname{sgn} x = \begin{cases} 1, & x > 0, \\ 0, & x = 0, \\ -1, & x < 0. \end{cases}$$

称为**符号函数**,分段点为 $x = 0$(图 1-5).对于任何实数 $x$,$|x| = x \cdot \operatorname{sgn} x$(图 1-6).

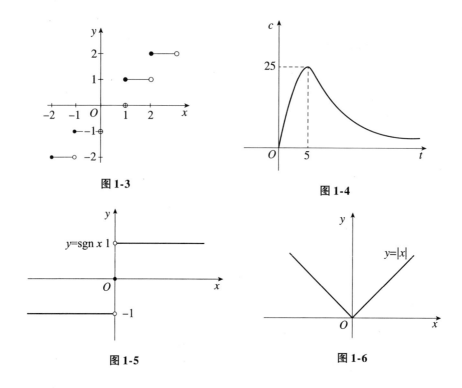

图 1-3

图 1-4

图 1-5

图 1-6

## 二、反函数

**定义 1.2** 设函数 $y = f(x)$ 的定义域为数集 $D$,值域为数集 $W$,若对每一个 $y \in W$,都有唯一的 $x \in D$ 满足关系 $f(x) = y$,那么就将此 $x$ 值作为取定的 $y$ 值的对应值,从而得到一个定义在 $W$ 上的新函数,称其为 $y = f(x)$ 的**反函数**. 记作

$$x = f^{-1}(y).$$

显然,这个函数的定义域为函数 $y = f(x)$ 的值域 $W$,它的值域为函数 $y = f(x)$ 的定义域 $D$. 相对于反函数 $x = f^{-1}(y)$ 来说,原来的函数 $y = f(x)$ 称为**直接函数**.

在函数式 $x = f^{-1}(y)$ 中,字母 $y$ 表示自变量,字母 $x$ 表示因变量. 但习惯上一般用 $x$ 表示自变量,用 $y$ 表示因变量. 因此在讨论反函数本身时,常常对调函数式中的字母 $x$、$y$,将它改记为 $y = f^{-1}(x)$.

因此,在同一坐标系中,函数 $y = f(x)$ 与其反函数 $y = f^{-1}(x)$ 的图形关于直线 $y = x$ 对称(图 1-7).

容易得到下面关于反函数存在性的充分条件:**若函数 $y = f(x)$ 在某个定义区间 $I$ 上单调(增加或减少),则其反函数必定存在**. 这是因为,由于函数 $y = f(x)$ 在区间 $I$ 上单调,对于该函数值域 $W$ 中的任一值 $y \in W$,$I$ 内必定有唯一的 $x$ 值满足 $f(x) = y$,从而 $y = f(x) (x \in I)$ 存在反函数.

**例 1.7** 正弦函数 $y = \sin x$ 的定义域为 $(-\infty, +\infty)$,值域为 $[-1, 1]$. 对于任一 $y \in [-1, 1]$,在 $(-\infty, +\infty)$ 内有无穷多个 $x$ 值满足 $\sin x = y$,因而 $y = \sin x$ 在 $(-\infty, +\infty)$ 内不存在反函数. 但如果把正弦函数 $y = \sin x$ 的定义域限制在它的单调区间 $\left[ -\frac{\pi}{2}, \frac{\pi}{2} \right]$(常称

此区间为正弦函数的**单调主值区间**)上,即对于 $y = \sin x \left( x \in \left[ -\frac{\pi}{2}, \frac{\pi}{2} \right] \right)$,由上述反函数存在的充分条件可知,必定存在反函数. 这个反函数称为**反正弦函数**,记作 $y = \arcsin x$. 反正弦函数的定义域是 $[-1, 1]$,值域是 $\left[ -\frac{\pi}{2}, \frac{\pi}{2} \right]$(图 1-8).

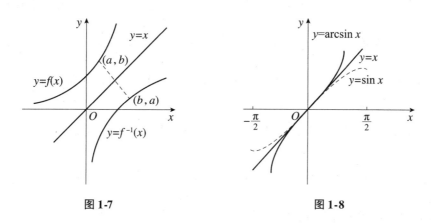

图 1-7　　　　　　　　　　　　图 1-8

类似地,可以定义在区间 $[0, \pi]$ 上余弦函数 $y = \cos x$ 的反函数,称为**反余弦函数**,记作 $y = \arccos x$,其定义域是 $[-1, 1]$,值域是 $[0, \pi]$;定义在区间 $\left( -\frac{\pi}{2}, \frac{\pi}{2} \right)$ 内的正切函数 $y = \tan x$ 的反函数,称为**反正切函数**,记作 $y = \arctan x$,其定义域是 $(-\infty, +\infty)$,值域是 $\left( -\frac{\pi}{2}, \frac{\pi}{2} \right)$;定义在区间 $(0, \pi)$ 内的余切函数 $y = \cot x \left( 余切函数的定义:\cot x = \frac{1}{\tan x} \right)$ 的反函数,称为**反余切函数**,记作 $y = \operatorname{arccot} x$,其定义域是 $(-\infty, +\infty)$,值域是 $(0, \pi)$.

函数 $y = \arcsin x$, $y = \arccos x$, $y = \arctan x$, $y = \operatorname{arccot} x$ 统称为**反三角函数**.

**例 1.8**　求函数 $y = \dfrac{x}{1+x}$ 的反函数.

**解**　由 $y = \dfrac{x}{1+x}$,解得 $x = \dfrac{y}{1-y}$,改变变量的记号,即得到所求的反函数

$$y = \frac{x}{1-x}.$$

## 三、函数的性质

研究函数的性质是为了更好地了解其变化规律. 函数的性质主要包括有界性、单调性、奇偶性及周期性,其中函数的单调性、奇偶性及周期性在中学已有较多的讨论.

**1. 函数的有界性**

设函数 $f(x)$ 的定义域为 $D$,数集 $X \subset D$. 如果存在 $M > 0$,对任一 $x \in X$,都有

$$|f(x)| \leqslant M,$$

则称函数 $f(x)$ 在 $X$ 上**有界**. 如果这样的正数 $M$ 不存在,就称 $f(x)$ 在 $X$ 上**无界**.

若函数 $f(x)$ 在 $X$ 上有界,常说 $f(x)$ 是 $X$ 上的**有界函数**;若函数 $f(x)$ 在 $X$ 上无界,就说

$f(x)$ 是 $X$ 上的**无界函数**.

例如正弦函数 $y = \sin x$ 在整个定义域 $(-\infty, +\infty)$ 上有界,因为对任一 $x \in (-\infty, +\infty)$,都有 $|\sin x| \leq 1$(存在正数 $M = 1$),也可以说 $y = \sin x$ 是其定义域上的有界函数;同理可知,余弦函数 $y = \cos x$ 以及反三角函数 $y = \arcsin x$, $y = \arccos x$, $y = \arctan x$, $y = \text{arccot}\, x$ 都是各自定义域上的有界函数;而函数 $f(x) = \dfrac{1}{x}$ 在开区间 $(0, 1)$ 内是无界的,因为不存在这样的正数 $M$,使 $\left| \dfrac{1}{x} \right| \leq M$ 对于 $(0, 1)$ 内的一切 $x$ 都成立. 但 $f(x) = \dfrac{1}{x}$ 在区间 $[1, +\infty)$ 内是有界的,因为可取 $M = 1$ 使不等式 $\left| \dfrac{1}{x} \right| \leq 1$ 对于区间 $[1, +\infty)$ 中的任意 $x$ 都成立.

**2. 函数的单调性**

设函数 $f(x)$ 在区间 $I$ 内有定义,如果对于 $I$ 内任意两点 $x_1$、$x_2$,当 $x_1 < x_2$ 时,恒有
$$f(x_1) < f(x_2),$$
则称函数 $f(x)$ 在区间 $I$ 内是**单调增加**的;如果对于 $I$ 内任意两点 $x_1$、$x_2$,当 $x_1 < x_2$ 时,恒有
$$f(x_1) > f(x_2),$$
则称函数 $f(x)$ 在区间 $I$ 内是**单调减少**的.

单调增加与单调减少的函数统称为**单调函数**,使得函数单调的定义区间称为函数的**单调区间**.

例如,函数 $f(x) = x^2$ 在定义区间 $[0, +\infty)$ 上单调增加,在定义区间 $(-\infty, 0]$ 上单调减少. 区间 $[0, +\infty)$ 与 $(-\infty, 0]$ 是函数 $f(x) = x^2$ 的单调区间.

**3. 函数的奇偶性**

设函数 $f(x)$ 的定义域 $D$ 关于原点对称. 如果对于任一 $x \in D$,都有
$$f(-x) = f(x)$$
成立,则称 $f(x)$ 为**偶函数**. 如果对于任一 $x \in D$,都有
$$f(-x) = -f(x)$$
成立,则称 $f(x)$ 为**奇函数**.

例如,$f(x) = \sin x$ 是奇函数,$f(x) = \cos x$ 是偶函数. 显然,偶函数的图形关于 $y$ 轴对称,奇函数的图形关于坐标原点 $O$ 对称.

**4. 函数的周期性**

设函数 $f(x)$ 的定义域为 $D$,如果存在常数 $T \neq 0$,使得对于任一 $x \in D$,且 $x + T \in D$,恒有
$$f(x + T) = f(x)$$
成立,则称 $f(x)$ 是**周期函数**. $T$ 称为 $f(x)$ 的**周期**. 通常所说的周期是指函数的**最小正周期**.

例如,函数 $\sin x$、$\cos x$ 都是周期函数,周期都为 $2\pi$;函数 $\tan x$、$\cot x$ 的周期都为 $\pi$.

## 四、初等函数

### 1. 基本初等函数

通常把幂函数、指数函数、对数函数、三角函数及反三角函数这五类函数统称为**基本初等函数**(basic elementary function). 五类基本初等函数的图形及主要性质见表 1-2.

表 1-2　五类基本初等函数的图形及性质

| 函数 | 定义域 | 图形 | 性质 |
|---|---|---|---|
| 幂函数 $y = x^{\mu}$（$\mu$ 是常数） | 随 $\mu$ 的不同而不同,但在(0,$+\infty$)内都有定义. | | 过(1,1)点,在$[0,+\infty)$内,当$\mu>0$时,单调增加;当$\mu<0$时,单调减少. |
| 指数函数 $y = a^{x}$（$a>0$ 且 $a\neq1$） | $(-\infty,+\infty)$ | | 图像在 $x$ 轴上方,过(0,1)点,当$0<a<1$时为减函数;当$a>1$时为增函数. |
| 对数函数 $y = \log_a x$（$a>0$ 且 $a\neq1$） | $(0,+\infty)$ | | 图像在 $y$ 轴右侧,过点(1,0),当$0<a<1$时,为减函数;当$a>1$时,为增函数. |
| 正弦函数 $y = \sin x$ | $(-\infty,+\infty)$ | | 以$2\pi$为周期,奇函数,有界函数,$|\sin x|\leqslant1$. |
| 余弦函数 $y = \cos x$ | $(-\infty,+\infty)$ | | 以$2\pi$为周期,偶函数,有界函数,$|\cos x|\leqslant1$. |

7

续表

| 函数 | 定义域 | 图形 | 性质 |
|---|---|---|---|
| 正切函数 $y = \tan x$ | $x \neq k\pi + \dfrac{\pi}{2}$ $(k = 0, \pm 1, \pm 2, \cdots)$ | | 以 $\pi$ 为周期，奇函数，在 $(-\dfrac{\pi}{2}, \dfrac{\pi}{2})$ 内为增函数. |
| 余切函数 $y = \cot x$ | $x \neq k\pi$ $(k = 0, \pm 1, \pm 2, \cdots)$ | | 以 $\pi$ 为周期，奇函数，在 $(0, \pi)$ 内为减函数. |
| 反正弦函数 $y = \arcsin x$ | $[-1, 1]$ | | 单调增加，奇函数，有界函数，值域为 $[-\dfrac{\pi}{2}, \dfrac{\pi}{2}]$. |
| 反余弦函数 $y = \arccos x$ | $[-1, 1]$ | | 单调减少，有界函数，值域为 $[0, \pi]$. |
| 反正切函数 $y = \arctan x$ | $(-\infty, +\infty)$ | | 单调增加，奇函数，有界函数，值域为 $(-\dfrac{\pi}{2}, \dfrac{\pi}{2})$，直线 $y = -\dfrac{\pi}{2}$ 及 $y = \dfrac{\pi}{2}$ 为其两条水平渐近线. |
| 反余切函数 $y = \operatorname{arccot} x$ | $(-\infty, +\infty)$ | | 单调减少，有界函数，值域为 $(0, \pi)$，直线 $y = 0$ 及 $y = \pi$ 为其两条水平渐近线. |

**2. 复合函数**

在中学数学中,遇到过如 $y = \sqrt{1 - x^2}$ 的函数,可以看成是由 $y = \sqrt{u}$,$u = 1 - x^2$ 经过代入运算得到的复合函数.

**定义 1.3** 设 $y$ 是 $u$ 的函数 $y = f(u)$,$u$ 是 $x$ 的函数 $u = \varphi(x)$,若 $x$ 在 $u = \varphi(x)$ 的定义域上取值时,所对应的 $u$ 值使 $y = f(u)$ 有定义,则称 $y = f[\varphi(x)]$ 是 $x$ 的**复合函数**(compound function),其中 $u$ 称为**中间变量**(intermediate variable).

**例 1.9** 分别求由函数 $y = u^3$ 与 $u = \sin x$ 构成的复合函数,以及由函数 $y = \sin u$ 与 $u = x^3$ 构成的复合函数.

**解** (1) 由函数 $y = u^3$ 与 $u = \sin x$ 构成的复合函数是
$$y = \sin^3 x;$$
(2) 由函数 $y = \sin u$ 与 $u = x^3$ 构成的复合函数是
$$y = \sin(x^3).$$

求由多个简单函数生成的复合函数,只需将各中间变量依次替换或代入.

**例 1.10** 求由 $y = \arctan u$,$u = \dfrac{1}{\sqrt{v}}$,$v = x^2 - 1$ 构成的复合函数.

**解** 将中间变量 $u$、$v$ 依次代入可得复合函数 $y = \arctan \dfrac{1}{\sqrt{x^2 - 1}}$.

在后面微分学与积分学的学习中,有时需要搞清楚函数的复合关系,这就需要对复合函数作出恰当的分解.对复合函数分解的关键是设置适当的中间变量,可以采取以基本初等函数为标准,由外及内,逐层设置中间变量的方法.

**例 1.11** 试分解复合函数 $y = e^{\sqrt[3]{\sin x}}$.

**解** 显然该复合函数可看作由 $y = e^u$,$u = \sqrt[3]{v}$ 及 $v = \sin x$ 复合而成.

复合函数分解后每一层上的函数应为基本初等函数或由有限个基本初等函数经过四则运算而成.

**例 1.12** 试分解复合函数 $y = \ln[\sin(x^3 + \arctan x)]$.

**解** 该复合函数可看作由 $y = \ln u$,$u = \sin v$,$v = x^3 + \arctan x$ 复合而成.

**3. 初等函数**

由常数及五类基本初等函数经过有限次的四则运算与有限次的复合步骤所构成的且可以用一个解析式表示的函数,称为**初等函数**(elementary function).如正割函数 $\sec x = \dfrac{1}{\cos x}$,余割函数 $\csc x = \dfrac{1}{\sin x}$,双曲正弦函数 $\operatorname{sh} x = \dfrac{e^x - e^{-x}}{2}$,双曲余弦函数 $\operatorname{ch} x = \dfrac{e^x + e^{-x}}{2}$,多项式函数 $f(x) = a_0 x^n + a_1 x^{n-1} + \cdots + a_{n-1} x + a_n$(其中 $a_0, a_1, \cdots, a_n$ 是常数,且 $a_0 \neq 0$),以及有理函数 $f(x) = \dfrac{a_0 x^n + a_1 x^{n-1} + \cdots + a_{n-1} x + a_n}{b_0 x^m + b_1 x^{m-1} + \cdots + b_{m-1} x + b_m}$ 都是初等函数.分段函数虽不是初等函数,但在不同段内的表达式,通常用初等函数表示.

**4. 生命科学中的函数曲线**

在各个学科领域,初等函数有着极其重要而广泛的应用.本段介绍生命科学中几个常见的函数曲线.

（1）相对生长曲线(幂函数增长率)　Huxley 于 1924 年首先奠定了相对生长定量分析的基础,他以幂函数关系式

$$y = bx^k$$

表达整个有机体的生长与其部分或与其器官的生长的相关关系,明确提出相对生长的一般定律. $x$ 和 $y$ 可分别表示其重量或长度,$b$ 表示已知初始生长指数,$k$ 表示平衡常数（图1-9）.

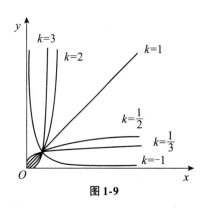

图 1-9

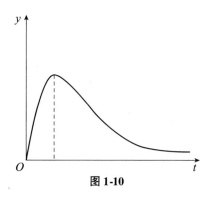

图 1-10

（2）放射性物质的衰减　放射性物质的放射过程中,在任何时间 $t$,原子粒残存数与总数之比为 $e^{-\lambda t}$,其中 $\lambda$ 是一个常数,称为衰变常数.假设初始的原子粒总数为 $N$,经过时间 $t$ 后,则残存原子粒数 $n$ 可用下式表示:

$$n = Ne^{-\lambda t}.$$

（3）肌肉注射的血药浓度—时间曲线　1949 年 E. Heinz 进行了一项重要的临床应用的理论研究,他阐明药物经肌肉注入机体后,在时间 $t$ 时,血液中的血药浓度 $y$ 可用下式表示:

$$y = \frac{A}{\sigma_2 - \sigma_1}(e^{-\sigma_1 t} - e^{-\sigma_2 t}).$$

其中 $A$、$\sigma_1$、$\sigma_2$ 为正的常数,并且 $\sigma_2 > \sigma_1$,函数 $y$ 的图形如图1-10所示.

（4）Gauss 曲线　在误差理论中,曾出现过如下函数表达式:

$$y = e^{-\frac{x^2}{\sigma^2}}(\sigma \text{ 为正常数}).$$

上式曲线称为 Gauss 曲线,有时也写成如下形式:

$$y = \frac{1}{\sqrt{2\pi}\sigma}e^{-\frac{(x-\mu)^2}{2\sigma^2}}(\mu, \sigma \text{ 均为正常数}).$$

亦称正态分布曲线,如图1-11.

（5）"单分子"曲线——饱和曲线　在化学中的单分子反应理论中,获得下列函数:

$$W = \frac{W_0}{1 - b}(1 - be^{-kt}),$$

其中 $W_0$,$b$ 和 $k$ 为正的常数,且 $b < 1$,所对应的曲线称为"单分子"曲线或饱和曲线（图1-12）.

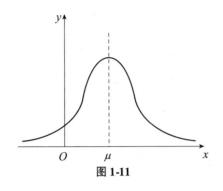

图 1-11

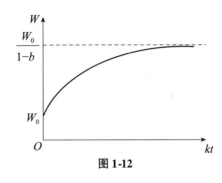

图 1-12

（6）Logistic 曲线　荷兰生物数学家 Verhulst 在 1939 年首先研究了生物群体总数的生长规律,用下式方程表示：

$$W = W_0 \frac{1+b}{1+be^{-kt}} (b > 0).$$

上述方程称为 Logistic 方程,又称 Logistic 生长模型,其函数曲线如图 1-13.

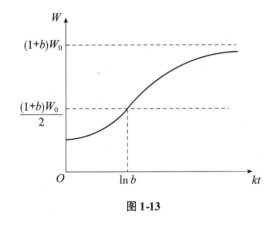

图 1-13

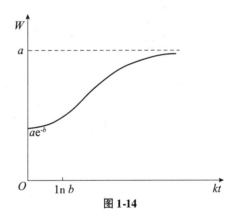

图 1-14

（7）Gompertz 曲线　许多学者发现,人和动物的实体瘤只在较短时间内符合指数生长的规律,而在较长的观察时间内,肿瘤的生长曲线逐渐趋向平坦. 按 Gompertz 生长曲线进行,可表示成下列函数关系式：

$$W = ae^{-be^{-kt}},$$

上式中 $a, b$ 和 $k$ 均为正的常数,曲线如图 1-14.

# 第二节　极　限

如果建立了实际问题的函数关系 $y = f(x)$,便能方便地了解当自变量 $x$ 在定义域内取某个值时,因变量 $y$ 对应的取值,这是两个变量间的静态关系. 当自变量 $x$ 从一个值变化到另一个值时,自变量 $x$ 经历了不断变化的过程,这时因变量 $y$ 也相应地发生变化,$y$ 的变化趋势反映了两个变量间的动态联系,这就归结为极限的概念. 本节先讨论数列的极限.

## 一、数列的极限

极限概念是由求某些实际问题的精确解而产生的. 例如,我国古代数学家刘徽(公元 3 世纪)为求圆的面积创立的"割圆术",就是早期极限思想的体现.

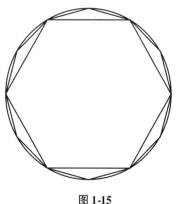

图 1-15

为得到圆的面积,利用内接正多边形的面积去逼近圆的面积(图 1-15). 首先作内接正 6 边形,其面积记为 $A_1$;再作内接正 12 边形,其面积记为 $A_2$;然后作内接正 24 边形,其面积记为 $A_3$;依次进行,每次边数加倍. 一般地,把内接正 $6 \times 2^{n-1}$ 边形的面积记为 $A_n$($n$ 为正整数). 这样,就得到一系列内接正多边形的面积

$$A_1, A_2, A_3, \cdots, A_n, \cdots$$

它们构成一个数列,记作 $\{A_n\}$. 显然,边数 $n$ 越大,内接正多边形的面积就越接近圆的面积,从而以 $A_n$ 作为圆面积的近似值也就越精确. 但无论 $n$ 取多大,只要 $n$ 是确定的,$A_n$ 终究只是多边形的面积而不是圆的面积. 可以设想,当 $n$ 无限增大(记为 $n \to \infty$,读作 $n$ 趋于无穷大)时,即内接正多边形的边数无限增加时,内接正多边形无限接近于圆,同时 $A_n$ 也无限接近于某一确定的数值,这个确定的数值就是圆的面积,称为这个数列 $\{A_n\}$ 当 $n \to \infty$ 时的极限.

一般地,我们给出下面数列极限的描述性定义.

**定义 1.4** 对于数列 $\{x_n\}$,如果当 $n$ 无限增大时,$x_n$ 无限接近于某一常数 $a$,则称常数 $a$ 为数列 $\{x_n\}$ 的**极限**(limit),或称数列 $\{x_n\}$ **收敛**(convergence)于 $a$,记作

$$\lim_{n \to \infty} x_n = a \text{ 或 } x_n \to a(n \to \infty). \tag{1-1}$$

读作"当 $n$ 趋于无穷大时,$x_n$ 的极限等于 $a$ 或 $x_n$ 趋于 $a$".

如果这样的常数 $a$ 不存在,就说数列 $\{x_n\}$ 没有极限,或称数列 $\{x_n\}$ 是**发散**(divergent)的.

例如,当 $n \to \infty$ 时,$\frac{1}{n}$ 无限接近于常数 0,所以 0 是数列 $\left\{\frac{1}{n}\right\}$ 的极限,或说数列 $\left\{\frac{1}{n}\right\}$ 收敛于 0,即 $\lim_{n \to \infty} \frac{1}{n} = 0$;当 $n \to \infty$ 时,$\frac{n + (-1)^{n-1}}{n}$ 无限接近于常数 1,所以 1 是数列 $\left\{\frac{n + (-1)^{n-1}}{n}\right\}$ 的极限,即 $\lim_{n \to \infty} \frac{n + (-1)^{n-1}}{n} = 1$;但对于数列 $\{(-1)^n\}$ 而言,则找不到一个确定的常数,使得当 $n$ 无限增大时,$(-1)^n$ 能够与该常数无限接近,故数列 $\{(-1)^n\}$ 不存在极限,或称数列 $\{(-1)^n\}$ 是发散的;同样数列 $\{2^n\}$ 也没有极限.

需要说明的是,数列极限的上述定义只是一个描述性定义,并不是精确定义(或分析定义),若需了解极限的分析定义请参阅有关的高等数学教材. 据此定义我们无法求得某数列的极限,上面几个简单的数列可以借助对其几何(或图像)上的观察来推知该数列的极限.

## 二、函数的极限

实际上,数列$\{x_n\}$可以看作是定义在正整数集$(N^+)$上的特殊函数$x_n = f(n)(n \in N^+)$,所以数列的极限可看成函数极限的特殊情形,即当自变量$n$取正整数而无限增大(即$n \to \infty$)时函数$x_n = f(n)$的极限. 与数列相比,对于函数$y = f(x)$,自变量的变化过程要复杂一些,通常分如下两种情形:(1)自变量$x$的绝对值$|x|$无限增大或说趋于无穷大(记作$x \to \infty$);(2)自变量$x$任意地接近有限值$x_0$或说趋于有限值$x_0$(记作$x \to x_0$).

**1. 自变量趋于无穷大时函数的极限**

类似于数列极限,同样可给出函数极限的描述性定义.

**定义 1.5** 当自变量$x$的绝对值$|x|$无限增大时,若函数$y = f(x)$无限地趋近于某一常数$A$,则称常数$A$为函数$f(x)$当$x$趋于无穷大时的**极限**(limit). 记作

$$\lim_{x \to \infty} f(x) = A \text{ 或 } f(x) \to A(x \to \infty). \tag{1-2}$$

如果这样的常数不存在,那么称$x \to \infty$时$f(x)$没有极限(或称极限$\lim\limits_{x \to \infty} f(x)$不存在).

例如,从几何上(图 1-16)可以看出,函数$f(x) = \dfrac{1}{x}$当$x \to \infty$时无限趋近于常数 0,所以有$\lim\limits_{x \to \infty} \dfrac{1}{x} = 0$;函数$f(x) = \dfrac{\sin x}{x}$当$x \to \infty$时无限趋近于常数 0(图 1-17),所以有$\lim\limits_{x \to \infty} \dfrac{\sin x}{x} = 0$.

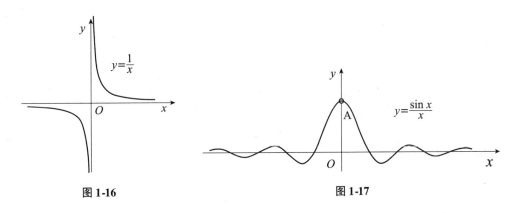

图 1-16          图 1-17

若自变量$x$取正值而无限增大(在几何上,表现为自变量沿着$x$轴的正向远离坐标原点),记作$x \to +\infty$;若自变量$x$取负值而其绝对值无限增大(在几何上,表现为自变量沿着$x$轴的负向远离坐标原点),记作$x \to -\infty$,类似地可以给出当$x \to +\infty$或$x \to -\infty$时函数极限的定义. 例如显然有$\lim\limits_{x \to +\infty} \arctan x = \dfrac{\pi}{2}$,$\lim\limits_{x \to -\infty} \arctan x = -\dfrac{\pi}{2}$;$\lim\limits_{x \to -\infty} e^x = 0$(图像见表 1-2).

**2. 自变量趋于有限值时函数的极限**

**定义 1.6** 设函数$f(x)$在$x_0$点的某去心邻域内有定义(在$x_0$处可以没有定义),当自变量$x$以任意方式无限地接近于$x_0$时,若函数$f(x)$无限接近于确定的常数$A$,则称$A$是函数$f(x)$当$x$趋于$x_0$时的**极限**. 记为

$$\lim_{x \to x_0} f(x) = A \quad \text{或} \quad f(x) \to A(x \to x_0).\tag{1-3}$$

如果这样的常数不存在,那么称 $x \to x_0$ 时 $f(x)$ 没有极限(或称极限 $\lim_{x \to x_0} f(x)$ 不存在).

注意 $x \to x_0$ 表示 $x$ 以任意方式无限趋近于 $x_0$,但 $x \neq x_0$. 因此, $f(x)$ 在点 $x_0$ 处是否有极限与它在 $x_0$ 处有无定义无关. 例如,容易看出 $\lim_{x \to 1} \frac{x^2 - 1}{x - 1} = 2$,虽然函数 $f(x) = \frac{x^2 - 1}{x - 1}$ 在 $x = 1$ 处并无定义.

对于简单的函数,可以在几何上观察当自变量有某一变化趋势时函数的变化趋势,从而推知它的极限. 例如,易看出 $\lim_{x \to 1}(2x - 1) = 1$, $\lim_{x \to 0}(2x - 1) = -1$, $\lim_{x \to 3} \frac{x^2 - 9}{x - 3} = 6$, $\lim_{x \to 2} \sqrt{x} = \sqrt{2}$, $\lim_{x \to x_0} \sin x = \sin x_0$, $\lim_{x \to 1} \ln x = 0$ 等,这些结果今后可直接使用.

另外,我们不加证明地指出:**一切基本初等函数在其定义域内某一点的极限值等于它在这一点的函数值**. 即:若 $f(x)$ 是基本初等函数,其定义域为 $D$,那么对于任一 $x_0 \in D$,必有

$$\lim_{x \to x_0} f(x) = f(x_0).$$

上述 $x$ 以任意方式趋近于 $x_0$ 的极限过程包括 $x$ 既从 $x_0$ 的左侧趋于 $x_0$ 也从 $x_0$ 的右侧趋于 $x_0$. 在实际应用中,有时需要考虑 $x$ 仅从 $x_0$ 的左侧趋于 $x_0$(记作 $x \to x_0^-$)的情形,或 $x$ 仅从 $x_0$ 的右侧趋于 $x_0$(记作 $x \to x_0^+$)的情形.

**定义 1.7** 如果当 $x$ 从 $x_0$ 的左侧趋于 $x_0$ 时,函数 $f(x)$ 无限趋近常数 $A$,则称常数 $A$ 为函数 $f(x)$ 在 $x_0$ 点的**左极限**(left-hand limit),记为

$$\lim_{x \to x_0^-} f(x) = A \quad \text{或} \quad f(x_0^-) = A.\tag{1-4}$$

类似地,如果当 $x$ 从 $x_0$ 的右侧趋于 $x_0$ 时,函数 $f(x)$ 无限趋近于常数 $A$,则称常数 $A$ 为函数 $f(x)$ 在 $x_0$ 点的**右极限**(right-hand limit),记为

$$\lim_{x \to x_0^+} f(x) = A \quad \text{或} \quad f(x_0^+) = A.\tag{1-5}$$

左极限与右极限统称为**单侧极限**. 容易看出:**函数 $f(x)$ 当 $x \to x_0$ 时极限存在的充分必要条件为函数在 $x_0$ 点的左、右极限都存在且相等**,即

$$\lim_{x \to x_0} f(x) = A \Leftrightarrow \lim_{x \to x_0^-} f(x) = \lim_{x \to x_0^+} f(x) = A.\tag{1-6}$$

因此,若至少有一个单侧极限不存在,或者,虽然左、右极限都存在但是二者不相等,则极限 $\lim_{x \to x_0} f(x)$ 不存在. 对于分段函数,在分段点处的极限常需要考虑单侧极限,并依据此结论做出判断.

**例 1.13** 设函数 $f(x) = \frac{|x|}{x}$,证明 $\lim_{x \to 0} f(x)$ 不存在.

**证明** 该函数为

$$f(x) = \begin{cases} 1, & x > 0, \\ -1, & x < 0. \end{cases}$$

在分段点 $x = 0$ 的左、右两侧函数的表达式不同,因而需要考虑单侧极限. 因为

$$\lim_{x \to 0^-} f(x) = \lim_{x \to 0^-} \frac{|x|}{x} = \lim_{x \to 0^-}(-1) = -1, \quad \lim_{x \to 0^+} f(x) = \lim_{x \to 0^+} \frac{|x|}{x} = \lim_{x \to 0^+} 1 = 1,$$

$\lim\limits_{x\to 0^-} f(x) \neq \lim\limits_{x\to 0^+} f(x)$,所以极限 $\lim\limits_{x\to 0} \dfrac{|x|}{x}$ 不存在.

**例 1.14**  设 $f(x) = \begin{cases} x+1, & -\infty < x < 0, \\ x^2, & 0 \le x \le 1, \\ 1, & x > 1. \end{cases}$  求 $\lim\limits_{x\to 0} f(x)$、$\lim\limits_{x\to 1} f(x)$ 及 $\lim\limits_{x\to -1} f(x)$.

**解**  (1) 因函数在 $x=0$ 点的左右两侧表达式不同,需要考虑单侧极限. 因为

$$\lim_{x\to 0^-} f(x) = \lim_{x\to 0^-} (x+1) = 1,\ \lim_{x\to 0^+} f(x) = \lim_{x\to 0^+} x^2 = 0,$$

$\lim\limits_{x\to 0^-} f(x) \neq \lim\limits_{x\to 0^+} f(x)$,即左右极限虽然都存在但是不相等,所以 $\lim\limits_{x\to 0} f(x)$ 不存在;

(2) 因函数在 $x=1$ 点的左右两侧表达式不同,需要考虑单侧极限. 因为

$$\lim_{x\to 1^-} f(x) = \lim_{x\to 1^-} x^2 = 1,\ \lim_{x\to 1^+} f(x) = \lim_{x\to 1^+} 1 = 1,$$

$\lim\limits_{x\to 1^-} f(x) = \lim\limits_{x\to 1^+} f(x) = 1$,所以 $\lim\limits_{x\to 1} f(x) = 1$;

(3) $\lim\limits_{x\to -1} f(x) = \lim\limits_{x\to -1} (x+1) = 0.$

请读者思考求函数在 $x=-1$ 点的极限时为什么不需讨论单侧极限.

为方便后面的讨论,我们不加证明地介绍函数极限的一条重要性质,称为**极限的局部保号性**:在自变量的某一局部变化范围内,函数值 $f(x)$ 与其极限值 $A$ 保持相同的符号. 即若 $\lim\limits_{x\to x_0} f(x) = A$,且 $A>0$(或 $A<0$),那么在 $x_0$ 点的某邻域内有 $f(x)>0$(或 $f(x)<0$);若在 $x_0$ 点的某去心邻域内有 $f(x)\ge 0$(或 $f(x)\le 0$),则其极限值 $A\ge 0$(或 $A\le 0$).

此结论对于自变量的任一变化过程都成立.

### 三、无穷小量与无穷大量

#### 1. 无穷小量

**定义 1.8**  若 $\lim\limits_{x\to x_0} f(x) = 0$,则称函数 $f(x)$ 为 $x\to x_0$ 时的**无穷小量**(infinitesimal),简称无穷小.

定义中的极限过程 $x\to x_0$,可换为 $x\to x_0^+$,$x\to x_0^-$,$x\to \infty$,$x\to -\infty$,$x\to +\infty$. 当然函数 $f(x)$ 也可换为数列 $x_n$,此时极限过程则相应换为 $n\to\infty$.

无穷小量是以零为极限的函数或变量,提到无穷小量时要指明自变量的变化过程. 例如,函数 $\sin x$ 是 $x\to 0$ 时的无穷小(但当 $x\to \dfrac{\pi}{2}$ 时 $\sin x$ 不是无穷小);函数 $\dfrac{1}{x}$ 是 $x\to\infty$ 时的无穷小;数列 $\dfrac{1}{2^n}$ 是 $n\to\infty$ 时的无穷小.

按照无穷小的定义,任意非零常数(其极限是其本身),无论其绝对值多小,都不是无穷小,但常数零可以看作特殊的无穷小.

#### 2. 无穷小量与函数极限的关系

**定理 1.1**  在自变量的同一变化过程($x\to x_0$ 或 $x\to\infty$ 等)中,函数 $f(x)$ 的极限等于 $A$ 的充要条件是 $f(x) = A + \alpha(x)$,其中 $\alpha(x)$ 是同一变化过程中的无穷小.

这个结论可依据极限的分析定义、无穷小的定义推出,本书略去其详细证明.

定理 1.1 的结论将函数的极限运算问题转化为常数与无穷小的代数运算问题,它在后续许多结论的理论推导和证明中具有重要的作用.

**3. 无穷小量的运算性质**

以下不加证明地列出无穷小的性质.

**性质 1.1** 有限个无穷小的和仍为无穷小.

**性质 1.2** 有限个无穷小的乘积仍为无穷小.

**性质 1.3** 有界函数与无穷小的乘积仍为无穷小.

因为常数也是有界函数,所以常数与无穷小的乘积为无穷小.

**例 1.15** 证明 $\lim\limits_{x \to 0}\left(x\sin\dfrac{1}{x}\right) = 0$.

**证明** 因为 $\left|\sin\dfrac{1}{x}\right| \leq 1\,(x \neq 0)$,即 $\sin\dfrac{1}{x}$ 在 $x = 0$ 的任一去心邻域内有界. 而 $\lim\limits_{x \to 0} x = 0$,即函数 $x$ 是 $x \to 0$ 时的无穷小,所以据性质 1.3,函数 $x\sin\dfrac{1}{x}$ 是 $x \to 0$ 时的无穷小,即

$$\lim_{x \to 0}\left(x\sin\frac{1}{x}\right) = 0.$$

**4. 无穷大量**

与无穷小量相对的概念是无穷大量,定义如下.

**定义 1.9** 如果在自变量的某一变化过程($x \to x_0$ 或 $x \to \infty$ 等)中,函数 $f(x)$ 的绝对值 $|f(x)|$ 无限增大,则称函数 $f(x)$ 为该变化过程中的**无穷大量**(infinately large quantity),简称**无穷大**.

以变化过程 $x \to x_0$ 为例,将无穷大记作 $\lim\limits_{x \to x_0} f(x) = \infty$ 或 $f(x) \to \infty$ $(x \to x_0)$.

如果在定义 1.9 中把"$|f(x)|$ 无限增大"改为"$f(x)$ 无限增大"(或"$-f(x)$ 无限增大")则相应地称为"**正无穷大**"(或"**负无穷大**"),记作 $\lim\limits_{x \to x_0} f(x) = +\infty$(或 $\lim\limits_{x \to x_0} f(x) = -\infty$).

例如,易判断 $\lim\limits_{x \to \infty} x^2 = +\infty$,$\lim\limits_{x \to +\infty} e^x = +\infty$,$\lim\limits_{x \to 0^+} \dfrac{1}{x} = +\infty$,$\lim\limits_{x \to 0^-} \dfrac{1}{x} = -\infty$.

注意,无穷大是变量不是数,任何常数无论其绝对值多大都不是无穷大;其次,如果函数 $f(x)$ 是某一变化过程(例如 $x \to x_0$)的无穷大,虽然在形式上记作 $\lim\limits_{x \to x_0} f(x) = \infty$,但按照函数极限的定义,这时函数 $f(x)$ 的极限是不存在的,不要误认为此时函数有极限.

**5. 无穷大与无穷小的关系**

**定理 1.2** 在自变量的同一极限过程中,如果 $f(x)$ 是无穷大,则 $\dfrac{1}{f(x)}$ 为无穷小;反之,如果 $f(x)$ 是非零无穷小,则 $\dfrac{1}{f(x)}$ 为无穷大.

证明略.

实际上,依据无穷大的定义判断一个函数或变量为某一变化过程的无穷大并非易事. 对于较复杂的函数,可以利用定理 1.2 判断它是否为无穷大.

例如,由于 $\lim\limits_{x \to 0} \sin x = 0$,即 $\sin x$ 是 $x \to 0$ 时的无穷小,且 $x \to 0$ 时 $\sin x \neq 0$,根据定理 1.2,可判断其倒数函数 $\dfrac{1}{\sin x}$ 是同一极限过程中的无穷大,即 $\lim\limits_{x \to 0} \dfrac{1}{\sin x} = \infty$.

## 四、极限的四则运算法则

极限的定义并未提供求极限的方法.下面建立极限的四则运算法则,利用该法则可以求出一些简单函数的极限.为方便表述,引入记号"lim",极限号下面没有注明极限过程,表明结论对于六种形式的极限,即 $\lim\limits_{x \to x_0} f(x)$,$\lim\limits_{x \to x_0^-} f(x)$,$\lim\limits_{x \to x_0^+} f(x)$,$\lim\limits_{x \to \infty} f(x)$,$\lim\limits_{x \to +\infty} f(x)$ 以及 $\lim\limits_{x \to -\infty} f(x)$ 中的任意一种形式都成立.

**定理 1.3** 假设 $\lim f(x) = A$,$\lim g(x) = B$,则 $\lim [f(x) \pm g(x)]$、$\lim [f(x) \cdot g(x)]$ 以及 $\lim \dfrac{f(x)}{g(x)}(g(x) \neq 0)$ 都存在,且有

(1) $\lim [f(x) \pm g(x)] = \lim f(x) \pm \lim g(x) = A \pm B$;

(2) $\lim [f(x) \cdot g(x)] = \lim f(x) \cdot \lim g(x) = A \cdot B$;

(3) $\lim \dfrac{f(x)}{g(x)} = \dfrac{\lim f(x)}{\lim g(x)} = \dfrac{A}{B}(B \neq 0)$.

**证明** 只给出法则(1)的详细证明,另外两个法则的证明略去.

因为
$$\lim f(x) = A, \ \lim g(x) = B,$$

由无穷小量与函数极限的关系(本节定理 1.1),则
$$f(x) = A + \alpha, g(x) = B + \beta,$$

其中 $\alpha, \beta$ 都是上述同一极限过程的无穷小.于是有
$$f(x) \pm g(x) = (A + \alpha) \pm (B + \beta) = (A \pm B) + (\alpha \pm \beta).$$

由无穷小的性质 1.1,可以推知 $\alpha \pm \beta$ 也是无穷小.再由定理 1.1,得
$$\lim [f(x) \pm g(x)] = A \pm B = \lim f(x) \pm \lim g(x).$$

将该定理中的函数换为数列,便相应得到数列极限的四则运算法则.

法则(1)与(2)可以推广到有限多个函数也成立.并且容易得到法则(2)的两个推论.

**推论 1.1** 若 $\lim f(x)$ 存在,$C$ 为常数,则有 $\lim [Cf(x)] = C \lim f(x)$;

这个结果可用语言表述为:常数因子可以提到极限号的外面.

**推论 1.2** 若 $\lim f(x)$ 存在,$n$ 为正整数,则有 $\lim [f(x)]^n = [\lim f(x)]^n$.

应用极限的四则法则求极限时,要注意法则成立的条件必须满足:对于法则(1)和(2),要求各函数的极限都存在;对于商的极限法则(3)而言,除要求分子及分母函数的极限都存在,还要求分母函数的极限不等于 0.如果上述条件之一不满足,则相应的法则不成立或说法则失效.

**例 1.16** 求 $\lim\limits_{x \to -1} (3x^2 - 2x + 1)$.

**解** 根据函数极限的四则运算法则(1)、推论 1.1 及推论 1.2,易得
$$\lim\limits_{x \to -1} (3x^2 - 2x + 1) = \lim\limits_{x \to -1} 3x^2 - \lim\limits_{x \to -1} 2x + \lim\limits_{x \to -1} 1$$

$$= 3 \left( \lim_{x \to -1} x \right)^2 - 2 \lim_{x \to -1} x + 1 = 3 \cdot (-1)^2 - 2 \cdot (-1) + 1 = 6.$$

一般地,对于多项式函数 $f(x) = a_0 x^n + a_1 x^{n-1} + \cdots + a_{n-1} x + a_n$(其中 $a_0, a_1, \cdots, a_n$ 均为常数,且 $a_0 \neq 0$),根据极限的四则运算法则(1)、推论 1.1 及推论 1.2,容易求得

$$\lim_{x \to x_0} f(x) = a_0 \left( \lim_{x \to x_0} x \right)^n + a_1 \left( \lim_{x \to x_0} x \right)^{n-1} + \cdots + a_{n-1} \lim_{x \to x_0} x + a_n$$
$$= a_0 x_0^n + a_1 x_0^{n-1} + \cdots + a_{n-1} x_0 + a_n = f(x_0).$$

**例 1.17** 求 $\displaystyle \lim_{x \to 2} \frac{x^3 - 1}{x^2 - 3x + 5}$.

**解** 分子、分母均为多项式函数,极限值即为函数值,且分母函数在 $x = 2$ 处的函数值不为零,故满足商的极限法则(3)所要求的条件,于是

$$\lim_{x \to 2} \frac{x^3 - 1}{x^2 - 3x + 5} = \frac{\lim_{x \to 2}(x^3 - 1)}{\lim_{x \to 2}(x^2 - 3x + 5)} = \frac{2^3 - 1}{2^2 - 3 \cdot 2 + 5} = \frac{7}{3}.$$

**例 1.18** 求 $\displaystyle \lim_{x \to \frac{\pi}{2}} \frac{x \sin x - 2 \cos x}{x^2}$.

**解** 显然,分母、分子的极限都存在,且分母的极限不为零. 根据极限商的运算法则(3),有

$$\lim_{x \to \frac{\pi}{2}} \frac{x \sin x - 2 \cos x}{x^2} = \frac{\lim_{x \to \frac{\pi}{2}}(x \sin x - 2 \cos x)}{\lim_{x \to \frac{\pi}{2}}(x^2)}$$

$$= \frac{\lim_{x \to \frac{\pi}{2}} x \cdot \lim_{x \to \frac{\pi}{2}} \sin x - 2 \lim_{x \to \frac{\pi}{2}} \cos x}{\left( \lim_{x \to \frac{\pi}{2}} x \right)^2} = \frac{\frac{\pi}{2} \cdot 1 - 2 \cdot 0}{\left( \frac{\pi}{2} \right)^2} = \frac{2}{\pi}.$$

**例 1.19** 求 $\displaystyle \lim_{x \to 1} \frac{x^2 - 1}{x^2 + 2x - 3}$.

**解** 观察到当 $x \to 1$ 时,分母的极限是零: $\lim_{x \to 1}(x^2 + 2x - 3) = 0$(这时商的极限法则(3)失效),但注意到分子的极限也是零: $\lim_{x \to 1}(x^2 - 1) = 0$,而分子与分母有公因式 $(x - 1)$. 极限过程是 $x \to 1$,但 $x \neq 1$,从而 $x - 1 \neq 0$,可先约去这个不为零的公因式 $(x - 1)$ 后再求极限:

$$\lim_{x \to 1} \frac{x^2 - 1}{x^2 + 2x - 3} = \lim_{x \to 1} \frac{(x - 1)(x + 1)}{(x - 1)(x + 3)} = \lim_{x \to 1} \frac{x + 1}{x + 3} = \frac{2}{4} = \frac{1}{2}.$$

**例 1.20** 求 $\displaystyle \lim_{x \to 1} \frac{4x - 1}{x^2 + 2x - 3}$.

**解** 当 $x \to 1$ 时,分母的极限是零: $\lim_{x \to 1}(x^2 + 2x - 3) = 0$(这时商的极限法则失效),但分子的极限不是零: $\lim_{x \to 1}(4x - 1) = 3 \neq 0$. 可先求出该函数的倒数的极限:

$$\lim_{x \to 1} \frac{x^2 + 2x - 3}{4x - 1} = \frac{\lim_{x \to 1}(x^2 + 2x - 3)}{\lim_{x \to 1}(4x - 1)} = \frac{0}{3} = 0,$$

再据本节定理 1.2(无穷大与无穷小的关系)知该函数是当 $x \to 1$ 时的无穷大,即

$$\lim_{x \to 1} \frac{4x - 1}{x^2 + 2x - 3} = \infty .$$

**例 1.21** 求 $\lim\limits_{x \to \infty} \dfrac{2x^3 - 5x + 1}{7x^3 + 2x^2 - 3}$.

**解** 当 $x \to \infty$ 时,分子、分母的极限都不存在,商的极限法则失效. 我们先用分子与分母的最高幂次项 $x^3$ 去除分子及分母,然后便可应用极限法则求极限:

$$\lim_{x \to \infty} \frac{2x^3 - 5x + 1}{7x^3 + 2x^2 - 3} = \lim_{x \to \infty} \frac{2 - \dfrac{5}{x^2} + \dfrac{1}{x^3}}{7 + \dfrac{2}{x} - \dfrac{3}{x^3}}$$

$$= \frac{\lim\limits_{x \to \infty} \left( 2 - \dfrac{5}{x^2} + \dfrac{1}{x^3} \right)}{\lim\limits_{x \to \infty} \left( 7 + \dfrac{2}{x} - \dfrac{3}{x^3} \right)} = \frac{2}{7}.$$

**例 1.22** 求 $\lim\limits_{n \to \infty} \dfrac{1 + 2 + \cdots + 2^n}{2^n}$.

**解** 这是数列求极限问题. 先将分子求和,然后可以应用极限法则求极限.

$$\lim_{n \to \infty} \frac{1 + 2 + \cdots + 2^n}{2^n} = \lim_{n \to \infty} \frac{\dfrac{1 - 2^{n+1}}{1 - 2}}{2^n} = \lim_{n \to \infty} \left[ -\frac{1}{2^n} + 2 \right]$$

$$= -\lim_{n \to \infty} \frac{1}{2^n} + 2 = -0 + 2 = 2.$$

注意,本例不能将所求极限转化为各项极限的和,即

$$\lim_{n \to \infty} \frac{1 + 2 + \cdots + 2^n}{2^n} = \lim_{n \to \infty} \frac{1}{2^n} + \lim_{n \to \infty} \frac{2}{2^n} + \cdots + \lim_{n \to \infty} \frac{2^n}{2^n}.$$

上式等号不成立,因为和的极限法则(1)只对有限个函数才成立,而上式右边是无限多项的和,极限法则(1)失效.

## 五、复合函数的极限法则

**定理 1.4** 设函数 $u = \varphi(x)$ 当 $x \to x_0$ 时的极限存在且等于 $a$,即 $\lim\limits_{x \to x_0} \varphi(x) = a$,在点 $x_0$ 的某去心邻域内 $\varphi(x) \neq a$,又函数 $y = f(u)$ 当 $u \to a$ 时的极限存在,即 $\lim\limits_{u \to a} f(u) = A$,则由 $y = f(u)$,$u = \varphi(x)$ 复合而成的函数 $y = f[\varphi(x)]$ 当 $x \to x_0$ 时的极限存在,且有

$$\lim_{x \to x_0} f[\varphi(x)] = \lim_{u \to a} f(u) = A. \tag{1-7}$$

该定理表明,求复合函数 $y = f[\varphi(x)]$ 的极限,只需设出中间变量 $u = \varphi(x)$,先求出 $\lim\limits_{x \to x_0} u$,把求 $\lim\limits_{x \to x_0} f[\varphi(x)]$ 化为求 $\lim\limits_{u \to a} f(u)$,这里 $a = \lim\limits_{x \to x_0} u = \lim\limits_{x \to x_0} \varphi(x)$.

若 $\lim\limits_{x \to x_0} \varphi(x) = a$ 换为 $\lim\limits_{x \to x_0} \varphi(x) = \infty$,可得类似的定理.

**例 1.23** 求 $\lim\limits_{x \to 2} \sqrt{\dfrac{x - 2}{x^2 - 4}}$.

**解** 这是复合函数求极限问题. 设 $u = \dfrac{x-2}{x^2-4}$ ，由于 $\lim\limits_{x\to 2} u = \lim\limits_{x\to 2} \dfrac{x-2}{x^2-4} = \dfrac{1}{4}$ ，据定理 1.4 ，所以

$$\lim_{x\to 2} \sqrt{\frac{x-2}{x^2-4}} = \lim_{u\to \frac{1}{4}} \sqrt{u} = \sqrt{\frac{1}{4}} = \frac{1}{2}.$$

**例 1.24** 求 $\lim\limits_{x\to 0} e^{\frac{1}{x^2}}$.

**解** 这是复合函数求极限问题. 设 $u = \dfrac{1}{x^2}$ ，由于 $\lim\limits_{x\to 0} u = \lim\limits_{x\to 0} \dfrac{1}{x^2} = +\infty$ ，所以有

$$\lim_{x\to 0} e^{\frac{1}{x^2}} = \lim_{u\to +\infty} e^u = +\infty.$$

**例 1.25** 求 $\lim\limits_{x\to 0} \sin \dfrac{1}{x}$.

**解** 设 $u = \dfrac{1}{x}$ ，由于 $\lim\limits_{x\to 0} u = \lim\limits_{x\to 0} \dfrac{1}{x} = \infty$ ，所以

$$\lim_{x\to 0} \sin \frac{1}{x} = \lim_{u\to \infty} \sin u.$$

当 $u\to\infty$ 时正弦曲线 $\sin u$ 在 $-1$ 与 $1$ 之间来回摆动，不趋于任何确定的常数（也不趋于无穷大），故极限 $\lim\limits_{x\to 0} \sin \dfrac{1}{x}$ 不存在. 函数 $\sin \dfrac{1}{x}$ 的图形如图 1-18.

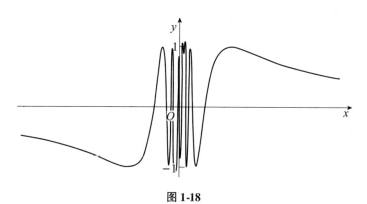

**图 1-18**

如上这样通过设置中间变量求复合函数极限的方法又称为**变量代换法**，在以后求复杂函数极限时经常使用.

**例 1.26** 已知 $n$ 次注射后体内血药浓度为

$$C_n(t) = C_0 e^{-kt}\left(\frac{1-e^{-nkt}}{1-e^{-kt}}\right),$$

式中，$C_0$ 为每次注射的药物剂量，$t$ 为时间，$k>0$ 为消除速率常数，试求当注射很多次后体内血药浓度的稳定值是多少？（即极限浓度）

**解** 即求当 $n\to\infty$ 时血药浓度 $C_n(t)$ 的极限. 根据极限运算法则可得：

$$\lim_{n\to\infty} C_n(t) = \lim_{n\to\infty} C_0 e^{-kt}\left(\frac{1-e^{-nkt}}{1-e^{-kt}}\right) = C_0 e^{-kt} \lim_{n\to\infty}\left(\frac{1-e^{-nkt}}{1-e^{-kt}}\right)$$

$$= C_0 e^{-kt} \frac{\left(1 - \lim_{n \to \infty} e^{-nkt}\right)}{1 - e^{-kt}} = \frac{C_0 e^{-kt}}{1 - e^{-kt}}.$$

## 六、极限存在的判别准则　两个重要极限

下面先介绍判定极限存在的两个准则.作为极限存在准则的应用,在此基础上再讨论两个重要极限.

### 1. 极限存在的判别准则

**准则Ⅰ**(夹逼准则)　在同一极限过程中,如果函数 $f(x)$、$g(x)$ 及 $h(x)$ 满足关系 $g(x) \leqslant f(x) \leqslant h(x)$,且 $\lim g(x) = \lim h(x) = A$,那么 $\lim f(x) = A$.

**准则Ⅱ**(单调有界准则)　单调有界数列必有极限.即:若数列 $\{x_n\}$ 单调并且有界,则 $\{x_n\}$ 一定有极限,即 $\lim_{n \to \infty} x_n$ 存在.

所谓数列有界、单调,可仿照函数类似地定义:

如果存在一个常数 $M > 0$,使得对于任意 $n$,总有 $|x_n| \leqslant M$ 成立,则称数列 $\{x_n\}$ 有界.

如果对于数列 $\{x_n\}$ 中的任意 $n$,总有 $x_n \leqslant x_{n+1}$(或 $x_n \geqslant x_{n+1}$)成立,则称数列 $\{x_n\}$ 单调增加(或单调减少).单调增加和单调减少的数列统称为**单调数列**.

我们从几何上解释准则Ⅱ.如图 1-19 所示,从数轴上看,对应于单调数列的点 $x_n$ 只可能向一个方向移动,所以只有两种可能的情形:要么点 $x_n$ 沿数轴移向无穷远($x_n \to +\infty$ 或 $x_n \to -\infty$);要么点 $x_n$ 无限接近某一定点 $A$,也就是数列 $\{x_n\}$ 趋于一个极限值.如果数列不仅仅单调而且有界,因有界数列的点 $x_n$ 都落在数轴上某个区间 $[-M, M]$ 内,那么上述第一种情形就不会发生了,因此这个数列只能趋于一个常数 $A$($A$ 就是该数列的极限),并且这个极限的绝对值不超过 $M$.

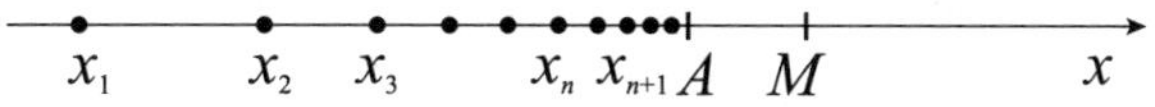

**图 1-19**

**例 1.27**　设 $x_n = \left(1 + \dfrac{1}{n}\right)^n$,试证明数列 $\{x_n\}$ 的极限 $\lim_{n \to \infty}\left(1 + \dfrac{1}{n}\right)^n$ 存在.

**证明**　首先,证明数列 $\{x_n\}$ 是单调增加的:

按二项展开式展开,有

$$x_n = \left(1 + \frac{1}{n}\right)^n$$

$$= 1 + \frac{n}{1!} \cdot \frac{1}{n} + \frac{n(n-1)}{2!} \cdot \frac{1}{n^2} + \frac{n(n-1)(n-2)}{3!} \cdot \frac{1}{n^3}$$

$$+ \cdots + \frac{n(n-1)\cdots(n-n+1)}{n!} \cdot \frac{1}{n^n}$$

$$= 1 + \frac{1}{1!} + \frac{1}{2!}\left(1 - \frac{1}{n}\right) + \frac{1}{3!}\left(1 - \frac{1}{n}\right)\left(1 - \frac{2}{n}\right) + \cdots + \frac{1}{n!}\left(1 - \frac{1}{n}\right)\left(1 - \frac{2}{n}\right)\cdots\left(1 - \frac{n-1}{n}\right)$$

类似地,

$$x_{n+1} = 1 + \frac{1}{1!} + \frac{1}{2!}\left(1 - \frac{1}{n+1}\right) + \frac{1}{3!}\left(1 - \frac{1}{n+1}\right)\left(1 - \frac{2}{n+1}\right) + \cdots$$

$$+ \frac{1}{n!}\left(1 - \frac{1}{n+1}\right)\left(1 - \frac{2}{n+1}\right)\cdots\left(1 - \frac{n-1}{n+1}\right)$$

$$+ \frac{1}{(n+1)!}\left(1 - \frac{1}{n+1}\right)\left(1 - \frac{2}{n+1}\right)\cdots\left(1 - \frac{n}{n+1}\right)$$

比较 $x_n$ 与 $x_{n+1}$ 中相同位置的项,它们的第一、二项相同,从第三项起到第 $n+1$ 项中 $x_{n+1}$ 的每一项都大于 $x_n$ 的对应项,并且在 $x_{n+1}$ 中还多出最后一个正项,因此有 $x_n < x_{n+1}$,这就说明数列 $\{x_n\}$ 是单调增加的.

其次,证明数列 $\{x_n\}$ 是有界的:

$$x_n = 1 + \frac{1}{1!} + \frac{1}{2!}\left(1 - \frac{1}{n}\right) + \frac{1}{3!}\left(1 - \frac{1}{n}\right)\left(1 - \frac{2}{n}\right) + \cdots + \frac{1}{n!}\left(1 - \frac{1}{n}\right)\left(1 - \frac{2}{n}\right)\cdots\left(1 - \frac{n-1}{n}\right)$$

$$< 1 + \frac{1}{1!} + \frac{1}{2!} + \frac{1}{3!} + \cdots + \frac{1}{n!} < 1 + 1 + \frac{1}{2} + \frac{1}{2^2} + \cdots + \frac{1}{2^{n-1}}$$

$$= 1 + \frac{1 - \frac{1}{2^n}}{1 - \frac{1}{2}} = 3 - \frac{1}{2^{n-1}} < 3,$$

这就说明数列 $\{x_n\}$ 是单调有界的.根据极限存在准则 II,可知数列 $\{x_n\}$ 的极限存在,将该极限值记为 e,即

$$\lim_{n \to \infty}\left(1 + \frac{1}{n}\right)^n = e.$$

这里数 $e = 2.718\ 281\ 828\ 459\ 045\cdots$ 是一个无理数.基本初等函数中的指数函数 $y = e^x$ 以及自然对数函数 $y = \ln x$ 中的底数 e 即为此数.

## 2. 重要极限:

$$\lim_{x \to 0}\frac{\sin x}{x} = 1. \tag{1-8}$$

**证明**  我们利用极限存在的夹逼准则证明该极限.

当 $0 < x < \frac{\pi}{2}$ 时,在单位圆中(图 1-20),$|BD| = \sin x$,$|AC| = \tan x$,显然有下列面积关系

$$S_{\triangle OAB} < S_{扇形 OAB} < S_{\triangle OAC},$$

即

$$\frac{1}{2}|OA| \cdot |BD| < \frac{1}{2}|OA|^2 \cdot x < \frac{1}{2}|OA| \cdot |AC|,$$

于是有

$$\frac{1}{2}\sin x < \frac{1}{2}x < \frac{1}{2}\tan x,$$

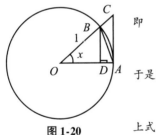

**图 1-20**

上式两端同除以 $\sin x$,得

$$1 < \frac{x}{\sin x} < \frac{1}{\cos x},$$

从而

$$\cos x < \frac{\sin x}{x} < 1.$$

将上式中的 $x$ 以 $-x$ 代替,因为 $\cos(-x) = \cos x$,$\frac{\sin(-x)}{-x} = \frac{\sin x}{x}$,说明上面的不等式对于 $-\frac{\pi}{2} < x <$

0 也成立.综上,对于 $-\frac{\pi}{2} < x < \frac{\pi}{2}$,恒有

$$\cos x < \frac{\sin x}{x} < 1.$$

而 $\lim\limits_{x\to 0}\cos x = 1$ 且 $\lim\limits_{x\to 0} 1 = 1$,根据函数极限的夹逼准则(准则 I),得到 $\lim\limits_{x\to 0}\dfrac{\sin x}{x} = 1$.

**例 1.28**　求 $\lim\limits_{x\to 0}\dfrac{\tan x}{x}$.

**解**　$\lim\limits_{x\to 0}\dfrac{\tan x}{x} = \lim\limits_{x\to 0}\left(\dfrac{\sin x}{x}\cdot\dfrac{1}{\cos x}\right) = \lim\limits_{x\to 0}\dfrac{\sin x}{x}\cdot\dfrac{1}{\lim\limits_{x\to 0}\cos x} = 1\cdot\dfrac{1}{1} = 1$.

**例 1.29**　求 $\lim\limits_{x\to 0}\dfrac{\sin 3x}{x}$.

**解**　$\lim\limits_{x\to 0}\dfrac{\sin 3x}{x} = \lim\limits_{x\to 0}\dfrac{3\sin 3x}{3x} = 3\lim\limits_{x\to 0}\dfrac{\sin 3x}{3x}$.

对于极限 $\lim\limits_{x\to 0}\dfrac{\sin 3x}{3x}$,可以采用变量代换的方法,令 $t = 3x$,则当 $x\to 0$ 时,$t\to 0$,于是

$$\lim_{x\to 0}\frac{\sin 3x}{3x} = \lim_{t\to 0}\frac{\sin t}{t} = 1,$$

所以

$$\lim_{x\to 0}\frac{\sin 3x}{x} = 3\lim_{x\to 0}\frac{\sin 3x}{3x} = 3\cdot 1 = 3.$$

熟练后设置新变量的过程可以略去,而直接写为

$$\lim_{x\to 0}\frac{\sin 3x}{x} = \lim_{x\to 0}\frac{3\sin 3x}{3x} = 3\lim_{x\to 0}\frac{\sin 3x}{3x} = 3\cdot 1 = 3.$$

**例 1.30**　求 $\lim\limits_{x\to 0}\dfrac{1-\cos x}{x^2}$.

**解**　$\lim\limits_{x\to 0}\dfrac{1-\cos x}{x^2} = \lim\limits_{x\to 0}\dfrac{2\sin^2\dfrac{x}{2}}{x^2} = \lim\limits_{x\to 0}\dfrac{2\sin^2\dfrac{x}{2}}{4\left(\dfrac{x}{2}\right)^2} = \dfrac{1}{2}\lim\limits_{x\to 0}\left(\dfrac{\sin\dfrac{x}{2}}{\dfrac{x}{2}}\right)^2$

$$= \frac{1}{2}\left(\lim_{x\to 0}\frac{\sin\dfrac{x}{2}}{\dfrac{x}{2}}\right)^2 = \frac{1}{2}\cdot 1^2 = \frac{1}{2}.$$

**例 1.31**　求 $\lim\limits_{x\to 0}\dfrac{\sin 2x}{\sin 3x}$.

**解**　为了能应用重要极限公式,先对函数做初等变形.分子分母同除以 $x$(注意到 $x\to 0$ 时 $x\neq 0$,这样做是有意义的):

$$\lim_{x\to 0}\frac{\sin 2x}{\sin 3x} = \lim_{x\to 0}\frac{\dfrac{2\sin 2x}{2x}}{\dfrac{3\sin 3x}{3x}},$$

因为上式分子、分母的极限都存在,且分母的极限不为零,故由商的极限法则得到

$$\lim_{x\to 0}\frac{\sin 2x}{\sin 3x} = \lim_{x\to 0}\frac{\dfrac{2\sin 2x}{2x}}{\dfrac{3\sin 3x}{3x}} = \frac{2\cdot\lim\limits_{x\to 0}\dfrac{\sin 2x}{2x}}{3\cdot\lim\limits_{x\to 0}\dfrac{\sin 3x}{3x}} = \frac{2\cdot 1}{3\cdot 1} = \frac{2}{3}.$$

*例 1.32   求 $\lim\limits_{x \to 0} \dfrac{\arcsin x}{x}$.

**解**   为了能应用重要极限公式,先将函数化为正弦函数.为此作变量代换:令 $\arcsin x = t$,则 $x = \sin t$,且当 $x \to 0$ 时,$t \to 0$,于是有

$$\lim_{x \to 0} \frac{\arcsin x}{x} = \lim_{t \to 0} \frac{t}{\sin t} = \lim_{t \to 0} \frac{1}{\dfrac{\sin t}{t}} = \frac{1}{\lim\limits_{t \to 0} \dfrac{\sin t}{t}} = \frac{1}{1} = 1.$$

注意,在通过变量代换将函数化为关于新变量 $t$ 的函数时,相应的极限过程也要同时换为新变量 $t$ 的变化过程(如上式第一个等号后面的形式).

**3. 重要极限:**

$$\lim_{x \to \infty} \left(1 + \frac{1}{x}\right)^x = \mathrm{e}. \tag{1-9}$$

**证明**   为证明此结果,先证明

$$\lim_{x \to +\infty} \left(1 + \frac{1}{x}\right)^x = \mathrm{e}.$$

为此在例 1.27 的结果基础上拟应用夹逼准则.

显然当 $n \leqslant x < n + 1$ 时,有

$$1 + \frac{1}{n+1} < 1 + \frac{1}{x} \leqslant 1 + \frac{1}{n}$$

以及

$$\left(1 + \frac{1}{n+1}\right)^n < \left(1 + \frac{1}{x}\right)^x \leqslant \left(1 + \frac{1}{n}\right)^{n+1}.$$

据例 1.27 的结果,有

$$\lim_{n \to \infty} \left(1 + \frac{1}{n+1}\right)^n = \lim_{n \to \infty} \frac{\left(1 + \dfrac{1}{n+1}\right)^{n+1}}{1 + \dfrac{1}{n+1}} = \frac{\mathrm{e}}{1} = \mathrm{e},$$

$$\lim_{n \to \infty} \left(1 + \frac{1}{n}\right)^{n+1} = \lim_{n \to \infty} \left(1 + \frac{1}{n}\right)^n \cdot \lim_{n \to \infty} \left(1 + \frac{1}{n}\right) = \mathrm{e} \cdot 1 = \mathrm{e}.$$

故由夹逼准则,得到

$$\lim_{x \to +\infty} \left(1 + \frac{1}{x}\right)^x = \mathrm{e}.$$

下面,再证明

$$\lim_{x \to -\infty} \left(1 + \frac{1}{x}\right)^x = \mathrm{e}.$$

令 $x = -(u+1)$,则当 $x \to -\infty$ 时 $u \to +\infty$,于是有

$$\lim_{x \to -\infty} \left(1 + \frac{1}{x}\right)^x = \lim_{u \to +\infty} \left(1 - \frac{1}{u+1}\right)^{-(u+1)} = \lim_{u \to +\infty} \left(\frac{u}{u+1}\right)^{-(u+1)} = \lim_{u \to +\infty} \left(\frac{u+1}{u}\right)^{u+1}$$

$$= \lim_{u \to +\infty} \left(1 + \frac{1}{u}\right)^u \cdot \lim_{u \to +\infty} \left(1 + \frac{1}{u}\right) = \mathrm{e} \cdot 1 = \mathrm{e}.$$

这样,有 $\lim\limits_{x \to +\infty} \left(1 + \dfrac{1}{x}\right)^x = \mathrm{e}$ 且 $\lim\limits_{x \to -\infty} \left(1 + \dfrac{1}{x}\right)^x = \mathrm{e}$,故证得 $\lim\limits_{x \to \infty} \left(1 + \dfrac{1}{x}\right)^x = \mathrm{e}$.

应用复合函数的极限法则,若在极限式 $\lim\limits_{x \to \infty} \left(1 + \dfrac{1}{x}\right)^x = \mathrm{e}$ 中令 $t = \dfrac{1}{x}$,则当 $x \to \infty$ 时 $t \to$

0, 从而这一重要极限变成等价的另一种形式:

$$\lim_{t \to 0}(1 + t)^{\frac{1}{t}} = \mathrm{e},$$

或写成

$$\lim_{x \to 0}(1 + x)^{\frac{1}{x}} = \mathrm{e}. \tag{1-10}$$

**例 1.33**　求 $\lim\limits_{x \to \infty}\left(1 - \dfrac{1}{x}\right)^{x}$.

**解**　$\lim\limits_{x \to \infty}\left(1 - \dfrac{1}{x}\right)^{x} = \lim\limits_{x \to \infty}\left(1 + \dfrac{1}{-x}\right)^{x}$.

为化成极限公式 (1-9) 的形式, 令 $t = -x$, 则 $x = -t$, 且当 $x \to \infty$ 时 $t \to \infty$. 于是

$$\lim_{x \to \infty}\left(1 - \frac{1}{x}\right)^{x} = \lim_{t \to \infty}\left(1 + \frac{1}{t}\right)^{-t} = \lim_{t \to \infty}\left[\left(1 + \frac{1}{t}\right)^{t}\right]^{-1} = \frac{1}{\lim\limits_{t \to \infty}\left(1 + \dfrac{1}{t}\right)^{t}} = \frac{1}{\mathrm{e}}.$$

熟练以后可以略去变量代换的步骤, 而将所求极限化出公式的形式后直接应用公式的结果即可.

**例 1.34**　求 $\lim\limits_{x \to 0}\left(1 + \dfrac{x}{2}\right)^{\frac{1}{x}}$.

**解**　为化成公式 (1-10) 的形式, 先将所给函数变形:

$$\lim_{x \to 0}\left(1 + \frac{x}{2}\right)^{\frac{1}{x}} = \lim_{x \to 0}\left(1 + \frac{x}{2}\right)^{\frac{2}{x} \cdot \frac{1}{2}} = \lim_{x \to 0}\left[\left(1 + \frac{x}{2}\right)^{\frac{2}{x}}\right]^{\frac{1}{2}},$$

利用复合函数的极限法则, 有

$$\lim_{x \to 0}\left[\left(1 + \frac{x}{2}\right)^{\frac{2}{x}}\right]^{\frac{1}{2}} = \left[\lim_{x \to 0}\left(1 + \frac{x}{2}\right)^{\frac{2}{x}}\right]^{\frac{1}{2}} = \mathrm{e}^{\frac{1}{2}},$$

从而, 所求极限为

$$\lim_{x \to 0}\left(1 + \frac{x}{2}\right)^{\frac{1}{x}} = \sqrt{\mathrm{e}}.$$

**例 1.35**　求 $\lim\limits_{x \to \infty}\left(\dfrac{3 + x}{2 + x}\right)^{2x}$.

**解**　$\lim\limits_{x \to \infty}\left(\dfrac{3 + x}{2 + x}\right)^{2x} = \lim\limits_{x \to \infty}\left(\dfrac{1 + \dfrac{3}{x}}{1 + \dfrac{2}{x}}\right)^{2x} = \dfrac{\lim\limits_{x \to \infty}\left(1 + \dfrac{3}{x}\right)^{2x}}{\lim\limits_{x \to \infty}\left(1 + \dfrac{2}{x}\right)^{2x}}$

$$= \frac{\lim\limits_{x \to \infty}\left(1 + \dfrac{3}{x}\right)^{\frac{x}{3} \cdot 6}}{\lim\limits_{x \to \infty}\left(1 + \dfrac{2}{x}\right)^{\frac{x}{2} \cdot 4}} = \frac{\left[\lim\limits_{x \to \infty}\left(1 + \dfrac{3}{x}\right)^{\frac{x}{3}}\right]^{6}}{\left[\lim\limits_{x \to \infty}\left(1 + \dfrac{2}{x}\right)^{\frac{x}{2}}\right]^{4}} = \frac{\mathrm{e}^{6}}{\mathrm{e}^{4}} = \mathrm{e}^{2}.$$

本题也可以对所给函数进行如下的变形求解:

$$\lim_{x \to \infty}\left(\frac{3 + x}{2 + x}\right)^{2x} = \lim_{x \to \infty}\left[\left(1 + \frac{1}{2 + x}\right)^{x}\right]^{2}$$

$$= \lim_{x \to \infty} \left\{ \left[ \left( 1 + \frac{1}{2+x} \right)^{2+x} \right]^2 \cdot \left[ 1 + \frac{1}{2+x} \right]^{-4} \right\}$$

$$= \left[ \lim_{x \to \infty} \left( 1 + \frac{1}{2+x} \right)^{2+x} \right]^2 \cdot \lim_{x \to \infty} \left( 1 + \frac{1}{2+x} \right)^{-4}$$

$$= e^2 \cdot 1 = e^2.$$

**例 1.36** $X$ 射线经过机体组织或别的物质时,它的能量要被吸收一部分.设一开始的强度为 $I_0$,经过单位厚度的物质时有 $p\%$ 被吸收,试问经过 $d$ 单位厚度的物质后,剩下的强度 $I$ 为多少?

**解** 先按单位厚度来考虑. $X$ 射线开始的强度为 $I_0$,经过第一个单位厚度后,由于被吸收了 $I_0 \cdot p\%$,故剩下的强度为

$$I_0 - I_0 \cdot p\% = I_0 (1 - p\%),$$

这也就是 $X$ 射线开始进入第二个单位厚度时的强度.由于经过第二个单位厚度又要被吸收 $p\%$,即被吸收 $I_0(1 - p\%) \cdot p\%$,故剩下的强度为

$$I_0(1 - p\%) - I_0(1 - p\%) \cdot p\% = I_0 (1 - p\%)^2,$$

以此类推,故经过 $d$ 单位厚度的物质后,剩下的强度为

$$I_0 (1 - p\%)^d,$$

这应看作所求强度 $I$ 的近似值,即

$$I \approx I_0 (1 - p\%)^d.$$

因为上述分析思路是把吸收过程看作是经过一个一个单位厚度跳跃地进行的,而实际吸收过程是连续进行的,因此为更接近于实际,计算出 $I$ 的准确值,我们如下进行.

将每个单位厚度分成 $n$ 等份,然后按 $\frac{1}{n}$ 单位厚度计算,于是得到经过 $d$ 单位厚度后剩下的强度为

$$I_0 \left( 1 - p\% \cdot \frac{1}{n} \right)^{nd},$$

为书写清晰,令 $\mu = p\%$,将上式改写为

$$I_0 \left( 1 - \frac{\mu}{n} \right)^{nd} = \left[ I_0 \left( 1 - \frac{\mu}{n} \right)^{-\frac{n}{\mu}} \right]^{-\mu d},$$

令 $n \to \infty$,则得到强度 $I$ 的准确值为

$$I = \lim_{n \to \infty} \left[ I_0 \left( 1 - \frac{\mu}{n} \right)^{-\frac{n}{\mu}} \right]^{-\mu d} = I_0 e^{-\mu d},$$

即 $I = I_0 e^{-\mu d}$. 这就是 $X$ 射线的吸收规律,式中 $\mu$ 称为吸收系数.

## 七、无穷小的比较

我们已知,两个无穷小的和、差、积仍为无穷小.但是,两个无穷小的商却不一定是无穷小,会出现多种情况.例如当 $x \to 0$ 时,$2x$、$x^2$、$\sin x$ 都是无穷小,而 $\lim\limits_{x \to 0} \dfrac{x^2}{2x} = 0$,$\lim\limits_{x \to 0} \dfrac{2x}{x^2} = \infty$,

$\lim\limits_{x \to 0} \dfrac{\sin x}{x} = 1$.这些不同的极限结果实际反映了分子与分母两个无穷小趋于零的快慢速度的

不同,在 $x\to 0$ 的过程中,$x^2\to 0$ 比 $2x\to 0$ 要快,反之 $2x\to 0$ 比 $x^2\to 0$ 要慢;而 $\sin x\to 0$ 与 $x\to 0$ 的速度差不多. 为了比较不同的无穷小量趋于零的速度,下面引入无穷小阶的概念:

**定义 1.10**  设 $\alpha=\alpha(x)$,$\beta=\beta(x)$ 是同一极限过程($x\to x_0$ 或 $x\to\infty$ 等)中的两个无穷小(且 $\alpha\neq 0$),那么

(1) 若 $\lim\dfrac{\beta}{\alpha}=0$,则称 $\beta$ 是比 $\alpha$ **高阶**的无穷小,记作 $\beta=o(\alpha)$;

(2) 若 $\lim\dfrac{\beta}{\alpha}=\infty$,则称 $\beta$ 是比 $\alpha$ **低阶**的无穷小;

(3) 若 $\lim\dfrac{\beta}{\alpha}=C(C\neq 0$ 是常数),则称 $\beta$ 与 $\alpha$ 是**同阶**无穷小;特别地,若 $\lim\dfrac{\beta}{\alpha}=1$,则称 $\beta$ 与 $\alpha$ 是**等价无穷小**,记作 $\beta\sim\alpha$.

例如,因为 $\lim\limits_{x\to 0}\dfrac{x^3}{x^2}=0$ ,所以当 $x\to 0$ 时,$x^3$ 是比 $x^2$ 高阶的无穷小,即 $x^3=o(x^2)(x\to 0)$;因为 $\lim\limits_{x\to 0}\dfrac{\sin 2x}{x}=2$,所以当 $x\to 0$ 时,$\sin 2x$ 与 $x$ 是同阶无穷小;因为 $\lim\limits_{x\to 0}\dfrac{\sin x}{x}=1$,所以当 $x\to 0$ 时 $\sin x$ 与 $x$ 是等价无穷小,即 $\sin x\sim x(x\to 0)$;因为 $\lim\limits_{x\to 0}\dfrac{\tan x}{x}=1$,所以同样有 $\tan x\sim x(x\to 0)$.

下面列出常用而重要的几个等价无穷小,这些结果或为例子,或为习题,请读者自行验证.

当 $x\to 0$ 时,

$\sin x\sim x$;$\tan x\sim x$;$\arcsin x\sim x$;$\arctan x\sim x$;$\ln(1+x)\sim x$;$e^x-1\sim x$;$1-\cos x\sim\dfrac{1}{2}x^2$.

关于等价无穷小,有一个很好的性质,可以用于简化极限计算,本书不作进一步的讨论,有兴趣的读者可参阅其他高等数学教材.

# 第三节  函数的连续性

## 一、函数连续的概念

自然界中有许多现象,比如温度的变化、植物的生长等,都是连续变化的,这些现象在函数关系上的反映,就是函数的连续性. 如何将这种直观的现象用数学语言描述呢?例如,温度是时间的函数,当时间的变化很微小时,温度的变化也很微小;再如胎儿的体重是孕育时间的函数,在很短的时间内,胎儿体重的变化是很小的,以至于难以观察到其生长变化. 这也是这些连续性现象共同的特征. 为了说明连续性,先给出增量的定义.

### 1.函数的增量

设变量 $u$ 从它的一个初值 $u_1$ 变到终值 $u_2$,其终值与初值的差 $u_2-u_1$ 称为变量 $u$ 在 $u_1$ 处的**增量**(increment)或**改变量**(change),记作 $\Delta u$,即

$$\Delta u = u_2 - u_1.$$

显然,增量 $\Delta u$ 可以是正的,也可以是负的.当 $\Delta u > 0$ 时,变量 $u$ 从初值 $u_1$ 变到终值 $u_2$ 是增加的;当 $\Delta u < 0$ 时,变量 $u$ 从初值 $u_1$ 变到终值 $u_2$ 是减少的.

设函数 $y = f(x)$ 在点 $x_0$ 的某一邻域内有定义.当自变量 $x$ 在这个邻域内从 $x_0$ 变到 $x_0 + \Delta x$ 时,即 $x$ 在 $x_0$ 处取得增量 $\Delta x$ 时,函数 $y$ 相应地从 $f(x_0)$ 变到 $f(x_0 + \Delta x)$,因此函数 $y$ 在 $x_0$ 处相应于 $\Delta x$ 的增量为(图1-21)

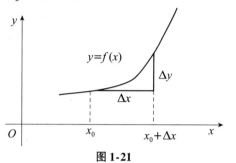

图 1-21

$$\Delta y = f(x_0 + \Delta x) - f(x_0).$$

用增量的概念,函数连续的特征可表述为:在 $x_0$ 处,如果当自变量的增量 $\Delta x$ 趋于零时,函数 $y$ 对应的增量 $\Delta y$ 也趋于零,那么就称函数 $y = f(x)$ 在点 $x_0$ 处是连续的.一般的有下述定义.

**2. 函数连续的定义**

**定义 1.11** 设函数 $y = f(x)$ 在点 $x_0$ 的某一邻域内有定义,如果

$$\lim_{\Delta x \to 0} \Delta y = 0 \tag{1-11}$$

或

$$\lim_{\Delta x \to 0} [f(x_0 + \Delta x) - f(x_0)] = 0,$$

那么称函数 $y = f(x)$ 在点 $x_0$ 处**连续**(continuous).

例如,函数 $y = x^3$ 在点 $x_0 = 2$ 处是连续的,用定义1.11验证如下:

$$\lim_{\Delta x \to 0} \Delta y = \lim_{\Delta x \to 0} [f(2 + \Delta x) - f(2)] = \lim_{\Delta x \to 0} [(2 + \Delta x)^3 - 2^3]$$
$$= \lim_{\Delta x \to 0} \{[8 + 12\Delta x + 6(\Delta x)^2 + (\Delta x)^3] - 8\}$$
$$= \lim_{\Delta x \to 0} [12\Delta x + 6(\Delta x)^2 + (\Delta x)^3] = 0.$$

定义 1.11 也可以改写成另外的形式.设 $x = x_0 + \Delta x$,则 $\Delta x = x - x_0$,所以 $\Delta x \to 0$ 等价于 $x \to x_0$,此时有

$$\Delta y = f(x_0 + \Delta x) - f(x_0) = f(x) - f(x_0).$$

于是 $\lim\limits_{\Delta x \to 0} \Delta y = 0$ 即为

$$\lim_{\Delta x \to 0} \Delta y = \lim_{x \to x_0} [f(x) - f(x_0)] = 0,$$

上式等价于

$$\lim_{x \to x_0} f(x) = f(x_0).$$

由此得到函数 $y = f(x)$ 在点 $x_0$ 处连续的另一等价定义.

**定义 1.12** 设函数 $y = f(x)$ 在点 $x_0$ 的某邻域内有定义,如果极限 $\lim\limits_{x \to x_0} f(x)$ 存在,并且

$$\lim_{x \to x_0} f(x) = f(x_0), \tag{1-12}$$

那么就称函数 $y = f(x)$ 在点 $x_0$ 处**连续**,称点 $x_0$ 为函数 $y = f(x)$ 的**连续点**(continuous point).

**例 1.37** 讨论函数 $f(x) = \begin{cases} x\sin\dfrac{1}{x}, & x \neq 0, \\ 0, & x = 0, \end{cases}$ 在 $x = 0$ 处的连续性.

**解** 因 $\lim\limits_{x \to 0} x\sin\dfrac{1}{x} = 0$，又 $f(0) = 0$，故有 $\lim\limits_{x \to 0} f(x) = f(0)$，满足定义 1.12，所以该函数在 $x = 0$ 处连续.

对应于左极限与右极限，有左连续与右连续的概念. 若 $\lim\limits_{x \to x_0^-} f(x) = f(x_0)$，则称函数 $f(x)$ 在点 $x_0$ 处**左连续**；若 $\lim\limits_{x \to x_0^+} f(x) = f(x_0)$，则称函数 $f(x)$ 在点 $x_0$ 处**右连续**. 由函数极限与其单侧极限的关系，易得到下面的结论.

**函数 $f(x)$ 在点 $x_0$ 处连续的充分必要条件是 $f(x)$ 在点 $x_0$ 处左连续且右连续. 即**

$$\lim_{x \to x_0} f(x) = f(x_0) \Leftrightarrow \lim_{x \to x_0^-} f(x) = f(x_0) \text{ 且 } \lim_{x \to x_0^+} f(x) = f(x_0). \tag{1-13}$$

**例 1.38** 试确定常数 $a$ 的值，使函数 $f(x) = \begin{cases} \cos x, & x < 0, \\ a + x, & x \geq 0, \end{cases}$ 在 $x = 0$ 处连续.

**解** 函数 $f(x)$ 在 $x = 0$ 处连续当且仅当 $\lim\limits_{x \to 0^-} f(x) = f(0) = \lim\limits_{x \to 0^+} f(x)$. 而

$$f(0) = a,$$

$$\lim_{x \to 0^-} f(x) = \lim_{x \to 0^-} \cos x = 1,$$

$$\lim_{x \to 0^+} f(x) = \lim_{x \to 0^+} (a + x) = a.$$

要使 $\lim\limits_{x \to 0^-} f(x) = \lim\limits_{x \to 0^+} f(x) = f(0)$ 成立，推得 $a = 1$. 故 $a = 1$ 时该函数在 $x = 0$ 处连续.

如果函数 $f(x)$ 在开区间 $(a, b)$ 内的每一点都连续，则称 $f(x)$ 在开区间 $(a, b)$ 内连续；如果函数 $f(x)$ 在开区间 $(a, b)$ 内连续，且在左端点 $a$ 处右连续，右端点 $b$ 处左连续，则称 $f(x)$ 在闭区间 $[a, b]$ 上连续. 函数在某区间 $I$ 上连续，则称它是该区间 $I$ 上的**连续函数**（continuous function）.

连续函数的图像是一条连续而不间断的曲线，称为**连续曲线**（continuous curve）.

例如，多项式函数 $f(x) = a_0 x^n + a_1 x^{n-1} + \cdots + a_{n-1} x + a_n$ 在定义区间 $(-\infty, +\infty)$ 内是连续的，这是因为对于任意的 $x_0 \in (-\infty, +\infty)$ 函数都有定义，且满足 $\lim\limits_{x \to x_0} f(x) = f(x_0)$.

在第二节中我们指出，基本初等函数在其定义域内任一点 $x_0$ 处满足 $\lim\limits_{x \to x_0} f(x) = f(x_0)$，结合连续的概念，此结论可表述为：基本初等函数在其定义域内每点处都连续，即**基本初等函数在其定义域内是连续的**.

## 二、函数的间断点

**定义 1.13** 若函数 $f(x)$ 在点 $x_0$ 处不连续，则称 $f(x)$ 在点 $x_0$ 处间断. 称点 $x_0$ 为 $f(x)$ 的**间断点**（discontinuous point）或**不连续点**.

由函数 $f(x)$ 在点 $x_0$ 处连续的定义 1.12 可知，如果有下列三种情形之一发生：

（1）在点 $x_0$ 处没有定义，即 $f(x_0)$ 不存在；

（2）在点 $x_0$ 处的极限不存在，即 $\lim\limits_{x \to x_0} f(x)$ 不存在；

（3）$f(x)$ 在 $x_0$ 点有定义且 $\lim\limits_{x \to x_0} f(x)$ 存在，但 $\lim\limits_{x \to x_0} f(x) \neq f(x_0)$，
则函数 $f(x)$ 在点 $x_0$ 处间断.

例如，函数 $y = \tan x$ 在 $x = k\pi + \dfrac{\pi}{2}(k \in Z)$ 处没有定义，故 $x = k\pi + \dfrac{\pi}{2}$ 都是该函数的间

断点；函数 $f(x) = \begin{cases} \sin\dfrac{1}{x}, & x \neq 0 \\ 0, & x = 0 \end{cases}$ 在 $x = 0$ 处虽有定义，但极限 $\lim\limits_{x \to 0} \sin\dfrac{1}{x}$ 不存在，故分段点 $x = 0$
是该函数的间断点.

通常，将间断点分为两类：设点 $x_0$ 为 $f(x)$ 的间断点，若 $x_0$ 处的左极限与右极限都存在，则称 $x_0$ 点为函数 $f(x)$ 的**第一类间断点**. 不是第一类间断点，即左极限与右极限中至少有一个不存在，这样的间断点统称为**第二类间断点**.

进一步地，在第一类间断点中又有两种情形：

（i）左、右极限都存在且相等（这时极限 $\lim\limits_{x \to x_0} f(x)$ 存在），称为**可去间断点**，因为这时可以通过补充函数在该点的定义（若函数在该点无定义）或改变函数在该点的定义，使 $f(x_0) = \lim\limits_{x \to x_0} f(x)$，则函数在该点连续；

（ii）左、右极限虽然都存在，但不相等，称为**跳跃间断点**.

在第二类间断点中，若左右极限至少有一个为 $\infty$，称为**无穷间断点**.

**例 1.39** 函数 $f(x) = \dfrac{x^2 - 1}{x + 1}$ 在 $x = -1$ 处是否连续？若不连续，试判断间断点的类型.

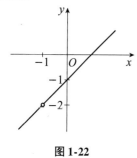

图 1-22

**解** 函数 $f(x)$ 如图 1-22. 在 $x = -1$ 处没有定义，故 $x = -1$ 是该函数的间断点. 由于极限 $\lim\limits_{x \to -1} f(x) = \lim\limits_{x \to -1} \dfrac{x^2 - 1}{x + 1} = \lim\limits_{x \to -1} (x - 1) = -2$ 存在，所以 $x = -1$ 是可去间断点，属于第一类间断点. 如果补充函数在 $x = -1$ 处的定义：令 $f(-1) = -2$，即

$$f(x) = \begin{cases} \dfrac{x^2 - 1}{x^2 + 1}, & x \neq -1, \\ -2, & x = -1, \end{cases}$$

则函数 $f(x)$ 在点 $x = -1$ 处就连续.

**例 1.40** 讨论函数 $f(x) = \begin{cases} -x, & x \leqslant 0, \\ 1 + x, & x > 0, \end{cases}$ 在 $x = 0$ 处的连续性. 若间断，说明其类型.

**解** 因为 $\lim\limits_{x \to 0^-} f(x) = \lim\limits_{x \to 0^-} (-x) = 0$，$\lim\limits_{x \to 0^+} f(x) = \lim\limits_{x \to 0^+} (1 + x) = 1$，所以 $\lim\limits_{x \to 0^-} f(x) \neq \lim\limits_{x \to 0^+} f(x)$，故 $f(x)$ 在 $x = 0$ 处间断，$x = 0$ 为跳跃间断点，属于第一类间断点（图 1-23）.

**例 1.41** 函数 $f(x) = \begin{cases} \dfrac{1}{x}, & x > 0, \\ x, & x \leqslant 0, \end{cases}$ 在 $x = 0$ 处是否连续？若不连续，试判断间断点的类型.

**解** 因为

$$\lim_{x \to 0^-} f(x) = \lim_{x \to 0^-} x = 0, \quad \lim_{x \to 0^+} f(x) = \lim_{x \to 0^+} \frac{1}{x} = +\infty,$$

所以 $f(x)$ 在 $x=0$ 处间断, $x=0$ 是函数的无穷间断点, 属于第二类间断点(图1-24).

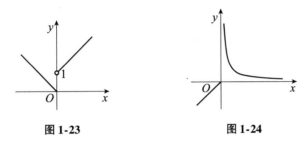

图 1-23 图 1-24

再如, 前面已知函数 $y = \tan x$ 有无数个间断点 $x = k\pi + \dfrac{\pi}{2}$, 显然都是函数的无穷间断点, 属于第二类间断点.

### 三、初等函数的连续性

根据极限的四则运算法则及连续的定义, 可以得到下面的结论

**定理 1.5** 若函数 $f(x), g(x)$ 在点 $x_0$ 处连续, 则函数 $f(x) \pm g(x), f(x) \cdot g(x), \dfrac{f(x)}{g(x)}$ $(g(x_0) \neq 0)$ 在点 $x_0$ 处也连续.

定理 1.5 的结论对于有限多个函数也成立.

下面讨论复合函数的连续性, 关于其证明略去.

**定理 1.6** 设函数 $u = \varphi(x)$ 在点 $x = x_0$ 处连续, 而函数 $y = f(u)$ 在点 $u = u_0$ 处连续, 这里 $u_0 = \varphi(x_0)$, 则复合函数 $y = f[\varphi(x)]$ 在点 $x = x_0$ 处连续.

**例 1.42** 讨论函数 $y = \sin \dfrac{1}{x}$ 的连续性.

**解** 函数 $y = \sin \dfrac{1}{x}$ 可看作由 $y = \sin u$ 及 $u = \dfrac{1}{x}$ 复合而成. 而 $u = \dfrac{1}{x}$ 在 $(-\infty, 0) \cup (0, +\infty)$ 内连续, $y = \sin u$ 在 $(-\infty, +\infty)$ 内连续, 根据定理 1.6, 复合函数 $y = \sin \dfrac{1}{x}$ 在其定义域 $(-\infty, 0) \cup (0, +\infty)$ 内连续.

根据连续的定义 1.12, 定理 1.6 的结论可表示为

$$\lim_{x \to x_0} f[\varphi(x)] = f[\varphi(x_0)] = f[\lim_{x \to x_0} \varphi(x)]. \tag{1-14}$$

上式表明, 在求复合函数 $y = f[\varphi(x)]$ 的极限时, 如果满足定理 1.6 的条件, 那么极限符号 $\lim$ 与函数符号 $f$ 可以交换顺序.

**说明:** 若将定理 1.6 中的条件"设函数 $u = \varphi(x)$ 在点 $x = x_0$ 处连续"(即 $\lim\limits_{x \to x_0} \varphi(x) = \varphi(x_0)$)降低为"设函数 $u = \varphi(x)$ 在点 $x = x_0$ 处极限存在"(即 $\lim\limits_{x \to x_0} \varphi(x) = u_0, u_0$ 可以不等于 $\varphi(x_0)$), 仍有相应的结论成立.

**例 1.43** 求 $\lim\limits_{x \to 0} \dfrac{\ln(1+x)}{x}$.

**解** $\dfrac{\ln(1+x)}{x} = \dfrac{1}{x}\ln(1+x) = \ln(1+x)^{\frac{1}{x}}$，函数 $y = \ln(1+x)^{\frac{1}{x}}$ 可以看作由函数

$y = \ln u, u = (1+x)^{\frac{1}{x}}$ 复合而成，极限 $\lim\limits_{x\to 0} u = \lim\limits_{x\to 0}(1+x)^{\frac{1}{x}} = e$ 存在，而 $y = \ln u$ 在相应的点

$u = e$ 处连续，据定理 1.6 的说明，有

$$\lim_{x\to 0}\frac{\ln(1+x)}{x} = \lim_{x\to 0}\frac{1}{x}\ln(1+x) = \lim_{x\to 0}\left[\ln(1+x)^{\frac{1}{x}}\right] = \ln\left[\lim_{x\to 0}(1+x)^{\frac{1}{x}}\right] = \ln e = 1.$$

下面用上述观点再解第二节的例 1.23.

**例 1.44**（第二节的例 1.23）　求 $\lim\limits_{x\to 2}\sqrt{\dfrac{x-2}{x^2-4}}$.

**解**　函数 $y = \sqrt{\dfrac{x-2}{x^2-4}}$ 可以看成由 $y = \sqrt{u}, u = \dfrac{x-2}{x^2-4}$ 复合而成. 而内层函数的极限

$$\lim_{x\to 2} u = \lim_{x\to 2}\frac{x-2}{x^2-4} = \lim_{x\to 2}\frac{1}{x+2} = \frac{1}{4}$$

存在，外层函数 $y = \sqrt{u}$ 在相应的点 $u = \dfrac{1}{4}$ 处连续，所以有

$$\lim_{x\to 2}\sqrt{\frac{x-2}{x^2-4}} = \sqrt{\lim_{x\to 2}\frac{x-2}{x^2-4}} = \sqrt{\frac{1}{4}} = \frac{1}{2}.$$

与第二节例 1.23 中通过设置中间变量求复合函数极限的结果完全相同.

总结前面的讨论，可以得到下面的结论

**定理 1.7**　一切初等函数在其定义区间内都是连续的.

所谓定义区间是指包含在定义域内的区间. 定理 1.7 关于初等函数连续性的结论同时也提供了一种求极限的方法，即：如果 $f(x)$ 是初等函数，且 $x_0$ 是 $f(x)$ 的定义区间内的点，则有

$$\lim_{x\to x_0} f(x) = f(x_0).$$

**例 1.45**　求 $\lim\limits_{x\to 1}\ln\left[\tan\left(\dfrac{\pi}{4}x\right)\right]$.

**解**　因为 $f(x) = \ln\left[\tan\left(\dfrac{\pi}{4}x\right)\right]$ 为初等函数，在 $x = 1$ 处有定义，所以

$$\lim_{x\to 1}\ln\left[\tan\left(\frac{\pi}{4}x\right)\right] = \ln\left[\tan\left(\frac{\pi}{4}\cdot 1\right)\right] = \ln 1 = 0.$$

**例 1.46**　求 $\lim\limits_{x\to 0}\dfrac{\sqrt{1+x^2}-1}{x}$.

**解**　注意到初等函数 $f(x) = \dfrac{\sqrt{1+x^2}-1}{x}$ 在 $x = 0$ 处没有定义，$x = 0$ 是它的间断点，不能直接应用定理 1.7. 故先将函数变形，得

$$\lim_{x\to 0}\frac{\sqrt{1+x^2}-1}{x} = \lim_{x\to 0}\frac{(\sqrt{1+x^2}-1)(\sqrt{1+x^2}+1)}{x(\sqrt{1+x^2}+1)}$$

$$= \lim_{x\to 0}\frac{x}{\sqrt{1+x^2}+1} = \frac{0}{2} = 0.$$

此外,定理 1.7 还给出了寻找初等函数间断点的依据.请读者进一步思考如何求出函数的间断点.

### 四、闭区间上连续函数的性质

对于在区间 $I$ 上有定义的函数,如果存在点 $x_0 \in I$,使得对于任一 $x \in I$ 都有 $f(x) \leqslant f(x_0)(f(x) \geqslant f(x_0))$,则称 $f(x_0)$ 是函数 $f(x)$ 在区间 $I$ 上的**最大值**(**最小值**).

例如,$y = 1 + \sin x$ 在区间 $[0, \pi]$ 上取得最大值 2,同时取得最小值 1;函数 $y = \tan x$ 在区间 $\left[0, \dfrac{\pi}{2}\right)$ 上有最小值 0,但无最大值.

**定理 1.8**(最值定理)　闭区间上的连续函数在该区间上一定取得最大值与最小值.

该定理说明,如果函数 $y = f(x)$ 在闭区间 $[a, b]$ 上连续,则至少存在一点 $\xi_1 \in [a, b]$,使得 $f(\xi_1)$ 为函数 $f(x)$ 在 $[a, b]$ 上的最小值;并且至少存在一点 $\xi_2 \in [a, b]$,使得 $f(\xi_2)$ 为函数 $f(x)$ 在 $[a, b]$ 上的最大值.如图 1-25.

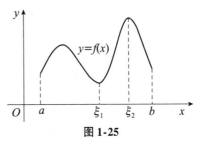

图 1-25

需要注意,定理 1.8 的条件缺一不可.如果将闭区间改为开区间(图 1-26a),或函数在闭区间上有间断点(图 1-26b),那么函数在该区间上不一定取得最大值或最小值.

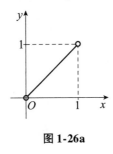

图 1-26a　　　　　　图 1-26b

由定理 1.8 容易得到如下推论.

**推论 1.3**　在闭区间上连续的函数一定在该区间上有界.

为了得到函数的介值性,先介绍函数零点的概念以及零点定理.

若点 $x_0$ 使得 $f(x_0) = 0$,则称 $x_0$ 为函数 $f(x)$ 的**零点**.

**定理 1.9**(零点定理)　设函数 $f(x)$ 在闭区间 $[a, b]$ 上连续,且 $f(a)$ 与 $f(b)$ 异号(即 $f(a) \cdot f(b) < 0$),那么在开区间 $(a, b)$ 内至少有一点 $\xi$,使
$$f(\xi) = 0 \quad (a < \xi < b),$$
即函数 $f(x)$ 在开区间 $(a, b)$ 内至少有一个零点.

从几何上看(图 1-27),定理 1.9 表示如果连续曲线弧 $y = f(x)$ 的两个端点位于 $x$ 轴的不同侧,那么这段曲线弧与 $x$ 轴至少有一个交点,即方程 $f(x) = 0$ 在 $(a, b)$ 内至少有一个实根.

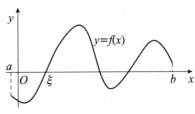

图 1-27

由定理 1.9 可以推证下面更一般的结论.

**定理 1.10**（介值定理）　设函数 $f(x)$ 在闭区间 $[a,b]$ 上连续,且在这区间的两个端点取不同的函数值,$f(a)=A$ 及 $f(b)=B$,且 $A\neq B$.那么,对于 $A$ 与 $B$ 之间的任意一个数 $C$,在开区间 $(a,b)$ 内至少有一点 $\xi$,使得

$$f(\xi)=C\,(a<\xi<b).$$

**证明**　设 $\varphi(x)=f(x)-C$,则 $\varphi(x)$ 在闭区间 $[a,b]$ 上连续,且 $\varphi(a)=A-C$ 与 $\varphi(b)=B-C$ 异号.根据零点定理,在开区间 $(a,b)$ 内至少有一点 $\xi$,使得

$$\varphi(\xi)=0\,(a<\xi<b),$$

而 $\varphi(\xi)=f(\xi)-C$,因此由上式即得

$$f(\xi)=C\,(a<\xi<b).$$

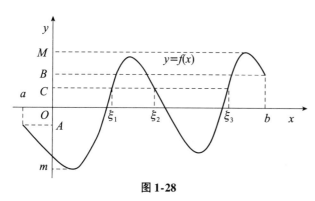

图 1-28

从几何上看,定理 1.10 表示,连续曲线弧 $y=f(x)$ 与水平直线 $y=C$ 至少有一个交点(图 1-28).

结合介值定理与最值定理,可以得到下面的推论(图 1-28).

**推论 1.4**　在闭区间上连续的函数必取得介于最大值与最小值之间的任何值.

**例 1.47**　证明方程 $x^4-2x=1$ 至少有一个根介于 1 与 2 之间.

**证明**　令 $f(x)=x^4-2x-1$,显然 $f(x)$ 在闭区间 $[1,2]$ 上连续,且

$$f(1)=-2<0,\ f(2)=11>0.$$

因此,根据零点定理,在开区间 $(1,2)$ 内至少存在一点 $\xi\in(1,2)$,使 $f(\xi)=0$,从而方程 $x^4-2x=1$ 在开区间 $(1,2)$ 内至少有一个根.

零点定理只是定性地说明根在某开区间 $(a,b)$ 内一定存在,但未给出根的精确位置,同时也不排除在这个区间内函数还有其他零点.

# 本章小结

微积分学研究的主要对象是函数,以初等函数为主.函数的性质主要包括有界性、单调性、奇偶性和周期性.

极限是微积分学最重要的基本概念,它描述了当自变量有某种变化时,函数(因变量)有怎样的变化趋势.我们分别给出了当自变量趋于无穷大及自变量趋于有限值时函数极限的描述性定义,同时还讨论了单侧极限(左极限、右极限)的概念,显然当且仅当左右极限都存在且相等时函数的极限才存在.数列极限可视作函数极限当自变量取正整数而趋于无穷大时的特殊情形.

我们建立了极限的四则法则、复合函数的极限法则以及两个重要极限公式来求极限,要特别注意极限的四则运算法则成立的条件.

无穷小量指的是在自变量的某一变化过程中以零为极限的变量.其性质"有界变量与无穷小量的乘积仍为无穷小量"可以用于判断特定形式的极限.常借助无穷大量与无穷小量在同一极限过程中互为倒数的关系判断一个变量是否为这一变化过程的无穷大.

函数在某点的连续性有两种等价的定义.间断点通常分为两类:第一类间断点、第二类间断点.一切初等函数在其定义区间内都是连续的.连续函数的图形是一条连续而不间断的曲线.

闭区间上的连续函数具有最值性及介值性,这些性质是后面微分学及积分学许多重要结论成立的前提.

> **知识链接**

## 刘徽及其割圆术

刘徽(生于公元250年左右),魏晋时代人,是中国古代杰出的数学家,也是中国古典数学理论的奠基者之一.

刘徽创造了用"割圆术"来计算圆周率、圆周长与圆面积的方法,开创了我国数学发展中圆周率研究的新纪元.割圆术的要旨是用圆内接正多边形去逐步逼近圆周.刘徽从圆的内接正六边形算起,以此边数加倍,一直算到内接正192边形的面积,从而得到圆周率 π 的近似值为 157/50 = 3.14,后人为了纪念他,称这个数为"徽率".以后他又算到圆内接正3072边形的面积,从而得到圆周率 π 的近似值为 3927/1250 = 3.1416.国外关于 π 的取值3.1416的记载最早是印度的阿利耶毗陀(Aryabhato),但他比刘徽晚200多年,比祖冲之晚半个世纪.设圆的半径为 r,内接正 n 边形一边长为 $l_n$,边数加倍后 2n 边形一边之长为 $l_{2n}$,那么刘徽由 $l_n$ 计算 $l_{2n}$ 的运算可以归纳为下面的公式

$$l_{2n} = \sqrt{\left[r - \sqrt{r^2 - \left(\frac{l_n}{2}\right)^2}\right]^2 + \left(\frac{l_n}{2}\right)^2}.$$

此外,如果设圆的面积为 S,内接正 n 边形的面积为 $S_n$,2n 边形的面积为 $S_{2n}$,则刘徽已经证明圆的面积 S 满足以下不等式

$$S_{2n} < S < S_{2n} + (S_{2n} - S_n),$$

而 $S_{2n}$ 可以由公式 $S_{2n} = r\frac{n}{2}l_n$ 算出.

刘徽认为如此增加圆内接正多边形的边数:"割之弥细,所失弥少.割之又割以至于不可割,则与圆周合体而无所失矣."这里他已把极限的思想应用于近似值的计算,他的方法除了缺少极限表达式外,与现代方法相差无几.刘徽堪称是中国第一个把极限观念运用于数学的人,而且运用得相当自如.

正是刘徽提出的计算圆周率的方法,使后来的祖冲之能够进一步将圆周率可靠数字推进到8位.奠定了此后千余年中国圆周率计算在世界上的领先地位.

刘徽的工作,不仅对中国古代数学发展产生了深远影响,而且在世界数学史上也确立了崇高的历史地位.鉴于刘徽的巨大贡献,所以不少书上称其为"中国数学史上的牛顿".

# 习题一

1.1 已知 $f\left(\dfrac{1}{t}\right)=\dfrac{5}{t}+2t^{2}$，求 $f(t)$ 及 $f(t+1)$．

1.2 设 $f(x+1)=\mathrm{e}^{x^{2}+2x}-x$，求 $f(x-1)$．

1.3 已知函数 $y=f(x)=\begin{cases}\ln x,&0<x\leqslant1\\1+x,&x>1\end{cases}$，求

$f\left(\dfrac{1}{2}\right)$ 及 $f(\mathrm{e})$，并求其定义域及值域．

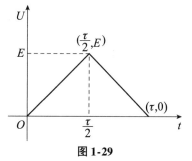

图 1-29

1.4 脉冲发生器产生一个单三角脉冲，其波形如图 1-29 所示，试写出电压 $U$ 与时间 $t\,(t\geqslant0)$ 的函数关系式．

1.5 某药物的每天剂量 $y$（单位：克）与使用者的年龄 $x$（岁数）之间有关系：

$$y=\begin{cases}0.125x,&0<x<16,\\2,&x\geqslant16,\end{cases}$$

试求 3 岁、10 岁、19 岁患者每天所用药量．

1.6 求下列函数的定义域：

（1）$y=\sqrt{\sin x}+\sqrt{4-x^{2}}$；

（2）$y=\dfrac{x-1}{\lg(x-1)}$；

（3）$y=\arcsin(x-3)$；

（4）$y=\mathrm{e}^{\frac{1}{x+1}}$．

1.7 求下列函数的反函数：

（1）$y=\dfrac{1-x}{1+x}$；

（2）$y=2\sin3x,\quad x\in\left[-\dfrac{\pi}{6},\dfrac{\pi}{6}\right]$；

（3）$y=1+\log_{a}(x+2)$；

（4）$y=\dfrac{\mathrm{e}^{x}}{\mathrm{e}^{x}+1}$．

1.8 求 $f(x)=\dfrac{\mathrm{e}^{x}-\mathrm{e}^{-x}}{\mathrm{e}^{x}+\mathrm{e}^{-x}}$ 的反函数，并指出其反函数的定义域．

1.9 说明下列函数中哪些是偶函数，哪些是奇函数，哪些是非奇非偶函数：

（1）$y=x^{2}(1-x^{2})$；

（2）$y=x^{3}-2x^{2}$；

（3）$y=\dfrac{\mathrm{e}^{x}-\mathrm{e}^{-x}}{\mathrm{e}^{x}+\mathrm{e}^{-x}}$；

（4）$y=\arcsin x+\arctan x$．

1.10 将下列复合函数分解为基本初等函数，或基本初等函数的和、差、积、商：

（1）$y=\cos\dfrac{x}{2}$；

（2）$y=\tan^{2}2x$；

（3）$y=\sqrt[3]{(1+x)^{2}}$；

（4）$y=5^{(x^{2}+1)^{4}}$；

（5）$y=\sin\left[\tan(x^{2}+x-1)\right]$；

（6）$y=\sqrt{\ln\dfrac{1-x}{1+x}}$；

（7）$y=\mathrm{e}^{\sin^{2}\frac{1}{x}}$；

（8）$y=\lg\left[\tan\left(x^{2}-\dfrac{1}{3}\arcsin x\right)\right]$．

1.11　求符号函数

$$\operatorname{sgn} x = \begin{cases} -1, & x < 0, \\ 0, & x = 0, \\ 1, & x > 0, \end{cases}$$

在 $x = 0$ 处的两个单侧极限 $\lim\limits_{x \to 0^+} \operatorname{sgn} x$，及 $\lim\limits_{x \to 0^-} \operatorname{sgn} x$，并说明当 $x \to 0$ 时该函数的极限 $\lim\limits_{x \to 0} \operatorname{sgn} x$ 是否存在.

1.12　设函数

$$f(x) = \begin{cases} x - 1, & \text{当 } x < 0, \\ 0, & \text{当 } x = 0, \\ x^2, & x > 0, \end{cases}$$

证明：当 $x \to 0$ 时 $f(x)$ 的极限不存在.

1.13　试问函数 $f(x) = \begin{cases} x\sin\dfrac{1}{x}, & x < 0, \\ 1, & x = 0, \\ x + 1, & x > 0, \end{cases}$ 在 $x = 0$ 处的左、右极限是否存在？当 $x \to 0$

时，$f(x)$ 的极限是否存在？

1.14　求下列极限：

（1）$\lim\limits_{x \to 0} x^2 \sin \dfrac{1}{x}$；

（2）$\lim\limits_{x \to \infty} \dfrac{\arctan x}{x}$.

1.15　求下列极限：

（1）$\lim\limits_{x \to 2} \dfrac{x^2 - 1}{x - 3}$；

（2）$\lim\limits_{x \to 1} \dfrac{x - 1}{x^2 + 2x - 3}$；

（3）$\lim\limits_{x \to \infty} \dfrac{x^2 - 1}{3x^2 - 2x + 1}$；

（4）$\lim\limits_{x \to \infty} \dfrac{3x^2 + 5}{x^4 + 2x^2 - 1}$；

（5）$\lim\limits_{x \to \infty} \left(1 + \dfrac{1}{x} - \dfrac{1}{x^2}\right)$；

（6）$\lim\limits_{x \to 1} \dfrac{2x - 1}{x^2 - 1}$；

（7）$\lim\limits_{x \to \infty} (2x^2 - x + 1)$；

（8）$\lim\limits_{h \to 0} \dfrac{(x + h)^2 - x^2}{h}$；

（9）$\lim\limits_{n \to \infty} \left(\dfrac{1}{n^2} + \dfrac{2}{n^2} + \cdots + \dfrac{n}{n^2}\right)$；

（10）$\lim\limits_{n \to \infty} \dfrac{(n + 1)(n + 2)(n + 3)}{2n^3}$；

（11）$\lim\limits_{x \to 0} \sqrt{x^2 - 2x + 5}$；

（12）$\lim\limits_{x \to 0} \dfrac{\sqrt{1 - x} - 1}{x}$.

1.16　求下列极限：

（1）$\lim\limits_{x \to 0} \dfrac{\tan \dfrac{x}{2}}{x}$；

（2）$\lim\limits_{x \to 0} \dfrac{1 - \cos 2x}{x \sin x}$；

（3）$\lim\limits_{x \to 0} x \cot x$；

（4）$\lim\limits_{x \to 1} \dfrac{1 - x}{\sin \pi x}$；

(5) $\lim\limits_{x \to 0} \dfrac{\arctan x}{x}$ ;

(6) $\lim\limits_{x \to 0} \ln \dfrac{\sin x}{x}$ ;

(7) $\lim\limits_{x \to 0} (1 - 3x)^{\frac{1}{x}}$ ;

(8) $\lim\limits_{x \to \infty} \left( \dfrac{1+x}{x} \right)^{2x}$ ;

(9) $\lim\limits_{x \to \infty} \left( 1 - \dfrac{2}{x} \right)^{x}$ ;

(10) $\lim\limits_{x \to 0} \left( \dfrac{1+x}{1-x} \right)^{\frac{1}{x}}$ ;

(11) $\lim\limits_{x \to 0} \left( 1 + \dfrac{1}{2} \tan x \right)^{\cot x}$ ;

(12) $\lim\limits_{x \to 0} \dfrac{e^x - 1}{x}$ .

1.17　研究表明许多肿瘤的生长服从下面的函数

$$V = V_0 e^{\frac{A}{a}(1 - e^{-at})},$$

其中 $V$ 表示 $t$ 时刻肿瘤的大小(体积或重量), $V_0$ 表示开始观察时($t = 0$)时肿瘤的大小, $a > 0, A > 0$ 均为常数,问服从此生长规律的肿瘤是否会无限制地增大? 为什么?

1.18　已知 $n$ 次注射某药物后,血液中药物浓度介于 $C_{\min}$ 与 $C_{\max}$ 之间,这里

$$C_{\min} = \frac{ar(1 - r^n)}{1 - r}, \quad C_{\max} = \frac{a(1 - r^n)}{1 - r},$$

式中 $r = e^{-kT}, a > 0, k > 0, T > 0$ 为常数. 试求注射很多次后,体内血药浓度稳定在什么范围?

1.19　设初始本金为 $P$ 元,年利率为 $r$,按复利计息,若一年分 $m$ 次计息,则第 $t$ 年末的本息总和 $S_t$ 为多少? 试问若计息次数很多时所得到的本息总和是否会无限增大?

1.20　当 $x \to 0$ 时, $2x - x^2$ 与 $x^2 - x^3$ 相比,哪一个是较高阶的无穷小?

1.21　当 $x \to 1$ 时,无穷小 $1 - x$ 与 $\dfrac{1 - x^2}{2}$ 是否同阶无穷小? 是否是等价无穷小?

1.22　证明:当 $x \to 0$ 时, $1 - \cos x \sim \dfrac{x^2}{2}$ .

1.23　请尽可能多地列举与 $x$ 等价的无穷小($x \to 0$).

1.24　讨论函数 $f(x) = |x|$ 在分段点 $x = 0$ 处的连续性,并画出其图形.

1.25　讨论函数 $f(x) = \begin{cases} x^2, & 0 \le x \le 1 \\ 2 - x, & 1 < x \le 2 \end{cases}$ 在分段点 $x = 1$ 处的连续性,并画出其图形.

1.26　说明符号函数 $\operatorname{sgn} x$ 在分段点 $x = 0$ 处的连续性.

1.27　当 $a$ 取何值时,函数

$$f(x) = \begin{cases} \dfrac{a \ln(1 + x)}{x}, & x > 0, \\ e^{2x}, & x \le 0, \end{cases}$$

在 $x = 0$ 处连续.

1.28　试确定常数 $a$ 的值,使函数 $f(x) = \begin{cases} e^x, & x \ge 1 \\ x + a, & x < 1 \end{cases}$ ,成为连续函数.

1.29　指出下列函数的间断点,并说明间断点的类型:

(1) $f(x) = \cot x$ ;

(2) $f(x) = \dfrac{x^2 - 1}{x^2 - 3x + 2}$ ;

$(3)\ f(x) = \mathrm{e}^{\frac{1}{x-1}}$;

$(4)\ f(x) = \begin{cases} x-1, & x \leqslant 1, \\ 3-x, & x > 1. \end{cases}$

1.30　利用函数的连续性求下列极限：

$(1)\ \lim\limits_{t \to -1} \mathrm{e}^{\frac{1}{t-1}}$;

$(2)\ \lim\limits_{\alpha \to \frac{\pi}{4}} (\sin 2\alpha)^{\frac{1}{3}}$;

$(3)\ \lim\limits_{x \to 0} (\mathrm{e}^{2x} + \cos^2 x)$;

$(4)\ \lim\limits_{x \to \frac{\pi}{6}} \ln(2\sin 3x)$.

1.31　证明方程 $x^3 - 4x^2 + 1 = 0$ 在区间 $(0,1)$ 内至少有一个根.

1.32　证明方程 $x \cdot 2^x = 1$ 至少有一个小于 1 的正根.

1.33　设函数 $y = f(x)$ 在闭区间 $[a,b]$ 上连续,且满足 $f(a) < a, f(b) > b$. 试证在开区间 $(a,b)$ 内至少存在一点 $\xi$,使得 $f(\xi) = \xi$.

（祁爱琴）

# 第二章 导数与微分

**学习目标**

1. **掌握** 导数的概念、导数的几何意义、复合函数求导的链式法则、隐函数求导法、微分的概念与计算、基本求导公式、基本微分公式.

2. **熟悉** 对数求导法、高阶导数的概念、微分的运算法则.

3. **了解** 可导与连续的关系、导数与微分的联系与区别、微分的几何意义、微分在近似计算中的应用.

**能力要求**

理解函数的导数与微分的概念、性质,能够熟练计算函数的导数与微分.

微分学是高等数学的主要内容之一,是微积分学的重要组成部分.导数与微分则是微分学中的基本概念,在物理学、化学、生物学及医药卫生等众多领域中有着广泛的应用.本章在极限概念的基础上,介绍导数、微分的基本概念、基本运算法则及微分的应用.导数的应用将在第三章中介绍.

# 第一节 导 数

## 一、导数的概念

### 1.引例

**引例2.1** 变速直线运动的瞬时速度

一物体沿直线做变速运动,设路程与时间满足函数关系 $s = f(t)$ ,求 $t_0$ 时刻的瞬时速度 $v(t_0)$ .

分析:如果物体做的是匀速运动,则任取两时刻 $t_1$ 与 $t_2$ , $t_0$ 时刻的瞬时速度 $v(t_0)$ 就等于时间间隔 $[t_1, t_2]$ 内的平均速度,即

$$\frac{f(t_2) - f(t_1)}{t_2 - t_1}. \tag{2-1}$$

如果该物体做的是变速运动,那么随着 $t_1$ 与 $t_2$ 取值的不同,比值(2-1)也会不断发生改变.显然,这时用比值(2-1)来表达 $t_0$ 时刻的瞬时速度已经不合适了.我们可以用极限的思想来解决.

在时刻 $t_0$ 附近任取一时刻 $t$,记 $t = t_0 + \Delta t$.在微小时间段 $\Delta t$ 内,物体的运动速度变化很小.那么,在时间段 $\Delta t$ 内物体的平均速度

$$\bar{v} = \frac{\Delta s}{\Delta t} = \frac{f(t_0 + \Delta t) - f(t_0)}{\Delta t}$$

就可以近似取代 $t_0$ 时刻的瞬时速度 $v(t_0)$.显然,当 $|\Delta t|$ 越小,其近似程度越好.当 $\Delta t \to 0$ 时,若 $\bar{v}$ 的极限存在,即为物体在 $t_0$ 时刻的瞬时速度 $v(t_0)$,即

$$v(t_0) = \lim_{\Delta t \to 0} \bar{v} = \lim_{\Delta t \to 0} \frac{f(t_0 + \Delta t) - f(t_0)}{\Delta t}.$$

**引例 2.2**　平面曲线的切线斜率

在中学数学中,一般认为切线是"与曲线只有一个交点的直线".显然,这种说法是不严格的.例如,抛物线 $y = x^2$ 与直线 $x = 0$(即 $y$ 轴)只有一个交点,但 $y$ 轴不是曲线 $y = x^2$ 的切线.再如,在图 2-1 中,直线 $l$ 虽然与曲线 $C$ 有两个交点,但直线 $l$ 却是曲线 $C$ 在点 $P$ 处的切线.这说明用交点的个数来界定切线是不严格的.下面我们来讨论切线的严格定义.

设有曲线 $C$ 及 $C$ 上的一点 $M$(如图 2-2),过点 $M$ 作割线 $MN$.现在让点 $N$ 沿曲线靠近点 $M$,那么割线 $MN$ 也绕点 $M$ 进行旋转,其极限位置 $MT$ 就称为曲线 $C$ 在点 $M$ 处的切线.这里极限位置的含义是弦长 $|MN|$ 为零,$\angle NMT$ 也为零.

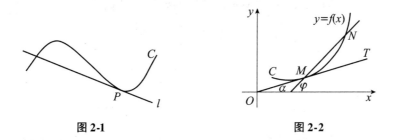

图 2-1　　　　　　　　　图 2-2

现在来讨论切线斜率的求法.设点 $M$、$N$ 的坐标分别为 $(x_0, y_0)$、$(x, y)$,于是割线 $MN$ 的斜率为

$$\tan \varphi = \frac{y - y_0}{x - x_0} = \frac{f(x) - f(x_0)}{x - x_0},$$

其中 $\varphi$ 为割线 $MN$ 的倾角.

令弦长 $|MN| \to 0$,这等价于 $x \to x_0$,这时割线斜率 $\tan \varphi$ 的极限即为切线 $MT$ 的斜率,即

$$k = \tan \alpha = \lim_{x \to x_0} \tan \varphi = \lim_{x \to x_0} \frac{f(x) - f(x_0)}{x - x_0}.$$

在以上两个引例中,虽然解决的问题不同,但其计算结果都可归结为如下形式的极限:

$$\lim_{x \to x_0} \frac{f(x) - f(x_0)}{x - x_0}. \tag{2-2}$$

若记 $\Delta x = x - x_0$，$\Delta y = y - y_0$，则式(2-2)也可写成

$$\lim_{\Delta x \to 0} \frac{\Delta y}{\Delta x} \quad \text{或} \quad \lim_{\Delta x \to 0} \frac{f(x_0 + \Delta x) - f(x_0)}{\Delta x},$$

其中，函数增量与自变量增量之商 $\dfrac{\Delta y}{\Delta x}$ 表示的是函数随自变量的变化而变化的平均"快慢"程度，称为函数 $y = f(x)$ 的**平均变化率**. 而极限 $\lim\limits_{\Delta x \to 0} \dfrac{\Delta y}{\Delta x}$ 称为函数 $y = f(x)$ 在点 $x_0$ 处的**瞬时变化率**，它表示的是函数在点 $x_0$ 处相对于自变量 $x$ 的变化快慢程度.

将上述问题的具体背景抛开，概括出共性的东西，便是下面的导数定义.

**2. 导数的定义**

**定义 2.1**　设函数 $y = f(x)$ 在点 $x_0$ 处的某邻域内有定义，当自变量 $x$ 在点 $x_0$ 处取得增量 $\Delta x$（点 $x_0 + \Delta x$ 仍在该邻域内）时，因变量 $y$ 相应地取得增量 $\Delta y = f(x_0 + \Delta x) - f(x_0)$. 如果当 $\Delta x \to 0$ 时，比值 $\dfrac{\Delta y}{\Delta x}$ 的极限存在，则称函数 $y = f(x)$ 在点 $x_0$ 处**可导**，并称这个极限 $\lim\limits_{\Delta x \to 0} \dfrac{\Delta y}{\Delta x}$ 为函数 $y = f(x)$ 在点 $x_0$ 处的**导数**(derivative)，记作

$$y' \big|_{x = x_0} \text{、} f'(x_0) \text{、} \frac{\mathrm{d}y}{\mathrm{d}x} \bigg|_{x = x_0} \text{或} \frac{\mathrm{d}f(x)}{\mathrm{d}x} \bigg|_{x = x_0},$$

即

$$y' \big|_{x = x_0} = \lim_{\Delta x \to 0} \frac{\Delta y}{\Delta x} = \lim_{\Delta x \to 0} \frac{f(x_0 + \Delta x) - f(x_0)}{\Delta x}. \tag{2-3}$$

因为 $\Delta x = x - x_0$，所以 $\Delta x \to 0$ 即 $x \to x_0$. 常见的导数定义式还有

$$f'(x_0) = \lim_{x \to x_0} \frac{f(x) - f(x_0)}{x - x_0}, \tag{2-4}$$

$$f'(x_0) = \lim_{h \to 0} \frac{f(x_0 + h) - f(x_0)}{h}. \tag{2-5}$$

若上述极限 $\lim\limits_{\Delta x \to 0} \dfrac{\Delta y}{\Delta x}$ 不存在，则称函数 $y = f(x)$ 在点 $x_0$ 处**不可导**.

函数 $y = f(x)$ 在点 $x_0$ 处的导数反映的是函数在点 $x_0$ 处相对于自变量 $x$ 的变化率，在经济学、自然科学、生物医学等领域有着广泛的应用. 例如，物体运动的瞬时速率、细菌的繁殖速率、婴儿体重的增长速率、药物的排泄速率等.

若函数 $y = f(x)$ 在开区间 $(a, b)$ 内的每点处都可导，则称函数 $y = f(x)$ 在区间 $(a, b)$ 内可导. 这时，对任意 $x \in (a, b)$，都有一个确定的导数值 $f'(x)$ 与之对应. 于是，$f'(x)$ 也是 $x$ 的函数，我们将它称为原来函数 $f(x)$ 的**导函数**，记作

$$y' \text{、} f'(x) \text{、} \frac{\mathrm{d}y}{\mathrm{d}x} \text{或} \frac{\mathrm{d}f(x)}{\mathrm{d}x}.$$

导函数的定义式为

$$y' = \lim_{\Delta x \to 0} \frac{f(x + \Delta x) - f(x)}{\Delta x} \tag{2-6}$$

或

$$f'(x) = \lim_{h \to 0} \frac{f(x+h) - f(x)}{h}. \tag{2-7}$$

导函数也常简称为导数,它描述了因变量随自变量的变化而变化的快慢程度. 函数 $f(x)$ 在点 $x_0$ 处的导数 $f'(x_0)$ 就是导函数 $f'(x)$ 在点 $x_0$ 处的函数值,即

$$f'(x_0) = f'(x) \mid_{x = x_0}.$$

我们可以根据定义求出函数的导数,即计算极限 $\lim\limits_{\Delta x \to 0} \dfrac{\Delta y}{\Delta x}$.

**例 2.1** 求函数 $f(x) = C$($C$ 为常数)的导数.

**解** $f'(x) = \lim\limits_{h \to 0} \dfrac{f(x+h) - f(x)}{h} = \lim\limits_{h \to 0} \dfrac{C - C}{h} = 0$,即

$$(C)' = 0,$$

即常数的导数为零.

**例 2.2** 求函数 $f(x) = x^n$($n$ 为正整数)的导数.

**解** $f'(x) = \lim\limits_{h \to 0} \dfrac{f(x+h) - f(x)}{h} = \lim\limits_{h \to 0} \dfrac{(x+h)^n - x^n}{h}$

$= \lim\limits_{h \to 0} \dfrac{x^n + C_n^1 x^{n-1} h + C_n^2 x^{n-2} h^2 + \cdots + C_n^n h^n - x^n}{h}$

$= \lim\limits_{h \to 0} (C_n^1 x^{n-1} + C_n^2 x^{n-2} h + \cdots + C_n^n h^{n-1})$

$= n x^{n-1}$,

即

$$(x^n)' = n x^{n-1}.$$

事实上,对于一般的幂函数 $f(x) = x^\mu$($\mu$ 为常数),都有

$$(x^\mu)' = \mu x^{\mu-1}.$$

利用此公式可以方便地求出幂函数的导数,我们常用的有

$$(\sqrt{x})' = \frac{1}{2\sqrt{x}},$$

$$\left(\frac{1}{x}\right)' = -\frac{1}{x^2}.$$

**例 2.3** 求函数 $f(x) = \log_a x$ 的导数.

**解** $f'(x) = \lim\limits_{h \to 0} \dfrac{\log_a(x+h) - \log_a x}{h} = \lim\limits_{h \to 0} \dfrac{\log_a \dfrac{x+h}{x}}{h} = \lim\limits_{h \to 0} \left[\dfrac{1}{h} \log_a\left(1 + \dfrac{h}{x}\right)\right]$

$= \lim\limits_{h \to 0} \log_a\left(1 + \dfrac{h}{x}\right)^{\frac{1}{h}} = \dfrac{1}{x} \lim\limits_{h \to 0} \log_a\left(1 + \dfrac{h}{x}\right)^{\frac{x}{h}} = \dfrac{1}{x} \log_a\left[\lim\limits_{h \to 0}\left(1 + \dfrac{h}{x}\right)^{\frac{x}{h}}\right]$

$= \dfrac{1}{x} \log_a e = \dfrac{1}{x \ln a}$,

即

$$(\log_a x)' = \frac{1}{x \ln a}.$$

特别地,当 $a = e$ 时,有

$$(\ln x)' = \frac{1}{x}.$$

**例 2.4** 求函数 $f(x) = \sin x$ 的导数.

**解** $f'(x) = \lim_{h \to 0} \frac{\sin(x+h) - \sin x}{h} = \lim_{h \to 0} \frac{2 \cos \frac{2x+h}{2} \cdot \sin \frac{h}{2}}{h}$

$$= \lim_{h \to 0} \cos\left(x + \frac{h}{2}\right) \cdot \frac{\sin \frac{h}{2}}{\frac{h}{2}} = \cos x,$$

即

$$(\sin x)' = \cos x.$$

同理可得

$$(\cos x)' = -\sin x.$$

由导数的定义可知,函数 $y = f(x)$ 在点 $x_0$ 处的导数

$$f'(x_0) = \lim_{\Delta x \to 0} \frac{f(x_0 + \Delta x) - f(x_0)}{\Delta x}$$

是一个极限值. 我们在第一章中知道, 极限 $\lim_{\Delta x \to 0} \frac{f(x_0 + \Delta x) - f(x_0)}{\Delta x}$ 存在的充分必要条件是它的左、右极限都存在且相等. 所以 $f'(x_0)$ 存在(即函数 $y = f(x)$ 在点 $x_0$ 处可导)当且仅当 $\lim_{\Delta x \to 0^-} \frac{f(x_0 + \Delta x) - f(x_0)}{\Delta x}$ 及 $\lim_{\Delta x \to 0^+} \frac{f(x_0 + \Delta x) - f(x_0)}{\Delta x}$ 都存在且相等. 这两个极限分别称为函数 $y = f(x)$ 在点 $x_0$ 处的**左导数**和**右导数**, 记为 $f'_-(x_0)$ 及 $f'_+(x_0)$, 即

$$f'_-(x_0) = \lim_{\Delta x \to 0^-} \frac{f(x_0 + \Delta x) - f(x_0)}{\Delta x}; \qquad (2\text{-}8)$$

$$f'_+(x_0) = \lim_{\Delta x \to 0^+} \frac{f(x_0 + \Delta x) - f(x_0)}{\Delta x}. \qquad (2\text{-}9)$$

左导数和右导数统称为**单侧导数**.

由以上单侧导数的定义可得, 函数 $y = f(x)$ 在点 $x_0$ 处可导的充分必要条件是左导数 $f'_-(x_0)$ 和右导数 $f'_+(x_0)$ 都存在且相等.

在导数的定义中我们介绍了函数 $y = f(x)$ 在开区间 $(a,b)$ 内可导的定义. 更进一步地, 若函数 $y = f(x)$ 在开区间 $(a,b)$ 内可导, 且 $f'_+(a)$ 及 $f'_-(b)$ 都存在, 则称函数 $y = f(x)$ **在闭区间** $[a,b]$ 上可导.

### 3. 导数的几何意义

由引例 2.2 对切线问题的讨论及导数的定义知, 函数 $y = f(x)$ 在点 $x_0$ 处的导数 $f'(x_0)$ 在几何上表示曲线 $y = f(x)$ 在点 $M_0(x_0, f(x_0))$ 处的切线的斜率, 即

$$f'(x_0) = \tan \alpha,$$

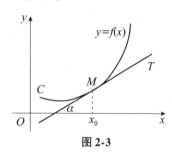

图 2-3

其中 $\alpha$ 为曲线 $y = f(x)$ 在点 $M_0$ 处切线的倾角, 见图 2-3.

由此可写出曲线 $y = f(x)$ 在点 $M_0(x_0, f(x_0))$ 处的切线方

程为

$$y - f(x_0) = f'(x_0)(x - x_0).$$

过切点 $(x_0, f(x_0))$ 且与切线垂直的直线称为曲线 $y = f(x)$ 在点 $M_0(x_0, f(x_0))$ 处的**法线**. 当 $f'(x_0) \neq 0$ 时,法线方程为

$$y - f(x_0) = -\frac{1}{f'(x_0)}(x - x_0).$$

当 $f'(x_0) = 0$ 时,法线方程为

$$x = x_0.$$

**例 2.5**  求曲线 $y = \sqrt{x}$ 在点 $(4,2)$ 处的切线方程与法线方程.

**解**  由例 2.2 知 $y' = \dfrac{1}{2\sqrt{x}}$,故在点 $(4,2)$ 处曲线的切线斜率为 $k = y' \big|_{x=4} = \dfrac{1}{4}$,所求切线方程为

$$y - 2 = \frac{1}{4}(x - 4),$$

即

$$x - 4y + 4 = 0.$$

法线方程为

$$y - 2 = -4(x - 4),$$

即

$$4x + y - 18 = 0.$$

### 4. 可导与连续的关系

**定理 2.1**  若函数 $y = f(x)$ 在点 $x_0$ 处可导,则函数 $y = f(x)$ 在点 $x_0$ 处必连续.

**证明**  设函数 $y = f(x)$ 在点 $x_0$ 处可导,即

$$f'(x_0) = \lim_{\Delta x \to 0} \frac{\Delta y}{\Delta x}$$

存在,则

$$\lim_{\Delta x \to 0} \Delta y = \lim_{\Delta x \to 0} \left( \frac{\Delta y}{\Delta x} \cdot \Delta x \right) = \lim_{\Delta x \to 0} \frac{\Delta y}{\Delta x} \cdot \lim_{\Delta x \to 0} \Delta x = f'(x_0) \cdot 0 = 0.$$

这说明函数 $y = f(x)$ 在点 $x_0$ 处是连续的.

需要注意的是,定理 2.1 的逆命题不一定成立,即在某点连续的函数不一定在该点可导. 举例如下:

**例 2.6**  讨论函数 $f(x) = |x|$ 在点 $x = 0$ 处的连续性与可导性.

**解**  $f(x) = |x| = \begin{cases} x, & x > 0, \\ 0, & x = 0, \\ -x, & x < 0. \end{cases}$

先考察函数在点 $x = 0$ 处的单侧极限:

$$\lim_{x \to 0^-} f(x) = \lim_{x \to 0^-} (-x) = 0, \quad \lim_{x \to 0^+} f(x) = \lim_{x \to 0^+} x = 0,$$

又

$$f(0) = 0,$$

故函数 $f(x) = |x|$ 在点 $x = 0$ 处连续.

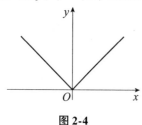

图 2-4

再考察函数在点 $x = 0$ 处的单侧导数:

$$f'_-(0) = \lim_{h \to 0^-} \frac{f(0+h) - f(0)}{h} = \lim_{h \to 0^-} \frac{-h}{h} = -1,$$

$$f'_+(0) = \lim_{h \to 0^+} \frac{f(0+h) - f(0)}{h} = \lim_{h \to 0^+} \frac{h}{h} = 1,$$

$f'_-(0) \neq f'_+(0)$,故 $f'(0)$ 不存在,即函数 $f(x) = |x|$ 在点 $x = 0$ 处不可导(曲线 $f(x) = |x|$ 在原点 $O$ 处没有切线,如图 2-4).

## 二、函数的求导法则

### 1. 导数的四则运算法则

**定理 2.2**　设函数 $u(x)$、$v(x)$ 在点 $x$ 处可导,则 $u(x) \pm v(x)$、$u(x) \cdot v(x)$ 和 $\dfrac{u(x)}{v(x)}$ $(v(x) \neq 0)$ 也在点 $x$ 处可导,且

(1) $[u(x) \pm v(x)]' = u'(x) \pm v'(x)$;

(2) $[u(x) \cdot v(x)]' = u'(x) \cdot v(x) + u(x) \cdot v'(x)$;

(3) $\left[\dfrac{u(x)}{v(x)}\right]' = \dfrac{u'(x) \cdot v(x) - u(x) \cdot v'(x)}{v^2(x)}$ $(v(x) \neq 0)$.

**证明**　上述求导法则均可由定义证明.

(1) 设 $f(x) = u(x) \pm v(x)$,根据导数的定义,有

$$f'(x) = \lim_{h \to 0} \frac{f(x+h) - f(x)}{h}$$

$$= \lim_{h \to 0} \frac{[u(x+h) \pm v(x+h)] - [u(x) \pm v(x)]}{h}$$

$$= \lim_{h \to 0} \frac{[u(x+h) - u(x)] \pm [v(x+h) - v(x)]}{h}$$

$$= \lim_{h \to 0} \frac{u(x+h) - u(x)}{h} \pm \lim_{h \to 0} \frac{v(x+h) - v(x)}{h}$$

$$= u'(x) \pm v'(x),$$

即

$$[u(x) \pm v(x)]' = u'(x) \pm v'(x).$$

(2) 设 $f(x) = u(x) \cdot v(x)$,根据导数的定义,有

$$f'(x) = \lim_{h \to 0} \frac{f(x+h) - f(x)}{h}$$

$$= \lim_{h \to 0} \frac{u(x+h) \cdot v(x+h) - u(x) \cdot v(x)}{h}$$

$$= \lim_{h \to 0} \frac{u(x+h) \cdot v(x+h) - u(x) \cdot v(x+h) + u(x) \cdot v(x+h) - u(x) \cdot v(x)}{h}$$

$$= \lim_{h \to 0} \left[\frac{u(x+h) - u(x)}{h} v(x+h)\right] + \lim_{h \to 0} \left[u(x) \frac{v(x+h) - v(x)}{h}\right]$$

$$= \lim_{h \to 0} \frac{u(x+h) - u(x)}{h} \cdot \lim_{h \to 0} v(x+h) + \lim_{h \to 0} u(x) \cdot \lim_{h \to 0} \frac{v(x+h) - v(x)}{h}$$

$$= u'(x) \cdot v(x) + u(x) \cdot v'(x),$$

即

$$[u(x) \cdot v(x)]' = u'(x) \cdot v(x) + u(x) \cdot v'(x).$$

（3）设 $f(x) = \dfrac{u(x)}{v(x)}(v(x) \neq 0)$，根据导数的定义，有

$$
\begin{aligned}
f'(x) &= \lim_{h \to 0} \frac{f(x+h) - f(x)}{h} = \lim_{h \to 0} \frac{\dfrac{u(x+h)}{v(x+h)} - \dfrac{u(x)}{v(x)}}{h} \\
&= \lim_{h \to 0} \frac{u(x+h)v(x) - u(x)v(x+h)}{h \cdot v(x+h) \cdot v(x)} \\
&= \lim_{h \to 0} \frac{[u(x+h)v(x) - u(x)v(x)] - [u(x)v(x+h) - u(x)v(x)]}{h \cdot v(x+h) \cdot v(x)} \\
&= \frac{\lim\limits_{h \to 0}\left[\dfrac{u(x+h) - u(x)}{h}v(x)\right] - \lim\limits_{h \to 0}\left[u(x)\dfrac{v(x+h) - v(x)}{h}\right]}{\lim\limits_{h \to 0}[v(x+h) \cdot v(x)]} \\
&= \frac{u'(x) \cdot v(x) - u(x) \cdot v'(x)}{v^2(x)},
\end{aligned}
$$

即

$$\left[\frac{u(x)}{v(x)}\right]' = \frac{u'(x) \cdot v(x) - u(x) \cdot v'(x)}{v^2(x)} \quad (v(x) \neq 0).$$

由定理 2.2 可得如下推论.

**推论 2.1** 设函数 $f_1(x), f_2(x), \cdots, f_n(x)$ 均在点 $x$ 处可导，则函数 $f_1(x) \pm f_2(x) \pm \cdots \pm f_n(x)$ 也在点 $x$ 处可导，且

$$[f_1(x) \pm f_2(x) \pm \cdots \pm f_n(x)]' = f_1'(x) \pm f_2'(x) \pm \cdots \pm f_n'(x).$$

**推论 2.2** 设函数 $f(x)$ 在点 $x$ 处可导，则函数 $Cf(x)$（$C$ 为常数）也在点 $x$ 处可导，且

$$[Cf(x)]' = Cf'(x).$$

**例 2.7** $f(x) = 3x^3 + 2\cos x - \log_2 x$，求 $f'(x)$.

**解** $f'(x) = (3x^3 + 2\cos x - \log_2 x)' = (3x^3)' + 2(\cos x)' - (\log_2 x)'$

$$= 9x^2 - 2\sin x - \frac{1}{x\ln 2}.$$

**例 2.8** $f(x) = \sqrt{x} + \sin x - \sin \dfrac{\pi}{2}$，求 $f'(x)$.

**解** $f'(x) = \left(\sqrt{x} + \sin x - \sin \dfrac{\pi}{2}\right)' = (\sqrt{x})' + (\sin x)' - \left(\sin \dfrac{\pi}{2}\right)'$

$$= \frac{1}{2\sqrt{x}} + \cos x.$$

**例 2.9** $f(x) = (\sin x + \cos x)\ln x$，求 $f'(x)$.

**解** $f'(x) = (\sin x + \cos x)'\ln x + (\sin x + \cos x)(\ln x)'$

$$= (\cos x - \sin x)\ln x + \frac{1}{x}(\sin x + \cos x).$$

**例 2.10** $f(x) = \tan x$，求 $f'(x)$.

**解**　$f'(x) = (\tan x)' = \left(\dfrac{\sin x}{\cos x}\right)' = \dfrac{(\sin x)'\cos x - \sin x(\cos x)'}{\cos^2 x}$

$$= \dfrac{\cos^2 x + \sin^2 x}{\cos^2 x} = \dfrac{1}{\cos^2 x} = \sec^2 x,$$

即

$$(\tan x)' = \sec^2 x.$$

同理可得

$$(\cot x)' = -\csc^2 x.$$

**例 2.11**　$f(x) = \sec x$，求 $f'(x)$.

**解**　$f'(x) = (\sec x)' = \left(\dfrac{1}{\cos x}\right)' = \dfrac{(1)' \cdot \cos x - 1 \cdot (\cos x)'}{\cos^2 x} = \dfrac{\sin x}{\cos^2 x} = \sec x \tan x,$

即

$$(\sec x)' = \sec x \tan x.$$

同理可得

$$(\csc x)' = -\csc x \cot x.$$

**2. 反函数的求导法则**

**定理 2.3**　如果函数 $x = \varphi(y)$ 在区间 $I_y$ 内单调、可导，且 $\varphi'(y) \neq 0$，则它的反函数 $y = f(x)$ 在对应区间 $I_x = \{x \mid x = \varphi(y), y \in I_y\}$ 内也可导，且

$$f'(x) = \dfrac{1}{\varphi'(y)}. \tag{2-10}$$

即一个函数反函数的导数等于这个函数导数的倒数.

**证明**　设自变量在点 $x$ 处有增量 $\Delta x (\Delta x \neq 0)$，由 $x = \varphi(y)$ 的单调性可知

$$\Delta y = f(x + \Delta x) - f(x) \neq 0,$$

因而有

$$\dfrac{\Delta y}{\Delta x} = \dfrac{1}{\dfrac{\Delta x}{\Delta y}}.$$

由于 $y = f(x)$ 可导，所以 $y = f(x)$ 连续，故当 $\Delta x \to 0$ 时必有 $\Delta y \to 0$. 由 $x = \varphi(y)$ 在区间 $I_y$ 内可导，且 $\varphi'(y) \neq 0$，即 $\lim\limits_{\Delta y \to 0} \dfrac{\Delta x}{\Delta y} \neq 0$，有

$$\lim_{\Delta x \to 0} \dfrac{\Delta y}{\Delta x} = \lim_{\Delta y \to 0} \dfrac{1}{\dfrac{\Delta x}{\Delta y}} = \dfrac{1}{\lim\limits_{\Delta y \to 0} \dfrac{\Delta x}{\Delta y}} = \dfrac{1}{\varphi'(y)},$$

即

$$f'(x) = \dfrac{1}{\varphi'(y)}.$$

**例 2.12**　$f(x) = a^x (a > 0$ 且 $a \neq 1)$，求 $f'(x)$.

**解**　$y = a^x$ 是 $x = \log_a y$ 的反函数，而函数 $x = \log_a y$ 在区间 $(0, +\infty)$ 内单调、可导，且 $(\log_a y)' = \dfrac{1}{y \ln a} \neq 0$，因此在对应的区间 $(-\infty, +\infty)$ 内有

$$f'(x) = (a^x)' = \frac{1}{(\log_a y)'} = \frac{1}{\dfrac{1}{y\ln a}} = y\ln a = a^x\ln a,$$

即

$$(a^x)' = a^x\ln a.$$

特别地,当 $a = e$ 时,有

$$(e^x)' = e^x.$$

**例 2.13** $f(x) = \arcsin x$,求 $f'(x)$.

**解** $y = \arcsin x$ 是 $x = \sin y$ 的反函数,而函数 $x = \sin y$ 在 $\left(-\dfrac{\pi}{2}, \dfrac{\pi}{2}\right)$ 内单调、可导,且 $(\sin y)' = \cos y > 0$,因此在对应的区间 $(-1, 1)$ 内有

$$f'(x) = (\arcsin x)' = \frac{1}{(\sin y)'} = \frac{1}{\cos y} = \frac{1}{\sqrt{1 - \sin^2 y}} = \frac{1}{\sqrt{1 - x^2}},$$

即

$$(\arcsin x)' = \frac{1}{\sqrt{1 - x^2}}.$$

同理可得

$$(\arccos x)' = -\frac{1}{\sqrt{1 - x^2}},$$

$$(\arctan x)' = \frac{1}{1 + x^2},$$

$$(\text{arccot}\, x)' = -\frac{1}{1 + x^2}.$$

### 3. 复合函数的求导法则

**定理 2.4** 如果函数 $u = \varphi(x)$ 在点 $x$ 处可导,而函数 $y = f(u)$ 在点 $u = \varphi(x)$ 处可导,则复合函数 $y = f[\varphi(x)]$ 在点 $x$ 处可导,且

$$\frac{dy}{dx} = f'(u) \cdot \varphi'(x) \quad \text{或} \quad \frac{dy}{dx} = \frac{dy}{du} \cdot \frac{du}{dx}, \tag{2-11}$$

即因变量对自变量的导数等于因变量对中间变量的导数乘以中间变量对自变量的导数. 该法则称为**链式法则**.

**证明** 对于函数 $u = \varphi(x)$,自变量在点 $x$ 处取得增量 $\Delta x$ 时,函数取得增量

$$\Delta u = \varphi(x + \Delta x) - \varphi(x).$$

相应地,函数 $y = f(u)$ 有增量

$$\Delta y = f(u + \Delta u) - f(u).$$

由于函数 $y = f(u)$ 在点 $u$ 处可导,所以

$$\lim_{\Delta u \to 0} \frac{\Delta y}{\Delta u} = f'(u).$$

根据极限与无穷小的关系(第一章第二节定理 1.1)有

$$\frac{\Delta y}{\Delta u} = f'(u) + \alpha,$$

其中 $\lim\limits_{\Delta u \to 0} \alpha = 0$. 当 $\Delta u \neq 0$ 时,有

$$\Delta y = f'(u) \cdot \Delta u + \alpha \cdot \Delta u.$$

当 $\Delta u = 0$ 时,由于 $\Delta y = 0$,规定 $\alpha = 0$,上式仍成立. 于是有

$$\lim_{\Delta x \to 0} \frac{\Delta y}{\Delta x} = \lim_{\Delta x \to 0} \left[ f'(u) \frac{\Delta u}{\Delta x} + \alpha \frac{\Delta u}{\Delta x} \right]$$

$$= f'(u) \cdot \lim_{\Delta x \to 0} \frac{\Delta u}{\Delta x} + \lim_{\Delta x \to 0} \alpha \cdot \lim_{\Delta x \to 0} \frac{\Delta u}{\Delta x}.$$

因已知函数 $u = \varphi(x)$ 在点 $x$ 处可导,从而在点 $x$ 处连续,于是当 $\Delta x \to 0$ 时 $\Delta u \to 0$,从而

$$\lim_{\Delta x \to 0} \alpha = \lim_{\Delta u \to 0} \alpha = 0,$$

且

$$\lim_{\Delta x \to 0} \frac{\Delta y}{\Delta x} = f'(u) \cdot \lim_{\Delta x \to 0} \frac{\Delta u}{\Delta x} = f'(u) \cdot \varphi'(x),$$

即

$$\frac{\mathrm{d}y}{\mathrm{d}x} = f'(u) \cdot \varphi'(x).$$

链式法则可以推广到多个中间变量的情形. 设 $y = f(u)$,$u = \varphi(v)$,$v = \psi(x)$,则由它们复合而成的函数 $y = f\{\varphi[\psi(x)]\}$ 对 $x$ 的导数(假设以下出现的导数都存在)为

$$\frac{\mathrm{d}y}{\mathrm{d}x} = \frac{\mathrm{d}y}{\mathrm{d}u} \cdot \frac{\mathrm{d}u}{\mathrm{d}v} \cdot \frac{\mathrm{d}v}{\mathrm{d}x} = f'(u) \cdot \varphi'(v) \cdot \psi'(x).$$

**例 2.14** $y = \ln(3x^2 + x + 3)$,求 $y'$.

**解** 函数 $y = \ln(3x^2 + x + 3)$ 可以看成是由 $y = \ln u$,$u = 3x^2 + x + 3$ 复合而成的,所以

$$\frac{\mathrm{d}y}{\mathrm{d}x} = \frac{\mathrm{d}y}{\mathrm{d}u} \cdot \frac{\mathrm{d}u}{\mathrm{d}x} = (\ln u)' \cdot (3x^2 + x + 3)' = \frac{1}{u}(6x + 1) = \frac{6x + 1}{3x^2 + x + 3}.$$

**例 2.15** $y = \mathrm{e}^{\sqrt{x}}$,求 $y'$.

**解** 函数 $y = \mathrm{e}^{\sqrt{x}}$ 可以看成是由 $y = \mathrm{e}^u$,$u = \sqrt{x}$ 复合而成的,所以

$$\frac{\mathrm{d}y}{\mathrm{d}x} = \frac{\mathrm{d}y}{\mathrm{d}u} \cdot \frac{\mathrm{d}u}{\mathrm{d}x} = \mathrm{e}^u \cdot \frac{1}{2\sqrt{x}} = \frac{\mathrm{e}^{\sqrt{x}}}{2\sqrt{x}}.$$

**例 2.16** $y = \ln\arctan x$,求 $y'$.

**解** 函数 $y = \ln\arctan x$ 可以看成是由 $y = \ln u$,$u = \arctan x$ 复合而成的,所以

$$\frac{\mathrm{d}y}{\mathrm{d}x} = \frac{\mathrm{d}y}{\mathrm{d}u} \cdot \frac{\mathrm{d}u}{\mathrm{d}x} = \frac{1}{u} \cdot \frac{1}{1 + x^2} = \frac{1}{(1 + x^2)\arctan x}.$$

对复合函数的分解熟练后,求导时不必写出中间变量,直接写出每一层导数就可以了.

**例 2.17** $y = \mathrm{e}^{\sin\frac{1}{x}}$,求 $y'$.

**解** $y' = (\mathrm{e}^{\sin\frac{1}{x}})' = \mathrm{e}^{\sin\frac{1}{x}} \left( \sin\frac{1}{x} \right)' = \mathrm{e}^{\sin\frac{1}{x}} \cdot \cos\frac{1}{x} \cdot \left( \frac{1}{x} \right)' = -\frac{1}{x^2}\cos\frac{1}{x}\mathrm{e}^{\sin\frac{1}{x}}.$

**例 2.18** $y = \cos\sqrt{1 + \ln x}$,求 $y'$.

**解** $y' = (\cos\sqrt{1 + \ln x})' = -\sin\sqrt{1 + \ln x}(\sqrt{1 + \ln x})'$

$$= -\sin\sqrt{1 + \ln x} \cdot \frac{1}{2\sqrt{1 + \ln x}}(1 + \ln x)' = -\frac{\sin\sqrt{1 + \ln x}}{2x\sqrt{1 + \ln x}}.$$

**例2.19** $y = \sin\left(\ln\dfrac{x}{2}\right)$，求 $y'$.

**解** $y' = \left[\sin\left(\ln\dfrac{x}{2}\right)\right]' = \cos\left(\ln\dfrac{x}{2}\right) \cdot \left(\ln\dfrac{x}{2}\right)'$

$= \cos\left(\ln\dfrac{x}{2}\right) \cdot \dfrac{2}{x} \cdot \left(\dfrac{x}{2}\right)' = \dfrac{1}{x}\cos\left(\ln\dfrac{x}{2}\right).$

**例2.20** 放射性同位素碘 $I^{131}$ 广泛用来研究甲状腺的功能. 现将含量为 $N_0$ 的碘 $I^{131}$ 静脉推注于病人的血液中. 血液中 $t$ 时刻碘的含量为 $N = N_0\mathrm{e}^{-kt}$（其中 $k$ 为正常数），试求血液中碘的减少速率 $\dfrac{\mathrm{d}N}{\mathrm{d}t}$.

**解** $\dfrac{\mathrm{d}N}{\mathrm{d}t} = (N_0\mathrm{e}^{-kt})' = N_0\mathrm{e}^{-kt}(-kt)' = N_0\mathrm{e}^{-kt} \cdot (-k) = -kN_0\mathrm{e}^{-kt} = -kN.$

$\dfrac{\mathrm{d}N}{\mathrm{d}t} = -kN$，这表明碘的减少率与它当时所存在的量成正比.

## 三、初等函数的导数

我们已求出了所有基本初等函数的导数，并建立了导数的四则运算法则及复合函数的求导法则，详情见表2-1、表2-2. 由于初等函数都是由常数及基本初等函数经过有限次的四则运算和复合运算得到的，因此利用导数的四则运算法则与复合函数的求导法则，并借助基本初等函数的求导公式，可以计算出任何一个初等函数的导数.

表 2-1　基本初等函数的求导公式

| | |
|---|---|
| 1. $(C)' = 0$（$C$ 为常数） | 9. $(\tan x)' = \sec^2 x$ |
| 2. $(x^\mu)' = \mu x^{\mu-1}$（$\mu$ 为常数） | 10. $(\cot x)' = -\csc^2 x$ |
| 3. $(\log_a x)' = \dfrac{1}{x\ln a}$（$a > 0$ 且 $a \neq 1$） | 11. $(\sec x)' = \sec x\tan x$ |
| 4. $(\ln x)' = \dfrac{1}{x}$ | 12. $(\csc x)' = -\csc x\cot x$ |
| 5. $(a^x)' = a^x\ln a$（$a > 0$ 且 $a \neq 1$） | 13. $(\arcsin x)' = \dfrac{1}{\sqrt{1-x^2}}$ |
| 6. $(\mathrm{e}^x)' = \mathrm{e}^x$ | 14. $(\arccos x)' = -\dfrac{1}{\sqrt{1-x^2}}$ |
| 7. $(\sin x)' = \cos x$ | 15. $(\arctan x)' = \dfrac{1}{1+x^2}$ |
| 8. $(\cos x)' = -\sin x$ | 16. $(\operatorname{arccot} x)' = -\dfrac{1}{1+x^2}$ |

表 2-2    导数的四则运算法则及复合函数的求导法则

1. $[u(x) \pm v(x)]' = u'(x) \pm v'(x)$

2. $[u(x) \cdot v(x)]' = u'(x) \cdot v(x) + u(x) \cdot v'(x)$

   特别地,当 $v(x) = C$ 时,$[Cu(x)]' = Cu'(x)$($C$ 为常数)

3. $\left[\dfrac{u(x)}{v(x)}\right]' = \dfrac{u'(x) \cdot v(x) - u(x) \cdot v'(x)}{v^2(x)}$($v(x) \neq 0$)

4. $y = f(u), u = \varphi(x) \Rightarrow y = f[\varphi(x)]$,则有 $\dfrac{dy}{dx} = \dfrac{dy}{du} \cdot \dfrac{du}{dx} = f'(u) \cdot \varphi'(x)$

## 四、隐函数的导数

### 1. 隐函数的定义及其导数

由二元方程 $F(x, y) = 0$ 所确定的函数 $y$ 称为**隐函数**. 例如 $x + \sin y + 3 = 0$,$e^x + xy + 1 = 0$ 等. 相应地,由 $y = f(x)$ 所表示的函数称为**显函数**. 例如 $y = \ln x + a^x$ 等.

显然,有些隐函数可以转化为显函数,如 $2x + y + 1 = 0$ 可转化为 $y = -2x - 1$,这个过程称为**隐函数的显化**. 对于可以显化的隐函数,我们可以先对它进行显化,再求导.

但是,也有些隐函数不能或很难转化为显函数,如 $\sin(xy) + x^3 + y = 0$. 这时,我们只要直接对方程 $F(x, y) = 0$ 两端分别求关于自变量的导数即可.

**例 2.21**    求由方程 $xy - e^x + e^y = 0$ 所确定的隐函数 $y = y(x)$ 的导数 $y'$ 及 $y'|_{x=0}$.

**解**    $y$ 可以表示为关于 $x$ 的函数 $y(x)$,则所给方程可写为

$$xy(x) - e^x + e^{y(x)} = 0.$$

方程两边同时对 $x$ 求导(注意到 $y(x)$ 是 $x$ 的函数,对 $e^{y(x)}$ 求导需根据复合函数求导法则),得

$$y(x) + xy'(x) - e^x + e^{y(x)}y'(x) = 0,$$

即

$$y + xy' - e^x + e^y y' = 0.$$

解得

$$y' = \frac{e^x - y}{e^y + x}.$$

因为 $x = 0$ 时 $y = 0$,所以

$$y'|_{x=0} = \frac{e^0 - 0}{e^0 + 0} = 1.$$

如果对隐函数的求导过程较为熟练,代换 $y = y(x)$ 的步骤可以省略.

**例 2.22**    求由 $e^{xy} = \sin(x + y)$ 所确定的隐函数 $y = y(x)$ 的导数.

**解**    方程两边同时对 $x$ 求导,得

$$e^{xy}(y + xy') = [\cos(x + y)](1 + y').$$

解得

$$y' = \frac{\cos(x + y) - ye^{xy}}{xe^{xy} - \cos(x + y)}.$$

**例 2.23** 生物群体总数的生长规律为

$$W = W_0 \frac{1+b}{1+be^{-kt}},$$

其中 $W$ 为生物群体总数，$t$ 为时间，$b$、$k$ 和 $W_0$ 为常数，且 $b>0$，试求生长率 $\frac{dW}{dt}$.

**解** 对生长规律函数直接求导将会比较复杂. 我们可以先将函数恒等变形，再进行求导. 生长规律函数又可表示为

$$W + be^{-kt}W = W_0(1+b).$$

对上式两边同时对 $t$ 求导，得

$$W' - kbe^{-kt}W + be^{-kt}W' = 0,$$

即

$$W' = \frac{kbe^{-kt}}{1+be^{-kt}}W = \frac{W_0 bk(1+b)e^{-kt}}{(1+be^{-kt})^2}.$$

此生长规律模型称为 Logistic 模型，又称为 Logistic 方程，是由荷兰生物学家 Verhulst 于 1939 年首次提出的.

**2. 对数求导法**

考虑函数 $y = x^{\sin x}$ 与 $y = \sqrt[3]{\frac{(x+1)^2}{(x-1)(x+2)}}$ 的求导问题.

对于幂指函数 $y = x^{\sin x}$，可以先化为 $y = e^{\sin x \ln x}$，再利用复合函数的求导法则求导. 对于函数 $y = \sqrt[3]{\frac{(x+1)^2}{(x-1)(x+2)}}$，可以利用复合函数的求导法则及导数的四则运算法则求导. 显然，这两类函数的共同特点是求导过程比较复杂. 这里介绍适用于这两类函数的求导方法：先在函数 $y = f(x)$ 的两边取自然对数，再利用隐函数求导法求导. 这一方法称为**对数求导法**.

**例 2.24** 求函数 $y = x^{\sin x} (x>0)$ 的导数.

**解** 将函数两边取对数，得

$$\ln y = \sin x \ln x.$$

上式两端对 $x$ 求导，得

$$\frac{1}{y}y' = \cos x \ln x + \frac{1}{x}\sin x,$$

即

$$y' = x^{\sin x}\left(\cos x \ln x + \frac{1}{x}\sin x\right).$$

**例 2.25** 求函数 $y = \sqrt[3]{\frac{(x+1)^2}{(x-1)(x+2)}}$ 的导数.

**解** 将函数两边取对数，得

$$\ln y = \frac{1}{3}\left[2\ln(x+1) - \ln(x-1) - \ln(x+2)\right].$$

上式两端对 $x$ 求导，得

$$\frac{1}{y}y' = \frac{1}{3}\left(\frac{2}{x+1} - \frac{1}{x-1} - \frac{1}{x+2}\right),$$

即

$$y' = \frac{1}{3}\sqrt[3]{\frac{(x+1)^2}{(x-1)(x+2)}}\left(\frac{2}{x+1} - \frac{1}{x-1} - \frac{1}{x+2}\right).$$

### 五、高阶导数

我们知道,变速直线运动的速度 $v(t)$ 是路程 $s(t)$ 对时间 $t$ 的导数,即

$$v = \frac{ds}{dt} \text{ 或 } v = s'(t).$$

而加速度 $a = a(t)$ 又是速度对时间的导数,即

$$a = \frac{dv}{dt} = \frac{d}{dt}\left(\frac{ds}{dt}\right) \text{ 或 } a = [s'(t)]'.$$

我们将加速度 $a$ 叫做 $s$ 对 $t$ 的二阶导数,记作 $\frac{d^2 s}{dt^2}$ 或 $s''(t)$.

一般地,若函数 $y = f(x)$ 的导函数 $f'(x)$ 仍在点 $x$ 处可导,那么 $f'(x)$ 的导数 $[f'(x)]'$ 就称为函数 $y = f(x)$ 的 **二阶导数**(second derivative),记作

$$y''、f''(x)、\frac{d^2 y}{dx^2} \text{ 或 } \frac{d^2 f(x)}{dx^2},$$

即

$$f''(x) = \lim_{\Delta x \to 0}\frac{f'(x+\Delta x) - f'(x)}{\Delta x}.$$

类似地,若 $f''(x)$ 的导数 $[f''(x)]'$ 存在,则称它为函数 $y = f(x)$ 的 **三阶导数**,记作

$$y'''、f'''(x)、\frac{d^3 y}{dx^3} \text{ 或 } \frac{d^3 f(x)}{dx^3}.$$

若 $f'''(x)$ 的导数 $[f'''(x)]'$ 存在,则称它为函数 $y = f(x)$ 的 **四阶导数**,记作

$$y^{(4)}、f^{(4)}(x)、\frac{d^4 y}{dx^4} \text{ 或 } \frac{d^4 f(x)}{dx^4}.$$

一般地,$f(x)$ 的 $(n-1)$ 阶导数 $f^{(n-1)}(x)$ 的导数 $[f^{(n-1)}(x)]'$,称为函数 $y = f(x)$ 的 **$n$ 阶导数**,记作

$$y^{(n)}、f^{(n)}(x)、\frac{d^n y}{dx^n} \text{ 或 } \frac{d^n f(x)}{dx^n}.$$

二阶及二阶以上的导数统称为 **高阶导数**(higher derivative). 习惯上,$f'(x)$ 称为函数 $y = f(x)$ 的 **一阶导数**,$f(x)$ 称为函数 $y = f(x)$ 的 **零阶导数**.

**例 2.26** 求函数 $y = \arctan x$ 的二阶导数 $y''$ 及 $y''|_{x=0}$.

**解** $y' = \dfrac{1}{1+x^2}$,$y'' = -\dfrac{2x}{(1+x^2)^2}$,$y''|_{x=0} = 0$.

**例 2.27** 求函数 $y = \ln(1+x)$ 的 $n$ 阶导数.

**解** $y' = \dfrac{1}{1+x}$,$y'' = -\dfrac{1}{(1+x)^2}$,$y''' = \dfrac{2}{(1+x)^3}$,$y^{(4)} = -\dfrac{3 \cdot 2}{(1+x)^4}$,$\cdots$,

由数学归纳法,可推得

$$y^{(n)} = (-1)^{n-1} \frac{(n-1)!}{(1+x)^n}, \quad n = 1, 2, \cdots.$$

**例 2.28** 一质点做直线运动,其运动规律为 $s = \sqrt{t}$,其中,路程 $s$ 的单位为米,时间 $t$ 的单位为秒,求质点在第四秒末的速度与加速度.

**解** 质点在 $t$ 时刻的速度 $v(t) = \dfrac{ds}{dt} = \dfrac{1}{2\sqrt{t}}$,加速度 $a(t) = \dfrac{dv}{dt} = -\dfrac{1}{4t\sqrt{t}}$.

所以质点在第四秒末的速度与加速度为

$$v(4) = \frac{1}{2\sqrt{4}} = \frac{1}{4}, \quad a(4) = -\frac{1}{4 \cdot 4\sqrt{4}} = -\frac{1}{32}.$$

# 第二节 微 分

## 一、微分的定义

先来看一个具体问题. 一正方形金属薄片因受热而膨胀,假设膨胀后仍为一正方形,求此薄片的面积改变量.

设此薄片的边长为 $x_0$,面积为 $S$(如图 2-5),受热后边长的增量为 $\Delta x$,则面积 $S$ 的增量为

$$\Delta S = (x_0 + \Delta x)^2 - x_0^2 = 2x_0\Delta x + (\Delta x)^2.$$

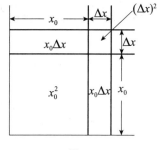

**图 2-5**

从上式可以看出,$\Delta S$ 由两部分组成,第一部分 $2x_0\Delta x$ 是 $\Delta x$ 的线性函数,即图中两个小矩形面积之和. 而第二部分 $(\Delta x)^2$ 是图中小正方形的面积. 当 $\Delta x \to 0$ 时,$(\Delta x)^2$ 是比 $\Delta x$ 高阶的无穷小,即 $(\Delta x)^2 = o(\Delta x)(\Delta x \to 0)$. 由此可见,如果边长的改变量很小,即 $\Delta x$ 很小,那么面积的改变量 $\Delta S$ 可近似地用第一部分 $2x_0\Delta x$ 来代替. 构成面积增量 $\Delta S$ 的主要部分 $2x_0\Delta x$ 称为函数 $S$ 在点 $x_0$ 处的微分,一般地,有如下定义.

**定义 2.2** 设函数 $y = f(x)$ 在某区间内有定义,$x_0$ 及 $(x_0 + \Delta x)$ 在这区间内,如果函数的增量 $\Delta y = f(x_0 + \Delta x) - f(x_0)$ 可表示为 $\Delta y = A\Delta x + o(\Delta x)$,其中 $A$ 是不依赖于 $\Delta x$ 的常数,那么称函数 $y = f(x)$ 在点 $x_0$ 处**可微**(differentiable),而 $A\Delta x$ 称为函数 $y = f(x)$ 在点 $x_0$ 处的**微分**(differential),记作 $dy \big|_{x=x_0}$,即

$$dy \big|_{x=x_0} = A\Delta x.$$

**定理 2.5**(可微的充要条件) 函数 $y = f(x)$ 在点 $x_0$ 处可微当且仅当函数 $y = f(x)$ 在点 $x_0$ 处可导,且

$$A = f'(x_0).$$

**证明** 必要性 若函数 $y = f(x)$ 在点 $x_0$ 处可微,由定义 2.2,有

$$\Delta y = A\Delta x + o(\Delta x).$$

上式两边同除以 $\Delta x$ 并求极限得

$$\lim_{\Delta x \to 0} \frac{\Delta y}{\Delta x} = A + \lim_{\Delta x \to 0} \frac{o(\Delta x)}{\Delta x} = A.$$

即函数在点 $x_0$ 处可导,且

$$A = f'(x_0).$$

**充分性** 如果函数 $y = f(x)$ 在点 $x_0$ 处可导,即极限

$$\lim_{\Delta x \to 0} \frac{\Delta y}{\Delta x} = f'(x_0)$$

存在,由极限与无穷小的关系(第一章第二节定理1.1),上式可写成

$$\frac{\Delta y}{\Delta x} = f'(x_0) + \alpha,$$

其中 $\lim_{\Delta x \to 0} \alpha = 0$,于是有

$$\Delta y = f'(x_0) \Delta x + \alpha \cdot \Delta x.$$

而 $\alpha \cdot \Delta x = o(\Delta x)$,且 $f'(x_0)$ 不依赖于 $\Delta x$。根据定义2.2,函数 $y = f(x)$ 在点 $x_0$ 处可微,且 $A = f'(x_0)$。

由定理2.5可知,函数 $y = f(x)$ 可导必可微,反之可微必可导。并且当函数 $y = f(x)$ 在点 $x_0$ 处可微时,其微分必为

$$dy = f'(x_0) \Delta x. \tag{2-12}$$

由定义2.2和定理2.5可知,$\Delta y = dy + o(\Delta x)$。当 $|\Delta x|$ 很小时,由于 $o(\Delta x)$ 很小,故微分 $dy$ 是函数增量的主要部分。又因它是自变量增量 $\Delta x$ 的线性函数,常称微分 $dy$ 为函数增量 $\Delta y$ 的**线性主部**。

当 $|\Delta x|$ 很小时,可以用微分 $dy = f'(x_0) \Delta x$ 近似计算 $\Delta y$,即有下式成立

$$\Delta y \approx dy \ (当 |\Delta x| 很小时).$$

函数 $y = f(x)$ 在任意点 $x$ 处的微分,称为函数的微分,记作 $dy$ 或 $df(x)$,即

$$dy = f'(x) \Delta x.$$

**例2.29** 求函数 $y = x^3$ 在 $x = 2$,$\Delta x = 0.02$ 时的微分。

**解** 先求函数在任意点 $x$ 处的微分

$$dy = f'(x) \Delta x = (x^3)' \Delta x = 3x^2 \Delta x,$$

故函数在 $x = 2$,$\Delta x = 0.02$ 时的微分为

$$dy \Big|_{\substack{x=2 \\ \Delta x=0.02}} = 3x^2 \Delta x \Big|_{\substack{x=2 \\ \Delta x=0.02}} = 0.24.$$

根据微分的定义,$dx = (x)' \Delta x = \Delta x$,因此得到,自变量 $x$ 的增量 $\Delta x$ 就是其微分,即 $\Delta x = dx$,于是函数 $y = f(x)$ 的微分又可记作

$$dy = f'(x) dx, \tag{2-13}$$

从而有

$$\frac{dy}{dx} = f'(x).$$

即函数的微分 $dy$ 与自变量的微分 $dx$ 之商等于该函数的导数。因此,导数也称为**"微商"**。

## 二、微分的几何意义

在直角坐标系中,函数 $y = f(x)$ 的图形是一条曲线。对于某一固定的值 $x_0$,曲线上有一个确定点 $M(x_0, y_0)$,当自变量 $x$ 有增量 $\Delta x$ 时,相应地函数有增量 $\Delta y$,从而得到曲线上另一

点 $N(x_0 + \Delta x, y_0 + \Delta y)$. 在图 2-6 中,有
$$MQ = \Delta x, QN = \Delta y.$$
过点 $M$ 作曲线的切线 $MT$,它的倾角为 $\alpha$,则
$$QP = MQ \cdot \tan \alpha = \Delta x \cdot f'(x_0),$$
即
$$dy = QP.$$

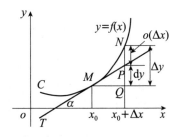

图 2-6

由此可见,当 $\Delta y$ 是曲线 $y = f(x)$ 上某点纵坐标的增量时,$dy$ 就是曲线上该点处切线纵坐标的增量. 当 $|\Delta x|$ 很小时,$|\Delta y - dy|$ 比 $|\Delta x|$ 小得多. 因此在点 $M$ 附近,可以用切线段 $MP$ 来近似代替曲线段 $\overset{\frown}{MN}$.

## 三、基本初等函数的微分公式与微分运算法则

从函数微分的表达式
$$dy = f'(x)dx$$
可以看出,要计算函数的微分,只要计算函数的导数,再乘以自变量的微分就可以了. 由此,可得如下微分公式和微分运算法则.

### 1. 基本初等函数的微分公式

由基本初等函数的求导公式,可以直接写出基本初等函数的微分公式. 列表如下(表 2-3).

表 2-3　基本初等函数的微分公式

| | |
|---|---|
| 1. $d(C) = 0$($C$ 为常数) | 9. $d(\tan x) = \sec^2 x\,dx$ |
| 2. $d(x^\mu) = \mu x^{\mu-1}dx$($\mu$ 为常数) | 10. $d(\cot x) = -\csc^2 x\,dx$ |
| 3. $d(\log_a x) = \dfrac{1}{x\ln a}dx$($a > 0$ 且 $a \neq 1$) | 11. $d(\sec x) = \sec x\tan x\,dx$ |
| 4. $d(\ln x) = \dfrac{1}{x}dx$ | 12. $d(\csc x) = -\csc x\cot x\,dx$ |
| 5. $d(a^x) = a^x\ln a\,dx$($a > 0$ 且 $a \neq 1$) | 13. $d(\arcsin x) = \dfrac{1}{\sqrt{1-x^2}}dx$ |
| 6. $d(e^x) = e^x dx$ | 14. $d(\arccos x) = -\dfrac{1}{\sqrt{1-x^2}}dx$ |
| 7. $d(\sin x) = \cos x\,dx$ | 15. $d(\arctan x) = \dfrac{1}{1+x^2}dx$ |
| 8. $d(\cos x) = -\sin x\,dx$ | 16. $d(\text{arccot}\,x) = -\dfrac{1}{1+x^2}dx$ |

### 2. 微分的四则运算法则

由函数导数的四则运算法则,可推出相应的微分法则. 列表如下(表 2-4).

表 2-4　微分的四则运算法则

1. $\mathrm{d}[u(x) \pm v(x)] = \mathrm{d}u(x) \pm \mathrm{d}v(x)$

2. $\mathrm{d}[u(x) \cdot v(x)] = v(x)\mathrm{d}u(x) + u(x)\mathrm{d}v(x)$

　特别地,当 $v(x) = C$ 时,$\mathrm{d}[Cu(x)] = C\mathrm{d}u(x)$($C$ 为常数)

3. $\mathrm{d}\left[\dfrac{u(x)}{v(x)}\right] = \dfrac{v(x)\mathrm{d}u(x) - u(x)\mathrm{d}v(x)}{v^2(x)}$($v(x) \neq 0$)

### 3. 复合函数的微分法则

由复合函数的求导法则,相应的复合函数的微分法则可推导如下:

设 $y = f(x)$,$x = \varphi(t)$,且 $y = f(x)$ 与 $x = \varphi(t)$ 都可导,则复合函数 $y = f[\varphi(t)]$ 的微分为

$$\mathrm{d}y = \frac{\mathrm{d}y}{\mathrm{d}t} \cdot \mathrm{d}t = \frac{\mathrm{d}y}{\mathrm{d}x} \cdot \frac{\mathrm{d}x}{\mathrm{d}t} \cdot \mathrm{d}t,$$

即

$$\mathrm{d}y = f'(x) \cdot \varphi'(t)\mathrm{d}t.$$

由 $x = \varphi(t)$ 可得 $\mathrm{d}x = \varphi'(t)\mathrm{d}t$. 所以复合函数 $y = f[\varphi(t)]$ 的微分 $\mathrm{d}y$ 也可以写成

$$\mathrm{d}y = f'(x)\mathrm{d}x.$$

由此可见,无论 $x$ 是自变量还是中间变量,函数 $y = f(x)$ 的微分总可以表示为 $\mathrm{d}y = f'(x)\mathrm{d}x$. 这一性质称为**微分形式不变性**.

**例 2.30**　$y = \sin(2x^2 + x)$,求 $\mathrm{d}y$.

**解法一**　应用微分形式不变性. 函数可分解为 $y = \sin u$,$u = 2x^2 + x$,则

$$\begin{aligned}
\mathrm{d}y &= \mathrm{d}(\sin u) = \cos u\,\mathrm{d}u = \cos(2x^2 + x)\mathrm{d}(2x^2 + x)\\
&= \cos(2x^2 + x)[\mathrm{d}(2x^2) + \mathrm{d}x] = \cos(2x^2 + x)(4x\mathrm{d}x + \mathrm{d}x)\\
&= (4x + 1)\cos(2x^2 + x)\mathrm{d}x.
\end{aligned}$$

**解法二**　因为 $y' = (4x + 1)\cos(2x^2 + x)$,所以根据微分的定义,有

$$\mathrm{d}y = (4x + 1)\cos(2x^2 + x)\mathrm{d}x.$$

**例 2.31**　$y = \mathrm{e}^{2x+1}\sin x$,求 $\mathrm{d}y$.

**解法一**　应用微分的乘积法则与微分形式不变性,得

$$\begin{aligned}
\mathrm{d}y &= \sin x\mathrm{d}\mathrm{e}^{2x+1} + \mathrm{e}^{2x+1}\mathrm{d}\sin x = \sin x\mathrm{e}^{2x+1}\mathrm{d}(2x + 1) + \mathrm{e}^{2x+1}\cos x\mathrm{d}x\\
&= \sin x\mathrm{e}^{2x+1} \cdot 2\mathrm{d}x + \mathrm{e}^{2x+1}\cos x\mathrm{d}x = \mathrm{e}^{2x+1}(2\sin x + \cos x)\mathrm{d}x.
\end{aligned}$$

**解法二**　因为 $y' = \mathrm{e}^{2x+1}(2\sin x + \cos x)$,所以根据微分的定义,有

$$\mathrm{d}y = \mathrm{e}^{2x+1}(2\sin x + \cos x)\mathrm{d}x.$$

### *四、微分在近似计算中的应用

在实际问题中,我们经常会遇到计算函数增量的问题. 当函数表达式比较复杂时,如果直接用函数增量的定义计算,是很麻烦的. 而当 $|\Delta x|$ 很小时,函数 $y = f(x)$ 的微分 $\mathrm{d}y$ 是函数增量 $\Delta y$ 既简便、近似程度又较好的表达式. 因此,在函数增量 $\Delta y$ 的近似计算中,一般用函数的微分来近似代替函数的增量.

由微分的定义,当 $|\Delta x|$ 很小时,有

$$\Delta y \approx \mathrm{d}y = f'(x_0)\Delta x,$$

或者

$$f(x_0 + \Delta x) - f(x_0) \approx f'(x_0)\Delta x,$$

于是

$$f(x_0 + \Delta x) \approx f(x_0) + f'(x_0)\Delta x. \tag{2-14}$$

如果 $f(x_0)$ 及 $f'(x_0)$ 都容易计算,那么就可以利用式(2-14)来近似计算函数 $y = f(x)$ 在点 $x_0 + \Delta x$ 处的函数值 $f(x_0 + \Delta x)$(当 $|\Delta x|$ 很小时).

**例 2.32**　计算 $\sin 30°10'$ 的近似值.

**解**　将 $30°10'$ 化为弧度,得

$$30°10' = \frac{\pi}{6} + \frac{\pi}{1080}.$$

设 $f(x) = \sin x$,则 $f'(x) = \cos x$. 取 $x_0 = \frac{\pi}{6}$,$\Delta x = \frac{\pi}{1080}$,则

$$f(x_0) = \sin\frac{\pi}{6} = \frac{1}{2},\ f'(x_0) = \cos\frac{\pi}{6} = \frac{\sqrt{3}}{2}.$$

应用近似计算公式(2-14),得

$$\sin 30°10' = \sin\left(\frac{\pi}{6} + \frac{\pi}{1080}\right) \approx \sin\frac{\pi}{6} + \cos\frac{\pi}{6}\cdot\frac{\pi}{1080}$$

$$= \frac{1}{2} + \frac{\sqrt{3}}{2}\cdot\frac{\pi}{1080} \approx 0.5025.$$

下面介绍一些常用的近似计算公式. 在近似计算公式(2-14)中令 $x_0 = 0$,则当 $|x|$ 较小时,就有

$$f(x) \approx f(0) + f'(0)\cdot x. \tag{2-15}$$

应用式(2-15)可以推得下面几个常用的近似计算公式(假定 $|x|$ 是较小的数值):

(1) $\sqrt[n]{1+x} \approx 1 + \dfrac{x}{n}$;

(2) $\sin x \approx x$($x$ 以弧度为单位);

(3) $\tan x \approx x$($x$ 以弧度为单位);

(4) $\mathrm{e}^x \approx 1 + x$;

(5) $\ln(1+x) \approx x$.

**证明**　(1) 设 $f(x) = \sqrt[n]{1+x}$,则 $f(0) = 1$,$f'(0) = \dfrac{1}{n}(1+x)^{\frac{1}{n}-1}\big|_{x=0} = \dfrac{1}{n}$,代入式(2-15)得

$$\sqrt[n]{1+x} \approx 1 + \frac{x}{n}.$$

(2) 设 $f(x) = \sin x$,则 $f(0) = 0$,$f'(0) = \cos x\big|_{x=0} = 1$,代入式(2-15)得

$$\sin x \approx 0 + 1\cdot x = x.$$

其他几个公式可类似地证明,从略.

**例 2.33**　计算 $\sqrt[3]{1.01}$ 的近似值.

**解**　应用近似计算公式 $\sqrt[n]{1+x} \approx 1 + \dfrac{x}{n}$,这里 $|x| = 0.01$,很小,得到

$$\sqrt[3]{1.01} = \sqrt[3]{1 + 0.01} \approx 1 + \frac{1}{3} \cdot 0.01 \approx 1.00333.$$

如果直接开方,可得 $\sqrt[3]{1.01} = 1.003322\cdots$. 将两个结果相比较,可以看出,用 1.00333 作为 $\sqrt[3]{1.01}$ 的近似值,其误差不超过 0.0001,这样的近似值在一般性应用中已经足够了,而且其计算得到了很大简化. 如果开方次数较高,就更能体现出用微分进行近似计算的优越性.

# 本章小结

本章主要介绍了导数与微分的概念、性质、各类运算法则,可导与连续的关系以及微分在近似计算中的应用. 重点问题为导数的概念及其几何意义、微分的概念、基本初等函数求导法则、导数的四则运算法则和复合函数求导法则,难点为复合函数求导法则和微分的运算.

导数的概念中首先需要掌握的是导数的定义式

$$y' \big|_{x=x_0} = \lim_{\Delta x \to 0} \frac{\Delta y}{\Delta x} = \lim_{\Delta x \to 0} \frac{f(x_0 + \Delta x) - f(x_0)}{\Delta x}$$

或

$$y' = \lim_{\Delta x \to 0} \frac{\Delta y}{\Delta x} = \lim_{\Delta x \to 0} \frac{f(x + \Delta x) - f(x)}{\Delta x},$$

这是判断函数是否可导的重要依据. 其次是导数的几何意义,导数反映的是函数的变化率,它可以帮助我们解决许多实际问题.

在导数的计算中,一般初等函数的求导问题,可用基本初等函数求导公式、导数的四则运算法则、反函数求导法则和复合函数求导法则来解决;而对于由方程所确定的隐函数的求导,则可用"直接对方程 $F(x,y) = 0$ 两端分别求关于自变量的导数"这种方法来解决.

微分是函数增量的主要组成部分,主要解决函数增量问题. 微分的概念与导数的概念是截然不同的,一个表示变化量,一个表示变化率. 但从计算公式上来看,两者又有着一定的联系,微分等于导数乘以自变量的微分 $dy = f'(x)dx$,又可写为 $\frac{dy}{dx} = f'(x)$,即函数的微分 $dy$ 与自变量的微分 $dx$ 之商等于该函数的导数.

连续、可导和可微之间有着非常重要的关系:可导的函数必然连续,但反之不一定成立;可微的函数必然可导,反之亦成立.

本章所涉及到的内容为微积分知识版块中最基础的知识,其中的基本概念与基本运算法则是今后学习积分学的重要前提. 希望读者能认真学好本章内容,为接下来的学习打下坚实的基础.

┌─────────────┐
│ **知识链接** │
└─────────────┘

### 导数的起源及发展史

1. 早期导数概念

大约在 1629 年,法国数学家费马研究了作曲线的切线和求函数极值的方法;1637 年左右,他写了一篇手稿《求最大值与最小值的方法》. 在作切线时,他构造了差分 $f(A + E) -$

$f(A)$,发现的因子 $E$ 就是我们现在所说的导数 $f'(A)$.

**2.广泛使用的"流数术"——17世纪**

17世纪生产力的发展推动了自然科学和技术的发展,在前人创造性研究的基础上,大数学家牛顿、莱布尼茨等从不同的角度开始系统地研究微积分.牛顿的微积分理论被称为"流数术",他称变量为流量,称变量的变化率为流数,相当于我们所说的导数.牛顿的有关"流数术"的主要著作有《求曲边形面积》《运用无穷多项方程的计算法》和《流数术和无穷级数》,流数理论的实质概括为:他的重点在于一个变量的函数而不在于多变量的方程;在于自变量的变化与函数的变化的比的构成;最在于决定这个比当变化趋于零时的极限.

**3.逐渐成熟的理论——19世纪导数**

1750年达朗贝尔在为法国科学院出版的《百科全书》第四版写的"微分"条目中提出了关于导数的一种观点,可以用现代符号简单表示: $\dfrac{\mathrm{d}y}{\mathrm{d}x} = \lim\limits_{\Delta x \to 0} \dfrac{\Delta y}{\Delta x}$.1823年,柯西在他的《无穷小分析概论》中定义导数:如果函数 $y = f(x)$ 在变量 $x$ 的两个给定的界限之间保持连续,并且我们为这样的变量指定一个包含在这两个不同界限之间的值,那么是使变量得到一个无穷小增量.19世纪60年代以后,魏尔斯特拉斯创造了 $\varepsilon - \delta$ 语言,对微积分中出现的各种类型的极限重加表达,导数的定义也就获得了今天常见的形式.

# 习题二

2.1 设 $y = 10x^2$,试按定义求 $\dfrac{\mathrm{d}y}{\mathrm{d}x}\Big|_{x=-1}$.

2.2 设 $y = ax + b(a 、 b 是常数)$,试按定义求 $\dfrac{\mathrm{d}y}{\mathrm{d}x}$.

2.3 讨论下列函数在 $x = 0$ 处的连续性与可导性.

(1) $y = |\sin x|$;

(2) $y = \begin{cases} x\sin \dfrac{1}{x}, & x \neq 0 \\ 0, & x = 0 \end{cases}$;

(3) $y = \begin{cases} x^2\sin \dfrac{1}{x}, & x \neq 0 \\ 0, & x = 0 \end{cases}$.

2.4 求曲线 $y = \cos x$ 上点 $\left(\dfrac{\pi}{3}, \dfrac{1}{2}\right)$ 处的切线方程和法线方程.

2.5 在抛物线 $y = x^2$ 上取横坐标为 $x_1 = 1, x_2 = 3$ 的两点,做过这两点的割线.问抛物线上哪一点的切线平行于这条割线?

2.6 求下列函数的导数.

(1) $y = x^2\cos x$;

(2) $y = x\tan x - 2\sec x$;

(3) $y = 10^x + x^{10}$;

(4) $y = \dfrac{\cos x}{x^2}$;

(5) $y = x^2\ln x$;

(6) $y = \mathrm{e}^x(x^2 + 3x + 1)$;

（7）$y = (x - a)(x - b)(x - c)$；

（8）$y = x^2 \sin x \cos x$；

（9）$y = \arctan x^2$；

（10）$y = \arctan \dfrac{x + 1}{x - 1}$；

（11）$y = x \arccos x - \sqrt{1 - x^2}$；

（12）$y = \dfrac{1 - \ln x}{1 + \ln x}$；

（13）$y = 2^{\frac{x}{\ln x}}$；

（14）$y = \ln(x + \sqrt{x^2 + a^2})$.

2.7　求下列函数在给定点处的导数值.

（1）$y = \cos x \sin x$，求 $y' \big|_{x = \frac{\pi}{6}}$ 和 $y' \big|_{x = \frac{\pi}{4}}$；

（2）$\rho = \varphi \sin \varphi + \dfrac{1}{2} \cos \varphi$，求 $\dfrac{\mathrm{d}\rho}{\mathrm{d}\varphi} \bigg|_{\varphi = \frac{\pi}{4}}$；

（3）$f(t) = \dfrac{1 - \sqrt{t}}{1 + \sqrt{t}}$，求 $f'(4)$；

（4）$f(x) = \dfrac{3}{5 - x} + \dfrac{x^2}{5}$，求 $f'(0)$ 和 $f'(2)$.

2.8　求下列函数的二阶导数.

（1）$y = 2x^2 + \ln x$；

（2）$y = x \cos x$；

（3）$y = \tan x$；

（4）$y = \ln(1 - x^2)$；

（5）$y = (1 + x^2) \arctan x$；

（6）$y = \dfrac{\mathrm{e}^x}{x}$.

2.9　设 $f(x) = (x + 10)^6$，求 $f'''(2)$.

2.10　求下列函数的 $n$ 阶导数.

（1）$y = x^n + a_1 x^{n-1} + a_2 x^{n-2} + \cdots + a_{n-1} x + a_n$（$a_1, a_2, \cdots, a_n$ 都是常数）；

（2）$y = x \ln x$.

2.11　求由下列方程所确定的隐函数的导数 $\dfrac{\mathrm{d}y}{\mathrm{d}x}$.

（1）$y^2 - 2xy + 9 = 0$；

（2）$x^3 + y^3 - 3axy = 0$；

（3）$xy = \mathrm{e}^{x+y}$；

（4）$y = 1 - x \mathrm{e}^y$.

2.12　用对数求导法求下列函数的导数.

（1）$y = \left( \dfrac{x}{1 + x} \right)^x$；

（2）$y = (\tan x)^{\cot x}$；

（3）$y = \sqrt[5]{\dfrac{x - 5}{(x + 2)(x + 1)}}$；

（4）$y = \dfrac{\sqrt{x + 2}(3 - x)^4}{(x + 1)^5}$.

2.13　下列求导运算中有无错误？若有错误，错误何在？

（1）设函数 $y = \ln \dfrac{1}{x}$，则 $y' = \dfrac{1}{x}$；

（2）设函数 $y = x^x$，则 $y' = x \cdot x^{x-1}$；

（3）设函数 $y = \dfrac{\sin x}{x} + \ln 2$，则 $y' = \dfrac{x \cos x + \sin x}{x^2} + \dfrac{1}{2}$；

（4）设函数 $y = \mathrm{e}^{a + \mathrm{e}^x}$，则 $y' = \mathrm{e}^{a + x + \mathrm{e}^x}$.

2.14　病人服药后，药物通过肾脏排泄的血药浓度 $c$ 和时间 $t$ 的关系为 $c(t) = C_0(1 - \mathrm{e}^{-kt})$，$C_0$ 为血药初始浓度，$k$ 为常数，求药物的排泄速率.

2.15　设某种细菌繁殖的数量为 $N = 1000 + 52t + t^2$，其中时间 $t$ 以小时（$h$）计，求 $t =$

$2(h),t=5(h)$时细菌的繁殖速率.

2.16　许多肿瘤的生长规律为$h=h_0\mathrm{e}^{\frac{A}{\alpha}(1-\mathrm{e}^{-\alpha t})}$,其中,$v$表示$t$时刻的肿瘤的大小(体积或重量),$v_0$为开始$(t=0)$观察时肿瘤的大小,$\alpha$和$A$为正常数.问肿瘤$t$时刻的增长速度是多少?

2.17　若一质点做直线运动,已知路程$s$与时间$t$的关系是$s=3t^2+2t+1$,试计算从$t=2$到$t=2+\Delta t$之间的平均速度,并计算当$\Delta t=0.1,\Delta t=0.01$时的平均速度,再计算$t=2$时的瞬时速度.

2.18　已知$y=x^2-x$,计算在$x=2$处当$\Delta x$分别等于$1,0.1,0.01$时的$\Delta y$及$\mathrm{d}y$.

2.19　求下列函数的微分.

（1）$y=\dfrac{1}{x}+2\sqrt{x}$；

（2）$y=x\sin 2x$；

（3）$y=\dfrac{x}{\sqrt{1+x^2}}$；

（4）$y=\ln^2(1-x)$；

（5）$y=x^2\mathrm{e}^{2x}$；

（6）$y=\mathrm{e}^{-x}\cos(3-x)$；

（7）$y=\tan^2(1+2x^2)$；

（8）$s=A\sin(\omega t+\varphi)$.

*2.20　计算下列函数的近似值.

（1）$\cos 29^0$；

（2）$\mathrm{e}^{1.01}$；

（3）$\sqrt[3]{996}$；

（4）$\ln 1.003$.

*2.21　利用微分计算当$x$由$45°$变到$45°1'$时函数$y=\cos x$的增量的近似值$(1°\approx0.017453$弧度$)$.

*2.22　设水管壁的正截面为一圆环,其内径为$R$,壁厚为$h$($h$很小),利用微分计算圆环面积近似值.

2.23　将适当的函数填入下列括号内,使等式成立.

（1）$\mathrm{d}($　　$)=2\mathrm{d}x$；

（2）$\mathrm{d}($　　$)=3x\mathrm{d}x$；

（3）$\mathrm{d}($　　$)=\cos x\mathrm{d}x$；

（4）$\mathrm{d}($　　$)=\dfrac{1}{x+1}\mathrm{d}x$；

（5）$\mathrm{d}($　　$)=\dfrac{1}{1+x^2}\mathrm{d}x$；

（6）$\mathrm{d}($　　$)=\dfrac{1}{\sqrt{x}}\mathrm{d}x$；

（7）$\mathrm{d}($　　$)=\sec^2 x\mathrm{d}x$；

（8）$\mathrm{d}($　　$)=\mathrm{e}^{2x}\mathrm{d}x$.

（刘　琳）

# 第三章 微分中值定理与导数应用

上一章中,从分析实际问题出发,引入了导数的概念,并讨论了导数的计算方法.本章将应用导数来研究函数及其图形的性态,并利用这些知识解决一些实际问题.为此,首先介绍微分学的几个中值定理,它们是导数应用的理论基础.

## 第一节 微分中值定理

利用导数来研究函数的性质,首先要建立导数值与函数值之间的联系,反映这些联系的是微分学中的几个中值定理.本节先介绍罗尔(Rolle)定理,然后由它推出拉格朗日(Lagrange)中值定理.

### 一、罗尔(Rolle)定理

为讨论方便,首先介绍费马引理.

**引理(费马引理)** 设函数 $f(x)$ 在点 $x_0$ 处的某邻域内有定义,且在点 $x_0$ 处可导.若点 $x_0$ 为 $f(x)$ 的极值点,则必有

$$f'(x_0) = 0.$$

关于极值的定义见本章第四节定义 3.3.

**证明**　不妨设点 $x_0$ 为 $f(x)$ 的极大值点(对于极小值点情形可类似证明).根据极值的定义,存在点 $x_0$ 的某邻域 $U(x_0)$,使得对一切 $x \in U(x_0)$ 有

$$f(x) \leqslant f(x_0).$$

因此,当 $x < x_0$ 时有

$$\frac{f(x) - f(x_0)}{x - x_0} \geqslant 0,$$

而当 $x > x_0$ 时,则有

$$\frac{f(x) - f(x_0)}{x - x_0} \leqslant 0.$$

由极限的保号性,得到

$$f'_-(x_0) = \lim_{x \to x_0^-} \frac{f(x) - f(x_0)}{x - x_0} \geqslant 0,$$

及

$$f'_+(x_0) = \lim_{x \to x_0^+} \frac{f(x) - f(x_0)}{x - x_0} \leqslant 0.$$

因为 $f(x)$ 在点 $x_0$ 处可导,所以 $f'_-(x_0) = f'_+(x_0)$,故必有 $f'_-(x_0) = f'_+(x_0) = 0$.于是,$f'(x_0) = 0$.

**定理 3.1**(罗尔定理)　若函数 $f(x)$ 满足如下条件:

(1) 在闭区间 $[a,b]$ 上连续;

(2) 在开区间 $(a,b)$ 内可导;

(3) 在区间端点处的函数值相等,即 $f(a) = f(b)$.

则在 $(a,b)$ 内至少存在一点 $\xi(a < \xi < b)$,使得

$$f'(\xi) = 0.$$

**证明**　由于 $f(x)$ 在闭区间 $[a,b]$ 上连续,根据闭区间上连续函数的性质知 $f(x)$ 在闭区间 $[a,b]$ 上一定有最大值 $M$ 与最小值 $m$.

( i ) 若 $M = m$,则 $f(x)$ 在 $[a,b]$ 上恒为常数,任取 $\xi \in (a,b)$ 有 $f'(\xi) = 0$.

( ii ) 若 $M > m$,则 $M$ 和 $m$ 中至少有一个不是 $f(a)$.不妨设 $M \neq f(a)$,因 $f(a) = f(b)$,故 $M \neq f(b)$.于是在区间 $(a,b)$ 内必定存在 $\xi(a < \xi < b)$,使 $f(\xi) = M$,即 $f(x)$ 在 $\xi(a < \xi < b)$ 处取得极大值.又知函数 $f(x)$ 在开区间 $(a,b)$ 内处处可导,故在 $\xi$ 处可导.由费马引理知 $f'(\xi) = 0$.

罗尔定理的几何意义:若连续的曲线弧 $\overset{\frown}{AB}$ 每一点都有不垂直于 $x$ 轴的切线,且两端点处函数值相等,则此弧 $\overset{\frown}{AB}$ 上至少存在一条水平切线(如图 3-1 所示).

要注意的是若罗尔定理的三个条件中有一个不满足,则结论可能不成立.例如 $f(x) = |x|$,$x \in [-1,1]$.该函数满足条件(1)和(3),但它在 $x = 0$ 处不可导,故不满足条件(2),显然该函数在 $(-1,1)$ 内没有导数为零的点.

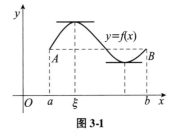

图 3-1

显然,罗尔定理只表明了 $\xi$ 的存在,但并没有说明 $\xi$ 在 $(a,b)$ 内的具体位置.

## 二、拉格朗日(Lagrange)中值定理

**定理 3.2**(拉格朗日中值定理)　若函数 $f(x)$ 满足如下条件:

(1) 在闭区间 $[a,b]$ 上连续;

（2）在开区间$(a,b)$内可导.

则在$(a,b)$内至少存在一点$\xi$,使得

$$f'(\xi) = \frac{f(b) - f(a)}{b - a}, \quad (a < \xi < b).\tag{3-1}$$

**分析**:显然,该定理比罗尔定理少了最后一个条件(区间端点处的函数值相等),在证明该定理时,可以先根据要证明的结论构造出辅助函数,使其满足罗尔定理的条件,然后利用罗尔定理推证本定理.

**证明** 要证明

$$f'(\xi) = \frac{f(b) - f(a)}{b - a}, \quad \xi \in (a, b),$$

只需证明

$$\frac{d}{dx}\left[ f(x) - \frac{f(b) - f(a)}{b - a}x \right]\bigg|_{x=\xi} = 0.$$

这与前面介绍的罗尔定理的结论相似,所以考虑函数$F(x) = f(x) - \dfrac{f(b) - f(a)}{b - a}x$是否满足罗尔定理的三个条件.

显然$F(x)$在闭区间$[a,b]$上连续,在开区间$(a,b)$内可导,并且

$$F(a) = F(b) = \frac{bf(a) - af(b)}{b - a}.$$

由罗尔定理知,至少存在一点$\xi \in (a,b)$,使$F'(\xi) = 0$,即

$$f'(\xi) = \frac{f(b) - f(a)}{b - a}, \quad \xi \in (a, b).$$

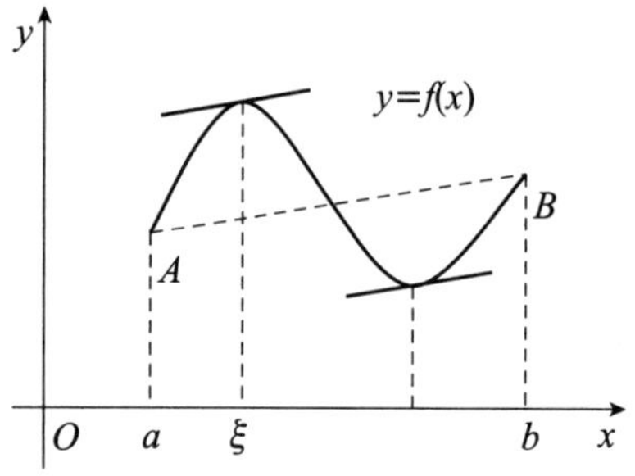

**图 3-2**

拉格朗日中值定理的几何意义:若连续曲线弧$\overset{\frown}{AB}$上除端点外每一点都有不垂直于$x$轴的切线,那么在这弧上至少有一点处的切线平行于弦$AB$(图3-2).

拉格朗日中值定理是微分学中非常重要的定理,又称为**微分中值定理**. 公式(3-1)称为**拉格朗日中值公式**. 拉格朗日中值公式有以下三种等价形式:

$$f(b) - f(a) = (b - a)f'(\xi), \quad \xi \in (a, b);\tag{3-2}$$

$$f(b) - f(a) = (b - a)f'[a + \theta(b - a)], \quad 0 < \theta < 1;\tag{3-3}$$

$$f(x + \Delta x) - f(x) = \Delta x f'(x + \theta \Delta x), \quad 0 < \theta < 1.\tag{3-4}$$

下面给出最后一种形式的证明:

**证明** 设$x$为区间$(a,b)$内一点,$x + \Delta x$为区间$(a,b)$内的另一点($\Delta x > 0$或$\Delta x < 0$),则在区间$[x, x + \Delta x]$($\Delta x > 0$)或在区间$[x + \Delta x, x]$($\Delta x < 0$)上应用公式(3-1)得

$$f(x + \Delta x) - f(x) = f'(x + \theta \Delta x)\Delta x,$$

这里$\theta$是在0与1之间的某个数值,所以$x + \theta \Delta x$在$x$与$x + \Delta x$之间.

如果记$\Delta y = f(x + \Delta x) - f(x)$,则式(3-3)又可写成

$$\Delta y = f'(x + \theta \Delta x)\Delta x, \quad (0 < \theta < 1).$$

已知微分$dy = f'(x)\Delta x$是函数增量$\Delta y$的近似表达式,而式(3-4)给出了自变量取得有限增量$\Delta x$($\Delta x$不一定很小)时函数增量$\Delta y$的精确表达式,因此该公式又称为**有限增量公式**. 它精确表达了函数在一个区间上的增量与函数在该区间内某点处的导数间的关系,从而为利用导数研究函数的变化性态指明了途径.

**推论 3.1**  若函数 $f(x)$ 在区间 $I$ 内可导,且 $f'(x) \equiv 0$,则 $f(x)$ 在 $I$ 上是一个常数.

**证明**  在区间 $I$ 内任取不同的两个点 $x_1, x_2$(不妨设 $x_1 < x_2$),显然函数 $f(x)$ 在 $[x_1, x_2]$ 上连续,在 $(x_1, x_2)$ 内可导,于是由拉格朗日中值定理知,必存在一点 $\xi \in (x_1, x_2)$,使

$$f(x_2) - f(x_1) = f'(\xi)(x_2 - x_1) \quad (x_1 < \xi < x_2).$$

因为在区间 $I$ 内 $f'(x) \equiv 0$,而 $\xi \in I$,所以 $f'(\xi) = 0$,由此推出 $f(x_2) - f(x_1) = 0$.再由 $x_1, x_2$ 的任意性可知 $f(x)$ 在 $I$ 上恒为同一数值,即 $f(x)$ 是 $I$ 上的常数.

**例 3.1**  证明 $\arcsin x + \arccos x = \dfrac{\pi}{2}, x \in [-1, 1]$.

**证明**  设 $f(x) = \arcsin x + \arccos x$. 因为

$$f'(x) = (\arcsin x + \arccos x)' = (\arcsin x)' + (\arccos x)'$$
$$= \frac{1}{\sqrt{1-x^2}} + \left(-\frac{1}{\sqrt{1-x^2}}\right) = 0,$$

由推论得

$$f(x) = \arcsin x + \arccos x = C, \quad x \in [-1, 1].$$

取 $x = 0$,上式仍然成立,即 $0 + \dfrac{\pi}{2} = C$,故 $\arcsin x + \arccos x = \dfrac{\pi}{2}, x \in [-1, 1]$.

**例 3.2**  证明当 $x > 0$ 时,$\dfrac{x}{1+x} < \ln(1+x) < x$.

**证明**  考虑函数 $f(t) = \ln(1+t)$,显然,$f(t)$ 在 $[0, x]$ 上满足拉格朗日中值定理的条件,因此有

$$f(x) - f(0) = f'(\xi)(x - 0), \quad 0 < \xi < x.$$

因为 $f(0) = 0, f(x) = \ln(1+x), f'(\xi) = \dfrac{1}{1+\xi}$,代入上式得 $\ln(1+x) = \dfrac{x}{1+\xi}$.

又因为 $0 < \xi < x$,所以 $1 < 1 + \xi < 1 + x$,从而

$$\frac{x}{1+x} < \frac{x}{1+\xi} < x,$$

故当 $x > 0$ 时,有 $\dfrac{x}{1+x} < \ln(1+x) < x$.

# 第二节  洛必达法则

如果当 $x \to x_0$(或 $x \to \infty$)时,函数 $f(x)$ 与 $g(x)$ 都趋于零或都趋于无穷大,那么极限 $\lim\limits_{x \to x_0} \dfrac{f(x)}{g(x)} \left(\text{或} \lim\limits_{x \to \infty} \dfrac{f(x)}{g(x)}\right)$ 可能存在,也可能不存在,通常把这种极限称为**未定式**,并分别简记为 $\dfrac{0}{0}$ 型或 $\dfrac{\infty}{\infty}$ 型未定式. 例如在第一章讨论过的极限 $\lim\limits_{x \to 0} \dfrac{\sin x}{x}$ 是 $\dfrac{0}{0}$ 型未定式,$\lim\limits_{x \to \infty} \dfrac{x}{\sqrt{x^2+1}}$ 是 $\dfrac{\infty}{\infty}$ 型未定式. 对于这类极限,商的极限法则是失效的. 本节将介绍一种简单有效的方法即洛必达(L'Hospital)法则,利用它可以简便求解上述两种类型的极限.

## 一、洛必达法则

**定理 3.3** 若函数 $f(x)$ 及 $g(x)$ 满足:

(1) $\lim\limits_{x \to x_0} f(x) = \lim\limits_{x \to x_0} g(x) = 0$;

(2) $f(x)$ 及 $g(x)$ 在 $x_0$ 点的某去心邻域内可导, 且 $g'(x) \neq 0$;

(3) $\lim\limits_{x \to x_0} \dfrac{f'(x)}{g'(x)}$ 存在 (或为无穷大).

则

$$\lim_{x \to x_0} \frac{f(x)}{g(x)} = \lim_{x \to x_0} \frac{f'(x)}{g'(x)}.$$

如果 $\dfrac{f'(x)}{g'(x)}$ 当 $x \to x_0$ 时仍是 $\dfrac{0}{0}$ 型未定式, 且 $f'(x), g'(x)$ 仍满足定理中 $f(x), g(x)$ 所需满足的条件, 那么可以继续使用洛必达法则, 即

$$\lim_{x \to x_0} \frac{f(x)}{g(x)} = \lim_{x \to x_0} \frac{f'(x)}{g'(x)} = \lim_{x \to x_0} \frac{f''(x)}{g''(x)},$$

且可以依次进行下去.

若将定理中极限过程 $x \to x_0$ 换成 $x \to x_0^+$, $x \to x_0^-$, $x \to \infty$, $x \to +\infty$ 或 $x \to -\infty$ 时, 只要相应地修改条件 (2), 亦可得到类似的结论.

**例 3.3** 求 $\lim\limits_{x \to 0} \dfrac{\tan x}{x}$.

**解** 显然该极限为 $\dfrac{0}{0}$ 型的未定式, 且容易验证定理 3.3 条件 (2)(3) 均满足. 故应用洛必达法则有

$$\lim_{x \to 0} \frac{\tan x}{x} = \lim_{x \to 0} \frac{(\tan x)'}{(x)'} = \lim_{x \to 0} \frac{\sec^2 x}{1} = 1.$$

在应用洛必达法则 (定理 3.3) 求极限时, 重点验证条件 (1) 是否满足, 对于定理 3.3 中的条件 (2), 初等函数一般都满足, 而条件 (3) 通常边做边验证.

**例 3.4** 求 $\lim\limits_{x \to 1} \dfrac{x^3 - 3x + 2}{x^3 - x^2 - x + 1}$.

**解** 显然该极限为 $\dfrac{0}{0}$ 型的未定式. 应用洛必达法则有

$$\lim_{x \to 1} \frac{x^3 - 3x + 2}{x^3 - x^2 - x + 1} = \lim_{x \to 1} \frac{3x^2 - 3}{3x^2 - 2x - 1} = \lim_{x \to 1} \frac{6x}{6x - 2} = \frac{3}{2}.$$

注意上式中的极限 $\lim\limits_{x \to 1} \dfrac{6x}{6x - 2}$ 已不再是未定式, 对它不能应用洛必达法则, 否则会导致错误结果.

**例 3.5** 求 $\lim\limits_{x \to +\infty} \dfrac{\dfrac{\pi}{2} - \arctan x}{\dfrac{1}{x}}$.

**解**　由于 $\lim\limits_{x\to+\infty}\arctan x=\dfrac{\pi}{2}$,因此该极限为 $\dfrac{0}{0}$ 型的未定式,应用洛必达法则有

$$\lim_{x\to+\infty}\frac{\dfrac{\pi}{2}-\arctan x}{\dfrac{1}{x}}=\lim_{x\to+\infty}\frac{\left(\dfrac{\pi}{2}-\arctan x\right)'}{\left(\dfrac{1}{x}\right)'}=\lim_{x\to+\infty}\frac{-\dfrac{1}{1+x^2}}{-\dfrac{1}{x^2}}=\lim_{x\to+\infty}\frac{x^2}{1+x^2}=\lim_{x\to+\infty}\frac{2x}{2x}=1.$$

**例 3.6**　求 $\lim\limits_{x\to 0}\dfrac{\sin kx}{x}(k\neq 0)$.

**解**　这是 $\dfrac{0}{0}$ 型的未定式,由洛必达法则,可得

$$\lim_{x\to 0}\frac{\sin kx}{x}=\lim_{x\to 0}\frac{(\sin kx)'}{(x)'}=\lim_{x\to 0}\frac{k\cos kx}{1}=k$$

**定理 3.4**　若函数 $f(x)$ 及 $g(x)$ 满足:

(1) $\lim\limits_{x\to x_0}f(x)=\lim\limits_{x\to x_0}g(x)=\infty$;

(2) $f(x)$ 及 $g(x)$ 在 $x_0$ 点的某去心邻域内可导,且 $g'(x)\neq 0$;

(3) $\lim\limits_{x\to x_0}\dfrac{f'(x)}{g'(x)}$ 存在(或为无穷大).

则

$$\lim_{x\to x_0}\frac{f(x)}{g(x)}=\lim_{x\to x_0}\frac{f'(x)}{g'(x)}.$$

与定理 3.3 的情形类似,该法则对其他极限过程同样适用,并且在满足定理 3.4 条件时,可多次使用定理 3.4,直到将极限求出.

**例 3.7**　求 $\lim\limits_{x\to 0^+}\dfrac{\ln x}{\cot x}$.

**解**　显然该极限为 $\dfrac{\infty}{\infty}$ 型的未定式.应用定理 3.4,得到

$$\lim_{x\to 0^+}\frac{\ln x}{\cot x}=\lim_{x\to 0^+}\frac{(\ln x)'}{(\cot x)'}=\lim_{x\to 0^+}\frac{\dfrac{1}{x}}{-\csc^2 x}=-\lim_{x\to 0^+}\frac{\sin^2 x}{x}=0.$$

**例 3.8**　求 $\lim\limits_{x\to+\infty}\dfrac{\ln x}{x^n}(n>0)$.

**解**　显然该极限为 $\dfrac{\infty}{\infty}$ 型的未定式.应用定理 3.4,得到

$$\lim_{x\to+\infty}\frac{\ln x}{x^n}=\lim_{x\to+\infty}\frac{(\ln x)'}{(x^n)'}=\lim_{x\to+\infty}\frac{\dfrac{1}{x}}{nx^{n-1}}=\lim_{x\to+\infty}\frac{1}{nx^n}=0.$$

## 二、其他未定式的极限

上面讨论的 $\dfrac{0}{0}$ 型及 $\dfrac{\infty}{\infty}$ 型两种未定式常称为基本型未定式,此外还有 $0\cdot\infty$、$\infty-\infty$、$0^0$、$\infty^0$ 和 $1^\infty$ 型的未定式,这几种未定式的求解关键是将其转化为 $\dfrac{0}{0}$ 型或 $\dfrac{\infty}{\infty}$ 型,然后再利用洛

必达法则求其极限. 下面通过例子说明这类问题的解法.

**例 3.9** 求 $\lim\limits_{x \to 0^+} x \ln x$.

**解** 这是 $0 \cdot \infty$ 型的未定式. 由 $x\ln x = \dfrac{\ln x}{\dfrac{1}{x}}$, 将其转化为 $\dfrac{\infty}{\infty}$ 型. 应用洛必达法则, 得

$$\lim_{x \to 0^+} x\ln x = \lim_{x \to 0^+} \frac{\ln x}{\dfrac{1}{x}} = \lim_{x \to 0^+} \frac{\dfrac{1}{x}}{-\dfrac{1}{x^2}} = -\lim_{x \to 0^+} x = 0.$$

需要注意的是, 若将该 $0 \cdot \infty$ 型未定式转化为 $\dfrac{0}{0}$ 型: $x\ln x = \dfrac{x}{\dfrac{1}{\ln x}}$, 则会发生如下情况:

$$\lim_{x \to 0^+} x\ln x = \lim_{x \to 0^+} \frac{x}{\dfrac{1}{\ln x}} = \lim_{x \to 0^+} \frac{1}{-\dfrac{1}{\ln^2 x} \cdot \dfrac{1}{x}} = \cdots$$

而无法求得极限.

**例 3.10** 求 $\lim\limits_{x \to \frac{\pi}{2}} (\sec x - \tan x)$.

**解** 这是 $\infty - \infty$ 型的未定式. 由 $\sec x - \tan x = \dfrac{1}{\cos x} - \dfrac{\sin x}{\cos x} = \dfrac{1 - \sin x}{\cos x}$, 将其转化为 $\dfrac{0}{0}$ 型. 应用洛必达法则, 得

$$\lim_{x \to \frac{\pi}{2}} (\sec x - \tan x) = \lim_{x \to \frac{\pi}{2}} \frac{1 - \sin x}{\cos x} = \lim_{x \to \frac{\pi}{2}} \frac{-\cos x}{-\sin x} = 0.$$

**例 3.11** 求 $\lim\limits_{x \to 0^+} x^{\sin x}$.

**解** 这是 $0^0$ 型的未定式. 先将幂指函数 $x^{\sin x}$ 写为 $e^{\sin x \ln x}$, 指数部分 $\sin x\ln x$ 当 $x \to 0^+$ 时是 $0 \cdot \infty$ 型未定式, 因为

$$\lim_{x \to 0^+} \sin x\ln x = \lim_{x \to 0^+} \frac{\ln x}{\csc x} = \lim_{x \to 0^+} \frac{\dfrac{1}{x}}{-\csc x \cdot \cot x} = -\lim_{x \to 0^+} \frac{\sin x}{x} \cdot \tan x = -1 \times 0 = 0,$$

所以 $\lim\limits_{x \to 0^+} x^{\sin x} = \lim\limits_{x \to 0^+} e^{\sin x \ln x} = e^{\lim\limits_{x \to 0^+} \sin x \ln x} = e^0 = 1.$

**例 3.12** 求 $\lim\limits_{x \to 0^+} \left(1 + \dfrac{1}{x}\right)^x$.

**解** 这是 $\infty^0$ 型的未定式. 先将幂指函数 $\left(1 + \dfrac{1}{x}\right)^x$ 改写为 $e^{x\ln\left(1 + \frac{1}{x}\right)}$, 这时指数部分为 $0 \cdot \infty$ 型未定式, 因为

$$\lim_{x \to 0^+} x\ln\left(1 + \frac{1}{x}\right) = \lim_{x \to 0^+} \frac{\ln\left(1 + \dfrac{1}{x}\right)}{\dfrac{1}{x}} = \lim_{x \to 0^+} \frac{\dfrac{1}{1 + \dfrac{1}{x}} \cdot \left(-\dfrac{1}{x^2}\right)}{-\dfrac{1}{x^2}} = \lim_{x \to 0^+} \frac{1}{1 + \dfrac{1}{x}} = \lim_{x \to 0^+} \frac{x}{1 + x} = 0,$$

所以 $\lim\limits_{x\to 0^+}\left(1+\dfrac{1}{x}\right)^x = \lim\limits_{x\to 0^+} e^{x\ln\left(1+\frac{1}{x}\right)} = e^{\lim\limits_{x\to 0^+} x\ln\left(1+\frac{1}{x}\right)} = e^0 = 1$.

**例 3.13**　求 $\lim\limits_{x\to 0}(\cos x)^{\frac{1}{x^2}}$.

**解**　这是 $1^\infty$ 型的未定式. 同样先将幂指函数写为 $(\cos x)^{\frac{1}{x^2}} = e^{\frac{1}{x^2}\ln\cos x}$, 对指数部分 $\dfrac{\ln\cos x}{x^2}\left(\dfrac{0}{0}型\right)$ 应用洛必达法则, 得

$$\lim_{x\to 0}\frac{\ln\cos x}{x^2} = \lim_{x\to 0}\frac{\dfrac{-\sin x}{\cos x}}{2x} = \lim_{x\to 0}\frac{-\tan x}{2x} = -\frac{1}{2},$$

所以 $\lim\limits_{x\to 0}(\cos x)^{\frac{1}{x^2}} = \lim\limits_{x\to 0} e^{\frac{\ln\cos x}{x^2}} = e^{\lim\limits_{x\to 0}\frac{\ln\cos x}{x^2}} = e^{-\frac{1}{2}}$.

在应用中, 要注意洛必达法则的条件(3), 若 $\lim\limits_{x\to x_0}\dfrac{f'(x)}{g'(x)}$ 不存在(不包括无穷大), 则洛必达法则失效, 这时要改用其他方法求极限.

**例 3.14**　求 $\lim\limits_{x\to\infty}\dfrac{x+\sin x}{x}$.

**解**　显然该极限为 $\dfrac{\infty}{\infty}$ 型的未定式. 若用洛必达法则

$$\lim_{x\to\infty}\frac{(x+\sin x)'}{(x)'} = \lim_{x\to\infty}\frac{1+\cos x}{1} = \lim_{x\to\infty}(1+\cos x),$$

而 $\lim\limits_{x\to\infty}(1+\cos x)$ 极限不存在, 但这并不能断定所求极限不存在, 只能说明此极限不满足洛必达法则的使用条件. 事实上, 可如下求解

$$\lim_{x\to\infty}\frac{x+\sin x}{x} = \lim_{x\to\infty}\left(1+\frac{\sin x}{x}\right) = 1+\lim_{x\to\infty}\frac{1}{x}\sin x = 1+0 = 1.$$

# 第三节　函数的单调性与曲线的凹凸性

## 一、函数的单调性

单调性作为函数的重要性态, 第一章中已经给出了定义, 然而对复杂函数来说使用定义判断函数的单调性并非易事. 现在以中值定理为依据, 利用导数来研究函数的单调性.

观察函数图像, 若函数 $y = f(x)$ 在区间 $[a, b]$ 上单调增加, 如图 3-3a 所示(或单调减少, 如图 3-3b 所示), 那么它的图形为上升(或下降)曲线, 这时曲线上各点处的切线斜率是非负(或非正)的, 即 $f'(x)\geq 0$(或 $f'(x)\leq 0$). 由此可见, 函数的单调性与导数的符号之间有紧密的联系.

下面给出利用导数符号判断函数单调性的方法.

**定理 3.5**　设函数 $y = f(x)$ 在 $[a, b]$ 上连续, 在 $(a, b)$ 内可导.

(1) 如果在 $(a, b)$ 内恒有 $f'(x) > 0$, 那么函数 $y = f(x)$ 在 $[a, b]$ 上单调增加;

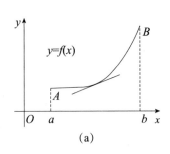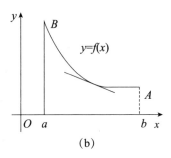

图 3-3

（2）如果在 $(a,b)$ 内恒有 $f'(x)<0$，那么函数 $y=f(x)$ 在 $[a,b]$ 上单调减少.

**证明** 在 $[a,b]$ 上任取两点 $x_1,x_2$（不妨设 $x_1<x_2$），显然 $f(x)$ 在 $[x_1,x_2]$ 上满足拉格朗日中值定理的条件，于是

$$f(x_2)-f(x_1)=(x_2-x_1)f'(\xi), \xi\in(x_1,x_2).$$

若在 $(a,b)$ 内 $f'(x)>0$，那么 $f'(\xi)>0$，又因为 $x_2-x_1>0$，于是

$$f(x_2)-f(x_1)=(x_2-x_1)f'(\xi)>0,$$

即 $f(x_2)>f(x_1)$，故 $f(x)$ 在 $[a,b]$ 上单调增加.

同理可证（2）.

若将定理中的闭区间换成其他形式的区间（包括无穷区间），定理仍成立.

函数 $f(x)$ 在 $[a,b]$ 上单调增加（或减少），也可能在单调区间的个别点处的导数等于零.例如，函数 $f(x)=x^3$，在区间 $(-\infty,+\infty)$ 内是单调增加的，但它的一阶导数 $f'(x)=3x^2$ 在此区间上并非都大于零（在 $x=0$ 处 $f'(x)=0$）.

有些函数在它的定义区间上不是单调的，但是当用导数等于零的点来划分函数的定义区间后，就可以使函数在各个部分区间上单调.需要注意的是不可导的点也有可能是函数单调区间的分界点.例如 $f(x)=|x|$.该函数在 $(-\infty,0]$ 上单调递减，在 $[0,+\infty)$ 上单调递增.$x=0$ 点是函数单调区间的分界点，但在 $x=0$ 处不可导.

综上，可以得到判断函数单调性、求单调区间的一般步骤：

（1）确定函数的定义域；

（2）求出使 $f'(x)=0$ 及 $f'(x)$ 不存在的点，并以这些点为分界点将定义域划分成若干小区间；

（3）确定 $f'(x)$ 在各小区间的符号，判断 $f(x)$ 在该小区间内的单调性，并由此求出单调区间.

**例 3.15** 讨论函数 $y=e^x-x-1$ 的单调性.

**解** 显然函数的定义域为 $(-\infty,+\infty)$，又

$$y'=e^x-1$$

因为在 $(-\infty,0)$ 内，$y'<0$，所以函数 $y=e^x-x-1$ 在 $(-\infty,0]$ 单调递减；而在 $(0,+\infty)$ 内，$y'>0$，所以函数 $y=e^x-x-1$ 在 $[0,+\infty)$ 单调增加.

**例 3.16** 讨论 $f(x)=\dfrac{x}{1+x^2}$ 的单调性，并求出单调区间.

**解** 显然该函数的定义域为 $(-\infty,+\infty)$，且

$$f'(x) = \frac{(1+x^2) - 2x^2}{(1+x^2)^2} = \frac{1-x^2}{(1+x^2)^2}.$$

令 $f'(x) = 0$ 得 $x_1 = 1, x_2 = -1$;在定义域内没有不可导的点.

以 $x_1 = 1, x_2 = -1$ 划分函数的定义域 $(-\infty, +\infty)$,将其划分为 3 个小区间,列表讨论如下:

| $x$ | $(-\infty, -1)$ | $-1$ | $(-1,1)$ | $1$ | $(1, +\infty)$ |
|---|---|---|---|---|---|
| $f'(x)$ | $-$ | $0$ | $+$ | $0$ | $-$ |
| $f(x)$ | ↘ | | ↗ | | ↘ |

所以函数的单调增区间为 $[-1,1]$;单调减区间为 $(-\infty, -1], [1, +\infty)$.

利用函数的单调性可以证明不等式,请看下例.

**例 3.17**　证明:当 $x > 0$ 时,$e^x - 1 < xe^x$.

**证明**　设 $f(x) = xe^x - e^x + 1$,因为当 $x > 0$ 时

$$f'(x) = e^x + xe^x - e^x = xe^x > 0,$$

所以 $f(x)$ 在 $[0, +\infty)$ 上是单调增加的. 又因为 $f(0) = 0$,所以当 $x > 0$ 时,$f(x) > f(0)$,即 $xe^x - e^x + 1 > 0$,故 $e^x - 1 < xe^x$.

**例 3.18**　血液从心脏流出,经主动脉后流到毛细血管,再通过静脉流回心脏. 医生建立了某病人在心脏收缩的一个周期内血压 P(单位:mmHg)的数学模型为

$$P = \frac{25t^2 + 123}{t^2 + 1}$$

其中 $t$ 表示血液从心脏流出的时间(单位:s). 问在心脏收缩的一个周期里,血压是单调递增的还是单调减少的?

**解**　由于 $P' = \left(\dfrac{25t^2 + 123}{t^2 + 1}\right)' = -\dfrac{196t}{(t^2 + 1)^2}$,且 $t > 0$,

所以

$$P' = -\frac{196t}{(t^2 + 1)^2} < 0,$$

所以病人在心脏收缩的一个周期里血压单调递减.

## 二、曲线的凹凸性

仅仅了解函数在某区间内的单调性还不能准确地反映函数图形的主要特征. 例如,函数 $y = x^2$ 和 $y = \sqrt{x}$ 在 $[0,1]$ 上都单调上升(图 3-4),但两者的曲线弯曲方向不同,所呈现的图形也就不一样了. 用凹凸性描述函数曲线的弯曲方向.

由图 3-5a 和图 3-5b 可以看到,不同的凹凸性反映到图形上就是任取两点,曲线与由这两点所张的弦具有不同的位置关系,由此给出曲线凹凸性的定义.

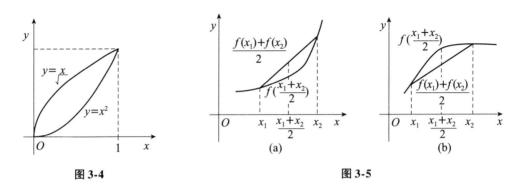

图 3-4                                                          图 3-5

**定义 3.1**    设 $f(x)$ 在区间 $I$ 上连续,如果对于 $I$ 上的任意两点,恒有

$$f\left(\frac{x_1+x_2}{2}\right)<\frac{f(x_1)+f(x_2)}{2},$$

那么称 $f(x)$ 在 $I$ 上的图形是**凹的**(或称曲线弧为**凹弧**);如果恒有

$$f\left(\frac{x_1+x_2}{2}\right)>\frac{f(x_1)+f(x_2)}{2},$$

那么称 $f(x)$ 在 $I$ 上的图形是**凸的**(或称曲线弧为**凸弧**).

与上述定义等价的说法,利用曲线与其切线的位置关系也可以定义凹凸曲线:若曲线位于其每一点切线的上方(图 3-6a),则称曲线在该区间内是**凹曲线**(concave curve);若曲线位于其每一点切线的下方(图 3-6b),则称曲线在该区间内是**凸曲线**(convex curve).

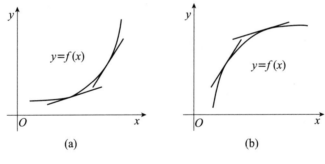

图 3-6

若函数 $f(x)$ 在区间 $I$ 上有二阶导数,则可以利用二阶导数的符号来判断曲线的凹凸性.

**定理 3.6**    设 $f(x)$ 在 $[a,b]$ 上连续,在 $(a,b)$ 内具有二阶导数,

(1)若在 $(a,b)$ 内 $f''(x)>0$,则曲线弧 $f(x)$ 在 $[a,b]$ 上是凹的;

(2)若在 $(a,b)$ 内 $f''(x)<0$,则曲线弧 $f(x)$ 在 $[a,b]$ 上是凸的.

证明略.

例如曲线 $y=x^3$,由于 $y''=6x$,当 $x\in(-\infty,0)$ 时,$y''<0$;而当 $x\in(0,+\infty)$ 时,$y''>0$.故由定理 3.4,它在 $(-\infty,0]$ 是凸的,在 $[0,+\infty)$ 是凹的,在点 $(0,0)$ 处曲线的凹凸性发生了改变,把这样的点称为曲线的拐点,下面给出它的确切定义.

**定义 3.2**    连续曲线上凹弧与凸弧的分界点称为曲线的**拐点**(inflection point).

曲线上哪些点有可能是拐点呢? 由上面的讨论,$(0,0)$ 点是曲线 $y=x^3$ 的拐点,而 $x=0$

是使 $y'' = 0$ 的点. 而对于曲线 $y = \sqrt[3]{x}$, 当 $x \neq 0$ 时, $y' = \dfrac{1}{3}x^{-\frac{2}{3}}$, $y'' = -\dfrac{2}{9}x^{-\frac{5}{3}}$, $x = 0$ 时, $y''$ 不存在. 在 $(-\infty, 0)$ 内, $y'' > 0$, 曲线在 $(-\infty, 0]$ 是凹的; 在 $(0, +\infty)$ 内, $y'' < 0$, 曲线在 $[0, +\infty)$ 是凸的. 所以, $(0, 0)$ 点是曲线 $y = \sqrt[3]{x}$ 的拐点.

综上, 使二阶导数 $f''(x)$ 为零的点及二阶导数不存在的点有可能是曲线的拐点.

结合定理 3.4 及上述讨论, 可以总结出判断连续曲线的凹凸性及求其拐点的一般步骤如下:

(1) 确定函数 $f(x)$ 的定义域;

(2) 求使 $f''(x) = 0$ 以及 $f''(x)$ 不存在的点, 以这些点为分界点将函数 $f(x)$ 的定义域划分成若干小区间;

(3) 确定函数在各个小区间上 $f''(x)$ 的符号, 依据定理 3.4 判别曲线在各小区间上的凹凸性;

(4) 讨论拐点, 若 $f''(x)$ 在 $x_0$ 两侧异号, 则点 $(x_0, f(x_0))$ 是曲线的拐点; 否则不是拐点.

**例 3.19** 讨论曲线 $f(x) = (x-1)x^{\frac{2}{3}}$ 的凹凸性及拐点.

**解** 函数定义域为 $(-\infty, +\infty)$,
$$f'(x) = x^{\frac{2}{3}} + (x-1)\frac{2}{3}x^{-\frac{1}{3}} = \frac{5x-2}{3\sqrt[3]{x}},$$
$$f''(x) = \frac{2(5x+1)}{9x^{\frac{4}{3}}},$$

令 $f''(x) = 0$ 得 $x_1 = -\dfrac{1}{5}$; 在 $x_2 = 0$ 点二阶导数不存在. 以这两个点为界将定义域划分为三个小区间, 列表讨论如下:

| $x$ | $\left(-\infty, -\dfrac{1}{5}\right)$ | $-\dfrac{1}{5}$ | $\left(-\dfrac{1}{5}, 0\right)$ | $0$ | $(0, +\infty)$ |
|---|---|---|---|---|---|
| $f''(x)$ | − | 0 | + | 不存在 | + |
| $f(x)$ | 凸 | 拐点 $\left(-\dfrac{1}{5}, -\dfrac{6}{25}\sqrt[3]{5}\right)$ | 凹 | 不是拐点 | 凹 |

据上表可知, 曲线 $f(x) = (x-1)x^{\frac{2}{3}}$ 在区间 $\left[-\dfrac{1}{5}, 0\right]$ 及 $[0, +\infty)$ 上是凹的, 在区间 $\left(-\infty, -\dfrac{1}{5}\right]$ 上是凸的; 拐点为 $\left(-\dfrac{1}{5}, -\dfrac{6}{25}\sqrt[3]{5}\right)$.

# 第四节　函数的极值与最值

## 一、函数的极值及求法

**定义 3.3** 设函数 $f(x)$ 在点 $x_0$ 的某邻域内有定义, 若对于点 $x_0$ 的某去心邻域内的

任意点 $x$, 都有 $f(x) < f(x_0)$（或 $f(x) > f(x_0)$）, 那么称 $f(x_0)$ 为函数 $f(x)$ 的一个**极大值**（local maximum）（或**极小值**（local minimum））. $x_0$ 点称为函数 $f(x)$ 的一个**极大值点**（或**极小值点**）.

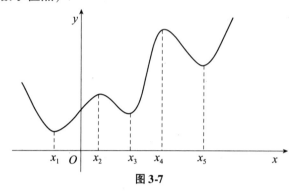

图 3-7

显然, 函数的极值是局部概念, 仅就某点的去心邻域中的点与该点函数值进行比较. 函数在定义域内可能有多个极值, 而且某个极小值可能大于某个极大值, 例如图 3-7 中极小值 $f(x_5)$ 大于极大值 $f(x_2)$.

进一步观察还发现, 在函数的极值点处, 若曲线有切线, 则必定为水平切线, 即在极值点 $x_0$ 处, $f'(x_0) = 0$. 这就是本章第一节费马引理的结果, 由此可得极值的必要条件.

**定理 3.7**（极值的必要条件） 若函数 $f(x)$ 在 $x_0$ 点可导, 且在该点取得极值, 那么 $f'(x_0) = 0$.

通常把使 $f'(x) = 0$ 的点称为函数 $f(x)$ 的**驻点**（stationary point）.

由定理 3.3 可知, 可导函数的极值点必定是它的驻点, 但是函数的驻点却不一定是极值点. 例如, $f(x) = x^3$ 的导数 $f'(x) = 3x^2$, 在点 $x = 0$ 处有 $f'(0) = 0$, 因此 $x = 0$ 是函数的驻点, 但它显然不是函数的极值点. 另外需要指出的是, 函数在导数不存在的点处也可能取得极值. 例如, 函数 $f(x) = |x|$ 在点 $x = 0$ 处不可导, 但它在该点取得极小值.

综上, 函数的驻点和不可导的点是可能的极值点. 那么怎样来判别这些点是否为极值点呢?

**定理 3.8**（极值的第一充分条件） 设函数 $f(x)$ 在点 $x_0$ 处连续, 且在点 $x_0$ 的某去心邻域内可导, 则:

（1）如果当 $x < x_0$ 时, $f'(x) > 0$; 当 $x > x_0$ 时, $f'(x) < 0$, 那么 $f(x)$ 在点 $x_0$ 处取得极大值;

（2）如果当 $x < x_0$ 时, $f'(x) < 0$; 当 $x > x_0$ 时, $f'(x) > 0$, 那么 $f(x)$ 在点 $x_0$ 处取得极小值;

（3）如果在点 $x_0$ 两侧 $f'(x)$ 的符号相同, 那么 $f(x)$ 在点 $x_0$ 处不取得极值.

**证明** 当 $x < x_0$ 时 $f'(x) > 0$, $f(x)$ 单调增加, 从而 $f(x) < f(x_0)$; 当 $x > x_0$ 时 $f'(x) < 0$, $f(x)$ 单调减少, 从而 $f(x) < f(x_0)$. 于是对 $x_0$ 点去心邻域内的任一点 $x$, 总有 $f(x) < f(x_0)$, 故 $f(x)$ 在点 $x_0$ 处取得极大值.

类似可以证明(2)与(3).

由上面两个定理可得到求函数极值的一般步骤:

(1) 确定函数的定义域;

(2) 求出 $f'(x) = 0$ 和 $f'(x)$ 不存在的点, 并以这些点为分界点将定义域分成若干小区间;

(3) 讨论 $f'(x)$ 在各小区间的符号, 据定理 3.4 判断在上一步求出的点处是否取得极

值,是极大值还是极小值;

(4) 求出各极值点处的函数值,就是函数的极值.

**例 3.20** 求函数 $f(x) = (x-2)x^{\frac{2}{3}}$ 的单调区间及极值.

**解** $f(x)$ 的定义域为 $(-\infty, +\infty)$,$f'(x) = x^{\frac{2}{3}} + \frac{2}{3}x^{-\frac{1}{3}}(x-2) = \frac{5x-4}{3\sqrt[3]{x}}$.

显然当 $x = \frac{4}{5}$ 时,$f'(x) = 0$;当 $x = 0$ 时,$f'(x)$ 不存在. 以这两个点为界将定义域划分为三个小区间,列表如下:

| $x$ | $(-\infty, 0)$ | $0$ | $\left(0, \frac{4}{5}\right)$ | $\frac{4}{5}$ | $\left(\frac{4}{5}, +\infty\right)$ |
|---|---|---|---|---|---|
| $f'(x)$ | $+$ | 不存在 | $-$ | $0$ | $+$ |
| $f(x)$ | ↗ | 极大值 $f(0) = 0$ | ↘ | 极小值 $f\left(\frac{4}{5}\right) = -\frac{12}{25}\sqrt[3]{10}$ | ↗ |

由上表可见,函数的单调增区间为 $\left[\frac{4}{5}, +\infty\right)$ 及 $(-\infty, 0]$,单调减区间为 $\left[0, \frac{4}{5}\right]$,在点 $x = \frac{4}{5}$ 处,取得极小值 $-\frac{12}{25}\sqrt[3]{10}$,在点 $x = 0$ 处取得极大值 $0$.

当函数 $f(x)$ 在其驻点处有不等于零的二阶导数时,则有下面更为简便的判别极值的充分条件.

**定理 3.9**(极值的第二充分条件) 设 $f(x)$ 在 $x_0$ 处的二阶导数存在,且 $f'(x_0) = 0$,$f''(x_0) \neq 0$,

(1) 如果 $f''(x_0) < 0$,则函数 $f(x)$ 在点 $x_0$ 处取得极大值;

(2) 如果 $f''(x_0) > 0$,则函数 $f(x)$ 在点 $x_0$ 处取得极小值.

**证明** (1) 因为 $f'(x_0) = 0$ 及 $f''(x_0) < 0$,利用二阶导数的定义,得

$$f''(x_0) = \lim_{x \to x_0} \frac{f'(x) - f'(x_0)}{x - x_0} = \lim_{x \to x_0} \frac{f'(x)}{x - x_0} < 0.$$

根据函数极限的保号性,在点 $x_0$ 的某一去心邻域内有

$$\frac{f'(x)}{x - x_0} < 0,$$

因此,当 $x < x_0$ 时 $f'(x) > 0$;当 $x > x_0$ 时 $f'(x) < 0$,故 $f(x)$ 在点 $x_0$ 处取得极大值.

(2) 的情形同理可证.

定理 3.9 表明,若函数 $f(x)$ 在驻点 $x_0$ 的二阶导数 $f''(x_0) \neq 0$,则点 $x_0$ 一定是 $f(x)$ 的极值点,并可以通过驻点 $x_0$ 处二阶导数的符号判断是极大值点还是极小值点. 但是若 $f''(x_0) = 0$,定理 3.9 就不能应用了,需要通过定理 3.8 判断.

**例 3.21** 求函数 $f(x) = x^3(x-5)^2$ 的极值.

**解** $f'(x) = 3x^2(x-5)^2 + 2x^3(x-5) = 5x^2(x-5)(x-3)$,

$f''(x) = 10x(x-5)(x-3) + 5x^2(x-5) + 5x^2(x-3) = 10x(x-5)(x-3) + 10x^2(x-4)$.

令 $f'(x) = 0$,求得 $f(x)$ 的驻点 $x_1 = 3, x_2 = 5, x_3 = 0$.

因为 $f''(3) = -90 < 0$，所以据定理 3.5，$f(x)$ 在 $x_1 = 3$ 处取得极大值，且极大值为 $f(3) = 108$；

因为 $f''(5) = 250 > 0$，所以 $f(x)$ 在 $x_2 = 5$ 处取得极小值，且极小值为 $f(5) = 0$；

因为 $f''(0) = 0$，用定理 3.5 不能判断 $f(x)$ 在 $x_3 = 0$ 处是否取得极值；

由于 $f'(x)$ 在 $x_3 = 0$ 的左右两侧符号相同，由第一充分条件知，$f(x)$ 在 $x_3 = 0$ 处不取得极值.

**例 3.22** 血液由血细胞和血浆构成，血细胞的比重高于血浆. 血液在血管中迅速流动时，血细胞有集中于血管中轴附近的倾向，而在靠近血管内膜的边缘部位则主要是一层血浆. 边缘部位由于血管壁的摩擦力而流速较慢，越靠近中轴，流动越快，此现象在流速相当高的小血管中最为显著，称为**轴流**. 轴流理论认为：血细胞速度与血浆速度的相对值 $v$ 依赖于血细胞的直径与它通过小血管直径之比 $D$，且有如下关系式：

$$v = 3.33 (1 + D^2)^{-1} - 0.67,$$

其中 $0 < D = \dfrac{\text{血细胞直径}}{\text{小血管直径}} < 1$，$v = \dfrac{\text{血细胞速度}}{\text{血浆速度}}$，试求 $v$ 关于 $D$ 的一阶导数的极值.

**解** 由题意知，要求导函数 $v' = \dfrac{-6.66D}{(1 + D^2)^2}$ 的极值. 因为

$$v'' = 6.66 \times \frac{3D^2 - 1}{(1 + D^2)^3},$$

令 $v'' = 6.66 \times \dfrac{3D^2 - 1}{(1 + D^2)^3} = 0$，得 $D = \pm\dfrac{\sqrt{3}}{3}$（负值舍去）.

又因为 $v''' = 79.92 \times \dfrac{D - D^3}{(1 + D^2)^4}$，所以 $v'''\left(\dfrac{\sqrt{3}}{3}\right) > 0$.

所以 $D = \dfrac{\sqrt{3}}{3}$ 是 $v'(D)$ 的极小值.

## 二、函数的最大值与最小值

在实际工作中，最大值与最小值的概念应用很广泛，如在一定条件下，如何使产量最大、成本最小、发病率最低等. 这些问题都归结为求函数的最值问题. 所谓最值就是指函数在某个定义区间内所有函数值中的最大者或最小者. 由第一章知道，若函数 $f(x)$ 在闭区间上连续，则它在该闭区间上一定存在最大值与最小值. 这已经给出了函数最值存在的充分条件，现在来讨论怎样求出这个最大（最小）值.

显然，函数的最值与极值是两个不同的概念，一个是对整个区间而言，另外一个是对极值点的邻域这个局部而言的. 虽然如此，它们之间还是存在着内在联系. 最大值与最小值既可能在区间 $(a, b)$ 内取得，也可能在区间的端点处取得. 若函数的最大值（或最小值）在区间 $(a, b)$ 内某点 $x_0$ 处取得，那么 $f(x_0)$ 一定是 $f(x)$ 的极大值（或极小值）. 因此可以归纳出求函数在某闭区间 $[a, b]$ 上最值的方法如下（假设函数 $f(x)$ 在区间 $(a, b)$ 内至多有有限个驻点以及不可导的点）：

（1）求出 $f(x)$ 在区间 $(a, b)$ 内的所有驻点以及不可导的点；

（2）计算驻点、不可导的点及区间端点处的函数值，这有限个值中最大的就是函数

$f(x)$ 在闭区间 $[a,b]$ 上的最大值,最小的就是函数 $f(x)$ 在闭区间 $[a,b]$ 上的最小值.

需要指出的是,如果函数 $f(x)$ 在区间内部只有一个极值 $f(x_0)$,那么,当 $f(x_0)$ 是极大值时,$f(x_0)$ 就是函数 $f(x)$ 在该区间上的最大值;当 $f(x_0)$ 是极小值时,$f(x_0)$ 就是函数 $f(x)$ 在该区间上的最小值.

有的时候,对于实际问题所建立的函数,若在定义区间内部驻点唯一,而且实际问题本身确有最大值(或最小值),则可以直接断定在该驻点处函数取得最大值(或最小值).

**例 3.23**　求函数 $f(x)=3x^4-16x^3+30x^2-24x+4$ 在 $[0,3]$ 上的最值.

**解**　$f'(x)=12x^3-48x^2+60x-24=12(x-2)(x-1)^2$.

令 $f'(x)=0$,得驻点 $x_1=1,x_2=2$.计算驻点及区间端点处的函数值:
$$f(0)=4,f(1)=-3,f(2)=-4,f(3)=13,$$
比较它们的大小得到函数在闭区间 $[0,3]$ 上的最大值为 $f(3)=13$,最小值为 $f(2)=-4$.

**例 3.24**　某房地产公司有 50 套公寓要出租,当租金定为每月 180 元时,公寓会全部租出去.当租金每月增加 10 元时,就有一套公寓租不出去,而租出去的房子每月需花费 20 元的整修维护费.试问房租定为多少可获得最大收入?

**解**　设房租为每月 $x$ 元,租出去的房子有 $\left(50-\dfrac{x-180}{10}\right)$ 套.每月总收入为
$$R(x)=(x-20)\left(50-\frac{x-180}{10}\right),\ x>0,$$
化简得
$$R(x)=(x-20)\left(68-\frac{x}{10}\right),$$
$$R'(x)=\left(68-\frac{x}{10}\right)+(x-20)\left(-\frac{1}{10}\right)=70-\frac{x}{5}.$$

令 $R'(x)=0$ 解得 $x=350$(唯一驻点).故每月每套租金为 350 元时收入最高.最大收入为
$$R(350)=(350-20)\left(68-\frac{350}{10}\right)=10890(元).$$

**例 3.25**　某患者服用某种口服药,在一次服药后,血液中药物的浓度 $c(t)$ 与时间 $t$ 的关系常用如下函数表示:
$$c(t)=\frac{k_aFD}{V(k_a-k)}(e^{-kt}-e^{-k_st}),\ t\geqslant 0,$$
其中 $k,k_a,V,f,D$ 均为正的常数.问 $t$ 为何值时,患者血液中药物的浓度 $c(t)$ 达到最大值?

**解**　由题意知函数的定义域为 $[0,+\infty)$,函数的导数为
$$c'(t)=\frac{k_aFD}{V(k_a-k)}(-ke^{-kt}+k_ae^{-k_st}).$$

令 $c'(t)=0$ 得 $t=\dfrac{\ln k-\ln k_a}{k-k_a}$,这是定义域内唯一的驻点.根据问题的实际意义知函数一定有最大值,故患者口服药物后,当 $t=\dfrac{\ln k-\ln k_a}{k-k_a}$ 时,药物的浓度达到最大值,且最大值为 $c(t)=\dfrac{FD}{V}\left(\dfrac{k}{k_a}\right)^{\frac{-k}{k-k_a}}$.

# 第五节 函数图形的绘制

## 一、渐近线

有些函数的图形只是局限于某一范围内,而有些函数的图形却远离原点无限地延伸出去. 当曲线 $y = f(x)$ 上的动点 $P$ 沿着曲线无限远离坐标原点时,它与某直线的距离趋于零,则称此直线为曲线 $y = f(x)$ 的**渐近线**(asymptote line).

渐近线可分为水平渐近线、垂直渐近线及斜渐近线. 限于篇幅,本书只讨论水平渐近线及垂直渐近线.

**定义 3.4** 若 $\lim\limits_{x \to \infty} f(x) = C$(或 $\lim\limits_{x \to -\infty} f(x) = C$,或 $\lim\limits_{x \to +\infty} f(x) = C$),则称直线 $y = C$ 为曲线 $y = f(x)$ 的**水平渐近线**;

**定义 3.5** 若 $\lim\limits_{x \to x_0} f(x) = \infty$(或 $\lim\limits_{x \to x_0^+} f(x) = \infty$,或 $\lim\limits_{x \to x_0^-} f(x) = \infty$),则称直线 $x = x_0$ 是曲线 $y = f(x)$ 的**垂直渐近线**.

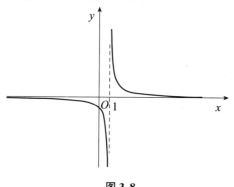

**图 3-8**

定义 3.5 中的 $\infty$ 可以换为 $+\infty$ 或 $-\infty$.

例如,曲线 $y = \dfrac{1}{x-1}$,因为 $\lim\limits_{x \to \infty} y = \lim\limits_{x \to \infty} \dfrac{1}{x-1} = 0$,所以 $y = 0$ 为其水平渐近线;又因为 $\lim\limits_{x \to 1} y = \lim\limits_{x \to 1} \dfrac{1}{x-1} = \infty$,所以 $x = 1$ 为其垂直渐近线(图 3-8).

**例 3.26** 试确定曲线 $y = \dfrac{x^3}{x^2 + 2x - 3}$ 的渐近线.

**解** 函数的定义域为 $(-\infty, -3) \cup (-3, 1) \cup (1, +\infty)$,显然当 $x \to \infty$ 时,函数极限不存在,所以函数不存在水平渐近线.

因为 $\lim\limits_{x \to 1} \dfrac{1}{y} = \lim\limits_{x \to 1} \dfrac{x^2 + 2x - 3}{x^3} = 0$,$\lim\limits_{x \to -3} \dfrac{1}{y} = \lim\limits_{x \to -3} \dfrac{x^2 + 2x - 3}{x^3} = 0$,所以 $\lim\limits_{x \to 1} \dfrac{x^3}{x^2 + 2x - 3} = \infty$,$\lim\limits_{x \to -3} \dfrac{x^3}{x^2 + 2x - 3} = \infty$.

故直线 $x = 1$ 与 $x = -3$ 是曲线的两条垂直渐近线.

**例 3.27** 求曲线 $y = \dfrac{\ln(1 + x)}{x}$ 的渐近线.

**解** 函数的定义域为 $(-1, 0) \cup (0, +\infty)$. 由于

$$\lim_{x \to +\infty} \frac{\ln(1 + x)}{x} = \lim_{x \to +\infty} \frac{[\ln(1 + x)]'}{x'} = \lim_{x \to +\infty} \frac{\dfrac{1}{1 + x}}{1} = 0,$$

$$\lim_{x \to -1^+} \frac{\ln(1 + x)}{x} = +\infty,$$

所以 $y = \dfrac{\ln(1 + x)}{x}$ 有水平渐近线 $y = 0$ 和垂直渐近线 $x = -1$.

## 二、绘制函数图形的一般步骤

根据前面各节对函数性态的讨论,可归纳出函数作图的一般步骤如下:

(1) 确定函数的定义域,讨论函数的奇偶性、周期性,求出 $f'(x)$、$f''(x)$;

(2) 求出方程 $f'(x)=0$ 及 $f''(x)=0$ 在函数定义域内的全部实根及一阶导数 $f'(x)$ 与二阶导数 $f''(x)$ 不存在的点,用这些点把函数的定义域划分成若干小区间;

(3) 确定在各个小区间内 $f'(x)$ 及 $f''(x)$ 的符号,并由此确定函数在各个小区间内的单调性、凹凸性,求出函数的极值点及曲线的拐点(通常列表讨论);

(4) 确定函数的垂直渐近线及水平渐近线,计算出一些特殊的点的坐标,如曲线与坐标轴的交点等;

(5) 根据上述结果绘制出函数的图形.

**例 3.28**   画出函数 $f(x)=x^3-x^2-x+1$ 的图形.

**解**   函数的定义域为 $(-\infty,+\infty)$,显然该函数非奇非偶.

$$f'(x)=3x^2-2x-1=(3x+1)(x-1),\quad f''(x)=6x-2.$$

令 $f'(x)=0$ 得驻点 $x_1=-\dfrac{1}{3}$,$x_2=1$,再令 $f''(x)=0$ 得特殊点 $x_3=\dfrac{1}{3}$.以这三个点为界将定义域划分为四个小区间,列表如下:

| $x$ | $\left(-\infty,-\dfrac{1}{3}\right)$ | $-\dfrac{1}{3}$ | $\left(-\dfrac{1}{3},\dfrac{1}{3}\right)$ | $\dfrac{1}{3}$ | $\left(\dfrac{1}{3},1\right)$ | $1$ | $(1,+\infty)$ |
|---|---|---|---|---|---|---|---|
| $y'$ | $+$ | $0$ | $-$ | $-$ | $-$ | $0$ | $+$ |
| $y''$ | $-$ | $-$ | $-$ | $0$ | $+$ | $+$ | $+$ |
| $y$ | ↗ | 极大值 $f\left(-\dfrac{1}{3}\right)=\dfrac{32}{27}$ | ↘ | 拐点 $\left(\dfrac{1}{3},\dfrac{16}{27}\right)$ | ↘ | 极小值 $f(1)=0$ | ↗ |

因为当 $x\to+\infty$ 时,$y\to+\infty$;当 $x\to-\infty$ 时,$y\to-\infty$.故无水平渐近线.显然也无垂直渐近线.

补充点:$(-1,0)$,$(0,1)$,$\left(\dfrac{3}{2},\dfrac{5}{8}\right)$.

描点连线画出图形(图 3-9).

**例 3.29**   作函数 $f(x)=\dfrac{4(x+1)}{x^2}-2$ 的图形.

**解**   函数的定义域为 $(-\infty,0)\cup(0,+\infty)$,函数非奇非偶.

$$f'(x)=-\frac{4(x+2)}{x^3},\quad f''(x)=\frac{8(x+3)}{x^4},\quad \text{令 } f'(x)=0,\text{得驻点}$$

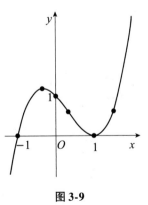

图 3-9

$x=-2$.再令 $f''(x)=0$ 得特殊点 $x=-3$.$x=0$ 是函数的间断点.以这三个点为界将定义域划分为四个小区间,列表如下:

| $x$ | $(-\infty,-3)$ | $-3$ | $(-3,-2)$ | $-2$ | $(-2,0)$ | $0$ | $(0,+\infty)$ |
|---|---|---|---|---|---|---|---|
| $f'(x)$ | $-$ | | $-$ | $0$ | $+$ | 不存在 | $-$ |
| $f''(x)$ | $-$ | $0$ | $+$ | | $+$ | | $+$ |
| $f(x)$ | ↘ | 拐点 $\left(-3,-\dfrac{26}{9}\right)$ | ↘ | 极小值 $f(-2)=-3$ | ↗ | 间断点 | ↘ |

又 $\lim\limits_{x\to\infty}f(x)=\lim\limits_{x\to\infty}\left[\dfrac{4(x+1)}{x^2}-2\right]=-2$,得水平渐近线 $y=-2$;

而 $\lim\limits_{x\to0}f(x)=\lim\limits_{x\to0}\left[\dfrac{4(x+1)}{x^2}-2\right]=+\infty$,得垂直渐近线 $x=0$.

补充点:$(1-\sqrt{3},0),(1+\sqrt{3},0),(-1,-2),(1,6),(2,1)$.

综合上述讨论可作出函数图形(图 3-10).

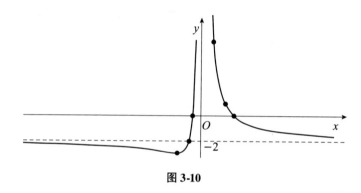

**图 3-10**

**例 3.30** 描绘函数 $f(x)=\dfrac{1}{\sqrt{2\pi}}e^{-\frac{1}{2}x^2}$ 的图形.

**解** 定义域为 $(-\infty,+\infty)$,函数为偶函数,它的图形关于 $y$ 轴对称,因此可以只讨论在 $[0,+\infty)$ 上的函数的图形.因

$$f'(x)=-\dfrac{x}{\sqrt{2\pi}}e^{-\frac{1}{2}x^2},\quad f''(x)=\dfrac{(x+1)(x-1)}{\sqrt{2\pi}}e^{-\frac{1}{2}x^2}.$$

令 $f'(x)=0$,得驻点 $x=0$;再令 $f''(x)=0$,得特殊点 $x=1$.以这两个点为界将 $[0,+\infty)$ 划分为两个小区间,列表如下:

| $x$ | $0$ | $(0,1)$ | $1$ | $(1,+\infty)$ |
|---|---|---|---|---|
| $f'(x)$ | $0$ | $-$ | $-$ | $-$ |
| $f''(x)$ | $-$ | $-$ | $0$ | $+$ |
| $f(x)$ | 极大值 $\dfrac{1}{\sqrt{2\pi}}$ | ↘ | 拐点 $\left(1,\dfrac{1}{\sqrt{2\pi e}}\right)$ | ↗ |

因 $\lim\limits_{x \to \infty} \dfrac{1}{\sqrt{2\pi}} e^{-\frac{1}{2}x^2} = 0$，曲线有水平渐近线 $y = 0$. 显然曲线无垂直渐近线.

先画出区间 $[0, +\infty)$ 内的图形, 然后利用关于 $y$ 轴的对称性, 画出函数 $f(x) = \dfrac{1}{\sqrt{2\pi}} e^{-\frac{1}{2}x^2}$ 在区间 $(-\infty, +\infty)$ 上的图形(如图 3-11 所示).

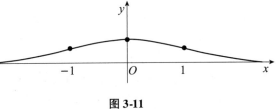

**图 3-11**

# 本章小结

费马引理给出了函数取极值的必要条件而非充分条件;罗尔定理是拉格朗日中值定理的特例,而拉格朗日中值定理是罗尔定理的推广.几个定理使用时注意验证定理成立的条件.

洛必达法则是求 $\dfrac{0}{0}$ 型和 $\dfrac{\infty}{\infty}$ 型未定式极限的有效方法,但是非未定式极限却不能使用.因此在实际运算时,每使用一次洛必达法则,必须判断一次条件.洛必达法则是充分条件,当条件不满足时,未定式的极限需要用其他方法求解,但不能说此未定式的极限不存在.

能根据函数的导数判别函数的单调性及求解函数的单调区间,判定曲线的凹凸性及求函数的拐点.

极值是函数的局部性概念,因此函数的极大值可能小于极小值.驻点和不可导点统称为临界点.函数的极值必在临界点处取得.极值的判别法:1)第一充分条件;2)第二充分条件.要注意使用条件及注意最值与极值的区别.

利用导数判断函数单调性、极值、函数图形的凹凸性、函数图形拐点,会求水平、垂直渐近线.利用函数图形的拐点以及水平、垂直渐近线,能准确地描绘函数的图形.

⌐ **知识链接** ⌐

## 拉格朗日

约瑟夫·路易斯·拉格朗日(Joseph – Louis Lagrange 1735—1813),法国数学家、物理学家.他在数学、力学和天文学三个学科领域中都有历史性的贡献,其中尤以数学方面的成就最为突出.

拉格朗日科学研究所涉及的领域极其广泛.他在数学上最突出的贡献是使数学分析与几何与力学脱离开来,使数学的独立性更为清楚,从此数学不再仅仅是其他学科的工具.

拉格朗日总结了 18 世纪的数学成果,同时又为 19 世纪的数学研究开辟了道路,堪称法国最杰出的数学大师.同时,他的关于月球运动(三体问题)、行星运动、轨道计算、两个不动中心问题、流体力学等方面的成果,在使天文学力学化、力学分析化上,也起到了历史性的作用,促进了力学和天体力学的进一步发展,成为这些领域的开创性或奠基性研究.

在柏林工作的前十年,拉格朗日把大量时间花在代数方程和超越方程的解法上,做出了有价值的贡献,推动了代数学的发展.他提交给柏林科学院两篇著名的论文:《关于解数值方程》和《关于方程的代数解法的研究》.把前人解三、四次代数方程的各种解法,总结为一套标准方法,即把方程化为低一次的方程(称辅助方程或预解式)以求解.

拉格朗日也是分析力学的创立者.拉格朗日在其名著《分析力学》中,在总结历史上各种力学基本原理的基础上,发展达朗贝尔、欧拉等人研究成果,引入了势和等势面的概念,进一步把数学分析应用于质点和刚体力学,提出了运用于静力学和动力学的普遍方程,引进广义坐标的概念,建立了拉格朗日方程,把力学体系的运动方程从以力为基本概念的牛顿形式,改变为以能量为基本概念的分析力学形式,奠定了分析力学的基础,为把力学理论推广应用到物理学其他领域开辟了道路.

他还给出刚体在重力作用下,绕旋转对称轴上的定点转动(拉格朗日陀螺)的欧拉动力学方程的解,对三体问题的求解方法有重要贡献,解决了限制性三体运动的定型问题.拉格朗日对流体运动的理论也有重要贡献,提出了描述流体运动的拉格朗日方法.

拉格朗日的研究工作中,约有一半同天体力学有关.他用自己在分析力学中的原理和公式,建立起各类天体的运动方程.在天体运动方程的解法中,拉格朗日发现了三体问题运动方程的五个特解,即拉格朗日平动解.此外,他还研究了彗星和小行星的摄动问题,提出了彗星起源假说等.

# 习题三

3.1　证明下列各式:

(1) $\arctan x + \text{arccot} x = \dfrac{\pi}{2}$;

(2) $\dfrac{x}{1+x^2} < \arctan x < x(x>0)$.

3.2　用洛必达法则求下列极限:

(1) $\lim\limits_{x\to 1}\dfrac{\ln x}{x-1}$;

(2) $\lim\limits_{x\to 0}\dfrac{e^{-2x}-1}{x}$;

(3) $\lim\limits_{x\to 0}\dfrac{e^x-\cos x}{\sin x}$;

(4) $\lim\limits_{x\to 0}\dfrac{x-\sin x}{x^3}$;

(5) $\lim\limits_{x\to\frac{\pi}{2}}\dfrac{\tan x}{\tan 3x}$;

(6) $\lim\limits_{x\to+\infty}\dfrac{x^n}{e^x}(n\text{ 为正整数})$;

(7) $\lim\limits_{x\to 0^+}\dfrac{\ln x}{\cot x}$;

(8) $\lim\limits_{x\to 1}\left(\dfrac{2}{x^2-1}-\dfrac{1}{x-1}\right)$;

(9) $\lim\limits_{x\to 0}\left(\cot x-\dfrac{1}{x}\right)$;

(10) $\lim\limits_{x\to 1^+}\ln x\cdot\ln(x-1)$;

(11) $\lim\limits_{x\to 1}(x-1)\tan\dfrac{\pi x}{2}$;

(12) $\lim\limits_{x\to 0^+}x^x$;

(13) $\lim\limits_{x\to 0^+}\left(\dfrac{1}{x}\right)^{\tan x}$.

3.3　求下列函数的单调区间与极值:

(1) $y=3x-x^3$;

(2) $y=\dfrac{2}{x}+x^2$;

（3）$y=(2x-5)x^{\frac{2}{3}}$；

（4）$y=x-\ln(1+x)$；

（5）$y=\ln(x+\sqrt{1+x^2})$；

（6）$y=\dfrac{(x-2)(x-3)}{x^2}$；

（7）$y=(x-5)^2\sqrt[3]{(x+1)^2}$.

3.4  利用函数的单调性证明下列不等式：

（1）$2\sqrt{x}>3-\dfrac{1}{x}(x>1)$；

（2）$\sin x>x-\dfrac{1}{6}x^3(x>0)$；

（3）$\ln(1+x)>\dfrac{\arctan x}{1+x}(x>0)$；

（4）$\dfrac{2x}{\pi}<\sin x<x\left(0<x<\dfrac{\pi}{2}\right)$.

3.5  求下列函数的凹凸区间及拐点：

（1）$y=5+3x-5x^2+x^3$；

（2）$y=\ln(x^2+1)$；

（3）$y=x^2+\dfrac{2}{x}$；

（4）$y=\dfrac{x}{(x+1)^2}$；

（5）$y=xe^{-x}$；

（6）$y=(x-1)\sqrt[3]{x^2}$.

3.6  求下列函数在给定区间上的最值：

（1）$y=x^4-4x^3+8,x\in[-1,1]$；

（2）$y=|x^2-3x+2|,x\in[-3,4]$；

（3）$y=x^2-\dfrac{8}{x},x\in(-\infty,0)$；

（4）$y=2x+\sqrt{1-x},x\in[-5,1]$.

3.7  建一个体积为 $V$ 的有盖圆柱形池子，已知上、下底单位面积的造价是四周造价的 2 倍，问池子的底面半径为多大时总造价最低？

3.8  将长为 $a$ 的铁丝切成两段，一段围成正方形，另一段围成圆.问两段铁丝各多长时，正方形与圆的面积之和最小？

3.9  在某化学反应中，反应速度 $v(x)$ 与反应物浓度 $x$ 的关系为 $v(x)=kx(x_0-x)$，其中 $x_0$ 是反应开始时反应物的浓度，$k$ 是反应速率常数.问反应物的浓度 $x$ 为何值时，反应速度 $v(x)$ 达到最大值.

3.10  作出下列函数的图形：

（1）$y=x^3-5x^2+3x+2$；

（2）$y=e^{\frac{-(x-1)^2}{2}}$；

（3）$y=\dfrac{1-2x}{x^2}+1$；

（4）$y=\dfrac{x}{1+x^2}$；

（5）$y=\dfrac{(x-3)^2}{4(x-1)}$.

（刘守鹏）

# 第四章　不定积分

**学习目标**

1. **掌握** 原函数的概念、不定积分的定义及性质、不定积分的直接积分法.
2. **熟悉** 不定积分的换元积分法和分部积分法.
3. **了解** 原函数的存在定理.

**能力要求**

理解不定积分的意义,能够灵活运用各种积分方法求不定积分.

前面第二章已经介绍了函数的微分运算,就是对已知的函数求出其导数或微分.而微积分的另一个重要内容就是积分学,其中不定积分解决的是与微分运算正好相反的问题:求一个可导函数,使它的导函数等于已知的函数.不定积分是微分运算的逆运算(忽略常数 $C$),是微分学和积分学的联系纽带.本章主要介绍不定积分的概念、性质和计算方法.

# 第一节　不定积分的概念和性质

## 一、不定积分的概念

**定义 4.1**　若在区间 $I$ 上,可导函数 $F(x)$ 的导数为 $f(x)$,即对任一 $x \in I$,都有

$$F'(x) = f(x) \quad \text{或} \quad \mathrm{d}F(x) = f(x)\mathrm{d}x$$

则称函数 $F(x)$ 为 $f(x)$ 在 $I$ 上的**原函数**(primary function).

例如,因为 $\left(\dfrac{x^2}{2}\right)' = x$,所以 $\dfrac{x^2}{2}$ 是 $x$ 在 $(-\infty, +\infty)$ 上的原函数;因为 $(\sin x)' = \cos x$,所以 $\sin x$ 是 $\cos x$ 在 $(-\infty, +\infty)$ 上的原函数.

一个函数具备什么条件,其原函数一定存在呢? 在第五章第二节中将证明:区间 $I$ 内的连续函数一定存在原函数.因为初等函数在其定义区间内都连续,所以初等函数在定义区间内一定有原函数.

若函数有原函数,显然其原函数是不唯一的. 如因为 $\left(\dfrac{x^2}{2}+1\right)'=x$, $\left(\dfrac{x^2}{2}+2\right)'=x$, 所以 $\dfrac{x^2}{2}+1$、$\dfrac{x^2}{2}+2$ 也是 $x$ 的原函数. 事实上, $\dfrac{x^2}{2}+C$(其中 $C$ 为任意常数)都是 $x$ 的原函数, 而且 $x$ 的全体原函数也可以表示为 $\dfrac{x^2}{2}+C$(其中 $C$ 为任意常数). 此结论适用于所有函数.

**定理 4.1** 若 $F(x)$ 为 $f(x)$ 在区间 $I$ 上的一个原函数, 则 $F(x)+C$($C$ 为任意常数)就是 $f(x)$ 在 $I$ 上原函数的全体.

**证明** 设 $\Phi(x)$ 是 $f(x)$ 在 $I$ 上的任意一个原函数, 即对任一 $x \in I$, 都有
$$\Phi'(x)=f(x),$$
则
$$[\Phi(x)-F(x)]'=\Phi'(x)-F'(x)=f(x)-f(x)=0.$$
由第三章拉格朗日中值定理的推论可知:在一个区间上导数恒为零的函数必为常数, 即
$$\Phi(x)-F(x)=C \quad 或 \quad \Phi(x)=F(x)+C,$$
其中 $C$ 为常数. 这说明, 函数 $f(x)$ 的任何两个原函数之间只相差一个常数. 因此, 当 $C$ 为任意常数时, $F(x)+C$ 就表示 $f(x)$ 的全体原函数.

由此给出下述定义

**定义 4.2** 在区间 $I$ 上, 函数 $f(x)$ 的原函数的全体 $F(x)+C$($C$ 为任意常数)称为 $f(x)$ 在 $I$ 上的**不定积分**(indefinite integral), 记作 $\int f(x)\mathrm{d}x$, 即
$$\int f(x)\mathrm{d}x=F(x)+C,$$
其中符号 $\int$ 称为**积分号**(integral sign), $f(x)$ 称为**被积函数**(integrand function), $f(x)\mathrm{d}x$ 称为**被积表达式**(integrand expression), $x$ 称为**积分变量**(variable of integration), 常数 $C$ 称为**积分常数**(integral constant).

由定义 4.2, 有
$$\int x\mathrm{d}x=\frac{x^2}{2}+C,$$
$$\int \cos x\mathrm{d}x=\sin x+C.$$

根据导数和不定积分的定义, 可以得到如下关系式:
$$\left[\int f(x)\mathrm{d}x\right]'=f(x) \quad 或 \quad \mathrm{d}\left[\int f(x)\mathrm{d}x\right]=f(x)\mathrm{d}x,$$
及
$$\int F'(x)\mathrm{d}x=F(x)+C \quad 或 \quad \int \mathrm{d}F(x)=F(x)+C.$$

上面两式说明:如果忽略常数 $C$, 不定积分运算与导数运算(或微分运算)互为逆运算. 于是, 验证积分运算是否正确的简单而准确的方法, 就是将积分结果求导, 看其导数是否等于被积函数.

利用不定积分的定义, 可以求一些简单函数的不定积分.

**例 4.1** 求 $\int \dfrac{1}{\sqrt{x}}\mathrm{d}x$.

**解** 由

$$\left(2\sqrt{x}\right)' = \frac{1}{\sqrt{x}},$$

可得

$$\int \frac{1}{\sqrt{x}}\mathrm{d}x = 2\sqrt{x} + C.$$

进一步,可通过 $\left(2\sqrt{x} + C\right)' = \dfrac{1}{\sqrt{x}}$ 来验证积分结果.

**例 4.2** 求 $\int \dfrac{1}{x}\mathrm{d}x$.

**解** 当 $x > 0$ 时,

$$\left(\ln x\right)' = \frac{1}{x};$$

当 $x < 0$ 时,

$$\left[\ln(-x)\right]' = \frac{1}{-x}(-x)' = \frac{1}{x}.$$

所以

$$\left(\ln|x|\right)' = \frac{1}{x},$$

故

$$\int \frac{1}{x}\mathrm{d}x = \ln|x| + C.$$

**例 4.3** 设曲线过点 $(1,2)$,且其上任一点的切线斜率为该点横坐标的两倍,求此曲线方程.

**解** 设曲线方程为 $y = f(x)$,其上任一点 $(x, y)$ 处切线的斜率为 $2x$,即 $\dfrac{\mathrm{d}y}{\mathrm{d}x} = 2x$. 再由 $(x^2)' = 2x$ 可得

$$f(x) = \int 2x\mathrm{d}x = x^2 + C.$$

又因为曲线过点 $(1,2)$,可推知 $C = 1$,因此所求曲线方程为

$$y = x^2 + 1.$$

由此,我们来讨论不定积分的几何意义. 函数 $2x$ 的不定积分为 $\int 2x\mathrm{d}x = x^2 + C$,而 $y = x^2 + C$ 的图形是一簇抛物线(图 4-1).

不论 $C$ 取何值,在 $x$ 处都有 $y' = (x^2 + C)' = 2x$. 这说明曲线簇中,在横坐标 $x$ 相同的各点处,任意两条曲

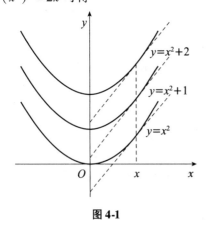

**图 4-1**

线的切线斜率相同,因而切线是相互平行的. 如果增加附加条件(例如过一个已知的点),则可求得积分曲线簇中的某一特定的积分曲线.

一般地,函数 $f(x)$ 的不定积分 $\int f(x)\mathrm{d}x = F(x) + C$ 是一簇函数,$y = F(x) + C$ 的图形是一簇曲线,这簇曲线称为**积分曲线簇**(family of integral curve).

## 二、基本积分表

根据导数的基本公式和不定积分的定义,可得下列基本积分公式:

1. $\int 1 \cdot \mathrm{d}x = x + C$ ;

2. $\int x^\mu \mathrm{d}x = \dfrac{x^{\mu+1}}{\mu + 1} + C$ ( $\mu \neq -1$ );

3. $\int \dfrac{\mathrm{d}x}{x} = \ln |x| + C$ ;

4. $\int \dfrac{\mathrm{d}x}{1 + x^2} = \arctan x + C$ ;

5. $\int \dfrac{\mathrm{d}x}{\sqrt{1 - x^2}} = \arcsin x + C$ ;

6. $\int \cos x\mathrm{d}x = \sin x + C$ ;

7. $\int \sin x\mathrm{d}x = -\cos x + C$ ;

8. $\int \dfrac{\mathrm{d}x}{\cos^2 x} = \int \sec^2 x\mathrm{d}x = \tan x + C$ ;

9. $\int \dfrac{\mathrm{d}x}{\sin^2 x} = \int \csc^2 x\mathrm{d}x = -\cot x + C$ ;

10. $\int \sec x\tan x\mathrm{d}x = \sec x + C$ ;

11. $\int \csc x\cot x\mathrm{d}x = -\csc x + C$ ;

12. $\int \mathrm{e}^x \mathrm{d}x = \mathrm{e}^x + C$ ;

13. $\int a^x \mathrm{d}x = \dfrac{a^x}{\ln a} + C$ ( $a > 0$ 且 $a \neq 1$ ).

上述基本积分公式是求不定积分的基础,几乎所有的不定积分都将用到其中的一个或几个.

**例 4.4** 求 $\int x^2 \mathrm{d}x$.

**解** 被积函数为幂函数,可将 $\mu = 2$ 代入基本积分公式 2,得

$$\int x^2 \mathrm{d}x = \frac{1}{2 + 1}x^{2+1} + C = \frac{x^3}{3} + C.$$

**例 4.5** 求 $\int x^{\frac{2}{5}}\mathrm{d}x$.

**解** 被积函数为幂函数,可将 $\mu = \dfrac{2}{5}$ 代入基本积分公式 2,得

$$\int x^{\frac{2}{5}} \mathrm{d}x = \frac{1}{\dfrac{2}{5}+1} x^{\frac{2}{5}+1} + C = \frac{5}{7} x^{\frac{7}{5}} + C.$$

**例 4.6** 求 $\int x^2 \sqrt[3]{x}\,\mathrm{d}x.$

**解** 先将被积函数进行幂的运算得 $x^2 \sqrt[3]{x} = x^{\frac{7}{3}}$,再将 $\mu = \dfrac{7}{3}$ 代入基本积分公式 2,得

$$\int x^2 \sqrt[3]{x}\,\mathrm{d}x = \int x^{\frac{7}{3}}\,\mathrm{d}x = \frac{1}{\dfrac{7}{3}+1} x^{\frac{7}{3}+1} + C = \frac{3}{10} x^{\frac{10}{3}} + C.$$

**例 4.7** 求 $\int 10^x \mathrm{d}x.$

**解** 被积函数为指数函数,可将 $a = 10$ 代入基本积分公式 13,得

$$\int 10^x \mathrm{d}x = \frac{10^x}{\ln 10} + C.$$

**例 4.8** 求 $\int \mathrm{e}^x 3^x \mathrm{d}x.$

**解** 先将被积函数进行幂的运算得 $\mathrm{e}^x 3^x = (3\mathrm{e})^x$,再将 $a = 3\mathrm{e}$ 代入基本积分公式 13,得

$$\int \mathrm{e}^x 3^x \mathrm{d}x = \int (3\mathrm{e})^x \mathrm{d}x = \frac{(3\mathrm{e})^x}{\ln 3\mathrm{e}} + C.$$

## 三、不定积分的性质

**性质 4.1** 两个函数代数和的积分等于其各自积分的代数和,即

$$\int [f(x) \pm g(x)]\,\mathrm{d}x = \int f(x)\,\mathrm{d}x \pm \int g(x)\,\mathrm{d}x.$$

**证明** 等式右边的导数为

$$\left[\int f(x)\,\mathrm{d}x \pm \int g(x)\,\mathrm{d}x\right]' = \left[\int f(x)\,\mathrm{d}x\right]' \pm \left[\int g(x)\,\mathrm{d}x\right]' = f(x) \pm g(x),$$

即 $\int f(x)\,\mathrm{d}x \pm \int g(x)\,\mathrm{d}x$ 是 $f(x) \pm g(x)$ 的原函数.

由于 $\int f(x)\,\mathrm{d}x \pm \int g(x)\,\mathrm{d}x$ 中有两个积分符号,则形式上包含了两个任意的常数,而且任意常数的和也是任意的常数. 因此,$\int f(x)\,\mathrm{d}x \pm \int g(x)\,\mathrm{d}x$ 是 $f(x) \pm g(x)$ 的不定积分. 故性质 4.1 成立.

显然,性质 4.1 对被积函数为有限多个函数的代数和时也成立.

**性质 4.2** 常数因子可由积分号内提出,即

$$\int kf(x)\,\mathrm{d}x = k\int f(x)\,\mathrm{d}x \ (k \neq 0 \text{ 为常数}).$$

**证明** 对该等式右边求导得

$$\left[k\int f(x)\,\mathrm{d}x\right]' = k\left[\int f(x)\,\mathrm{d}x\right]' = kf(x),$$

则 $k\int f(x)\,\mathrm{d}x$ 是 $kf(x)$ 的原函数. 故性质 4.2 成立.

**例 4.9**　求 $\int (4x^3 + 6e^x - 2\cos x)\,dx$.

**解**　利用性质 4.1 和性质 4.2 得

$$\int (4x^3 + 6e^x - 2\cos x)\,dx = 4\int x^3\,dx + 6\int e^x\,dx - 2\int \cos x\,dx,$$

再由不定积分的基本公式可得

$$\int x^3\,dx = \frac{1}{4}x^4 + C_1,$$

$$\int e^x\,dx = e^x + C_2,$$

$$\int \cos x\,dx = \sin x + C_3.$$

于是

$$\int (4x^3 + 6e^x - 2\cos x)\,dx = 4\int x^3\,dx + 6\int e^x\,dx - 2\int \cos x\,dx$$

$$= 4\left(\frac{1}{4}x^4 + C_1\right) + 6(e^x + C_2) - 2(\sin x + C_3)$$

$$= x^4 + 6e^x - 2\sin x + C.$$

其中，$C = 4C_1 + 6C_2 - 2C_3$，即任意常数的代数和仍为任意常数. 解题熟练后此过程可以省略.

**例 4.10**　求 $\int \dfrac{x^2 - 1}{x}\,dx$.

**解**　先将被积函数进行初等变形，然后利用性质 4.1 和 4.2 可得

$$\int \frac{x^2 - 1}{x}\,dx = \int \left(x - \frac{1}{x}\right)dx = \int x\,dx - \int \frac{1}{x}\,dx = \frac{x^2}{2} - \ln|x| + C.$$

**例 4.11**　求 $\int \dfrac{x^2}{x^2 + 1}\,dx$.

**解**　$\displaystyle \int \frac{x^2}{x^2 + 1}\,dx = \int \frac{x^2 + 1 - 1}{x^2 + 1}\,dx = \int \left(1 - \frac{1}{x^2 + 1}\right)dx$

$$= \int 1 \cdot dx - \int \frac{1}{x^2 + 1}\,dx = x - \arctan x + C.$$

**例 4.12**　求 $\int \dfrac{1 + x + x^2}{x(1 + x^2)}\,dx$.

**解**　$\displaystyle \int \frac{1 + x + x^2}{x(1 + x^2)}\,dx = \int \frac{x}{x(1 + x^2)}\,dx + \int \frac{1 + x^2}{x(1 + x^2)}\,dx$

$$= \int \frac{1}{1 + x^2}\,dx + \int \frac{1}{x}\,dx = \arctan x + \ln|x| + C.$$

**例 4.13**　求 $\int \dfrac{x^4}{1 + x^2}\,dx$.

**解**　$\displaystyle \int \frac{x^4}{1 + x^2}\,dx = \int \frac{x^4 - 1 + 1}{1 + x^2}\,dx = \int \frac{(x^2 + 1)(x^2 - 1) + 1}{1 + x^2}\,dx$

$$= \int \left(x^2 - 1 + \frac{1}{1 + x^2}\right)\mathrm{d}x = \int x^2 \mathrm{d}x - \int 1 \mathrm{d}x + \int \frac{1}{1 + x^2}\mathrm{d}x$$

$$= \frac{1}{3}x^3 - x + \arctan x + C.$$

**例 4.14**  求 $\int \frac{x^4 + 2x^2}{1 + x^2}\mathrm{d}x.$

**解**  $\int \frac{x^4 + 2x^2}{1 + x^2}\mathrm{d}x = \int \frac{x^4 + x^2 + x^2}{1 + x^2}\mathrm{d}x = \int \frac{x^2(x^2 + 1) + x^2}{1 + x^2}\mathrm{d}x$

$$= \int \left(x^2 + 1 - \frac{1}{1 + x^2}\right)\mathrm{d}x = \int x^2 \mathrm{d}x + \int \mathrm{d}x - \int \frac{1}{1 + x^2}\mathrm{d}x$$

$$= \frac{1}{3}x^3 + x - \arctan x + C.$$

**例 4.15**  求 $\int -\frac{\mathrm{d}x}{\sqrt{1 - x^2}}.$

**解**  由性质 4.2 和基本积分公式 5 可得

$$\int -\frac{\mathrm{d}x}{\sqrt{1 - x^2}} = -\int \frac{\mathrm{d}x}{\sqrt{1 - x^2}} = -\arcsin x + C_1;$$

同时,可根据 $(\arccos x)' = -\frac{1}{\sqrt{1 - x^2}}$ 得到

$$\int -\frac{\mathrm{d}x}{\sqrt{1 - x^2}} = \arccos x + C_2.$$

事实上,上述结论均正确. 因为在第三章中已知 $\arcsin x + \arccos x = \frac{\pi}{2}$,则有 $\arccos x = \frac{\pi}{2} - \arcsin x.$ 于是

$$\int -\frac{\mathrm{d}x}{\sqrt{1 - x^2}} = \arccos x + C_2 = \frac{\pi}{2} - \arcsin x + C_2 = -\arcsin x + C_1,$$

其中 $C_1 = \frac{\pi}{2} + C_2.$

**例 4.16**  求 $\int \sin^2 \frac{x}{2}\mathrm{d}x.$

**解**  被积函数为三角函数,根据公式 $\sin^2 \frac{x}{2} = \frac{1 - \cos x}{2}$,再由性质 4.1 和 4.2 可得

$$\int \sin^2 \frac{x}{2}\mathrm{d}x = \int \frac{1 - \cos x}{2}\mathrm{d}x = \int \frac{1}{2}\mathrm{d}x - \frac{1}{2}\int \cos x \mathrm{d}x = \frac{1}{2}(x - \sin x) + C.$$

**例 4.17**  求 $\int \tan^2 x \mathrm{d}x.$

**解**  由 $\tan^2 x = \sec^2 x - 1$ 得

$$\int \tan^2 x \mathrm{d}x = \int (\sec^2 x - 1)\mathrm{d}x = \int \sec^2 x \mathrm{d}x - \int \mathrm{d}x = \tan x - x + C.$$

**例 4.18**  求 $\displaystyle\int \frac{1}{1 + \cos 2x}\mathrm{d}x$.

**解**  由 $1 + \cos 2x = 2\cos^2 x$ 得

$$\int \frac{1}{1 + \cos 2x}\mathrm{d}x = \int \frac{1}{2\cos^2 x}\mathrm{d}x = \frac{1}{2}\int \sec^2 x\mathrm{d}x = \frac{1}{2}\tan x + C.$$

**例 4.19**  求 $\displaystyle\int \frac{1}{\sin^2 x \cos^2 x}\mathrm{d}x$.

**解**  由 $\sin^2 x + \cos^2 x = 1$ 得

$$\int \frac{1}{\sin^2 x \cos^2 x}\mathrm{d}x = \int \frac{\sin^2 x + \cos^2 x}{\sin^2 x \cos^2 x}\mathrm{d}x = \int \left(\frac{1}{\cos^2 x} + \frac{1}{\sin^2 x}\right)\mathrm{d}x$$

$$= \int \frac{1}{\cos^2 x}\mathrm{d}x + \int \frac{1}{\sin^2 x}\mathrm{d}x = \int \sec^2 x\mathrm{d}x + \int \csc^2 x\mathrm{d}x$$

$$= \tan x - \cot x + C.$$

**例 4.20**  求 $\displaystyle\int \frac{\cos 2x}{\sin^2 x \cos^2 x}\mathrm{d}x$.

**解**  $\displaystyle\int \frac{\cos 2x}{\sin^2 x \cos^2 x}\mathrm{d}x = \int \frac{\cos^2 x - \sin^2 x}{\sin^2 x \cos^2 x}\mathrm{d}x = \int \left(\frac{1}{\sin^2 x} - \frac{1}{\cos^2 x}\right)\mathrm{d}x$

$$= \int \frac{1}{\sin^2 x}\mathrm{d}x - \int \frac{1}{\cos^2 x}\mathrm{d}x = \int \csc^2 x\mathrm{d}x - \int \sec^2 x\mathrm{d}x$$

$$= -\cot x - \tan x + C.$$

由以上例题可以看出,有时要先对被积函数进行适当的恒等变形(其中例 4.10 至 4.14 的被积函数中有多项式函数,需要对其进行多项式的分解和四则运算;例 4.16 至 4.20 的被积函数为三角函数,需要根据三角函数的相关公式进行运算),再结合不定积分的性质和基本积分公式将原函数求出,通常将这样求得积分的方法称为**直接积分法**.

# 第二节  换元积分法

从上一节看到,利用不定积分的性质和基本积分公式可以求出一些简单函数的不定积分. 但是当被积函数出现复合函数、无理函数等比较复杂的情况时,就需要引进更多的方法和技巧. 例如,可将积分变量作适当变换,使被积表达式转化为与基本公式相同的形式,从而求得原函数,这种方法称为**换元积分法**(integration by substitution). 换元法分为两类:第一类换元法和第二类换元法.

## 一、第一类换元积分法

当被积函数出现复合函数时,可以根据不定积分与微分的互为逆运算关系,利用复合函数求导法则来进行推导.

例如求 $\displaystyle\int \cos 2x\mathrm{d}x$ 时,被积函数 $\cos 2x$ 是复合函数,与基本积分公式 $\displaystyle\int \cos x\mathrm{d}x = \sin x + C$

相比,就会发现 $\displaystyle\int \cos 2x\mathrm{d}x$ 与 $\displaystyle\int \cos x\mathrm{d}x$ 只是被积函数的自变量系数不同,可以考虑对 $\sin 2x$

求微分. 根据复合函数微分法则, 令 $u = 2x$, 则

$$d(\sin 2x) = d(\sin u) = \cos u du = \cos 2x d(2x) = 2\cos 2x dx.$$

于是

$$\int \cos 2x dx = \frac{1}{2}\sin 2x + C.$$

将上述微分过程进行逆运算, 可得

$$\int \cos 2x dx = \frac{1}{2}\int \cos 2x d(2x) \xlongequal{u = 2x} \frac{1}{2}\int \cos u du = \frac{1}{2}\sin u + C = \frac{1}{2}\sin 2x + C.$$

综上, 由于函数 $\cos 2x$ 的内层函数为 $2x$, 且 $d(2x) = 2dx$, 则需要先在 $\int \cos 2x dx$ 中的积分表达式中凑出内层函数的微分 $2dx$, 然后令 $u = 2x$, 再求原函数.

一般地, 当不定积分 $\int g(x)dx$ 不能直接求出, 并且被积函数出现复合函数时, 设法把它凑成如下形式

$$\int f[\varphi(x)]\varphi'(x)dx,$$

然后作变换 $u = \varphi(x)$, 则 $du = \varphi'(x)dx$, 于是上式变为 $\int f(u)du$. 如果这个积分可以求出,

设 $\int f(u)du = F(u) + C$, 再换回变量 $x$ 就得到所求的积分. 于是有下述定理

**定理 4.2**  设 $f(u)$ 有原函数 $F(u)$, 且 $u = \varphi(x)$ 可导, 则有换元公式

$$\int f[\varphi(x)]\varphi'(x)dx = \int f(u)du = F(u) + C = F[\varphi(x)] + C.$$

这种积分方法称为**第一类换元积分法**. 由于这种方法的求解过程是, 首先把被积表达式凑成内层函数的微分 $d\varphi(x)$, 然后通过中间变量代换求得积分, 所以这种积分方法也称为**"凑"微分法**.

**例 4.21**  求 $\int \dfrac{2}{3 + 2x}dx$.

**解**  被积函数中有复合函数 $\dfrac{1}{3 + 2x}$, 内层函数为 $3 + 2x$. 因为 $d(3 + 2x) = 2dx$, 所以

$$\int \frac{2}{3 + 2x}dx = \int \frac{1}{3 + 2x} \cdot 2dx = \int \frac{d(3 + 2x)}{3 + 2x}.$$

令 $u = 3 + 2x$, 于是

$$\int \frac{2}{3 + 2x}dx = \int \frac{d(3 + 2x)}{3 + 2x} = \int \frac{1}{u}du = \ln |u| + C = \ln |3 + 2x| + C.$$

**例 4.22**  求 $\int 2x e^{x^2}dx$.

**解**  被积函数中有复合函数 $e^{x^2}$, 其内层函数为 $x^2$. 由于 $d(x^2) = 2xdx$, 所以

$$\int 2x e^{x^2}dx = \int e^{x^2} \cdot 2xdx = \int e^{x^2}d(x^2).$$

令 $u = x^2$, 于是

$$\int 2x e^{x^2}dx = \int e^{x^2}d(x^2) = \int e^u du = e^u + C = e^{x^2} + C.$$

**例 4.23** 求 $\int x \sqrt{1 - x^2}\mathrm{d}x$.

**解** 被积函数中有复合函数 $\sqrt{1 - x^2}$,并且 $\mathrm{d}(1 - x^2) = -2x\mathrm{d}x$. 于是

$$\int x \sqrt{1 - x^2}\mathrm{d}x = -\frac{1}{2}\int \sqrt{1 - x^2}(-2x)\mathrm{d}x = -\frac{1}{2}\int \sqrt{1 - x^2}\mathrm{d}(1 - x^2)$$

$$\xlongequal{\text{令} 1 - x^2 = u} -\frac{1}{2}\int u^{\frac{1}{2}}\mathrm{d}u$$

$$= -\frac{1}{3}u^{\frac{3}{2}} + C = -\frac{1}{3}(1 - x^2)^{\frac{3}{2}} + C.$$

**例 4.24** 求 $\int \frac{1}{x\ln x}\mathrm{d}x$.

**解** 因为 $\mathrm{d}(\ln x) = \frac{1}{x}\mathrm{d}x$,所以

$$\int \frac{1}{x\ln x}\mathrm{d}x = \int \frac{1}{\ln x} \cdot \frac{1}{x}\mathrm{d}x = \int \frac{1}{\ln x}\mathrm{d}(\ln x)$$

令 $u = \ln x$,于是

$$\int \frac{1}{x\ln x}\mathrm{d}x = \int \frac{1}{\ln x}\mathrm{d}\ln x = \int \frac{1}{u}\mathrm{d}u = \ln |u| + C = \ln |\ln x| + C.$$

解题比较熟练后,设中间变量 $u$ 的换元过程就可以省略了.

**例 4.25** 求 $\int \sin 2x\mathrm{d}x$.

**解** 法一:因为 $\mathrm{d}(2x) = 2\mathrm{d}x$,所以

$$\int \sin 2x\mathrm{d}x = \frac{1}{2}\int \sin 2x\mathrm{d}(2x) = -\frac{1}{2}\cos 2x + C_1 ;$$

法二:因为 $\sin 2x = 2\sin x\cos x$,所以

$$\int \sin 2x\mathrm{d}x = \int 2\sin x\cos x\mathrm{d}x,$$

再根据 $\mathrm{d}(\sin x) = \cos x\mathrm{d}x$ 得

$$\int \sin 2x\mathrm{d}x = 2\int \sin x \cdot \cos x\mathrm{d}x = 2\int \sin x\mathrm{d}(\sin x) = \sin^2 x + C_2.$$

此题还可以用 $\cos x$ 来凑微分,读者可自行验证.

**例 4.26** 求 $\int \frac{\sin x + \cos x}{\sqrt{\sin x - \cos x}}\mathrm{d}x$.

**解** 因为 $\mathrm{d}(\sin x - \cos x) = (\cos x + \sin x)\mathrm{d}x$,所以

$$\int \frac{\sin x + \cos x}{\sqrt{\sin x - \cos x}}\mathrm{d}x = \int \frac{1}{\sqrt{\sin x - \cos x}} \cdot (\sin x + \cos x)\mathrm{d}x$$

$$= \int \frac{1}{\sqrt{\sin x - \cos x}}\mathrm{d}(\sin x - \cos x)$$

$$= 2 \sqrt{\sin x - \cos x} + C.$$

**例 4.27** 求 $\int (x^2 - 3x + 1)^2(2x - 3)\mathrm{d}x$.

**解** 因为 $\mathrm{d}(x^2 - 3x + 1) = (2x - 3)\mathrm{d}x$，所以

$$\int (x^2 - 3x + 1)^2 (2x - 3)\mathrm{d}x = \int (x^2 - 3x + 1)^2 \mathrm{d}(x^2 - 3x + 1)$$

$$= \frac{1}{3}(x^2 - 3x + 1)^3 + C.$$

**例 4.28** 求 $\int \dfrac{1}{a^2 + x^2}\mathrm{d}x$，其中 $a > 0$.

**解** 被积函数中有复合函数 $\dfrac{1}{a^2 + x^2}$，且 $\mathrm{d}(a^2 + x^2) = 2x\mathrm{d}x$，但是没有"可以凑微分"的函数 $2x$. 经过观察发现，此积分与基本积分公式

$$\int \frac{\mathrm{d}x}{1 + x^2} = \arctan x + C$$

相似，于是

$$\int \frac{1}{a^2 + x^2}\mathrm{d}x = \frac{1}{a^2}\int \frac{1}{1 + \dfrac{x^2}{a^2}}\mathrm{d}x = \frac{1}{a^2}\int \frac{1}{1 + \left(\dfrac{x}{a}\right)^2}\mathrm{d}x$$

$$= \frac{1}{a}\int \frac{1}{1 + \left(\dfrac{x}{a}\right)^2}\mathrm{d}\left(\frac{x}{a}\right) = \frac{1}{a}\arctan\left(\frac{x}{a}\right) + C.$$

**例 4.29** 求 $\int \dfrac{3}{\sqrt{9 - x^2}}\mathrm{d}x$.

**解** 通过观察发现，此积分与基本积分公式

$$\int \frac{\mathrm{d}x}{\sqrt{1 - x^2}} = \arcsin x + C$$

相似，于是

$$\int \frac{3}{\sqrt{9 - x^2}}\mathrm{d}x = \int \frac{\mathrm{d}x}{\sqrt{1 - \left(\dfrac{x}{3}\right)^2}} = 3\int \frac{1}{\sqrt{1 - \left(\dfrac{x}{3}\right)^2}}\mathrm{d}\left(\frac{x}{3}\right) = 3\arcsin\left(\frac{x}{3}\right) + C.$$

**例 4.30** 求 $\int \tan x\mathrm{d}x$.

**解** 被积函数不是复合函数，需要将其转化为复合函数的形式，再进行积分，即

$$\int \tan x\mathrm{d}x = \int \frac{\sin x}{\cos x}\mathrm{d}x = -\int \frac{\mathrm{d}\cos x}{\cos x} = -\ln|\cos x| + C.$$

类似的可求得

$$\int \cot x\mathrm{d}x = \ln|\sin x| + C.$$

从以上例子可以看出，凑微分法关键在于"凑"，就是将被积表达式凑成不定积分公式的形式. 在凑微分时，常用到如下微分式：

$$\mathrm{d}x = \frac{1}{a}\mathrm{d}(ax + b); \qquad\qquad x\mathrm{d}x = \frac{1}{2}\mathrm{d}(x^2);$$

$$\frac{1}{\sqrt{x}}\mathrm{d}x = 2\mathrm{d}\sqrt{x}\,; \qquad\qquad \frac{1}{x^2}\mathrm{d}x = -\mathrm{d}\!\left(\frac{1}{x}\right);$$

$$\frac{1}{x}\mathrm{d}x = \mathrm{d}(\ln x)\,; \qquad\qquad \frac{1}{1+x^2}\mathrm{d}x = \mathrm{d}(\arctan x)\,;$$

$$\frac{1}{\sqrt{1-x^2}}\mathrm{d}x = \mathrm{d}(\arcsin x)\,; \qquad\qquad \mathrm{e}^x\mathrm{d}x = \mathrm{d}(\mathrm{e}^x)\,;$$

$$\sin x\mathrm{d}x = -\mathrm{d}(\cos x)\,; \qquad\qquad \cos x\mathrm{d}x = \mathrm{d}(\sin x)\,;$$

$$\sec^2 x\mathrm{d}x = \mathrm{d}(\tan x)\,; \qquad\qquad \csc^2 x\mathrm{d}x = -\mathrm{d}(\cot x)\,.$$

**例 4.31**　求 $\displaystyle\int\left(\sin ax - \mathrm{e}^{\frac{x}{b}}\right)\mathrm{d}x$.

**解**　$\displaystyle\int\left(\sin ax - \mathrm{e}^{\frac{x}{b}}\right)\mathrm{d}x = \frac{1}{a}\int\sin ax\mathrm{d}(ax) - b\int\mathrm{e}^{\frac{x}{b}}\mathrm{d}\!\left(\frac{x}{b}\right) = -\frac{1}{a}\cos ax - b\mathrm{e}^{\frac{x}{b}} + C.$

**例 4.32**　求 $\displaystyle\int\frac{\mathrm{d}x}{a^2 - x^2}$，其中 $a \neq 0$.

**解**　$\displaystyle\int\frac{\mathrm{d}x}{a^2 - x^2} = \int\frac{1}{(a+x)(a-x)}\mathrm{d}x = \frac{1}{2a}\int\left(\frac{1}{a+x} + \frac{1}{a-x}\right)\mathrm{d}x$

$$= \frac{1}{2a}\left[\int\frac{1}{a+x}\mathrm{d}(a+x) - \int\frac{1}{a-x}\mathrm{d}(a-x)\right]$$

$$= \frac{1}{2a}\big[\ln|a+x| - \ln|a-x|\big] + C = \frac{1}{2a}\ln\left|\frac{a+x}{a-x}\right| + C.$$

**例 4.33**　求 $\displaystyle\int\frac{x^2}{x-1}\mathrm{d}x$.

**解**　$\displaystyle\int\frac{x^2}{x-1}\mathrm{d}x = \int\frac{x^2 - 1 + 1}{x-1}\mathrm{d}x$

$$= \int\left(x + 1 + \frac{1}{x-1}\right)\mathrm{d}x = \frac{1}{2}x^2 + x + \ln|x-1| + C.$$

**例 4.34**　求 $\displaystyle\int\cos^2 x\mathrm{d}x$.

**解**　$\displaystyle\int\cos^2 x\mathrm{d}x = \int\frac{1+\cos 2x}{2}\mathrm{d}x = \int\frac{1}{2}\mathrm{d}x + \frac{1}{2}\int\cos 2x\mathrm{d}x$

$$= \frac{1}{2}\int\mathrm{d}x + \frac{1}{4}\int\cos 2x\mathrm{d}(2x) = \frac{1}{2}x + \frac{1}{4}\sin 2x + C.$$

**例 4.35**　求 $\displaystyle\int\sin^3 x\mathrm{d}x$.

**解**　$\displaystyle\int\sin^3 x\mathrm{d}x = \int\sin^2 x \cdot \sin x\mathrm{d}x$

$$= -\int(1 - \cos^2 x)\mathrm{d}(\cos x) = -\int\mathrm{d}(\cos x) + \int\cos^2 x\mathrm{d}(\cos x)$$

$$= -\cos x + \frac{1}{3}\cos^3 x + C.$$

**例 4.36**　求 $\displaystyle\int\sin^2 x\cos^3 x\mathrm{d}x$.

**解** $\displaystyle\int \sin^2 x \cos^3 x \mathrm{d}x = \int \sin^2 x \cos^2 x \cdot \cos x \mathrm{d}x = \int \sin^2 x (1 - \sin^2 x) \mathrm{d}(\sin x)$

$$= \int (\sin^2 x - \sin^4 x) \mathrm{d}(\sin x) = \frac{1}{3} \sin^3 x - \frac{1}{5} \sin^5 x + C.$$

当被积函数是三角函数相乘时,可以根据需要拆开奇次项去凑微分.

**例 4.37** 求 $\displaystyle\int \frac{1 - x}{\sqrt{9 - 4x^2}} \mathrm{d}x$.

**解** $\displaystyle\int \frac{1 - x}{\sqrt{9 - 4x^2}} \mathrm{d}x = \int \frac{1}{\sqrt{9 - 4x^2}} \mathrm{d}x - \int \frac{x}{\sqrt{9 - 4x^2}} \mathrm{d}x$

$$= \frac{1}{3} \int \frac{1}{\sqrt{1 - \left(\frac{2}{3}x\right)^2}} \mathrm{d}x + \frac{1}{8} \int \frac{1}{\sqrt{9 - 4x^2}} \mathrm{d}(9 - 4x^2)$$

$$= \frac{1}{3} \times \frac{3}{2} \int \frac{1}{\sqrt{1 - \left(\frac{2}{3}x\right)^2}} \mathrm{d}\left(\frac{2}{3}x\right) + \frac{1}{4} \sqrt{9 - 4x^2} + C_1$$

$$= \frac{1}{2} \arcsin\left(\frac{2}{3}x\right) + \frac{1}{4} \sqrt{9 - 4x^2} + C.$$

**例 4.38** 求 $\displaystyle\int \frac{1 - \sin x}{\cos^2 x} \mathrm{d}x$.

**解** $\displaystyle\int \frac{1 - \sin x}{\cos^2 x} \mathrm{d}x = \int \left(\frac{1}{\cos^2 x} - \frac{\sin x}{\cos^2 x}\right) \mathrm{d}x$

$$= \int \sec^2 x \mathrm{d}x + \int \frac{1}{\cos^2 x} \mathrm{d}\cos x$$

$$= \tan x - \frac{1}{\cos x} + C.$$

**例 4.39** 求 $\displaystyle\int \sec x \mathrm{d}x$.

**解** 法一:

$$\int \sec x \mathrm{d}x = \int \frac{1}{\cos x} \mathrm{d}x = \int \frac{\cos x}{\cos^2 x} \mathrm{d}x = \int \frac{\mathrm{d}(\sin x)}{1 - \sin^2 x},$$

应用本节例 4.32 的结果可得

$$\int \sec x \mathrm{d}x = \frac{1}{2} \ln \left| \frac{1 + \sin x}{1 - \sin x} \right| + C = \frac{1}{2} \ln \left| \frac{(1 + \sin x)^2}{\cos^2 x} \right| + C$$

$$= \ln \left| \frac{1 + \sin x}{\cos x} \right| + C = \ln |\sec x + \tan x| + C;$$

法二:

$$\int \sec x \mathrm{d}x = \int \frac{\sec x (\sec x + \tan x)}{\sec x + \tan x} \mathrm{d}x = \int \frac{\sec^2 x + \sec x \tan x}{\sec x + \tan x} \mathrm{d}x$$

$$= \int \frac{\mathrm{d}(\sec x + \tan x)}{\sec x + \tan x} = \ln |\sec x + \tan x| + C.$$

同理可求得

$$\int \csc x \mathrm{d}x = \int \frac{1}{\sin x} \mathrm{d}x = \ln |\csc x - \cot x| + C.$$

## 二、第二类换元积分法

凑微分法实际上是首先将被积函数分为两部分,一部分为复合函数,一部分与 $\mathrm{d}x$ 进行凑微分. 于是有

$$\int g(x)\mathrm{d}x = \int f[\varphi(x)]\varphi'(x)\mathrm{d}x = \int f[\varphi(x)]\mathrm{d}\varphi(x);$$

然后作变换 $u = \varphi(x)$,把要求的积分化成容易求出的积分 $\int f(u)\mathrm{d}u$. 但还是有些积分不能或不容易凑出微分,而可以通过变量代换,将被积表达式转化成新的形式,再求得结果. 这两种方法的积分思想相同,只是具体步骤有所不同.

例如,求积分 $\int \sqrt{a^2 - x^2}\mathrm{d}x$. 若设 $x = a\sin t\left(-\dfrac{\pi}{2} < t < \dfrac{\pi}{2}\right)$,根据三角函数公式 $\sin^2 t + \cos^2 t = 1$,以及 $\mathrm{d}x = a\cos t\mathrm{d}t$,则

$$\sqrt{a^2 - x^2}\mathrm{d}x = a\cos t \cdot a\cos t\mathrm{d}t = a^2 \cos^2 t\mathrm{d}t.$$

于是,原积分就转化为积分变量为 $t$ 的不定积分,即

$$\int \sqrt{a^2 - x^2}\mathrm{d}x = \int a^2 \cos^2 t\mathrm{d}t = a^2 \int \cos^2 t\mathrm{d}t,$$

而积分 $\int \cos^2 t\mathrm{d}t$(本节例 4.34)比较容易求出结果.

**定理 4.3**　设

(1) $x = \psi(t)$ 是单调的、可导的函数,且 $\psi'(t) \neq 0$;

(2) 设 $f[\psi(t)]\psi'(t)$ 具有原函数 $F(t)$,则

$$\int f(x)\mathrm{d}x = \int f[\psi(t)]\psi'(t)\mathrm{d}t = F(t) + C = F[\psi^{-1}(x)] + C,$$

其中, $t = \psi^{-1}(x)$ 是 $x = \psi(t)$ 的反函数.

利用定理 4.3 求不定积分的方法称为**第二类换元积分法**. 应用第二类换元法的关键在于选择适当的函数 $x = \psi(t)$,将所求积分 $\int f(x)\mathrm{d}x$ 化为容易计算的积分 $\int f[\psi(t)]\psi'(t)\mathrm{d}t$,这种方法又称为**变量替换法**. 这里要注意的是:第一,被积函数和积分变量都要进行变量替换,即将原积分转化为积分变量为 $t$ 的不定积分;第二,要将最后的积分结果换回变量为 $x$ 的函数.

**例 4.40**　求 $\int \sqrt{a^2 - x^2}\mathrm{d}x$,其中 $a > 0$.

**解**　令 $x = a\sin t\left(-\dfrac{\pi}{2} < t < \dfrac{\pi}{2}\right)$,则

$$\sqrt{a^2 - x^2} = \sqrt{a^2 - a^2 \sin^2 t} = \sqrt{a^2 \cos^2 t} = a\cos t,$$

且 $\mathrm{d}x = a\cos t\mathrm{d}t, t = \arcsin \dfrac{x}{a}$. 于是

$$\int \sqrt{a^2 - x^2}\,\mathrm{d}x = \int \sqrt{a^2 - a^2\sin^2 t} \cdot a\cos t\,\mathrm{d}t$$

$$= \int a^2\cos^2 t\,\mathrm{d}t = a^2\int\frac{1+\cos 2t}{2}\mathrm{d}t$$

$$= \frac{a^2}{2}\left(\int\mathrm{d}t + \int\cos 2t\,\mathrm{d}t\right)$$

$$= \frac{a^2}{2}t + \frac{a^2}{4}\sin 2t + C = \frac{a^2}{2}t + \frac{a^2}{2}\sin t\cos t + C.$$

为了将变量 $t$ 换回成 $x$，可借助 $x = a\sin t$ 作一个直角三角形（图 4-2）. 因为 $x = a\sin t$，则 $\sin t = \dfrac{x}{a}, \cos t = \dfrac{\sqrt{a^2 - x^2}}{a}$. 于是，

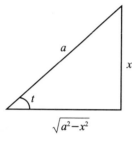

$$\int \sqrt{a^2 - x^2}\,\mathrm{d}x = \frac{a^2}{2}\arcsin\frac{x}{a} + \frac{a^2}{2}\cdot\frac{x}{a}\cdot\sqrt{1 - \left(\frac{x}{a}\right)^2} + C$$

$$= \frac{a^2}{2}\arcsin\frac{x}{a} + \frac{x}{2}\sqrt{a^2 - x^2} + C.$$

本例的难点在于被积函数带有根号，需要找到一个适当的变换使根号消失. 根据被积函数的特点我们选择三角变换 $x = a\sin t$，不仅能去除根式，且变换后的新积分 $\int a^2\cos^2 t\,\mathrm{d}t$ 也很容易求. 一般地，

图 4-2

被积函数中有根式 $\sqrt{a^2 \pm x^2}$、$\sqrt{x^2 - a^2}$ 时可考虑用相应的三角变换来求不定积分. 如 $\sqrt{a^2 - x^2}$，可令 $x = a\sin t$；如 $\sqrt{a^2 + x^2}$，可令 $x = a\tan t$，利用公式 $\sec^2 t = \tan^2 t + 1$ 进行计算；如 $\sqrt{x^2 - a^2}$，可令 $x = a\sec t$，利用公式 $\tan^2 t = \sec^2 t - 1$ 进行计算.

**例 4.41**　求 $\displaystyle\int\frac{\mathrm{d}x}{\sqrt{a^2 + x^2}}$，其中 $a > 0$.

**解**　令 $x = a\tan t\left(-\dfrac{\pi}{2} < t < \dfrac{\pi}{2}\right)$，则

$$\sqrt{a^2 + x^2} = a\sec t,$$

且 $\mathrm{d}x = a\sec^2 t\,\mathrm{d}t$，因此有

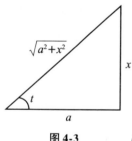

$$\int\frac{\mathrm{d}x}{\sqrt{a^2 + x^2}} = \int\frac{1}{a\sec t}\cdot a\sec^2 t\,\mathrm{d}t$$

$$= \int\sec t\,\mathrm{d}t = \ln|\sec t + \tan t| + C_1.$$

为了把 $\sec t$ 换成 $x$ 的函数，可以根据 $\tan t = \dfrac{x}{a}$ 作直角三角形

图 4-3　（图 4-3）. 于是 $\sec t = \dfrac{\sqrt{x^2 + a^2}}{a}$，故

$$\int\frac{\mathrm{d}x}{\sqrt{a^2 + x^2}} = \ln\left|\frac{\sqrt{a^2 + x^2}}{a} + \frac{x}{a}\right| + C_1 = \ln|x + \sqrt{a^2 + x^2}| + C,$$

其中 $C = C_1 - \ln a$.

**例 4.42**[*]　求 $\displaystyle\int\frac{\mathrm{d}x}{\sqrt{x^2-a^2}}$，其中 $a>0$.

**解**　令 $x=a\sec t$，则

$$\sqrt{x^2-a^2}=\sqrt{(a\sec t)^2-a^2}=a\,|\tan t|,$$

且 $\mathrm{d}x=a\sec t\cdot\tan t\mathrm{d}t$.

于是当 $x>a$ 即 $0<t<\dfrac{\pi}{2}$ 时，

$$\int\frac{\mathrm{d}x}{\sqrt{x^2-a^2}}=\int\frac{a\sec t\cdot\tan t}{a\tan t}\mathrm{d}t=\int\sec t\mathrm{d}t=\ln|\sec t+\tan t|+C_1.$$

由 $x=a\sec t$ 得 $t=\arccos\dfrac{a}{x}$，作直角三角形（图 4-4）

可得 $\tan t=\dfrac{\sqrt{x^2-a^2}}{a}$，所以

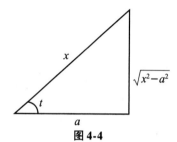

$$\int\frac{\mathrm{d}x}{\sqrt{x^2-a^2}}=\ln\left|\frac{x}{a}+\frac{\sqrt{x^2-a^2}}{a}\right|+C_1$$

$$=\ln\left|x+\sqrt{x^2-a^2}\right|+C,$$

其中 $C=C_1-\ln a$.

**图 4-4**

当 $x<-a$ 时，令 $x=-u$，则 $u>a$. 于是

$$\int\frac{\mathrm{d}x}{\sqrt{x^2-a^2}}=\int\frac{-\mathrm{d}u}{\sqrt{u^2-a^2}}=-\ln\left|u+\sqrt{u^2-a^2}\right|+C_2=-\ln\left|-x+\sqrt{x^2-a^2}\right|+C_2$$

$$=\ln\left|\frac{1}{-x+\sqrt{x^2-a^2}}\right|+C_2=\ln\left|\frac{-x-\sqrt{x^2-a^2}}{a^2}\right|+C_2$$

$$=\ln\left|-x-\sqrt{x^2-a^2}\right|+C=\ln\left|x+\sqrt{x^2-a^2}\right|+C,$$

其中 $C=C_2-2\ln a$.

综合上述讨论结果，可得

$$\int\frac{\mathrm{d}x}{\sqrt{x^2-a^2}}=\ln\left|x+\sqrt{x^2-a^2}\right|+C.$$

上述例题均使用了三角换元积分法. 有时被积函数也带有根号，但不适合进行三角换元时就只能用根式代换，就是将整个带有根号的被积函数进行换元，再积分.

**例 4.43**　求 $\displaystyle\int\frac{\sqrt{x-1}}{x}\mathrm{d}x$.

**解**　令 $\sqrt{x-1}=t$，则 $x=t^2+1$，且 $\mathrm{d}x=2t\mathrm{d}t$，于是

$$\int\frac{\sqrt{x-1}}{x}\mathrm{d}x=\int\frac{t}{t^2+1}\cdot2t\mathrm{d}t=2\int\frac{t^2}{t^2+1}\mathrm{d}t$$

$$=2\int\left(1-\frac{1}{t^2+1}\right)\mathrm{d}t=2t-2\arctan t+C$$

$$=2\sqrt{x-1}-2\arctan\sqrt{x-1}+C.$$

一般地,被积函数含有 $n$ 次根式 $\sqrt[n]{ax+b}$ 时,常作变换 $t=\sqrt[n]{ax+b}$ 去除根号.

**例 4.44**   求 $\displaystyle\int\frac{x-1}{\sqrt[3]{3x-1}}\mathrm{d}x$.

**解**   令 $\sqrt[3]{3x-1}=t$,则 $x=\dfrac{t^3+1}{3}$,且 $\mathrm{d}x=t^2\mathrm{d}t$,于是

$$\int\frac{x-1}{\sqrt[3]{3x-1}}\mathrm{d}x=\int\frac{\dfrac{t^3+1}{3}-1}{t}\cdot t^2\mathrm{d}t=\int\left(\frac{t^3-2}{3}\right)\cdot t\mathrm{d}t$$

$$=\frac{1}{3}\int t^4\mathrm{d}t-\frac{2}{3}\int t\mathrm{d}t=\frac{1}{15}t^5-\frac{1}{3}t^2+C$$

$$=\frac{1}{15}\sqrt[3]{(3x-1)^5}-\frac{1}{3}\sqrt[3]{(3x-1)^2}+C.$$

**例 4.45**   求 $\displaystyle\int\frac{1}{\sqrt{x}(1+\sqrt[3]{x})}\mathrm{d}x$.

**解**   由于被积函数中有两个不同的根式,为同时去除两个根式,令 $\sqrt[6]{x}=t$,则 $x=t^6$,且 $\mathrm{d}x=6t^5\mathrm{d}t$,于是

$$\int\frac{1}{\sqrt{x}(1+\sqrt[3]{x})}\mathrm{d}x=\int\frac{6t^5}{t^3(1+t^2)}\mathrm{d}t=6\int\frac{t^2}{1+t^2}\mathrm{d}t$$

$$=6\int\left(1-\frac{1}{1+t^2}\right)\mathrm{d}t=6t-6\arctan t+C$$

$$=6\sqrt[6]{x}-6\arctan\sqrt[6]{x}+C.$$

上面例题中的一些结果今后经常用到,也作为积分公式归纳如下:

14. $\displaystyle\int\tan x\mathrm{d}x=-\ln|\cos x|+C$ ;

15. $\displaystyle\int\cot x\mathrm{d}x=\ln|\sin x|+C$ ;

16. $\displaystyle\int\sec x\mathrm{d}x=\ln|\sec x+\tan x|+C$ ;

17. $\displaystyle\int\csc x\mathrm{d}x=\ln|\csc x-\cot x|+C$ ;

18. $\displaystyle\int\frac{1}{a^2+x^2}\mathrm{d}x=\frac{1}{a}\arctan\frac{x}{a}+C$ ;

19. $\displaystyle\int\frac{1}{x^2-a^2}\mathrm{d}x=\frac{1}{2a}\ln\left|\frac{x-a}{x+a}\right|+C$ ;

20. $\displaystyle\int\frac{1}{\sqrt{a^2-x^2}}\mathrm{d}x=\arcsin\frac{x}{a}+C$ ;

21. $\displaystyle\int\sqrt{a^2-x^2}\mathrm{d}x=\frac{a^2}{2}\arcsin\frac{x}{a}+\frac{x}{2}\sqrt{a^2-x^2}+C$ ;

22. $\displaystyle\int\frac{\mathrm{d}x}{\sqrt{x^2\pm a^2}}=\ln\left|x+\sqrt{x^2\pm a^2}\right|+C.$

# 第三节   分部积分法

前面介绍的换元积分法是利用复合函数求导法则得到的,它虽然能解决很多复杂函数的积分问题,但是遇到被积函数为两个初等函数的乘积(如 $\int xe^x dx$ 、$\int x\cos x dx$ )或者被积函数只有一个函数(如 $\int \ln x dx$ 、$\int \arcsin x dx$ )等形式的不定积分时,就失效了.现在将在两个函数乘积求导法则的基础上,推导出另一个求原函数的常用方法——分部积分法.

对于可微函数 $u(x)$ 和 $v(x)$ ,利用微分公式可得

$$\mathrm{d}(uv) = u\mathrm{d}v + v\mathrm{d}u,$$

于是

$$u\mathrm{d}v = \mathrm{d}(uv) - v\mathrm{d}u.$$

对上式两边求不定积分,得

$$\int u\mathrm{d}v = uv - \int v\mathrm{d}u. \tag{4-1}$$

式(4-1)称为**分部积分公式**.此式说明,当 $\int u\mathrm{d}v$ 不容易直接积出,而 $\int v\mathrm{d}u$ 较为容易求出时,可以采用式(4-1)进行转换,这种求积分的方法称为**分部积分法**(integration by parts).

**例 4.46**   求 $\int xe^x\mathrm{d}x$.

**解**   被积函数为两个函数的乘积,利用直接积分法和换元积分法都无法求出原函数,可以考虑使用分部积分法.根据公式 $\int u\mathrm{d}v = uv - \int v\mathrm{d}u$ ,选择其中一个函数为 $u$ ,则剩下的部分就是 $\mathrm{d}v$.

若设 $u = x$ ,则 $\mathrm{d}v = e^x\mathrm{d}x = \mathrm{d}e^x$ ,即 $u = x$、$v = e^x$.应用分部积分公式得

$$\int xe^x\mathrm{d}x = \int x\mathrm{d}(e^x) = xe^x - \int e^x\mathrm{d}x,$$

而 $\int e^x\mathrm{d}x$ 容易积出,于是

$$\int xe^x\mathrm{d}x = \int x\mathrm{d}(e^x) = xe^x - \int e^x\mathrm{d}x = xe^x - e^x + C.$$

若设 $u = e^x$ ,则 $\mathrm{d}v = x\mathrm{d}x = \frac{1}{2}\mathrm{d}(x^2)$ ,即 $u = e^x$、$v = \frac{1}{2}x^2$.应用分部积分公式得

$$\int xe^x\mathrm{d}x = \frac{1}{2}\int e^x\mathrm{d}(x^2) = \frac{1}{2}\left(x^2 e^x - \int x^2\mathrm{d}e^x\right) = \frac{1}{2}x^2 e^x - \frac{1}{2}\int x^2 e^x\mathrm{d}x.$$

而 $\int x^2 e^x\mathrm{d}x$ 比原积分更复杂,不容易求出.

由此可见,分部积分法关键是要正确地选择 $u$ 和 $v$.若选择不当,将求不出原函数.一般来说,选择时应兼顾如下两点:

(1) $\mathrm{d}v$ 要容易求出;

（2）$\int v \mathrm{d} u$ 要比 $\int u \mathrm{d} v$ 容易积出.

**例 4.47**　求 $\int x \cos x \mathrm{d} x$.

**解**　若设 $u = x$，而 $\cos x \mathrm{d} x = \mathrm{d}(\sin x)$，则 $v = \sin x$. 应用分部积分公式得

$$\int x \cos x \mathrm{d} x = \int x \mathrm{d}(\sin x) = x \sin x - \int \sin x \mathrm{d} x = x \sin x + \cos x + C.$$

若设 $u = \cos x$，则 $\mathrm{d} v = x \mathrm{d} x = \dfrac{1}{2} \mathrm{d}(x^2)$，即 $u = \cos x \, \backslash \, v = \dfrac{1}{2} x^2$. 于是

$$\int x \cos x \mathrm{d} x = \frac{1}{2} \int \cos x \mathrm{d}(x^2) = \frac{1}{2}\left( x^2 \cos x - \int x^2 \mathrm{d} \cos x \right)$$

$$= \frac{1}{2} x^2 \cos x + \frac{1}{2} \int x^2 \sin x \mathrm{d} x.$$

而 $\int x^2 \sin x \mathrm{d} x$ 不容易积分.

当被积函数为幂函数与指数函数或三角函数的乘积时，一般将幂函数设为 $u$，剩余部分则为 $\mathrm{d} v$. 这是因为：第一，$v$ 较容易确定；第二，应用分部积分公式之后，幂函数经过微分后幂可降低一次，使得转换后的不定积分较容易求出. 解题熟练后，可以不写出 $u$、$v$ 而直接应用分部积分公式.

**例 4.48**　求 $\int x \mathrm{e}^{-x} \mathrm{d} x$.

**解**
$$\int x \mathrm{e}^{-x} \mathrm{d} x = -\int x \mathrm{d}(\mathrm{e}^{-x}) = -\left( x \mathrm{e}^{-x} - \int \mathrm{e}^{-x} \mathrm{d} x \right)$$

$$= -(x \mathrm{e}^{-x} + \mathrm{e}^{-x}) + C = -x \mathrm{e}^{-x} - \mathrm{e}^{-x} + C.$$

**例 4.49**　求 $\int x \arctan x \mathrm{d} x$.

**解**　被积函数为指数函数与反三角函数的乘积. 由于 $\arctan x$ 的原函数不能直接得到，于是设 $u = \arctan x$，且 $x \mathrm{d} x = \mathrm{d} v$ 即 $v = \dfrac{1}{2} x^2$. 根据公式可得

$$\int x \arctan x \mathrm{d} x = \frac{1}{2} \int \arctan x \mathrm{d}(x^2) = \frac{1}{2}\left[ x^2 \arctan x - \int x^2 \mathrm{d}(\arctan x) \right]$$

$$= \frac{1}{2}\left[ x^2 \arctan x - \int \frac{x^2}{1 + x^2} \mathrm{d} x \right]$$

$$= \frac{1}{2}\left[ x^2 \arctan x - \int \left( 1 - \frac{1}{1 + x^2} \right) \mathrm{d} x \right]$$

$$= \frac{1}{2}(x^2 \arctan x - x + \arctan x) + C.$$

**例 4.50**　求 $\int x \ln x \mathrm{d} x$.

**解**　$\int x \ln x \mathrm{d} x = \dfrac{1}{2} \int \ln x \mathrm{d}(x^2) = \dfrac{1}{2}\left[ x^2 \ln x - \int x^2 \mathrm{d}(\ln x) \right] = \dfrac{1}{2}\left[ x^2 \ln x - \int x \mathrm{d} x \right]$

$$= \frac{1}{2} x^2 \ln x - \frac{1}{4} x^2 + C.$$

**例 4.51**   求 $\int \ln x \mathrm{d}x$.

**解**   被积函数为只有一个函数,被积表达式 $\ln x \mathrm{d}x$ 就直接看作 $u\mathrm{d}v$,即 $u = \ln x$、$v = x$. 于是

$$\int \ln x \mathrm{d}x = x\ln x - \int x \mathrm{d}(\ln x) = x\ln x - \int x \cdot \frac{1}{x}\mathrm{d}x = x\ln x - x + C.$$

**例 4.52**   求 $\int \arcsin x \mathrm{d}x$.

**解**   $\int \arcsin x \mathrm{d}x = x\arcsin x - \int x \mathrm{d}(\arcsin x) = x\arcsin x - \int x \cdot \frac{1}{\sqrt{1 - x^2}}\mathrm{d}x$

$$= x\arcsin x + \frac{1}{2}\int \frac{\mathrm{d}(1 - x^2)}{\sqrt{1 - x^2}} = x\arcsin x + \sqrt{1 - x^2} + C.$$

**例 4.53**   求 $\int x^2 \mathrm{e}^x \mathrm{d}x$.

**解**   由于

$$\int x^2 \mathrm{e}^x \mathrm{d}x = \int x^2 \mathrm{d}(\mathrm{e}^x) = x^2 \mathrm{e}^x - \int \mathrm{e}^x \mathrm{d}(x^2) = x^2 \mathrm{e}^x - 2\int x\mathrm{e}^x \mathrm{d}x,$$

根据本节例 4.46,对 $\int x\mathrm{e}^x \mathrm{d}x$ 再次应用分部积分公式可得

$$\int x^2 \mathrm{e}^x \mathrm{d}x = x^2 \mathrm{e}^x - 2\int x\mathrm{e}^x \mathrm{d}x = x^2 \mathrm{e}^x - 2\int x\mathrm{d}(\mathrm{e}^x)$$

$$= x^2 \mathrm{e}^x - 2\left(x\mathrm{e}^x - \int \mathrm{e}^x \mathrm{d}x\right) = x^2 \mathrm{e}^x - 2x\mathrm{e}^x + 2\mathrm{e}^x + C$$

$$= \mathrm{e}^x(x^2 - 2x + 2) + C.$$

例 4.53 说明,有些不定积分需要多次使用分部积分法才能求出.

**例 4.54**   求 $\int \ln^2 x \mathrm{d}x$.

**解**   由于

$$\int \ln^2 x \mathrm{d}x = x\ln^2 x - \int x\mathrm{d}(\ln^2 x) = x\ln^2 x - 2\int x \cdot \ln x \cdot \frac{1}{x}\mathrm{d}x$$

$$= x\ln^2 x - 2\int \ln x \mathrm{d}x,$$

再由本节例 4.51 的结果可得

$$\int \ln^2 x \mathrm{d}x = x\ln^2 x - 2(x\ln x - x) + C = x\ln^2 x - 2x\ln x + 2x + C.$$

**例 4.55**   求 $\int \mathrm{e}^x \sin x \mathrm{d}x$.

**解**   被积函数为指数函数与三角函数的乘积,$u、v$ 可以任意设定. 若设 $u = \sin x$、$v = \mathrm{e}^x$,则

$$\int \mathrm{e}^x \sin x \mathrm{d}x = \int \sin x \mathrm{d}(\mathrm{e}^x) = \mathrm{e}^x \sin x - \int \mathrm{e}^x \mathrm{d}(\sin x) = \mathrm{e}^x \sin x - \int \mathrm{e}^x \cos x \mathrm{d}x.$$

对 $\int \mathrm{e}^x \cos x \mathrm{d}x$ 再次使用积分公式可得

$$\int \mathrm{e}^x \cos x \mathrm{d}x = \int \cos x \mathrm{d}(\mathrm{e}^x) = \mathrm{e}^x \cos x - \int \mathrm{e}^x \mathrm{d}(\cos x) = \mathrm{e}^x \cos x + \int \mathrm{e}^x \sin x \mathrm{d}x,$$

于是

$$\int e^x \sin x dx = e^x \sin x - e^x \cos x - \int e^x \sin x dx,$$

将右端的 $\int e^x \sin x dx$ 移至左端可得

$$\int e^x \sin x dx = \frac{1}{2} e^x (\sin x - \cos x) + C.$$

若设 $u = e^x$，而 $\sin x dx = -d(\cos x)$，则

$$\int e^x \sin x dx = -\int e^x d(\cos x) = -\left( e^x \cos x - \int \cos x de^x \right)$$

$$= -\left( e^x \cos x - \int e^x \cos x dx \right) = -e^x \cos x + \int e^x \cos x dx$$

$$= -e^x \cos x + \int e^x d(\sin x) = -e^x \cos x + e^x \sin x - \int \sin x de^x$$

$$= -e^x \cos x + e^x \sin x - \int e^x \sin x dx,$$

将右端的 $\int e^x \sin x dx$ 移至左端可得

$$\int e^x \sin x dx = \frac{1}{2} e^x (\sin x - \cos x) + C.$$

例 4.55 说明,有些积分在进行若干次分部积分运算后,会重新出现原来要求的那个积分.经过移项后可以得到关于所求积分的一个方程式,最后解这个方程才能得到所要求的积分.

有时需要将分部积分法与其他常用的积分法结合使用.

**例 4.56** 求 $\int (e^x + 2x)^2 dx$.

**解** $\int (e^x + 2x)^2 dx = \int (e^{2x} + 4xe^x + 4x^2) dx$

$$= \frac{1}{2} \int e^{2x} d(2x) + 4 \int x d(e^x) + 4 \int x^2 dx$$

$$= \frac{1}{2} e^{2x} + 4(xe^x - e^x) + \frac{4}{3} x^3 + C.$$

**例 4.57** 求 $\int e^{\sqrt{x}} dx$.

**解** 首先进行根式代换,去除被积函数中的根号.令 $\sqrt{x} = t$,则 $x = t^2$,且 $dx = 2t dt$,因此

$$\int e^{\sqrt{x}} dx = \int e^t 2t dt = 2 \int t e^t dt.$$

再根据分部积分公式可得

$$\int e^{\sqrt{x}} dx = 2 \int t e^t dt = 2 \int t d(e^t) = 2(te^t - e^t) + C = 2e^{\sqrt{x}} (\sqrt{x} - 1) + C.$$

需要指出,初等函数在其定义区间上原函数一定存在,但其原函数不一定都是初等函数.例如 $\int \frac{\sin x}{x} dx$、$\int \frac{1}{\ln x} dx$、$\int \sin x^2 dx$ 等都不是初等函数,这类积分常称为"积不出来"的积分.

# 本章小结

　　本章首先介绍了原函数和不定积分的定义,推导了不定积分与微分互为逆运算(忽略常数 $C$)关系,并得到部分的基本积分公式;然后根据上述逆运算关系给出不定积分的性质,并由此介绍了不定积分的直接积分法;最后由被积函数的特性、复合函数的求导法则和两个函数乘积的求导法则,推导出换元积分法和分部积分法.

　　本章列举了大量的例题来介绍求解不定积分的方法,并结合被积函数的特点辅以说明,希望读者在解题过程中能够融会贯通,灵活地使用直接积分法、换元积分法(包括"凑"微分法和变量替换法)和分部积分法,求不定积分.

　　一元函数的不定积分是微积分中的重要知识点,对定积分的学习有非常重要的作用.通过对被积函数的类型、性质等的细致观察、理解和分析,可以培养学生的发现问题、分析问题和解决问题的能力,进而有助于创新能力的培养.

┌─────────────┐
│ **知识链接** │
└─────────────┘

### 牛顿——微积分的创立者之一

　　牛顿是英国的数学家、物理学家、天文学家.1643 年 1 月 4 日生于英格兰林肯郡的伍尔索普,1727 年 3 月 31 日卒于伦敦.

　　牛顿对数学的最大贡献是创立了微积分.他发现微积分首先得益于他的老师巴罗,巴罗关于"微分三角形"的深刻思想,给他极大影响;另外费马作切线的方法和笛卡尔的《几何学》以及沃利斯的《无穷算术》也给了他很大的启发.根据牛顿的自述,他 1665 年 11 月发明"正流数术"(微分法),1666 年 5 月建立了"反流数术"(积分法).1666 年 10 月,牛顿将自己研究成果整理成一篇总结性论文,该文以速度形式引进了"流数"(即微商)概念.此文当时并未正式发表,只是在同事中传阅,此文现以《流数简论》著称.牛顿的微积分理论主要体现在下述三部正式出版的论著里.《运用无穷多项方程的分析学》,在这一著作中他给出了求瞬时变化率的普遍方法,阐明了求变化率和求面积是两个互逆问题,从而揭示了微分与积分的联系,即沿用至今的所谓微积分的基本定理.当然,牛顿的论证在逻辑上是不够严密的.《流数法和无穷级数》中,牛顿对他的微积分理论作了更加广泛而深入的说明,并在概念、计算技巧和应用各方面作了很大改进.同时用更清晰、准确的语言阐明了微积分的基本问题.《曲线求积术》则是一篇研究可积分曲线的经典文献,其主要目的是为澄清一些遭到非议的基本概念.虽然当时牛顿的说法仍然是含糊其辞而有失严格,但是把求极限的思想方法作为微积分的基础在这部著作里已初露端倪.牛顿上述三个论著是微积分发展史上的重要里程碑,也为近代数学甚至近代科学的产生与发展开辟了新纪元.正如恩格斯在《自然辩证法》中所说:"在一切理论成就中,未必再有什么像 17 世纪下半叶微积分的发明那样被看作人类精神的最高胜利了."

　　牛顿为人谦虚,他那不朽的发现大都藏在自己的心头,他的大部分著作都是在朋友们的劝告和坚决请求下才整理出来的.他在临终时说:"我不知道世人对我怎样看法,但是在我看来,我只不过像一个海滨玩耍的小孩,为不时发现比平时更为光滑美丽的几颗石子或贝壳而高兴,而对于展现在我面前的浩瀚的真理之海洋,却全然没有发现."他还说:"如果我之所见比笛卡尔等人要远一点,那只是因为我是站在巨人肩上的缘故."

# 习题四

4.1 设 $\int xf(x)\mathrm{d}x = \arccos x + C$,求 $f(x)$.

4.2 一曲线通过点 $(e^3, 4)$ 且在任意一点处的切线的斜率等于该点横坐标的倒数,求该曲线方程.

4.3 用直接积分法求解下列各题:

(1) $\int \dfrac{\mathrm{d}x}{x^2}$;

(2) $\int x\sqrt{x}\,\mathrm{d}x$;

(3) $\int \dfrac{1}{x^2\sqrt[3]{x}}\mathrm{d}x$;

(4) $\int 2^x\mathrm{d}x$;

(5) $\int (x^2 + 3x + 2)\mathrm{d}x$;

(6) $\int \left(2e^x + \dfrac{3}{x}\right)\mathrm{d}x$;

(7) $\int \dfrac{2x^2 + 3}{x^2 + 1}\mathrm{d}x$;

(8) $\int \dfrac{(1-x)^2}{\sqrt{x}}\mathrm{d}x$;

(9) $\int (\sqrt{x} + 1)(\sqrt{x^3} - 1)\mathrm{d}x$;

(10) $\int e^x\left(2 + \dfrac{e^{-x}}{\sqrt{x}}\right)\mathrm{d}x$;

(11) $\int \dfrac{2x^2 + 1}{x^2(1 + x^2)}\mathrm{d}x$;

(12) $\int (e^x - 3\cos x)\mathrm{d}x$;

(13) $\int \left(\dfrac{3}{1 + x^2} - \dfrac{4}{\sqrt{1 - x^2}}\right)\mathrm{d}x$;

(14) $\int \dfrac{\sqrt{1 + x^2}}{\sqrt{1 - x^4}}\mathrm{d}x$;

(15) $\int \cos^2\dfrac{x}{2}\mathrm{d}x$;

(16) $\int \cot^2 x\mathrm{d}x$;

(17) $\int \sec x(\sec x - \tan x)\mathrm{d}x$;

(18) $\int \dfrac{\cos 2x}{\cos x - \sin x}\mathrm{d}x$;

(19) $\int \dfrac{1}{1 - \cos 2x}\mathrm{d}x$;

(20) $\int \dfrac{1 + \cos^2 x}{1 + \cos 2x}\mathrm{d}x$.

4.4 用换元积分法求解下列各题:

(1) $\int (1 + x)^3\mathrm{d}x$;

(2) $\int e^{6x}\mathrm{d}x$;

(3) $\int \dfrac{\mathrm{d}x}{\sqrt[3]{2 - 3x}}$;

(4) $\int (\sqrt{x + 1} - \sqrt{x})\mathrm{d}x$;

(5) $\int xe^{-x^2}\mathrm{d}x$;

(6) $\int (x^2 - 3x + 2)^3(2x - 3)\mathrm{d}x$;

(7) $\int x\cos(x^2 + 1)\mathrm{d}x$;

(8) $\int \left(\cos 4x + \sin\dfrac{x}{3}\right)\mathrm{d}x$;

(9) $\int \cos x e^{\sin x}\mathrm{d}x$;

(10) $\int \dfrac{\mathrm{d}x}{\sqrt{25 - 9x^2}}$;

(11) $\int \dfrac{e^x + \sin x}{\sqrt{e^x - \cos x}} dx$;

(12) $\int \tan^{10} x \cdot \sec^2 x dx$;

(13) $\int \cos^3 x dx$;

(14) $\int \dfrac{dx}{x(\ln x + 1)}$;

(15) $\int \dfrac{1 + \ln x}{(x \ln x)^2} dx$;

(16) $\int \dfrac{dx}{x \ln x \ln(\ln x)}$;

(17) $\int \dfrac{dx}{e^x + e^{-x}}$;

(18) $\int \dfrac{dx}{x^2 + x - 12}$;

(19) $\int \dfrac{1 + x}{\sqrt{4 - x^2}} dx$;

(20) $\int \dfrac{2x - 1}{\sqrt{1 - x^2}} dx$;

(21) $\int \sqrt{4 - x^2} dx$;

(22) $\int \dfrac{x^2}{\sqrt{9 - x^2}} dx$;

(23) $\int \dfrac{x}{\sqrt{1 - x^4}} dx$;

(24) $\int \dfrac{dx}{\sqrt{(x^2 + 1)^3}}$;

(25) $\int \dfrac{dx}{\sqrt{9 + 4x^2}}$;

(26)* $\int \dfrac{1}{\sqrt{x^2 - 1}} dx$;

(27) $\int \dfrac{dx}{1 + \sqrt{2x}}$;

(28) $\int \dfrac{dx}{1 + \sqrt[3]{x + 1}}$;

(29) $\int \dfrac{x}{\sqrt{x} + 1} dx$;

(30) $\int \dfrac{dx}{\sqrt{x} + \sqrt[4]{x}}$.

4.5　用分部积分法求解下列各题：

(1) $\int x \sin x dx$;

(2) $\int x e^{2x} dx$;

(3) $\int x \cos 3x dx$;

(4) $\int \arccos x dx$;

(5) $\int \arctan x dx$;

(6) $\int \ln(1 + x^2) dx$;

(7) $\int x^2 \ln x dx$;

(8) $\int x \ln(x + 1) dx$;

(9) $\int e^{2x} \cos 3x dx$;

(10) $\int e^{\sqrt{3x + 9}} dx$;

(11) $\int \sin \sqrt{x} dx$;

(12) $\int \dfrac{\ln x}{\sqrt{x}} dx$.

（刘　芳）

# 第五章 定积分及其应用

学习目标

**1. 掌握** 定积分的定义与性质、牛顿－莱布尼兹公式、定积分的换元积分法和分部积分法；用定积分求平面图形的面积和旋转体的体积.

**2. 熟悉** 定积分的几何意义、积分上限函数.

**3. 了解** 定积分在医学和物理中的应用.

能力要求

熟练运用牛顿－莱布尼兹公式计算定积分；会用定积分的换元积分法和分部积分求定积分；会用定积分求平面图形的面积和旋转体的体积.

上一章介绍了一元函数积分学的基本问题——不定积分，本章将介绍一元函数积分学的另一基本问题——定积分. 我们首先从两个实例出发，引出定积分的概念；然后揭示定积分与不定积分的内在联系，从而解决定积分的计算问题；最后再来介绍定积分在几何学、物理学及医学领域的应用.

# 第一节 定积分的概念与性质

## 一、两个实例

### 1. 曲边梯形的面积

定义在闭区间 $[a,b]$ 上的连续曲线 $y=f(x)$ $(f(x)\geqslant 0)$ 与直线 $x=a,x=b$，及 $y=0$ ($x$ 轴）所围成的图形称为**曲边梯形**（trapezoid with curved edge）（图 5-1），其中曲线弧 $\overset{\frown}{AB}$ 称为曲边，$x$ 轴上对应区间 $[a,b]$ 的线段称为底边.

下面讨论曲边梯形面积的求法.

如果 $f(x)$ 恒为常数，那么由 $y=f(x)$ 与 $x=a,x=b$，及 $y=0$ ($x$ 轴）所围成的图形是矩形，就可以用"底×高"的公式来求其面积了.

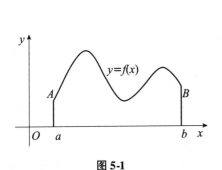

图 5-1

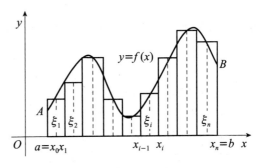

图 5-2

现在的问题是,曲边梯形在底边上各点处的高 $f(x)$ 在区间 $[a,b]$ 上是变动的,因此不能用矩形面积公式来计算它的面积. 然而,由于曲边梯形的高 $f(x)$ 在区间 $[a,b]$ 上是连续变化的,在很小的区间上 $f(x)$ 的变化也很小,近似于不变. 因此,如果把区间 $[a,b]$ 任意分成为许多小区间,整个曲边梯形也就分为以小区间为底的许多小曲边梯形,每个小区间上所对应的窄曲边梯形可以近似看成小矩形. 把所有小矩形的面积加起来就得到整个曲边梯形面积的近似值(图 5-2).

显然,区间分割得越细,近似程度越高. 当分割无限细密,使每个小区间的长度都趋于零时,上述所有小矩形的面积之和就无限趋于所求曲边梯形的面积. 因此曲边梯形的面积就是当区间 $[a,b]$ 无限细分时小矩形面积和的极限.

以上思路可归结为如下步骤:

(1) 分割:将曲边梯形分割成 $n$ 个小曲边梯形.

在区间 $[a,b]$ 中任意插入 $n-1$ 个分点
$$a = x_0 < x_1 < x_2 < \cdots < x_{n-1} < x_n = b,$$
把 $[a,b]$ 分成 $n$ 个小区间
$$[x_0,x_1],[x_1,x_2],\cdots,[x_{n-1},x_n],$$
每个小区间 $[x_{i-1},x_i]$ 的长度记作 $\Delta x_i(\Delta x_i = x_i - x_{i-1}, i = 1,2,\cdots,n)$.

经过每一个分点 $x_i(i = 1,2,\cdots,n-1)$ 作平行于 $y$ 轴的直线段,把曲边梯形分成 $n$ 个小曲边梯形,面积分别记作 $\Delta A_i(i = 1,2,\cdots,n)$.

(2) 近似:用小矩形面积近似代替小曲边梯形的面积.

在每个小区间 $[x_{i-1},x_i]$ 上任取一点 $\xi_i$,用 $\xi_i$ 处的函数值 $f(\xi_i)$ 近似代替小区间 $[x_{i-1},x_i]$ 上各个点处的函数值,从而用以 $[x_{i-1},x_i]$ 为底,$f(\xi_i)$ 为高的小矩形面积近似代替第 $i$ 个小曲边梯形面积,于是
$$\Delta A_i \approx f(\xi_i)\Delta x_i \quad (x_{i-1} \leqslant \xi_i \leqslant x_i, i = 1,2,\cdots,n).$$

(3) 求和:$n$ 个小矩形面积的和就是曲边梯形面积 $A$ 的近似值,即
$$A \approx f(\xi_1)\Delta x_1 + f(\xi_2)\Delta x_2 + \cdots + f(\xi_n)\Delta x_n = \sum_{i=1}^{n} f(\xi_i)\Delta x_i.$$

(4)取极限:求上述和式的极限即得到曲边梯形面积的精确值.

无限细分区间 $[a,b]$,使所有小区间的长度 $\Delta x_i$ 都趋于 0. 为此,记 $\lambda = \max\limits_{1 \leqslant i \leqslant n}\{\Delta x_i\}$,当

$\lambda \to 0$ 时, 和式 $\sum\limits_{i=1}^{n} f(\xi_i)\Delta x_i$ 无限趋于曲边梯形的面积 $A$, 于是得到曲边梯形的面积

$$A = \lim_{\lambda \to 0}\sum_{i=1}^{n} f(\xi_i)\Delta x_i. \tag{5-1}$$

**2. 变速直线运动的路程**

设某物体做直线运动, 已知速度 $v = v(t)$ 是时间间隔 $[T_1, T_2]$ 上 $t$ 的连续函数, 且 $v(t) \geqslant 0$, 计算在这段时间内物体所经过的路程 $s$.

如果速度函数恒为常数, 则物体在该时间段上的运动是匀速运动, 匀速直线运动的路程 = 速度 × 时间. 但现在速度随时间的变化而变化, 不能直接用速度乘时间来计算路程. 但速度 $v = v(t)$ 是时间 $t$ 的连续函数, 若时间间隔很小, 则速度的变化也很微小, 可以近似视为不变. 如果把时间间隔 $[T_1, T_2]$ 任意分成 $n$ 个小时间段, 每个小时间段上所对应的路程, 可以近似看成物体做匀速直线运动所经过的路程. 把所有小时间段上路程的近似值加起来就得到整个时间间隔 $[T_1, T_2]$ 上路程的近似值. 因此, 可以仿照计算曲边梯形面积的思路来计算路程 $s$.

(1) 分割: 在 $[T_1, T_2]$ 内任意插入 $n-1$ 个分点 $T_1 = t_0 < t_1 < t_2 < \cdots < t_{n-1} < t_n = T_2$, 这 $n-1$ 个分点将时间段 $[T_1, T_2]$ 分成 $n$ 个小段 $[t_0, t_1], [t_1, t_2], \cdots, [t_{n-1}, t_n]$, 每个小时间段长度记作 $\Delta t_i (\Delta t_i = t_i - t_{i-1}, i = 1, 2, \cdots, n)$, 相应于每段的路程记作 $\Delta s_i (i = 1, 2, \cdots, n)$.

(2) 近似: 在每个小时间段 $[t_{i-1}, t_i]$ 上任取一个时刻 $\tau_i$, 以 $\tau_i$ 时刻的速度 $v(\tau_i)$ 来近似代替 $[t_{i-1}, t_i]$ 上各个时刻的速度, 得到每小段上路程 $\Delta s_i$ 的近似值为:

$$\Delta s_i \approx v(\tau_i)\Delta t_i \quad (i = 1, 2, \cdots, n).$$

(3) 求和: 把每小段上路程的近似值相加, 即得所求路程 $s$ 的近似值

$$s = \sum_{i=1}^{n}\Delta s_i \approx \sum_{i=1}^{n} v(\tau_i)\Delta t_i.$$

(4) 取极限: 记 $\lambda = \max\limits_{1 \leqslant i \leqslant n}\{\Delta t_i\}$, 当 $\lambda \to 0$ 时, 每个小时间段长度 $\Delta t_i$ 都趋于 0, 这时 $\sum\limits_{i=1}^{n} v(\tau_i)\Delta t_i$ 无限趋于所求路程 $s$. 于是得到变速直线运动的路程

$$s = \lim_{\lambda \to 0}\sum_{i=1}^{n} v(t_i)\Delta t_i. \tag{5-2}$$

由上述两例可见, 尽管实际意义不同, 但是所计算的量都决定于一个函数及其自变量的变化区间; 此外, 处理和解决问题的方法是一致的, 整体上变化的量在局部过程中近似认为是不变的, 通过分割、近似、求和、取极限, 最后都归结为具有相同结构的一种特定和式的极限, 即

$$曲边梯形的面积 \ A = \lim_{\lambda \to 0}\sum_{i=1}^{n} f(\xi_i)\Delta x_i,$$

$$变速直线运动的路程 \ s = \lim_{\lambda \to 0}\sum_{i=1}^{n} v(\tau_i)\Delta t_i.$$

在生物医学和工程技术领域中, 还有许多类似的问题, 抛开这些问题的具体意义, 概括它们在数量关系上的本质与共性, 便得到定积分的定义.

## 二、定积分的定义

**定义 5.1** 设函数 $f(x)$ 在闭区间 $[a,b]$ 上有界,在 $[a,b]$ 中任意插入 $n-1$ 个分点

$$a = x_0 < x_1 < x_2 < \cdots < x_{n-1} < x_n = b,$$

把区间 $[a,b]$ 分成 $n$ 个小区间

$$[x_0, x_1], [x_1, x_2], \cdots, [x_{n-1}, x_n],$$

各个小区间的长度依次为

$$\Delta x_1 = x_1 - x_0, \Delta x_2 = x_2 - x_1, \cdots, \Delta x_n = x_n - x_{n-1}.$$

在每个小区间 $[x_{i-1}, x_i]$ 上任取一点 $\xi_i$,作函数值 $f(\xi_i)$ 与小区间长度 $\Delta x_i$ 的乘积 $f(\xi_i)\Delta x_i$ $(i = 1, 2, \cdots, n)$,并作和

$$S = \sum_{i=1}^{n} f(\xi_i)\Delta x_i.$$

记 $\lambda = \max\limits_{1 \leqslant i \leqslant n}\{\Delta x_i\}$,如果不论对 $[a,b]$ 怎样的分法,也不论在小区间 $[x_{i-1}, x_i]$ 上点 $\xi_i$ 怎样取法,只要当 $\lambda \to 0$ 时,和 $S$ 总趋于确定的极限 $I$,这时就称这个极限 $I$ 为函数 $f(x)$ 在区间 $[a, b]$ 上的**定积分**(definite integral),记作 $\int_a^b f(x)\mathrm{d}x$,即

$$\int_a^b f(x)\mathrm{d}x = I = \lim_{\lambda \to 0} \sum_{i=1}^{n} f(\xi_i)\Delta x_i, \tag{5-3}$$

其中 $f(x)$ 叫做**被积函数**(integrand function),$f(x)\mathrm{d}x$ 叫做**被积表达式**(integral expression),$x$ 叫做**积分变量**(integration variable),$a$ 叫做**积分下限**(lower limit of integration),$b$ 叫做**积分上限**(upper limit of integration),$[a,b]$ 叫做**积分区间**(interval of integration).

根据定积分的定义,引例中曲边梯形的面积和变速直线运动的路程可分别写成定积分的形式,即

$$A = \int_a^b f(x)\mathrm{d}x, \quad s = \int_{T_1}^{T_2} v(t)\mathrm{d}t. \tag{5-4}$$

定积分定义的几点说明:

(1) 定义中区间的分法以及在每个小区间上点 $\xi_i$ 的取法是任意的.

(2) 定积分 $\int_a^b f(x)\mathrm{d}x$ 为一特定形式的极限值,只与被积函数 $f(x)$ 及积分区间 $[a,b]$ 有关,而与积分变量用什么字母表示无关,即

$$\int_a^b f(x)\mathrm{d}x = \int_a^b f(u)\mathrm{d}u = \int_a^b f(t)\mathrm{d}t. \tag{5-5}$$

(3) 定义 5.1 中,我们假设 $a < b$. 如果 $a > b$,我们规定

$$\int_a^b f(x)\mathrm{d}x = -\int_b^a f(x)\mathrm{d}x, \tag{5-6}$$

特别地,当 $a = b$ 时,有

$$\int_a^b f(x)\mathrm{d}x = \int_a^a f(x)\mathrm{d}x = \int_b^b f(x)\mathrm{d}x = 0. \tag{5-7}$$

(4) $\sum\limits_{i=1}^{n} f(\xi_i)\Delta x_i$ 通常称为函数 $f(x)$ 的**积分和**(integral sum). 当函数 $f(x)$ 在区间

$[a,b]$ 上的定积分存在时,我们称 $f(x)$ 在区间 $[a,b]$ 上**可积**(integrable),否则称为**不可积**(non-integrable).

以下不加证明地给出函数可积的两个充分条件:

**定理 5.1** 设 $f(x)$ 在区间 $[a,b]$ 上连续,则 $f(x)$ 在 $[a,b]$ 上可积.

**定理 5.2** 设 $f(x)$ 在 $[a,b]$ 上有界,且只有有限个间断点,则 $f(x)$ 在 $[a,b]$ 上可积.

**例 5.1** 利用定积分的定义计算 $\int_0^1 x^2 \mathrm{d}x$ .

**解** 因为 $f(x) = x^2$ 在 $[0,1]$ 上连续,所以定积分存在,故定积分值 $\int_0^1 x^2 \mathrm{d}x$ 与区间 $[0,1]$ 的分法及每个小区间 $[x_{i-1}, x_i]$ 上点 $\xi_i$ 的取法无关. 我们可以对 $[0,1]$ $n$ 等分,插入的分点为 $x_i = \dfrac{i}{n}$ . 这样,每个小区间 $[x_{i-1}, x_i]$ 的长度为 $\Delta x_i = \dfrac{1}{n}$ ,取 $\xi_i$ 为每个小区间的右端点,即 $\xi_i = x_i = \dfrac{i}{n} (i = 1, 2, \cdots, n)$ ,故积分和为

$$\sum_{i=1}^n f(\xi_i) \Delta x_i = \sum_{i=1}^n \xi_i^2 \Delta x_i = \sum_{i=1}^n \left(\frac{i}{n}\right)^2 \cdot \frac{1}{n} = \frac{1}{n^3} \sum_{i=1}^n i^2$$

$$= \frac{1}{n^3}(1^2 + 2^2 + \cdots + n^2)$$

$$= \frac{1}{n^3} \cdot \frac{1}{6} n(n+1)(2n+1)$$

$$= \frac{1}{6}\left(1 + \frac{1}{n}\right)\left(2 + \frac{1}{n}\right),$$

$\lambda = \max\limits_{1 \leqslant i \leqslant n} \{\Delta x_i\} = \dfrac{1}{n}$ , $\lambda \to 0$ 等价于 $n \to \infty$ . 由定积分的定义,得所要计算的积分值为

$$\int_0^1 x^2 \mathrm{d}x = \lim_{\lambda \to 0} \sum_{i=1}^n f(\xi_i) \Delta x_i = \lim_{n \to \infty} \frac{1}{6}\left(1 + \frac{1}{n}\right)\left(2 + \frac{1}{n}\right) = \frac{1}{3}.$$

### 三、定积分的几何意义

1. 当 $f(x) \geqslant 0$ 时, $\int_a^b f(x) \mathrm{d}x$ 表示由曲线 $y = f(x)$、直线 $x = a$, $x = b$ 及 $x$ 轴所围成的曲边梯形的面积.

2. 当 $f(x) < 0$ 时, $f(\xi_i) < 0$, $\int_a^b f(x) \mathrm{d}x = \lim\limits_{\lambda \to 0} \sum\limits_{i=1}^n f(\xi_i) \Delta x_i < 0$ ,曲边梯形位于 $x$ 轴的下方,此时,定积分 $\int_a^b f(x) \mathrm{d}x$ 在几何上表示上述曲边梯形面积的负值.

3. 当 $f(x)$ 在 $[a,b]$ 上有正有负时,函数 $f(x)$ 的图形某些部分在 $x$ 轴的上方,某些部分在 $x$ 轴的下方. $\int_a^b f(x) \mathrm{d}x$ 等于曲线 $y = f(x)$、直线 $x = a$, $x = b$ 与 $x$ 轴所围成的各部分面积的代数和(图 5 - 3),即

$$\int_a^b f(x) \mathrm{d}x = A_1 - A_2 + A_3 \tag{5-8}$$

**例 5.2** 用定积分的几何意义求 $\int_0^1 \sqrt{1-x^2}\,\mathrm{d}x$.

**解** 函数 $y = \sqrt{1-x^2}$ 在区间 $[0,1]$ 上的定积分值是以 $y = \sqrt{1-x^2}$ 为曲边, 以区间 $[0, 1]$ 为底的曲边梯形的面积值. 因为以 $y = \sqrt{1-x^2}$ 为曲边, 以区间 $[0,1]$ 为底的曲边梯形是单位圆位于第一象限的部分(图 5-4), 所以

$$\int_0^1 \sqrt{1-x^2}\,\mathrm{d}x = \frac{\pi}{4}.$$

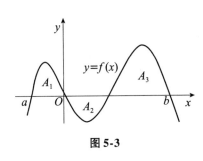

图 5-3

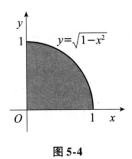

图 5-4

## 四、定积分的性质

在以下叙述中假定 $f(x)$、$g(x)$ 均可积.

**性质 5.1** 函数代数和的定积分等于各函数定积分的代数和, 即

$$\int_a^b [f(x) \pm g(x)]\,\mathrm{d}x = \int_a^b f(x)\,\mathrm{d}x \pm \int_a^b g(x)\,\mathrm{d}x. \tag{5-9}$$

**证明**
$$\int_a^b [f(x) \pm g(x)]\,\mathrm{d}x = \lim_{\lambda \to 0} \sum_{i=1}^n [f(\xi_i) \pm g(\xi_i)]\Delta x_i$$
$$= \lim_{\lambda \to 0} \sum_{i=1}^n f(\xi_i)\Delta x_i \pm \lim_{\lambda \to 0} \sum_{i=1}^n g(\xi_i)\Delta x_i$$
$$= \int_a^b f(x)\,\mathrm{d}x \pm \int_a^b g(x)\,\mathrm{d}x.$$

该性质可以推广到有限个函数代数和的情形.

**性质 5.2** 被积函数中的常数因子可以提到积分号前面, 即

$$\int_a^b kf(x)\,\mathrm{d}x = k \int_a^b f(x)\,\mathrm{d}x \quad (k \text{ 是常数}). \tag{5-10}$$

**证明** $\int_a^b kf(x)\,\mathrm{d}x = \lim\limits_{\lambda \to 0} \sum\limits_{i=1}^n kf(\xi_i)\Delta x_i = k \lim\limits_{\lambda \to 0} \sum\limits_{i=1}^n f(\xi_i)\Delta x_i = k \int_a^b f(x)\,\mathrm{d}x.$

**性质 5.3**(定积分对积分区间具有可加性) 设 $a$、$b$、$c$ 为不同的常数, 则有

$$\int_a^b f(x)\,\mathrm{d}x = \int_a^c f(x)\,\mathrm{d}x + \int_c^b f(x)\,\mathrm{d}x. \tag{5-11}$$

**证明** (1) 若 $a < c < b$, 由于 $b$ 在 $[a,b]$ 上可积, 由定积分的定义知, 积分和 $S = \sum\limits_{i=1}^n f(\xi_i)\Delta x_i$ 的极限存在, 且此极限与区间 $[a,b]$ 的分法无关. 因此在分割区间 $[a,b]$ 时, 可将点 $c$ 取为一个分点, 于是 $[a,b]$ 上的积分和等于 $[a,c]$ 上的积分和加上 $[c,b]$ 上的积分和, 即

$$\sum_{[a,b]} f(\xi_i)\Delta x_i = \sum_{[a,c]} f(\xi_i)\Delta x_i + \sum_{[c,b]} f(\xi_i)\Delta x_i,$$

令 $\lambda \to 0$，上式两边同时取极限可得

$$\int_a^b f(x)\,\mathrm{d}x = \int_a^c f(x)\,\mathrm{d}x + \int_c^b f(x)\,\mathrm{d}x;$$

（2）若 $a < b < c$，则由（1）有

$$\int_a^c f(x)\,\mathrm{d}x = \int_a^b f(x)\,\mathrm{d}x + \int_b^c f(x)\,\mathrm{d}x,$$

移项得

$$\int_a^b f(x)\,\mathrm{d}x = \int_a^c f(x)\,\mathrm{d}x - \int_b^c f(x)\,\mathrm{d}x = \int_a^c f(x)\,\mathrm{d}x + \int_c^b f(x)\,\mathrm{d}x,$$

关于 $a$、$b$、$c$ 三数大小关系的其他情形，可做类似讨论.

**性质 5.4**　如果在区间 $[a,b]$ 上 $f(x) \equiv 1$，则

$$\int_a^b f(x)\,\mathrm{d}x = \int_a^b 1 \cdot \mathrm{d}x = \int_a^b \mathrm{d}x = b - a. \tag{5-12}$$

此性质由定积分的定义可直接得到.

**性质 5.5**（定积分的不等性）　如果在区间 $[a,b]$ 上，$f(x) \geq 0$，则

$$\int_a^b f(x)\,\mathrm{d}x \geq 0. \tag{5-13}$$

**证明**　因 $f(x) \geq 0$，故 $f(\xi_i) \geq 0\ (i = 1,2,\cdots,n)$，又因 $\Delta x_i > 0\ (i = 1,2,\cdots,n)$，故

$$\sum_{i=1}^n f(\xi_i) \Delta x_i \geq 0,$$

令 $\lambda = \max_{1 \leq i \leq n} \{\Delta x_i\} \to 0$ 时，由极限的保号性，便得欲证的不等式.

**推论**　如果在 $[a,b]$ 上，$f(x) \leq g(x)$，则

$$\int_a^b f(x)\,\mathrm{d}x \leq \int_a^b g(x)\,\mathrm{d}x. \tag{5-14}$$

**性质 5.6**（定积分估值定理）　设 $M$ 及 $m$ 分别是函数 $f(x)$ 在区间 $[a,b]$ 上的最大值及最小值，则

$$m(b - a) \leq \int_a^b f(x)\,\mathrm{d}x \leq M(b - a). \tag{5-15}$$

**证明**　因为 $m \leq f(x) \leq M$，所以由性质 5.5 的推论有

$$\int_a^b m\,\mathrm{d}x \leq \int_a^b f(x)\,\mathrm{d}x \leq \int_a^b M\,\mathrm{d}x,$$

再由性质 5.2 及性质 5.4，得到 $m(b-a) \leq \int_a^b f(x)\,\mathrm{d}x \leq M(b-a)$.

**性质 5.7**（定积分中值定理）　如果函数 $f(x)$ 在闭区间 $[a,b]$ 上连续，则在积分区间 $[a,b]$ 上至少存在一点 $\xi$，使下式成立：

$$\int_a^b f(x)\,\mathrm{d}x = f(\xi)(b - a) \quad (a \leq \xi \leq b). \tag{5-16}$$

公式（5-16）叫做积分中值公式.

**证明**　把性质 5.6 中不等式各部分同除以 $b - a$，得

$$m \leq \frac{1}{b-a} \int_a^b f(x)\,\mathrm{d}x \leq M;$$

再由闭区间上连续函数的介值定理知，在 $[a,b]$ 上至少存在一点 $\xi$，使 $f(\xi) = \dfrac{1}{b-a} \int_a^b f(x)\,\mathrm{d}x$，两端同

乘 $b-a$，即得 $\int_a^b f(x)\,dx = f(\xi)(b-a)$.

积分中值定理的几何解释如下：在区间 $[a,b]$ 上至少存在一点 $\xi$，使得以区间 $[a,b]$ 为底边、以连续曲线 $y=f(x)$ 为曲边的曲边梯形的面积恰好等于同一底边而高为 $f(\xi)$ 的矩形的面积(图 5-5).

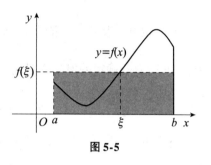

图 5-5

显然，当 $b<a$ 时，积分中值公式

$$\int_a^b f(x)\,dx = f(\xi)(b-a) \quad (b \leqslant \xi \leqslant a)$$

也是成立的.

按积分中值公式所得 $f(\xi) = \dfrac{1}{b-a}\int_a^b f(x)\,dx$ 称为**函数 $f(x)$ 在区间 $[a,b]$ 上的平均值**，它是有限个数平均值概念的推广. 例如按图 5-5，$f(\xi)$ 可看作曲边梯形的平均高度. 又如物体以变速 $v(t)$ 做直线运动，在时间间隔 $[T_1,T_2]$ 上经过的路程为 $\int_{T_1}^{T_2} v(t)\,dt$，因此

$$v(\xi) = \frac{1}{T_2 - T_1}\int_{T_1}^{T_2} v(t)\,dt \quad (\xi \in [T_1,T_2])$$

便是物体在 $[T_1,T_2]$ 这段时间内的平均速度.

# 第二节　微积分基本公式

在第一节中，应用定积分的定义我们计算了 $\int_0^1 x^2\,dx$，我们看到，利用定积分的定义计算定积分是很繁琐的，当被积函数比较复杂时，其困难就更大了，甚至和式的极限还无法求出. 因此，必须寻找计算定积分的简便方法.

先从实际问题中寻找解决问题的线索. 讨论变速直线运动中位置函数与速度函数之间的关系. 如果物体以速度 $v=v(t)$（$v(t) \geqslant 0$）做直线运动，根据定积分的定义，在时间间隔 $[T_1,T_2]$ 上经过的路程为 $\int_{T_1}^{T_2} v(t)\,dt$；另一方面，已知物体的位置函数为 $s=s(t)$，则在时间间隔 $[T_1,T_2]$ 上经过的路程又可表示为 $s(T_2) - s(T_1)$. 由此可见，$\int_{T_1}^{T_2} v(t)\,dt = s(T_2) - s(T_1)$. 由于 $s'(t)=v(t)$，即 $s(t)$ 是 $v(t)$ 的原函数，所以可以说定积分 $\int_{T_1}^{T_2} v(t)\,dt$ 等于被积函数 $v(t)$ 的原函数 $s(t)$ 在积分区间 $[T_1,T_2]$ 上的函数值增量 $s(T_2) - s(T_1)$.

变速直线运动中位置函数与速度函数之间的这个关系，在一定条件下具备有普遍性，本节将介绍积分上限的函数及其性质，进而给出微积分基本公式，将定积分的计算问题转化为求被积函数的不定积分问题，从而圆满解决定积分的计算问题.

## 一、积分上限的函数及其导数

设 $f(x)$ 在 $[a,b]$ 上连续，并且设 $x$ 为 $[a,b]$ 上任一点，那么 $f(x)$ 在 $[a,x]$ 上也连续，故

$f(x)$ 在区间 $[a,x]$ 上可积, 即定积分 $\int_a^x f(x)\,dx$ 存在. 由于定积分值与积分变量用什么符号表示无关, 因此, 为了避免混淆, 将该积分写成 $\int_a^x f(t)\,dt$. 当上限 $x$ 在 $[a,b]$ 上任取一值时, $\int_a^x f(t)\,dt$ 就有一确定的值与其对应, 故 $\int_a^x f(t)\,dt$ 是上限 $x$ 的函数, 记作 $\Phi(x)$, 即

$$\Phi(x) = \int_a^x f(t)\,dt \quad (a \leqslant x \leqslant b). \tag{5-17}$$

函数 $\Phi(x)$ 称为**积分上限函数**, 积分 $\int_a^x f(t)\,dt$ 称为**变上限积分**. 其几何意义为图 5-6 中阴影部分的面积. 它有如下重要性质.

**定理 5.3** 如果函数 $f(x)$ 在区间 $[a,b]$ 上连续, 则积分上限的函数

$$\Phi(x) = \int_a^x f(t)\,dt$$

在 $[a,b]$ 上可导, 并且它的导数是

$$\Phi'(x) = \frac{d}{dx}\int_a^x f(t)\,dt = f(x) \quad (a \leqslant x \leqslant b). \tag{5-18}$$

**证明** 任取 $x \in [a,b]$, 给自变量 $x$ 以增量 $\Delta x$, 且 $x + \Delta x \in [a,b]$, 则积分上限的函数 $\Phi(x)$ 相应地产生增量 $\Delta\Phi$ (图 5-7):

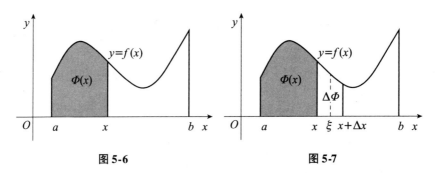

图 5-6                      图 5-7

$$\Delta\Phi = \Phi(x + \Delta x) - \Phi(x) = \int_a^{x+\Delta x} f(t)\,dt - \int_a^x f(t)\,dt$$

$$= \int_a^x f(t)\,dt + \int_x^{x+\Delta x} f(t)\,dt - \int_a^x f(t)\,dt$$

$$= \int_x^{x+\Delta x} f(t)\,dt,$$

由积分中值定理, 得

$$\Delta\Phi = f(\xi)\Delta x \,(\xi \text{ 介于 } x \text{ 与 } x + \Delta x \text{ 之间}),$$

上式两端同除以 $\Delta x$, 得

$$\frac{\Delta\Phi}{\Delta x} = f(\xi),$$

当 $\Delta x \to 0$ 时, 显然有 $\xi \to x$, 因此

$$\lim_{\Delta x \to 0}\frac{\Delta\Phi}{\Delta x} = \lim_{\Delta x \to 0} f(\xi) = \lim_{\xi \to x} f(\xi) = f(x),$$

所以

$$\varPhi'(x) = \frac{\mathrm{d}}{\mathrm{d}x}\int_a^x f(t)\mathrm{d}t = f(x).$$

定理 5.3 揭示了微分(或导数)与定积分这两个从定义上完全不相干的概念之间的内在联系. 连续函数 $f(x)$ 取变上限积分后求导数, 其结果仍为 $f(x)$ 本身. 由原函数的定义知, 积分上限的函数 $\varPhi(x) = \int_a^x f(t)\mathrm{d}t$ 是连续函数 $f(x)$ 的一个原函数, 因此有以下结论:

**定理 5.4** 如果函数 $f(x)$ 在区间 $[a,b]$ 上连续, 则函数

$$\varPhi(x) = \int_a^x f(t)\mathrm{d}t$$

是 $f(x)$ 在 $[a,b]$ 上的一个原函数.

此定理说明连续函数 $f(x)$ 的原函数一定存在, 印证了第四章提到的结论. 同时, 该定理初步揭示了定积分与原函数之间的联系, 建立了微分与积分这两类问题的关系, 为解决定积分的计算问题奠定了基础.

**例 5.3** 求函数 $F(x) = \int_a^x \sin t\mathrm{d}t$ 的导数.

**解** 由定理 5.3,

$$F'(x) = \frac{\mathrm{d}}{\mathrm{d}x}\left(\int_a^x \sin t\mathrm{d}t\right) = \sin x.$$

**例 5.4** 求 $\lim\limits_{x\to 0} \dfrac{\int_0^x \sin t^2 \mathrm{d}t}{x^2}$.

**解** 当 $x\to 0$ 时, $\int_0^x \sin t^2 \mathrm{d}t \to 0$, 所以这是 $\dfrac{0}{0}$ 型未定式, 可应用洛必达法则求极限, 得

$$\lim_{x\to 0} \frac{\int_0^x \sin t^2 \mathrm{d}t}{x^2} = \lim_{x\to 0} \frac{\left[\int_0^x \sin t^2 \mathrm{d}t\right]'}{(x^2)'}$$

$$= \lim_{x\to 0} \frac{\sin x^2}{2x} = \lim_{x\to 0} \frac{2x\cdot\cos x^2}{2} = 0.$$

## 二、牛顿—莱布尼兹公式

**定理 5.5** 如果函数 $F(x)$ 是连续函数 $f(x)$ 在区间 $[a,b]$ 上的一个原函数, 则

$$\int_a^b f(x)\mathrm{d}x = F(b) - F(a), \tag{5-19}$$

该公式称为**牛顿 – 莱布尼兹**(Newton – Leibniz)公式, 也称作**微积分基本公式**.

**证明** 因 $f(x)$ 在区间 $[a,b]$ 上连续, 由定理 5.4 知, $\varPhi(x) = \int_a^x f(t)\mathrm{d}t$ 是 $f(x)$ 的一个原函数, 又因 $F(x)$ 也是 $f(x)$ 的一个原函数, 故

$$\varPhi(x) - F(x) = C \quad (a\leqslant x\leqslant b),$$

即

$$\int_a^x f(t)\mathrm{d}t - F(x) = C \quad (a\leqslant x\leqslant b),$$

在上式中令 $x=a$, 因 $\int_a^a f(t)\mathrm{d}t = 0$, 得 $C = -F(a)$,

从而有

$$\int_a^x f(t)\,dt = F(x) - F(a),$$

再令 $x = b$, 得

$$\int_a^b f(t)\,dt = F(b) - F(a),$$

因定积分与积分变量的符号无关, 将上式左端积分变量 $t$ 改为 $x$, 得

$$\int_a^b f(x)\,dx = F(b) - F(a).$$

该公式进一步揭示了定积分与被积函数的原函数之间的联系. 它表明: 一个连续函数在区间 $[a, b]$ 上的定积分等于它的任意一个原函数在区间 $[a, b]$ 上的增量. 从而把定积分的问题转化为求原函数(即求不定积分)的问题. 这为定积分的计算提供了一个有效而简便的方法.

为方便起见, 常把 $F(b) - F(a)$ 记作 $[F(x)]_a^b$ 或 $F(x)\big|_a^b$, 于是上述公式又可写为

$$\int_a^b f(x)\,dx = [F(x)]_a^b = F(x)\big|_a^b = F(b) - F(a). \tag{5-20}$$

**例 5.5** 用牛顿－莱布尼兹公式计算第一节中例 5.1 $\int_0^1 x^2 dx$.

**解** 因 $\dfrac{x^3}{3}$ 是 $x^2$ 的一个原函数, 故

$$\int_0^1 x^2 dx = \left[\frac{x^3}{3}\right]_0^1 = \frac{1^3 - 0^3}{3} = \frac{1}{3}.$$

**例 5.6** 计算 $\int_{-1}^{\sqrt{3}} \dfrac{1}{1 + x^2} dx$.

**解** 因 $\arctan x$ 是 $\dfrac{1}{1 + x^2}$ 的一个原函数, 故

$$\int_{-1}^{\sqrt{3}} \frac{1}{1 + x^2} dx = [\arctan x]_{-1}^{\sqrt{3}} = \frac{\pi}{3} - \left(-\frac{\pi}{4}\right) = \frac{7}{12}\pi.$$

**例 5.7** 计算 $\int_{-1}^2 |x|\,dx$.

**解** 当 $-1 \leqslant x < 0$ 时, $|x| = -x$; 当 $0 \leqslant x \leqslant 1$ 时, $|x| = x$, 根据定积分的性质 5.3, 去掉被积函数中的绝对值号, 再计算定积分,

$$\int_{-1}^2 |x|\,dx = \int_{-1}^0 |x|\,dx + \int_0^2 |x|\,dx$$

$$= -\int_{-1}^0 x dx + \int_0^2 x dx = \left[-\frac{x^2}{2}\right]_{-1}^0 + \left[\frac{x^2}{2}\right]_0^2 = \frac{5}{2}.$$

**例 5.8** 口服药物必须先被吸收进血液循环, 然后才能在机体的不同部位发挥作用. 某种药物的吸收率函数具有以下形式

$$f(t) = \lambda t(t - b), \quad 0 \leqslant t \leqslant b$$

其中 $t$ 与 $b$ 是常数. 求药物吸收总量.

**解** 药物吸收总量为时刻 0 到 $b$ 的吸收总量, 即

$$\int_0^b f(t)\,dt = \int_0^b \lambda t(2t - b)\,dt$$

$$= \int_0^b (2\lambda t^2 - \lambda bt)\,\mathrm{d}t$$

$$= \left( \frac{2\lambda t^3}{3} - \frac{\lambda bt^2}{2} \right)\bigg|_0^b = \frac{\lambda b^3}{6}.$$

# 第三节　定积分的换元积分法与分部积分法

牛顿－莱布尼兹公式将计算定积分的问题归结为,求被积函数的原函数在积分上限与积分下限处的函数值之差的问题. 第四章中学习了不定积分的换元积分法与分部积分法,在一定条件下,也可以用换元积分法与分部积分法来计算定积分,本节讨论定积分的这两种计算方法.

## 一、定积分的换元积分法

**定理 5.6**　设函数 $f(x)$ 在区间 $[a,b]$ 上连续,且函数 $x = \varphi(t)$ 满足条件:

(1) 在区间 $[\alpha,\beta]$(或 $[\beta,\alpha]$)上单调且有连续导数 $\varphi'(t)$;

(2) $\varphi(\alpha) = a, \varphi(\beta) = b.$

则有

$$\int_a^b f(x)\,\mathrm{d}x = \int_\alpha^\beta f[\varphi(t)]\varphi'(t)\,\mathrm{d}t. \tag{5-21}$$

上式称为**定积分的换元公式**.

**注意**:(1) 应用定理时要注意"换元必换限",按照"原积分上限对应于新积分上限,原积分下限"对应于新积分下限的原则确定新积分的上下限,利用换元公式(5－21) 将难求的积分 $\int_a^b f(x)\,\mathrm{d}x$ 转化为易求的积分 $\int_\alpha^\beta f[\varphi(t)]\varphi'(t)\,\mathrm{d}t.$

(2) 定积分的换元公式与不定积分的换元公式相似. 从左往右使用公式(5－21),相当于不定积分的第二类换元积分法(变量替换法);从右往左使用公式(5－21),相当于不定积分的第一类换元积分法(凑微分法). 所不同的是不定积分换元时没有积分限的问题,因此最后需要将积分变量还原,而定积分在换元时必须同时将积分限作相应的改变,所以最后不用作变量还原.

**例 5.9**　计算 $\int_0^{\frac{\pi}{2}} \cos^5 x \sin x\,\mathrm{d}x.$

**解**　设 $\cos x = t$,则 $\mathrm{d}t = -\sin x\,\mathrm{d}x$,且当 $x = 0$ 时,$t = 1$;当 $x = \frac{\pi}{2}$ 时,$t = 0.$ 于是

$$\int_0^{\frac{\pi}{2}} \cos^5 x \sin x\,\mathrm{d}x = -\int_1^0 t^5\,\mathrm{d}t = -\left[ \frac{t^6}{6} \right]_1^0 = \frac{1}{6}.$$

在用凑微分法计算定积分时,可以不引入中间变量,而直接写出原函数,再代入积分上、下限作差即可. 如另一解法:

$$\int_0^{\frac{\pi}{2}} \cos^5 x \sin x\,\mathrm{d}x = -\int_0^{\frac{\pi}{2}} \cos^5 x\,\mathrm{d}\cos x = -\left[ \frac{\cos^6 x}{6} \right]_0^{\frac{\pi}{2}} = \frac{1}{6}.$$

**例 5.10** 计算 $\int_0^a \sqrt{a^2 - x^2} \, dx (a > 0)$.

**解** 设 $x = a\sin t$,则 $dx = a\cos t dt$,且当 $x = 0$ 时,取 $t = 0$;当 $x = a$ 时,取 $t = \dfrac{\pi}{2}$.

于是
$$\int_0^a \sqrt{a^2 - x^2} \, dx = \int_0^{\frac{\pi}{2}} a\cos t \cdot a\cos t dt$$

$$= a^2 \int_0^{\frac{\pi}{2}} \cos^2 t dt = \frac{a^2}{2} \int_0^{\frac{\pi}{2}} (1 + \cos 2t) \, dt$$

$$= \frac{a^2}{2} \left[ t + \frac{1}{2}\sin 2t \right]_0^{\frac{\pi}{2}} = \frac{\pi a^2}{4}.$$

利用定积分的几何意义可以直接得到本例的计算结果.

**例 5.11** 计算 $\int_0^3 \dfrac{x}{\sqrt{1 + x}} dx$.

**解** 设 $t = \sqrt{1 + x}$,则 $x = t^2 - 1$,$dx = 2t dt$,且当 $x = 0$ 时,$t = 1$;当 $x = 3$ 时,$t = 2$.

于是
$$\int_0^3 \frac{x}{\sqrt{1 + x}} dx = \int_1^2 \frac{t^2 - 1}{t} \cdot 2t dt$$

$$= 2 \int_1^2 (t^2 - 1) \, dt = 2 \left[ \frac{t^3}{3} - t \right]_1^2 = \frac{8}{3}.$$

**例 5.12** 一只被注射消炎药的动物血液中苯基丁氮酮的浓度 $C$(微克/毫升)随时间的变化函数为

$$C(t) = 24.03 e^{-0.011t},$$

其中 $t$(分钟)为注射后的时间,求注射药物后两小时内动物体内单位体积苯基丁氮酮的总含量.

**解** 注射药物后两小时内动物体内单位体积苯基丁氮酮的总含量为

$$\int_0^{120} C(t) \, dt = \int_0^{120} 24.08 e^{-0.011t} dt$$

$$= \frac{24.08}{-0.011} \int_0^{120} e^{-0.011t} d(-0.011t)$$

$$= \frac{24.08}{-0.011} e^{-0.011t} \Big|_0^{120} = 1604.38 (\text{微克}).$$

**例 5.13** 证明:(1) 若 $f(x)$ 在 $[-a, a]$ 上连续且为偶函数,则

$$\int_{-a}^a f(x) \, dx = 2 \int_0^a f(x) \, dx.$$

(2) 若 $f(x)$ 在 $[-a, a]$ 上连续且为奇函数,则

$$\int_{-a}^a f(x) \, dx = 0.$$

**证明** 由定积分对积分区间具有可加性可得

$$\int_{-a}^a f(x) \, dx = \int_{-a}^0 f(x) \, dx + \int_0^a f(x) \, dx.$$

(1) 当 $f(x)$ 为偶函数时,$f(-x) = f(x)$,对积分 $\int_{-a}^0 f(x) \, dx$ 作变量代换,令 $x = -t$,则

$$\int_{-a}^{0} f(x)\,dx = -\int_{a}^{0} f(-t)\,dt = \int_{0}^{a} f(-t)\,dt = \int_{0}^{a} f(-x)\,dx = \int_{0}^{a} f(x)\,dx,$$

故
$$\int_{-a}^{a} f(x)\,dx = 2\int_{0}^{a} f(x)\,dx.$$

（2）当 $f(x)$ 为奇函数时，$f(-x) = -f(x)$，对积分 $\int_{-a}^{0} f(x)\,dx$ 作变量代换，令 $x = -t$，则

$$\int_{-a}^{0} f(x)\,dx = -\int_{a}^{0} f(-t)\,dt = -\int_{0}^{a} f(t)\,dt = -\int_{0}^{a} f(x)\,dx,$$

故
$$\int_{-a}^{a} f(x)\,dx = 0.$$

例 5.13 的结果以后可以直接应用，若定积分的积分区间是关于原点对称的区间且被积函数是奇函数或偶函数时，可直接利用此结果简化计算. 例如不用计算可知

$$\int_{-\pi}^{\pi} \frac{x\cos x}{1 + \sqrt{1 - x^2}}\,dx = 0,$$

这是因为被积函数 $\dfrac{x\cos x}{1 + \sqrt{1 - x^2}}$ 是对称区间 $[-\pi, \pi]$ 上的奇函数.

## 二、定积分的分部积分法

设 $u(x), v(x)$ 在区间 $[a, b]$ 上具有连续导数，根据乘积的求导公式移项得
$$u(x)v'(x) = [u(x)v(x)]' - u'(x)v(x),$$
上式两端在区间 $[a, b]$ 上求定积分，有
$$\int_{a}^{b} u(x)v'(x)\,dx = \int_{a}^{b} [u(x)v(x)]'\,dx - \int_{a}^{b} u'(x)v(x)\,dx,$$
即
$$\int_{a}^{b} u(x)v'(x)\,dx = [u(x)v(x)]_{a}^{b} - \int_{a}^{b} u'(x)v(x)\,dx, \tag{5-22}$$
或简记作
$$\int_{a}^{b} u\,dv = [uv]_{a}^{b} - \int_{a}^{b} v\,du, \tag{5-23}$$

这就是**定积分的分部积分公式**.

例 5.14 计算 $\int_{0}^{\frac{\pi}{2}} x\cos x\,dx$.

解 $\int_{0}^{\frac{\pi}{2}} x\cos x\,dx = \int_{0}^{\frac{\pi}{2}} x\,d\sin x = [x\sin x]_{0}^{\frac{\pi}{2}} - \int_{0}^{\frac{\pi}{2}} \sin x\,dx = \dfrac{\pi}{2} + [\cos x]_{0}^{\frac{\pi}{2}} = \dfrac{\pi}{2} - 1.$

例 5.15 计算 $\int_{1}^{e} \ln^2 x\,dx$.

解
$$\int_{1}^{e} \ln^2 x\,dx = [x\ln^2 x]_{1}^{e} - \int_{1}^{e} x\,d\ln^2 x$$
$$= e - 2\int_{1}^{e} \ln x\,dx$$

$$= e - 2\left[ (x\ln x)\ \Big|_1^e - \int_1^e dx \right]$$

$$= e - 2.$$

或根据第四章第三节例 4.56 结果,按照牛顿 – 莱布尼兹公式,有

$$\int_1^e \ln^2 x dx = \left[ x\ln^2 x - 2(x\ln x - x) \right]_1^e = e - 2$$

**例 5.16** 计算 $\int_0^{\frac{\pi}{4}} e^x \sin x dx$.

**解** 根据第四章第三节例 4.57 结果,按照牛顿 – 莱布尼兹公式,有

$$\int_0^{\frac{\pi}{4}} e^x \sin x dx = \left[ \frac{1}{2} e^x (\sin x - \cos x) \right]_0^{\frac{\pi}{4}} = \frac{1}{2}.$$

**例 5.17** 计算 $\int_0^1 e^{\sqrt{x}} dx$.

**解** 本例不能直接用分部积分公式,要先去掉根式.为此,令 $\sqrt{x} = t$,即 $x = t^2$, $dx = 2t dt$.当 $x = 0$ 时,$t = 0$;当 $x = 1$ 时,$t = 1$.于是

$$\int_0^1 e^{\sqrt{x}} dx = \int_0^1 e^t dt^2 = 2 \int_0^1 t e^t dt$$

$$= 2 \int_0^1 t de^t = 2 \left[ t e^t \right]_0^1 - 2 \int_0^1 e^t dt$$

$$= 2e - 2(e - 1) = 2.$$

# 第四节　定积分的应用

前面学习了定积分的概念,讨论了其计算方法,本节我们应用定积分来解决实际问题.定积分是计算某种总量的数学模型,在实际问题中的应用非常广泛,本节重点介绍定积分在几何、医学及物理中的应用.为此介绍一种简化的定积分分析方法,即微元法.

## 一、微元法

求曲边梯形的面积 $A$ 时,有分割、近似、求和、取极限四个步骤,其中关键的是第二步,在分割出来的每个小区间 $[x_{i-1}, x_i]$ 上用矩形的面积近似代替相应的小曲边梯形的面积:

$$\Delta A_i \approx f(\xi_i) \Delta x_i, \quad (x_{i-1} \leqslant \xi_i \leqslant x_i, i = 1, 2, \cdots, n).$$

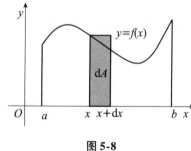

图 5-8

$\Delta A_i$ 是所求量在第 $i$ 个小区间 $[x_{i-1}, x_i]$ 上的部分量,也就是说,关键是求出所求量在第 $i$ 个小区间上的部分量的近似值.在实际应用中为简便起见,省略下标 $i$,并把此小区间记作 $[x, x + dx]$,用 $\Delta A$ 表示该小区间上窄曲边梯形的面积,取 $[x, x + dx]$ 的左端点 $x$ 为 $\xi$,以点 $x$ 处的函数值 $f(x)$ 为高、$dx$ 为底的矩形面积 $f(x) dx$ 便为 $\Delta A$ 的近似值(图 5-8),即

$$\Delta A \approx f(x)\,\mathrm{d}x.$$

上式右端 $f(x)\,\mathrm{d}x$ 称为 $A$ 的**面积微元**,记作

$$\mathrm{d}A = f(x)\,\mathrm{d}x.$$

于是曲边梯形面积 $A$ 就是这些微元在区间 $[a,b]$ 上的"无限累加",即面积微元 $\mathrm{d}A$ 从 $a$ 到 $b$ 的定积分:

$$A = \int_a^b \mathrm{d}A = \int_a^b f(x)\,\mathrm{d}x .$$

根据上述过程,计算曲边梯形面积的问题概括为如下三步:

第一步　确定积分变量 $x$ 及其变化区间 $[a,b]$;

第二步　选取区间 $[a,b]$ 内的任意小区间 $[x,x+\mathrm{d}x]$,并求得面积 $A$ 的微元:

$$\mathrm{d}A = f(x)\,\mathrm{d}x;$$

第三步　将 $\mathrm{d}A$ 在 $[a,b]$ 上积分,即所求量 $A$ 的积分表达式 $A = \int_a^b \mathrm{d}A = \int_a^b f(x)\,\mathrm{d}x .$

利用上述三步过程解决问题的方法,我们称之为**微元法**.

一般地,如果我们所要计算的量 $U$ 满足下列条件,都可以用微元法把它表示成定积分.

(1) $U$ 是一个既与变量 $x$ 有关又与 $x$ 的变化范围 $[a,b]$ 有关的量;

(2) $U$ 对区间 $[a,b]$ 具有可加性,即把区间 $[a,b]$ 分成若干个小区间后,$U$ 相应的分成若干分量 $\Delta U_i$,且 $U$ 等于各分量总和,即 $U = \sum \Delta U_i$;

(3) 小区间 $[x,x+\mathrm{d}x]$ 上的分量 $\Delta U_i$ 可近似地表示成某连续函数 $f(x)$ 与小区间长度 $\mathrm{d}x$ 的乘积,即 $\Delta U_i \approx f(x)\,\mathrm{d}x.$

## 二、定积分在几何中的应用

### 1. 平面图形的面积

求由连续曲线 $y = f(x)$ 与 $y = g(x)$ ($f(x) \geqslant g(x)$)及直线 $x = a, x = b (a < b)$ 所围成的平面图形面积 $A$. 如图 5-9,按照微元法,可取 $x$ 为积分变量,其变化范围为 $[a,b]$,在区间 $[a,b]$ 上任取小区间 $[x,x+\mathrm{d}x]$,过小区间两端点分别作 $x$ 轴的垂线,夹在两垂线间的面积近似等于以 $f(x) - g(x)$ 为高,$\mathrm{d}x$ 为底的窄矩形的面积 $[f(x) - g(x)]\,\mathrm{d}x$,从而得到面积微元

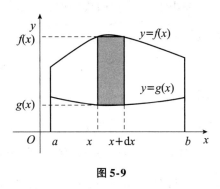

**图 5-9**

$$\mathrm{d}A = [f(x) - g(x)]\,\mathrm{d}x,$$

于是所求平面图形面积为

$$A = \int_a^b [f(x) - g(x)]\,\mathrm{d}x. \tag{5-24}$$

**例 5.18**　计算由抛物线 $y^2 = 2x$ 与直线 $y = x - 4$ 所围成的图形面积.

**解**　如图 5-10a 两曲线的交点为 $(2,-2)$ 和 $(8,4)$.

若选取 $x$ 为积分变量,$x$ 的取值范围为 $[0,8]$. 由图 5-10a 知,当 $x$ 在 $[0,2]$ 上变化时,任取小区间 $[x,x+\mathrm{d}x]$,面积微元为

$$dA=[\sqrt{2x}-(-\sqrt{2x})]dx=2\sqrt{2x}dx;$$

当 $x$ 在 $[2,8]$ 上变化时，任取小区间 $[x,x+dx]$，面积微元为

$$dA=[\sqrt{2x}-(x-4)]dx=(4+\sqrt{2x}-x)dx.$$

故所求面积为

$$\begin{aligned}A&=\int_0^2 2\sqrt{2x}dx+\int_2^8[4+\sqrt{2x}-x]dx\\&=\left[\frac{4\sqrt{2}}{3}x^{\frac{3}{2}}\right]_0^2+\left[4x+\frac{2\sqrt{2}}{3}x^{\frac{3}{2}}-\frac{1}{2}x^2\right]_2^8\\&=18.\end{aligned}$$

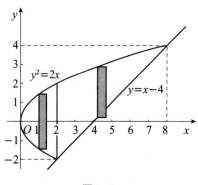

图 5-10a

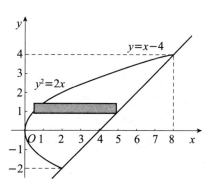

图 5-10b

若选取 $y$ 为积分变量，$y$ 的取值范围为 $[-2,4]$，在区间 $[-2,4]$ 上任取小区间 $[y,y+dy]$，对应窄曲边梯形近似看作高为 $y+4-\frac{1}{2}y^2$，底为 $dy$ 的矩形（图 5-10b），得到面积微元为

$$dA=\left(y+4-\frac{1}{2}y^2\right)dy,$$

所求面积为

$$A=\int_{-2}^4(y+4-\frac{1}{2}y^2)dy=\left[\frac{y^2}{2}+4y-\frac{y^3}{6}\right]_{-2}^4=18.$$

显然，选 $y$ 为积分变量较简便，这表明适当选择积分变量可简化积分过程.

**例 5.19** 求椭圆 $\frac{x^2}{a^2}+\frac{y^2}{b^2}=1$ 所围成的面积（$a>0$，$b>0$）.

**解** 根据椭圆图形的对称性，整个椭圆面积应为位于第一象限内面积的 4 倍（图 5-11），记第一象限内面积为 $A_1$.

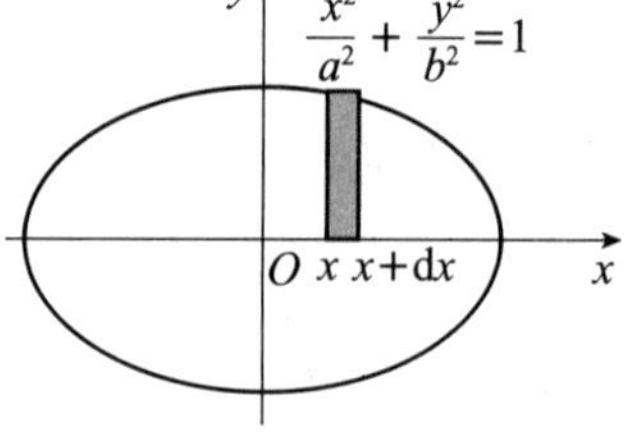

图 5-11

取 $x$ 为积分变量，当 $0\leqslant x\leqslant a$ 时，$y=b\sqrt{1-\frac{x^2}{a^2}}$，面积微元

$$dA_1 = y dx = b\sqrt{1 - \frac{x^2}{a^2}}dx,$$

故

$$A = 4A_1 = 4\int_0^a b\sqrt{1 - \frac{x^2}{a^2}}dx,$$

为求积分,作变量替换 $x = a\sin t$,则当 $x = 0$ 时,取 $t = 0$;当 $x = a$ 时,取 $t = \frac{\pi}{2}$, $\sqrt{1 - \frac{x^2}{a^2}} = \cos t$,

$dx = a\cos t dt$,因此

$$A = 4ab\int_0^{\frac{\pi}{2}} \cos^2 t dt = 4ab \frac{\pi}{4} = \pi ab.$$

**2. 旋转体的体积**

由一个平面图形绕该平面内一条定直线旋转一周而生成的立体称为**旋转体**,该定直线称为**旋转轴**.例如,我们所熟悉的圆柱体可看作矩形绕它的一条边所在直线旋转一周而成,圆锥体可看作直角三角形绕它的一条直角边所在直线旋转一周而成,球体可看作半圆绕它的直径所在直线旋转一周而成.

下面计算由曲线 $y = f(x)$、直线 $x = a, x = b$ 及 $x$ 轴所围成的平面图形,绕 $x$ 轴旋转一周而生成的旋转体的体积(图 5-12).

取 $x$ 为积分变量,则 $x \in [a,b]$,考察由过点 $x$ 与过点 $x + dx$ 且垂直于 $x$ 轴的两平面所夹小薄片,由于 $dx$ 很小,可将该薄片近似看作底面半径为 $f(x)$,高为 $dx$ 的扁圆柱体.得到体积微元为

$$dV = \pi [f(x)]^2 dx,$$

所求的旋转体的体积为

$$V = \int_a^b \pi [f(x)]^2 dx. \tag{5-25}$$

类似的方法可以推出:由连续曲线 $x = \varphi(y)$,直线 $y = c, y = d$ 及 $y$ 轴所围成的曲边梯形绕 $y$ 轴旋转一周而成的旋转体(图 5-13)体积为

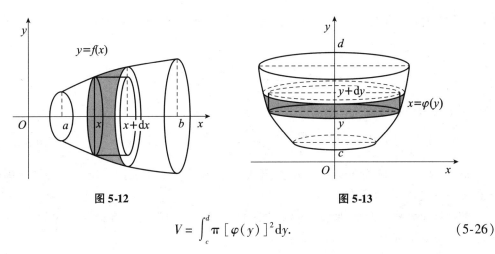

图 5-12　　　　　　　　　　　　　　图 5-13

$$V = \int_c^d \pi [\varphi(y)]^2 dy. \tag{5-26}$$

**例 5.20** 求由曲线 $y = \dfrac{r}{h}x$ 及直线 $x = 0, x = h(h > 0)$ 与 $x$ 轴所围成的三角形绕 $x$ 轴旋转一周而生成的旋转体的体积(图5-14).

**解** 该旋转体为圆锥体.取 $x$ 为积分变量,则 $x \in [0, h]$.考察圆锥体中相应于 $[0, h]$ 上任一小区间 $[x, x + \mathrm{d}x]$ 的薄片,其体积近似于底面半径为 $\dfrac{r}{h}x$,高为 $\mathrm{d}x$ 的扁圆柱体的体积,即体积微元

$$\mathrm{d}V = \pi \left(\frac{r}{h}x\right)^2 \mathrm{d}x,$$

于是所求圆锥体的体积为

$$V = \int_0^h \pi \left(\frac{r}{h}x\right)^2 \mathrm{d}x = \frac{\pi \cdot r^2}{h^2} \int_0^h x^2 \mathrm{d}x = \frac{\pi \cdot r^2}{h^2} \cdot \left[\frac{x^3}{3}\right]_0^h = \frac{\pi}{3} r^2 h.$$

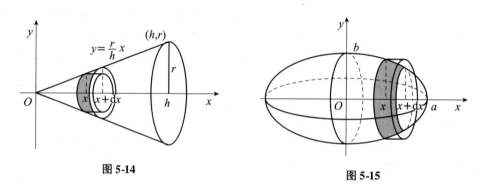

图 5-14    图 5-15

**例 5.21** 求椭圆 $\dfrac{x^2}{a^2} + \dfrac{y^2}{b^2} = 1 (a > b > 0)$ 绕 $x$ 轴旋转一周所形成的旋转体的体积.

**解** 椭圆绕 $x$ 轴旋转所形成的旋转体为**旋转椭球体**(图5-15).该旋转椭球体可看作由上半椭圆 $y = \dfrac{b}{a}\sqrt{a^2 - x^2}$ 及 $x$ 轴所围图形绕 $x$ 轴旋转一周所形成的旋转体.

取 $x$ 为积分变量,则 $x \in [-a, a]$.考察旋转椭球体中相应于 $[-a, a]$ 上任一小区间 $[x, x + \mathrm{d}x]$ 的薄片,其体积近似于底面半径为 $\dfrac{b}{a}\sqrt{a^2 - x^2}$、高为 $\mathrm{d}x$ 的扁圆柱体的体积,即体积元素

$$\mathrm{d}V = \pi \frac{b^2}{a^2}(a^2 - x^2)\mathrm{d}x.$$

于是所求椭球体的体积为

$$V = \pi \int_{-a}^a \frac{b^2}{a^2}(a^2 - x^2)\mathrm{d}x = \frac{\pi b^2}{a^2} \int_{-a}^a (a^2 - x^2)\mathrm{d}x = \frac{\pi b^2}{a^2}\left[a^2 x - \frac{x^3}{3}\right]_{-a}^a = \frac{4}{3}\pi a b^2.$$

**例 5.22** 求由抛物线 $y = 1 - x^2$ 与直线 $y = 0$ 所围成的平面图形绕 $y$ 轴旋转一周所形成的旋转体的体积(图5-16).

**解** 取 $y$ 为积分变量,变量 $y$ 的变化区间为 $[0, 1]$,将抛物线方程改写为 $x^2 = 1 - y$,代入公式(5-26),得所求的旋转体的体积为

$$V = \int_0^1 \pi(1-y)\,\mathrm{d}y = \pi\left[y - \frac{y^2}{2}\right]_0^1 = \frac{\pi}{2}.$$

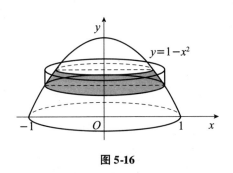

图 5-16

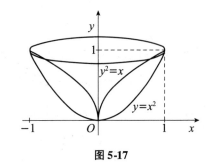

图 5-17

**例 5.23** 求由曲线 $y = x^2$ 与 $y^2 = x$ 所围成的平面图形绕 $y$ 轴旋转一周所形成的旋转体的体积.

**解** 所求旋转体的体积可看成由曲线 $x = \sqrt{y}\,(0 \leqslant y \leqslant 1)$ 与 $y$ 轴所围成的平面图形绕 $y$ 轴旋转一周所形成的旋转体的体积(实心碗状)与由曲线 $x = y^2\,(0 \leqslant y \leqslant 1)$ 与 $y$ 轴所围成的平面图形绕 $y$ 轴旋转一周所形成的旋转体的体积(实心喇叭状)之差(图 5-17). 因此所求旋转体的体积为

$$V = \int_0^1 \pi(\sqrt{y})^2\,\mathrm{d}y - \int_0^1 \pi(y^2)^2\,\mathrm{d}y$$

$$= \pi\int_0^1 (y - y^4)\,\mathrm{d}y = \pi\left[\frac{y^2}{2} - \frac{y^5}{5}\right]_0^1 = \frac{3\pi}{10}.$$

## *三、定积分在物理中的应用

由库仑定律知,相距为 $r$ 的两电荷 $q_1$、$q_2$ 间静电力的大小为

$$F = K\frac{q_1 q_2}{r^2}(K \text{ 是常数}),$$

其方向沿这两个点电荷的连线方向,同性相斥,异性相吸.

若要计算均匀带电细棒对置于其电场中检验电荷的静电力时,就不能直接用上述公式来计算,但我们可以用定积分的微元法来解决这一问题.

**例 5.24** 有一长为 $l$,电荷线密度为 $\lambda$ 的均匀带正电细直棒,在其中垂线上距棒为 $a$ 处有一带电量为 $-q(q>0)$ 的检验电荷,试求该均匀带点细棒对检验电荷的作用力.

**解** 建立如图 5-18 所示坐标系,使棒位于 $y$ 轴且中点位于坐标原点 $O$,检验电荷 $-q$ 位于 $x$ 轴上的点 $M(a,0)$ 处,取 $y$ 为积分变量,$y \in \left[-\dfrac{l}{2}, \dfrac{l}{2}\right]$. 在 $\left[-\dfrac{l}{2}, \dfrac{l}{2}\right]$ 内任取小区间 $[y, y+\mathrm{d}y]$,把细棒上相应

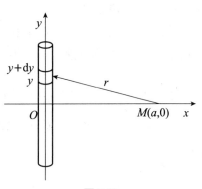

图 5-18

129

于 $[y, y+\mathrm{d}y]$ 的一段近似的看成电荷微元, 其电量为 $\lambda\mathrm{d}y$, 与检验电荷相距 $r=\sqrt{a^2+y^2}$. 因此由库仑定理得到带电细棒上的电荷微元对检验电荷 $-q$ 的作用力 $\Delta F$ 大小近似为

$$\Delta F \approx \mathrm{d}F = \frac{Kq\lambda\mathrm{d}y}{a^2+y^2}.$$

电荷微元对检验电荷水平方向的分力 $\mathrm{d}F_x$ 为

$$\mathrm{d}F_x = K\frac{q\lambda\mathrm{d}y}{a^2+y^2} \cdot \frac{a}{\sqrt{a^2+y^2}} = \frac{Kaq\lambda\mathrm{d}y}{(a^2+y^2)^{3/2}},$$

该细棒对检验电荷水平方向的作用力大小为

$$F_x = \int_{-\frac{l}{2}}^{\frac{l}{2}} \frac{Kaq\lambda\mathrm{d}y}{(a^2+y^2)^{3/2}} = \frac{K\lambda qy}{a} \frac{1}{\sqrt{y^2+a^2}}\Bigg|_{-\frac{l}{2}}^{\frac{l}{2}} = \frac{2K\lambda ql}{a\sqrt{4a^2+l^2}},$$

由对称性知, 垂直方向上 $y$ 处电荷微元对检验电荷的作用力与 $-y$ 处电荷微元对检验电荷的作用力大小相等方向相反, 故细棒对检验电荷在垂直方向上的作用力大小 $F_y=0$. 所以, 该细棒对检验电荷的作用力大小为 $F=\dfrac{2K\lambda ql}{a\sqrt{4a^2+l^2}}$, 方向沿 $x$ 轴指向原点.

### *四、定积分在医学中的应用

**例 5.25** 脉管稳定流动时的血流量问题.

将一段长为 $L$, 横截面半径为 $R$ 的血管设想为一段刚性圆管(忽略其弹性), 左端为相对动脉端, 血压为 $p_1$, 右端为相对静脉端, 血压为 $p_2(p_1 > p_2)$ (图 5-19). 先取血管的一个横截面来分析, 在同一横截面上各点处血流速度各不相同, 设距离横截面圆心为 $r$ 处的血流速度为 $v(r)$, 由实验知, 在通常情况下, 有

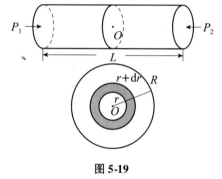

**图 5-19**

$$v(r) = \frac{p_1 - p_2}{4\eta L}(R^2 - r^2),$$

其中 $\eta$ 为血液黏滞系数. 可见, 单位时间内通过该横截面的血流量不能直接用"流速 × 截面面积"来计算.

用微元法来分析. 在该截面上任取一个内半径为 $r$, 外半径为 $r+\mathrm{d}r$, 圆心在血管中心的小圆环(如图 5-19), 其面积为

$$\Delta S = \pi(r+\mathrm{d}r)^2 - \pi r^2 = 2\pi r\mathrm{d}r + \pi(\mathrm{d}r)^2 \approx 2\pi r\mathrm{d}r,$$

该小圆环内各点处血流速度近似为 $v(r)$. 因此, 在单位时间内, 通过该环面的血流量近似为

$$\mathrm{d}Q = v(r) \cdot 2\pi r\mathrm{d}r = 2\pi r v(r)\mathrm{d}r,$$

从而, 单位时间内通过该横截面的血流量为

$$Q = \int_0^R 2\pi v(r) r\mathrm{d}r = 2\pi \int_0^R v(r) r\mathrm{d}r,$$

于是

$$Q = 2\pi \int_0^R \frac{p_1 - p_2}{4\eta L}(R^2 - r^2) r\mathrm{d}r$$

$$= \frac{\pi(p_1 - p_2)}{4\eta L}\left(R^2 r^2 - \frac{1}{2}r^4\right)\Big|_0^\pi$$

$$= \frac{\pi}{8\eta L}(p_1 - p_2)R^4.$$

**例 5.26** 胰岛素平均浓度的测定

由实验测定病人的胰岛素浓度,先让病人禁食,以降低体内血糖水平,然后通过注射给病人大量的糖.假定由实验测得病人的血液中的胰岛素的浓度 $C(t)$ (单位/ml)为

$$C(t) = \begin{cases} t(10-t), & 0 \leqslant t \leqslant 5, \\ 25e^{-k(t-5)}, & t > 5. \end{cases}$$

其中 $k = \dfrac{\ln 2}{20}$,时间 $t$ 的单位是分钟,求血液中的胰岛素在一小时内的平均浓度 $\overline{C}(t)$.

**解** 本例求函数 $C(t)$ 在区间 $[0,60]$ 上的平均值,

$$\overline{C}(t) = \frac{1}{60-0}\int_0^{60} C(t)\,dt = \frac{1}{60}\left[\int_0^5 C(t)\,dt + \int_5^{60} C(t)\,dt\right]$$

$$= \frac{1}{60}\left[\int_0^5 t(10-t)\,dt + \int_5^{60} 25e^{-k(t-5)}\,dt\right]$$

$$\approx \frac{1}{6}(83.33 + 614.12) \approx 11.62 \,(单位/ml).$$

**例 5.27** 染料稀释法确定心输出量

心输出量是指每分钟心脏泵出的血量,在生理学实验中常用染料稀释法来测定.把一定量的染料注入静脉,染料将随血液循环通过心脏到达肺部,再返回心脏而进入动脉系统.假定在 $t=0$ 时注入 $5\text{mg}$ 的染料,自染料注入后便开始在外周动脉中连续 30 秒监测血液中染料的浓度(图 5–20),它是时间的函数

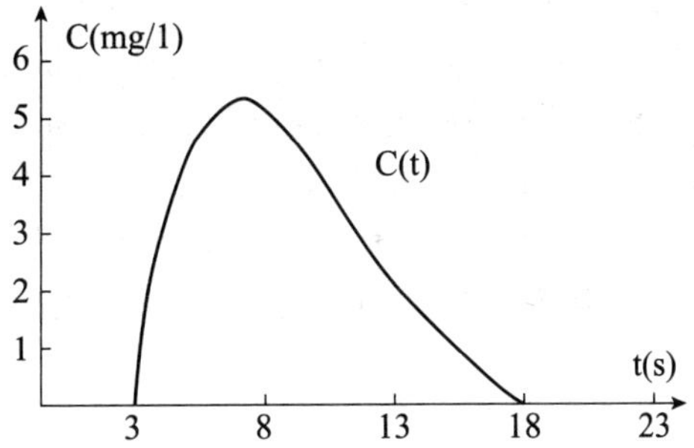

图 5-20

$$C(t) = \begin{cases} 0, & 当 0 \leqslant t \leqslant 3 \text{ 或 } 18 < t \leqslant 30, \\ (t^3 - 40t + 453t - 1026)10^{-2}, & 当 3 < t \leqslant 18. \end{cases}$$

注入染料的量 $M$ 与在 30 秒之内测到的平均浓度 $\overline{C}(t)$ 的比值是半分钟里心脏泵出的血量,因此,每分钟的心输出量 $Q$ 是这一比值的 2 倍,即

$$Q = \frac{2M}{\overline{C}(t)}$$

试求这一实验中的心输出量 $Q$.

**解** $\overline{C}(t) = \dfrac{1}{30-0}\int_0^{30} C(t)\,dt = \dfrac{1}{30-0}\int_3^{18}(t^3 - 40t^2 + 453t - 1026)10^{-2}\,dt$

$$= \frac{10^{-2}}{30-0}\left(\frac{t^4}{4} - \frac{40t^3}{3} + \frac{453t^2}{2} - 1026t\right)\Big|_3^{18}$$

$$= \frac{10^{-2}}{30}[3402 - (-1379.25)]$$

$$= 1.59375 ,$$

因此

$$Q = \frac{2M}{\overline{C}(t)} = \frac{2 \times 5}{1.59375} \approx 6.275 (L/\min) .$$

# 本章小结

本章由求曲边梯形的面积和变速直线运动的路程问题引出定积分的定义——经分割、近似、求和、取极限四步得到的特殊和式的极限值. 几何上定积分 $\int_a^b f(x) dx$ 表示曲线 $y = f(x)$, 直线 $x = a, x = b$ 与 $x$ 轴所围成的各部分面积的代数和. 定积分除具有线性性质外, 具有一些特殊性质, 如对区间的可加性、定积分的不等式性质、积分估值定理、积分中值定理(用于求平均值)等.

积分上限的函数具有很好的性质, 即积分上限的函数其导数恰为被积函数在积分上限处的函数值, 借助于此证明了牛顿 – 莱布尼兹公式(微积分基本公式).

牛顿 – 莱布尼兹公式表明一个连续函数在区间 $[a, b]$ 上的定积分等于它的任意一个原函数在区间 $[a, b]$ 上的增量. 这样, 不定积分和定积分联系在一起, 只要求出任意一个原函数就容易求出定积分的值. 借助不定积分的求法, 求定积分也有直接积分法、换元积分法、分部积分法等, 值得注意的是在用换元法求定积分时"换元必换限".

根据定积分的定义, 得到微元法. 当所求的量满足一定条件时可以用微元法来求, 首先确定积分变量及其变化区间(即积分区间); 其次选取积分区间内的任意小区间, 并求得相应的微元; 最后对所得微元求定积分. 微元法的关键是求微元, 微元是小区间内所对应量的近似值.

利用微元法, 得到平面图形面积和旋转体的体积的计算公式, 并解决了物理和医学中的一些实际问题.

┌─────────────┐
│ **知识链接** │
└─────────────┘

### 莱布尼兹——万能大师

戈特弗里德·威廉·凡·莱布尼茨(Gottfried Wilhelm Leibniz, 1646—1716), 德国最重要的自然科学家、数学家、物理学家、历史学家和哲学家, 一位举世罕见的科学天才, 和牛顿同为微积分的创建人.

莱布尼兹的微积分思想的最早记录出现在他 1675 年的数学笔记中. 在研究了巴罗的《几何讲义》及帕斯卡的《关于四分之一元的正弦》的论文以后, 莱布尼兹意识到微分与积分是互逆的关系. 他的第一篇微分学论文《一种求极大极小和切线的新方法, 它也是用于分式和无量纲, 以及这种新方法的奇妙类型的计算》于 1684 年发表在《教师学报》上, 这也是历史上最早公开发表的关于微积分学的文献. 文中广泛采用了微分记号 $dx, dy$, 介绍了微分的定义, 函数的和、差、积、商以及乘幂的运算法则, 关于一阶微分形式不变的定理、关于二阶微分的概念以及微分学对研究机制、作切线、求取率以及拐点的应用.

莱布尼兹关于积分学的第一篇论文发表于 1686 年, 文中首次引进了积分号 $\int$, 并初步论述了求积分问题和微分或求切线问题的互逆关系. 1693 年又发表论文, 清楚地阐述了微分和积分的关系(即微积分基本定理). 关于积分常数的论述发表于 1694 年, 他得到的特殊积分法有: 变量替换法、分部积分法、在积分号下对参变量的积分法、利用分部积分分式求有理式的积分方法.

除了微积分理论的贡献外, 莱布尼兹是数字史上的符号大师. 除积分、微分符号外, 他创设的符号还有商"a/b"、比"a:b"、相似"∽"、全等"≌"、并"∪"、交"∩"以及函数和行列式等符号. 莱布尼兹所创造的这些数学符号对微积分的发展起了很大的促进作用. 欧洲大陆的数学得以迅速发展, 莱布尼兹的巧妙符号功不可没.

莱布尼茨还创立了符号逻辑学的基本概念, 他是组合拓扑的先驱, 是数理逻辑的鼻祖, 也是现代机器数学的先驱. 他的研究成果还遍及力学、逻辑学、化学、地理学、解剖学、动物学、植物学、气体学、航海学、地质学、语言学、法学、哲学、历史、外交等等, 他还是最早研究中国文化和中国哲学的德国人, 对丰富人类的科学知识宝库做出了不可磨灭的贡献, 这位举世罕见的科学天才被世人誉为万能大师.

# 习题五

5.1　由定积分的几何意义计算下列定积分:

(1) $\int_0^{2\pi} 3\sin x dx$ ;

(2) $\int_{-R}^{R} \sqrt{R^2 - x^2} dx$ ;

(3) $\int_0^2 5x dx$ ;

(4) $\int_0^{\pi} \cos x dx$.

*5.2　根据定积分的定义将下列极限表示成定积分:

(1) $\lim\limits_{\lambda \to 0} \sum\limits_{i=1}^{n} (\xi_i^3 + 2\xi_i) \Delta x_i$ , $\lambda$ 是分割区间 $[-3, 2]$ 所得小区间的最大值;

(2) $\lim\limits_{\lambda \to 0} \sum\limits_{i=1}^{n} \sqrt{9 - \xi_i^2} \Delta x_i$ , $\lambda$ 是分割区间 $[0, 4]$ 所得小区间的最大值.

*5.3　用定积分的定义, 计算由曲线 $y = x^2 + 1$ 与直线 $x = 1$, $x = 4$ 及 $x$ 轴所围成的曲边梯形的面积.

*5.4　不计算积分, 比较下列各组积分值的大小:

(1) $\int_0^1 x dx$ , $\int_0^1 x^2 dx$ , $\int_0^1 x^3 dx$ ;

(2) $\int_3^4 \ln x dx$ , $\int_3^4 (\ln x)^2 dx$ , $\int_3^4 \frac{1}{\ln x} dx$ ;

(3) $\int_0^1 x dx$ , $\int_0^1 \ln(1 + x) dx$ , $\int_0^1 e^x dx$.

5.5　$f(x)$ 是连续函数, 且 $\int_1^7 f(x) dx = 9$, $\int_1^4 f(x) dx = 3$, 求下列各值:

(1) $\int_4^7 f(x) dx$ ;

(2) $\int_7^4 f(x) dx$.

5.6　求下列函数的导数:

(1) $\Phi(x) = \int_0^x t\sqrt{2 + t^2} dt$ ;

*(2) $\Phi(x) = \int_{\frac{\pi}{2}}^{\sqrt{x}} \cos t^2 dt$ ;

・医用高等数学・

$^*(3)\ \Phi(x)=\displaystyle\int_0^{\cos x}te^t\mathrm{d}t\ ;$    $^*(4)\ \Phi(x)=\displaystyle\int_{x^3}^0\ln(1+t)\mathrm{d}t.$

5.7 求下列极限:

$(1)\ \lim\limits_{x\to0}\dfrac{1}{x^2}\displaystyle\int_0^x\arctan t\mathrm{d}t\ ;$    $(2)\ \lim\limits_{x\to0}\dfrac{1}{x^4}\displaystyle\int_0^x\sin t^3\mathrm{d}t\ ;$

$(3)\ \lim\limits_{x\to0}\dfrac{\displaystyle\int_0^x(1-\cos^3 t)\mathrm{d}t}{x-\sin x}\ ;$    $(4)\ \lim\limits_{x\to0}\dfrac{\displaystyle\int_0^x t(t+\sin t)\mathrm{d}t}{\displaystyle\int_x^0 t^2\mathrm{d}t}.$

5.8 计算下列定积分:

$(1)\ \displaystyle\int_{-\frac{1}{2}}^{\frac{1}{2}}\dfrac{1}{\sqrt{1-x^2}}\mathrm{d}x\ ;$    $(2)\ \displaystyle\int_4^9\sqrt{x}(1+\sqrt{x})\mathrm{d}x\ ;$

$(3)\ \displaystyle\int_1^3\left(x^2+\dfrac{1}{x^2}\right)\mathrm{d}x\ ;$    $(4)\ \displaystyle\int_0^1\dfrac{e^x-e^{-x}}{2}\mathrm{d}x\ ;$

$(5)\ \displaystyle\int_0^{\frac{\pi}{3}}\tan^2 x\mathrm{d}x\ ;$    $(6)\ \displaystyle\int_0^1\dfrac{\mathrm{d}x}{\sqrt{4-x^2}}\ ;$

$(7)\ \displaystyle\int_{\frac{1}{\sqrt{3}}}^{\sqrt{3}}\dfrac{\mathrm{d}x}{1+x^2}\ ;$    $(8)\ \displaystyle\int_0^{\sqrt{3}a}\dfrac{\mathrm{d}x}{a^2+x^2}\ ;$

$(9)\ \displaystyle\int_0^{2\pi}|\sin x|\mathrm{d}x\ ;$    $(10)\ \displaystyle\int_e^{e^2}\dfrac{\mathrm{d}x}{x\ln x}\ ;$

$(11)\ \displaystyle\int_1^2\dfrac{1}{(3x-1)^2}\mathrm{d}x\ ;$    $(12)\ \displaystyle\int_0^{\pi}\sin^5 x\mathrm{d}x\ ;$

$(13)\ \displaystyle\int_1^e\dfrac{2+\ln x}{x}\mathrm{d}x\ ;$    $(14)\ \displaystyle\int_0^{\frac{\pi}{4}}\tan x\ln\cos x\mathrm{d}x\ ;$

$(15)\ \displaystyle\int_0^1\dfrac{x}{1+x^4}\mathrm{d}x\ ;$    $(16)\ \displaystyle\int_1^{e^3}\dfrac{\mathrm{d}x}{x\sqrt{1+\ln x}}\ ;$

$(17)\ \displaystyle\int_0^a x^2\sqrt{a^2-x^2}\mathrm{d}x(a>0)\ ;$    $(18)\ \displaystyle\int_0^4\dfrac{\mathrm{d}x}{1+\sqrt{x}}\ ;$

$(19)\ \displaystyle\int_{\frac{1}{\sqrt{2}}}^1\dfrac{\sqrt{1-x^2}}{x^2}\mathrm{d}x\ ;$    $(20)\ \displaystyle\int_0^{\pi}x\cos x\mathrm{d}x\ ;$

$(21)\ \displaystyle\int_1^e x\ln x\mathrm{d}x\ ;$    $(22)\ \displaystyle\int_0^1 xe^{-x}\mathrm{d}x\ ;$

$(23)\ \displaystyle\int_0^1\arctan x\mathrm{d}x\ ;$    $(24)\ \displaystyle\int_{\frac{\pi}{6}}^{\frac{\pi}{3}}\dfrac{x}{\sin^2 x}\mathrm{d}x.$

5.9 证明下列各式:

$(1)\ \displaystyle\int_0^1 x^m(1-x)^n\mathrm{d}x=\displaystyle\int_0^1 x^n(1-x)^m\mathrm{d}x\ ;$

$(2)\ \displaystyle\int_x^1\dfrac{1}{1+x^2}\mathrm{d}x=\displaystyle\int_1^{\frac{1}{x}}\dfrac{1}{1+x^2}\mathrm{d}x\ ;$

134

（3）$\int_0^{\frac{\pi}{2}} \sin^n x \mathrm{d}x = \int_0^{\frac{\pi}{2}} \cos^n x \mathrm{d}x$.

5.10 利用奇偶性计算下列积分.

（1）$\int_{-\pi}^{\pi} x^6 \sin x \mathrm{d}x$；

（2）$\int_{-\frac{\pi}{2}}^{\frac{\pi}{2}} 2\cos^2 x \mathrm{d}x$；

（3）$\int_{-\pi}^{\pi} \frac{x^5 \cos x}{x^4 + 2x^2 + 1} \mathrm{d}x$；

（4）$\int_{-1}^{1} \frac{2x^2 + x\cos x}{1 + \sqrt{1 - x^2}} \mathrm{d}x$.

5.11 计算下列各曲线所围成图形的面积：

（1）$y = \ln x, y = \ln 2, y = \ln 5, x = 0$；

（2）$y = \mathrm{e}^x, y = \mathrm{e}^{-x}, x = 1$；

（3）$y = x^3, y = x$；

（4）$y = 3 - 2x - x^2$ 与 $x$ 轴；

（5）$y = 2x^2, y = x^2, y = 1$；

（6）$y = x^2, y = 2x + 3$；

（7）$y = x^2$ 与直线 $y = x, y = 2x$；

（8）$y = \sqrt{x}, y = x, y = 2x$；

（9）$y = x^2 - 4x + 5$，直线 $x = 3, x = 5$ 及 $x$ 轴；

（10）$y = \sin x, y = \cos x$ 与直线 $x = 0, x = \frac{\pi}{2}$.

5.12 求下列曲线围成的图形绕指定轴旋转所生成的旋转体的体积：

（1）$x - y + 4 = 0, x = 0, y = 0$，绕 $x$ 轴；

（2）$y = x^3, x = 2$ 及 $x$ 轴，绕 $x$ 轴；

（3）$y = x^2, x \in [0, 2]$，绕 $x$ 轴及 $y$ 轴；

（4）$y = x^2, x = y^2$，绕 $x$ 轴；

（5）$y = \sin x, x \in \left[0, \frac{\pi}{2}\right], x = \frac{\pi}{2}, y = 0$ 绕 $x$ 轴.

*5.13 求由抛物线 $y = -x^2 + 4x - 3$ 及其在点 $(0, -3)$ 和点 $(3, 0)$ 处的切线所围成图形的面积.

5.14 某药物的代谢速度为 $v = ak\mathrm{e}^{-kt}$，其中 $a$、$k$ 是常数，求时间区间 $[0, t_1]$ 内的平均代谢速度.

5.15 在一次口服给药的情况下，血药浓度 $c$ 与时间 $t$ 的关系曲线常用如下函数表示，$c(t) = \frac{k_a FD}{V(k_a - k)}(\mathrm{e}^{-kt} - \mathrm{e}^{-k_a t})$，其中 $k, k_a, V, f, D$ 均为正的常数，试求该曲线下的总面积 $AUC$.

5.16 设小白鼠的能量代谢率 $\mathrm{EMR}(t)$ 随时间 $t$（小时）的变化规律为

$$\mathrm{EMR}(t) = -0.6\cos\frac{\pi t}{12} + 1.2$$

求小白鼠 24 小时内的能量代谢值 $EM$.

*5.17 底面半径为 4m，高为 2m 的圆锥形水池装满了水，若将水全部抽出需做多少功？

*5.18 设 50 牛的力将弹簧从自然长度 15cm 拉长至 20cm，若将弹簧再拉长 3cm 需要做多大的功？

（孔　杨）

# 第六章　多元函数微积分

┌─ **学习目标** ─┐

　　1. **掌握**　二元函数的极限、偏导数、全微分以及二重积分的运算方法.

　　2. **熟悉**　二元函数微积分概念及其运算形式与一元函数微积分概念及其运算形式的关系.

　　3. **了解**　平面点集的相关概念,二元初等函数的图像和性质,偏导数的几何意义,分段函数在分段点处偏导数运算的方式,简单的三元函数微积分内容,以及多元微积分的应用.

┌─ **能力要求** ─┐

　　1. 通过本章学习,能够基于一元初等函数微积分理论并利用其基本公式与运算法则,灵活地进行二元初等函数的极限、偏导数、全微分以及二重积分运算,并能够写出详细运算过程;

　　2. 熟练判断积分区域的类型、画出平面区域、写出平面区域对应的标准不等式组,由此找到二次积分的四个上下限,从而达到化重积分为累次积分的目的.

　　前面章节讨论了一元函数的微积分学.首先,学习了初等函数极限的运算方法;其次,推导出了初等函数导数运算的依据——(基本初等函数的)导数公式与(初等函数的)求导法则,并由此导出初等函数的微分基本公式与运算法则、不定积分基本公式与运算法则;最后,学习了定积分概念、定积分与不定积分的关系以及定积分运算方法.

　　一元函数是只含有一个自变量的函数,医药生物学等领域称其为单因素问题,它的解析式可记作 $y=f(x)$ 形式,其图像一般是平面直角坐标系中的曲线,所以一元函数图形简单,其微积分问题便于直观化、概念容易理解、运算亦不复杂,但一元函数的应用范围很有限.在医药、卫生、生物技术等领域中的许多问题,其研究对象往往受到多种因素的制约,这种问题反映到数学上,就是某个量的变化受其他多个量的约束,即因变量随着多个自变量的变化而变化,这就是多元函数.

　　本章将以二元函数为主要研究对象,在一元函数微积分理论与方法基础上进一步讨论多元函数微积分内容,具体内容主要包括二元函数极限、偏导数或全微分、重积分等.

**136**

# 第一节　多元函数

学习一元函数微积分时,无论是在内容理解方面还是方法掌握方面,平面解析几何知识都起到了十分重要的作用:把一元函数微积分运算的意义几何化到平面直角坐标系中,从而使得一元函数微积分相关内容的抽象性得到了很大程度的降低.同样,空间解析几何知识是二元函数微积分学的基础,它可以把二元函数微积分的运算意义几何化到立体(解析)空间中,所以在学习二元函数微积分之前,需要介绍空间解析几何的基本内容.

## 一、空间解析几何简介

### 1. 空间直角坐标系

以空间中定点 $O$ 为原点,作三条互相垂直的数轴,并依次记作 $Ox$、$Oy$、$Oz$. 三条数轴之间按右手系法则取定正向:即将右手伸直,拇指所指为 $Oz$ 的正方向,其余四指所指为 $Ox$ 的正方向,四指四指弯曲 $90°$ 后所指为 $Oy$ 的正方向. 每个坐标轴再取定相同长度单位,这样就确定了一个**空间直角坐标系**(three – dimensional cartesian)$O - xyz$. 如图 6-1 所示. 三条数轴的交点 $O$ 称为**坐标原点**(coordinate origin);这三条数轴统称为**坐标轴**(coordinate axis),可依次简记作 $x$ 轴(横轴)、$y$ 轴(纵轴)、$z$ 轴(竖轴);每两条坐标轴确定一个平面,称为**坐标**

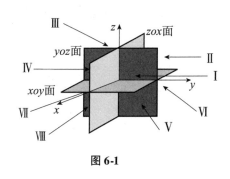

**图 6-1**

**平面**(coordinate plane),如由 $x$ 轴与 $y$ 轴确定的平面称为 $xOy$ 平面,另两个坐标平面分别为 $yOz$ 平面和 $zOx$ 平面. 三个坐标平面把整个空间分成八个主要部分,每一部分称为一个**卦限**(octant). 把 $xOy$ 平面的第一、二、三、四象限对应的上部空间依次称为第 I、II、III、IV 卦限,四个象限对应的下部空间依次称为第 V、VI、VII、VIII 卦限,如图 6-1 所示. 坐标平面是卦限的边界(或卦限之间的分界标志),它不属于任何卦限.

在平面直角坐标系 $xOy$ 中,一个点的位置用一个有序实数对 $(x,y)$ 来确定,这个有序实数对 $(x,y)$ 称为该点的坐标. 而在空间直角坐标系中,一个点的位置需要用由三个实数构成的有序实数组来确定,同样这个有序实数组称为该点的**坐标**.

设 $M$ 为空间中任意一点,过点 $M$ 分别作垂直于 $x$ 轴、$y$ 轴和 $z$ 轴的三个平面,它们与三条坐标轴依次交于 $P$、$Q$、$R$ 三点,得到三条有向线段 $\overrightarrow{OP}$、$\overrightarrow{OQ}$、$\overrightarrow{OR}$. 若设 $OP = x$、$OQ = y$、$OR = z$,则点 $M$ 唯一确定了有序数组 $(x,y,z)$;反之,对任意有序数组 $(x,y,z)$,分别在 $x$ 轴、$y$ 轴和 $z$ 轴上取三个点 $P$、$Q$、$R$,使 $OP = x$、$OQ = y$、$OR = z$,然后过 $P$、$Q$、$R$ 三点分别作垂直于 $x$ 轴、$y$ 轴和 $z$ 轴的三个平面,这三个平面交于一点 $M$,也就是说由这个有序数组 $(x,y,z)$ 唯一确定了空间的一个点 $M$,如图 6-2 所示.

如上所述,空间直角坐标系中所有点 $M$ 构成的集合与形如 $(x,y,z)$ 的有序实数组构成的集合之间可以建立一一对应的关系,我们称这个有序数组 $(x,y,z)$ 为点 $M$ 的**坐标**,记作 $M(x,y,z)$,且分别称 $x,y,z$ 为点 $M$ 的**横坐标**、**纵坐标**、**竖坐标**.显然,坐标原点的坐标为 $(0,0,$

0）,$x$ 轴上任意一点的坐标形如 $(x,0,0)$,坐标平面 $xOy$ 上任意一点的坐标形如 $(x,y,0)$,如图 6-2 所示.同理可以讨论其他两个坐标轴上和两个坐标平面上点的坐标形式特点.

**2. 两点间的距离**

在平面直角坐标系中,任意两点间的距离可由其坐标来确定.同样,在空间直角坐标系中,任意两点间的距离也可由其坐标来确定.

设 $M_1(x_1,y_1,z_1)$、$M_2(x_2,y_2,z_2)$ 为空间任意两点,过 $M_1$、$M_2$ 两点各作三个平面分别垂直于三个坐标轴,这六个平面围成以 $M_1M_2$ 为对角线的长方体,通过做辅助线可以得到两个直角三角形：$Rt\Delta M_1SM_2$ 和 $Rt\Delta M_1NS$(图 6-3).它的各条棱与坐标轴平行或垂直,其长度分别为 $|x_2 - x_1|$、$|y_2 - y_1|$、$|z_2 - z_1|$.因此,根据勾股定理得到两点 $M_1$ 和 $M_2$ 之间的距离公式

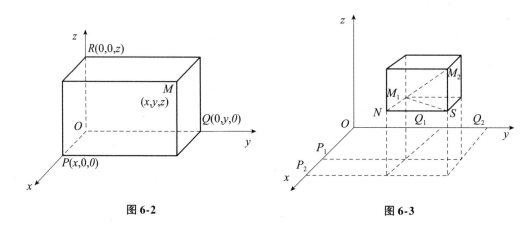

| 图 6-2 | 图 6-3 |

$$|M_1M_2| = \sqrt{(x_2 - x_1)^2 + (y_2 - y_1)^2 + (z_2 - z_1)^2}.$$

特别地,任意点 $M(x,y,z)$ 与原点 $O$ 的距离为

$$|OM| = \sqrt{x^2 + y^2 + z^2}.$$

当 $z_1 = z_2 = 0$ 时,即点 $M_1$ 和 $M_2$ 均位于 $xOy$ 平面上,则空间直角坐标系中两点间距离公式变为平面直角坐标系中两点间距离公式

$$|M_1M_2| = \sqrt{(x_2 - x_1)^2 + (y_2 - y_1)^2}.$$

因此,平面直角坐标系 $xOy$ 中的内容可以看成为空间直角坐标系中竖坐标 $z = 0$ 时的特殊情况.

**3. 空间曲面**

在平面直角坐标系中,曲线与二元方程 $F(x,y) = 0$ 存在一一对应关系.在空间直角坐标系中,曲面与三元方程 $F(x,y,z) = 0$ 也有相似的关系.习惯上,常用方程 $F(x,y,z) = 0$ 来表示曲面.

**定义 6.1** 如果曲面 $S$ 上任意一点的坐标都满足方程 $F(x,y,z) = 0$,且以方程 $F(x,y,z) = 0$ 的解为坐标的点都在曲面 $S$ 上,那么方程 $F(x,y,z) = 0$ 称为曲面 $S$ 的**方程**,而曲面 $S$ 称为**方程** $F(x,y,z) = 0$ 的**曲面**或**图像**.为了方便,常常简记作

$$曲面 S: F(x,y,z) = 0.$$

如图 6-4 所示.

**例 6.1** 方程 $x^2 + y^2 = R^2$ 在空间中所对应的曲面称为**圆柱面**(图 6-5). 方程中不含未知量 $z$,代表其侧面**母线**是平行于 $z$ 轴的直线. 这个柱面在 $xOy$ 坐标平面上的投影是一个圆,并称这个圆为柱面的**准线**;这个圆柱面在 $yOz$ 以及 $zOx$ 两个坐标平面上的投影都是一个沿着 $z$ 轴方向无限延伸宽度为 $2R$ 的带状平面.

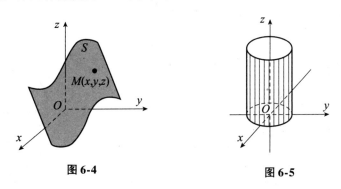

图 6-4     图 6-5

**例 6.2** 求到两定点 $M_1(1, -1, 0)$ 和 $M_2(2, 0, -2)$ 距离相等的动点的轨迹方程.

**解** 设动点为 $M(x, y, z)$,依题意有

$$|MM_1| = |MM_2|.$$

由两点间距离公式,得

$$\sqrt{(x-1)^2 + (y+1)^2 + z^2} = \sqrt{(x-2)^2 + y^2 + (z+2)^2}.$$

化简整理得到动点 $M$ 的轨迹方程为

$$x + y - 2z - 3 = 0.$$

类似于中学几何的中垂线内容,此处动点 $M$ 的轨迹是线段 $M_1M_2$ 的**垂直平分面**(即**中垂面**),上面所求方程即为这个平面的方程.

**例 6.3** 作方程 $z = C$($C$ 为常数)的图形.

**解** 方程 $z = C$ 中不含 $x$ 和 $y$,这意味着 $x$ 与 $y$ 可取任意值,但是恒有竖坐标 $z = C$. 因此其图形是平行于 $xOy$ 坐标平面的平面. 可由 $xOy$ 坐标平面向上($C > 0$)或向下($C < 0$)移动 $|C|$ 个单位得到(图 6-6).

特别地,$xOy$ 坐标平面的方程为 $z = 0$;$yOz$ 坐标平面的方程为 $x = 0$;$zOx$ 坐标平面的方程为 $y = 0$.

以上例 6.2 和例 6.3 所讨论的方程是一次方程,对应的图形是平面. 可以证明空间中任意一个平面的方程皆可以表示为三元一次方程

$$Ax + By + Cz + D = 0.$$

式中 $A$、$B$、$C$、$D$ 均为常数,且 $A$、$B$、$C$ 不同时为零;反之,一个三元一次方程也一定表示空间直角坐标系中的平面.

**例 6.4** 求球心为点 $M_0(x_0, y_0, z_0)$ 半径为 $R$ 的球面方程(图 6-7).

**解** 设球面上任一点为 $M(x, y, z)$,则恒有

$$|MM_0| = R,$$

由两点间的距离公式,得

$$\sqrt{(x-x_0)^2 + (y-y_0)^2 + (z-z_0)^2} = R,$$

化简得球面方程

$$(x - x_0)^2 + (y - y_0)^2 + (z - z_0)^2 = R^2.$$

这个球面在 $xOy$ 坐标平面上的投影是圆面(圆周及其内部)

$$(x - x_0)^2 + (y - y_0)^2 \leqslant R^2.$$

特别地,当球心为原点,即 $x_0 = y_0 = z_0 = 0$ 时,球面方程为

$$x^2 + y^2 + z^2 = R^2.$$

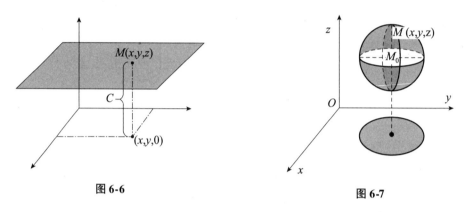

图 6-6        图 6-7

从方程结构层面分析可以得到结论:空间中球面方程与平面上的圆周方程结构特点相似,而且球面在某一坐标平面上的投影与圆有关,如图 6-7. 同理,与平面上的椭圆、双曲线和抛物线对应,空间中有椭球面、双曲面和抛物面,且它们都可以表示为二次方程. 图 6-8 表示图形顶点在 $(0,0,1)$ 、开口向上的抛物面,其方程为

$$z = 1 + x^2 + y^2.$$

这个抛物面方程结构类似于平面直角坐标系中的抛物线方程 $y = 1 + x^2$. 从形状上看,这个抛物面 $z = 1 + x^2 + y^2$ 就是由平面上的这条抛物线 $y = 1 + x^2$ 绕其对称轴旋转而得到的空间中的轨迹,所以空间轨迹 $z = 1 + x^2 + y^2$ 又称为**旋转抛物面**,$z$ 轴为其**旋转轴**、抛物线 $y = 1 + x^2$ 为其**母线**.

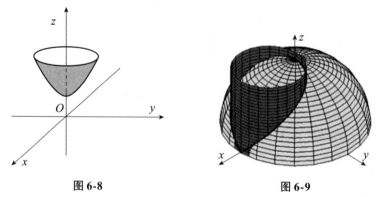

图 6-8        图 6-9

### 4. 空间曲线

空间中曲面与曲面的公共部分一般是曲线,即空间曲线可以看成两曲面的交线,所以空间曲线一般用两个曲面方程构成的方程组

$$\begin{cases} F(x,y,z)=0 \\ G(x,y,z)=0 \end{cases}$$

表示,其中 $F(x,y,z)=0$ 和 $G(x,y,z)=0$ 是两个曲面方程.

例如,圆柱面 $(x-a)^2+y^2=a^2$ 与上半径为 $2a$ 的半球面 $z=\sqrt{4a^2-x^2-y^2}$ 的交线:

$$\begin{cases} (x-a)^2+y^2=a^2 \\ z=\sqrt{4a^2-x^2-y^2} \end{cases}$$

如图 6-9 所示,空间直角坐标系中第 I、IV 卦限内两种不同颜色曲面的交界对应的深色封闭曲线.如果把下半球面

$$z=-\sqrt{4a^2-x^2-y^2}$$

也画在这个空间直角坐标系中,则在第 V、VIII 卦限内也存在与之对称的封闭曲线.这两部分封闭曲线的公共点在 $x$ 轴上的 $(2a,0,0)$ 处,它们组成一个类似弯曲"8"字形的曲线.这个图像上下两部分关于 $x$ 轴对称,同时关于 $xOy$ 坐标平面对称;而且图形也关于 $zOx$ 坐标平面对称.

特别地,空间直线可以看作两平面的交线.如过点 $(1,2,0)$ 平行于 $z$ 轴(或垂直于 $xOy$ 坐标平面)的直线可以表示为方程组

$$\begin{cases} x=1 \\ y=2 \end{cases}$$

这个方程组表示一条直线,它就是把直线视为平面 $x=1$ 和平面 $y=2$ 的公共部分,即该直线上所有点的横坐标 $x$ 恒为 1、纵坐标 $y$ 恒为 2、而竖坐标 $z$ 任意(图 6-10).

特别地,表示 $x$ 轴、$y$ 轴和 $z$ 轴的方程组分别为

$$\begin{cases} y=0 \\ z=0 \end{cases}、\begin{cases} z=0 \\ x=0 \end{cases}和\begin{cases} x=0 \\ y=0 \end{cases}.$$

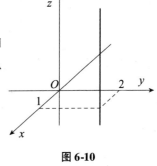

图 6-10

## 二、多元函数的基本概念

### 1. 平面区域及其相关概念

一元函数定义在有向直线(数轴)上,其定义域一般是有向直线(数轴)上的点集,介于数轴上两点之间的数(或点)集一般用区间(或线段)来表示,这两个点称为区间的**端点**或**边界**.

与数轴上的点集相似,平面上的点也构成集合.常见的坐标平面 $xOy$ 上的点集或者是整个 $xOy$ 平面或者是 $xOy$ 平面上由曲线分割成的部分平面,我们称整个平面或平面的一个部分为区域.

坐标平面上由曲线包围在内并连在一起的所有点构成的集合称为(开)**区域**(关于区域的严谨定义参考其他教材).包围区域的曲线称为该区域的**边界**.(开)区域与其全部边界的并集称为**闭区域**.包括部分边界的区域称为**非开非闭区域**.若表示区域的平面图形是无限延展的,则称其为**无界区域**;否则称其为**有界区域**,有界区域可以被一条封闭的曲线包围在内,无界区域则不可以.关于区域的平面图形表示,参见后面例 6.5 – 例 6.7.

### 2. 二元函数的概念

**引例**　圆锥体的体积 $V$ 与底面半径 $r$、高 $h$ 之间的关系为

$$V = \frac{1}{3}\pi r^2 h.$$

当 $r$ 和 $h$ 都在正实数范围($r>0, h>0$)内任取一组数值$(r_0, h_0)$时,$V$ 就由上述等式右端表达式计算得到确定的值 $V_0$. 这类问题就是一个变量 $V$ 与另两个变量 $r$ 和 $h$ 之间的对应关系,在实际问题中广泛存在. 在数学上,我们抛开它的实际意义,抽象出三个变量之间的数量关系,得到下面二元函数的定义.

**定义 6.2** 若在某一过程中,有三个变量 $x$、$y$ 和 $z$,当 $x$ 和 $y$ 在一确定平面点集 $D$ 内任取一组数值$(x,y)$时,按照一定的对应法则 $f$,变量 $z$ 总有唯一确定的数值与$(x,y)$对应,则称变量 $z$ 与变量 $x$ 和 $y$ 具有**二元函数**关系,这个**二元函数**记作

$$z = f(x,y).$$

其中 $x$ 和 $y$ 称为**自变量**,$z$ 称为**因变量**,$f$ 称为**对应法则**或**对应关系**,$D$ 称为函数的**定义域**.

类似地,可定义三元函数 $u = f(x,y,z)$ 以及三元以上的函数.

一般地,把二元及二元以上的函数统称为**多元函数**. 本章主要讨论二元函数.

**3. 二元函数的定义域**

二元函数两自变量$(x,y)$的允许取值范围称为二元函数的**定义域**. 自变量取值可以用形如$(x,y)$的有序数组表示,所以二元函数的定义域在几何上表现为坐标平面上的点集. 仍与一元函数类似,讨论用解析式 $f(x,y)$ 表示的二元函数时,其定义域 $D$ 是指一切使得该算式 $f(x,y)$ 有意义的点$(x,y)$构成的集合. 通常情况下,一元(连续)函数的定义域是数轴上的一个或多个区间;类似地,二元函数的定义域是坐标平面上的一个或多个区域,所以有时也称一个初等函数的**定义域**为该函数的**连续域**.

**例 6.5** 求函数 $z = \sqrt{1-x^2} + \ln(y+1)$ 的定义域.

**解** 因为函数的自变量由 $x$ 和 $y$ 表示,所以函数的定义域是坐标平面 $xOy$ 上的点集. 若要使这个函数有意义,$x$ 和 $y$ 必须对应关系运算有意义,即 $x$ 和 $y$ 需要满足

$$\begin{cases} 1-x^2 \geq 0 \\ y+1 > 0 \end{cases}$$

化简解得

$$\begin{cases} -1 \leq x \leq 1 \\ y > -1 \end{cases}$$

即这个函数定义域

$$D = \{(x,y) \mid -1 \leq x \leq 1 \text{ 且 } y > -1\}.$$

该区域是包括部分边界的半带状区域,其平面图形沿着 $y$ 轴正方向无限延展,所以它是无界的非开非闭区域(图 6-11).

**例 6.6** 求函数 $z = \arcsin y + \sqrt{y - x^2}$ 的定义域.

**解** 若要使函数有意义,则必须满足条件

$$\begin{cases} |y| \leq 1 \\ y - x^2 \geq 0 \end{cases}$$

即

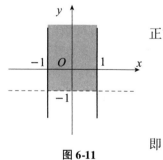

图 6-11

$$\begin{cases} -1 \leqslant y \leqslant 1 \\ x^2 \leqslant y \end{cases}$$

解得

$$x^2 \leqslant y \leqslant 1.$$

于是定义域为

$$D = \{(x,y) \mid x^2 \leqslant y \leqslant 1\}.$$

这个区域 $D$ 是有界闭区域(图 6-12).

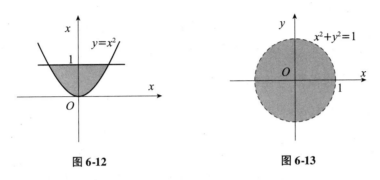

图 6-12　　　　　　　　　图 6-13

**例 6.7**　求函数 $f(x,y) = \dfrac{1}{\sqrt{1-x^2-y^2}}$ 的定义域.

**解**　要使函数有意义,它必须满足

$$1 - x^2 - y^2 > 0.$$

解得函数定义域

$$D = \{(x,y) \mid x^2 + y^2 < 1\}.$$

它是有界(开)区域(图 6-13).

以定点 $P_0(x_0,y_0)$ 为圆心,以正数 $\delta$ 为半径的(开)区域称为点 $P_0$ 的一个 $\delta$ **邻域**,记作 $U(P_0,\delta)$,即

$$U(P_0,\delta) = \left\{(x,y) \mid \sqrt{(x-x_0)^2 + (y-y_0)^2} < \delta\right\}.$$

并且称

$$\overset{\circ}{U}(P_0,\delta) = \left\{(x,y) \mid 0 < \sqrt{(x-x_0)^2 + (y-y_0)^2} < \delta\right\}.$$

为点 $P_0$ 的**去心 $\delta$ 邻域**.

通过以上各例可以看出,平面解析几何知识是描述二元函数定义域的基础. 而且,在本教材中讨论的区域边界一般就是平面直角坐标系中的直线或二次曲线,有时也可能是中学学习过的基本初等函数曲线或简单初等函数曲线.

**4. 二元函数的图形**

一元函数 $y = f(x)$ 的定义域一般是 $x$ 轴上的区间,函数的图像是由一切满足方程 $y = f(x)$ 的点 $(x,y)$ 构成的点集,所以它的图像通常是 $xOy$ 平面坐标系中的**曲线**. 而二元函数 $z = f(x,y)$ 的定义域 $D$ 一般是 $xOy$ 坐标平面上的区域,函数的图像是由一切满足三元方程 $z = f(x,y)$ 的点 $(x,y,z)$ 构成的点集,它一般表现为空间坐标系中的**曲面**.

任取 $D$ 中一点 $P(x,y)$,由运算表达式 $f(x,y)$ 求得对应的函数值为 $z$,在空间中就确定

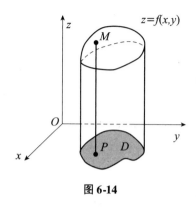

图 6-14

了以 $x$ 为横坐标、$y$ 为纵坐标、$z$ 为竖坐标的一个点 $M(x, y, z)$，当取遍 $D$ 上的一切点时，得一个空间点集 $\{(x, y, z) \mid z = f(x, y), \forall (x, y) \in D\}$，这个点集称为**二元函数** $z = f(x, y)$**的图形**或**图像**，这个图形一般表现为 $O-xyz$ 空间坐标系中的**曲面**，它在 $xOy$ 坐标平面上的投影就是函数 $z = f(x, y)$ 的**定义域**(图 6-14).

常见的几个空间曲面如图 6-4、图 6-5、图 6-6、图 6-7、图 6-8、图 6-9 和图 6-14 所示.

为了方便叙述，二元函数 $z = f(x, y)$ 的图像通常简称为**曲面** $z = f(x, y)$.

### 三、二元函数的极限与连续性

**1. 二元函数的极限**

二元函数极限概念本质上与一元函数极限概念相同，都是研究当自变量在某一过程中变化时，所引起的函数值的变化趋势问题. 下面我们主要研究平面直角坐标系中的动点 $P(x, y)$ 趋于定点 $P_0(x_0, y_0)$ 时函数值 $f(x, y)$ 的变化情况. 二元函数极限的严谨定义参考其他教材，下面仅给出二元函数极限的描述性定义.

**定义 6.3** 设函数 $z = f(x, y)$ 在点 $P_0(x_0, y_0)$ 的某去心邻域内有定义，$P(x, y)$ 是该去心邻域内使 $f(x, y)$ 有意义的任一点，如果动点 $P(x, y)$ 在函数定义域内沿任意途径趋于 $P_0(x_0, y_0)$ 时，对应的函数 $f(x, y)$ 的值都无限趋于一个确定的常数 $A$，则称 $A$ 为函数 $z = f(x, y)$ 当 $P(x, y)$ 趋于点 $P_0(x_0, y_0)$ 时的**极限**，记作

$$\lim_{P \to P_0} f(x, y) = A.$$

或

$$\lim_{(x, y) \to (x_0, y_0)} f(x, y) = A.$$

定义中所谓动点 $P(x, y)$ 趋于 $P_0(x_0, y_0)$ 的几何意义，就是指在 $xOy$ 坐标平面上这两点的距离趋于零，即

$$\rho = |PP_0| = \sqrt{(x - x_0)^2 + (y - y_0)^2} \to 0.$$

它等价于 $|x - x_0| \to 0$ 且 $|y - y_0| \to 0$(简记为 $x \to x_0, y \to y_0$). 因此极限

$$\lim_{(x, y) \to (x_0, y_0)} f(x, y) = A.$$

也常写成

$$\lim_{\substack{x \to x_0 \\ y \to y_0}} f(x, y) = A.$$

或

$$f(x, y) \to A (\rho \to 0).$$

**注意**：从几何意义上讲，一元函数定义域分布在直线上，这种分布方式决定了动点 $P$ 趋于定点 $P_0$ 可以分为两种基本途径：动点 $P$ 从定点 $P_0$ 的左侧趋近(**左极限**)、动点 $P$ 从定点 $P_0$ 的右侧趋近(**右极限**). 所以在一元函数的极限中，有结论：

$$\lim_{x\to x_0}f(x)=A \Leftrightarrow \lim_{x\to x_0^+}f(x)=A \text{ 且 } \lim_{x\to x_0^-}f(x)=A.$$

即:极限$\lim_{x\to x_0}f(x)$存在的充分必要条件是左极限$\lim_{x\to x_0^-}f(x)$右极限$\lim_{x\to x_0^+}f(x)$都存在且相等.

但对于二元函数而言,其定义域分布在平面上,这种分布方式决定了平面上动点$P(x,y)$趋于定点$P_0(x_0,y_0)$有无限多种途径,即动点$P(x,y)$趋于定点$P_0(x_0,y_0)$不能够用左右两种或其他有限种情形穷尽描述.

所谓二元函数$f(x,y)$以常数$A$为极限,是指动点$P(x,y)$必须不加任何限制条件(即$x$与$y$不可以通过某种关系$F(x,y)=0$相互确定)地沿任意使函数有意义的途径趋于$P_0(x_0,y_0)$时$f(x,y)$无限趋近于$A$. 也就是说,如果动点$P(x,y)$仅是沿特定途径(即沿着过$P_0(x_0,y_0)$的曲线$F(x,y)=0$)无限趋于$P_0(x_0,y_0)$时函数$f(x,y)$才无限趋近于$A$,则不能断定$f(x,y)$的极限存在. 这是因为此处所谓"任意途径"是不能穷举的,不可能把所有途径都列举出来,所以我们就不能用有限的"几种特殊途径"来代替"任意途径",因此二元函数的极限问题要比一元函数的极限复杂得多,此处我们不作深入探讨.

但是,当$P(x,y)$以两种不同途径趋于$P_0(x_0,y_0)$时函数$f(x,y)$趋于不同的值,则可以断定$f(x,y)$当$(x,y)\to(x_0,y_0)$时的极限不存在.

**例6.8** 证明极限$\lim\limits_{\substack{x\to0\\y\to0}}\dfrac{xy}{x^2+y^2}$不存在.

**证明** 首先,当动点$(x,y)$沿着直线路径$y=x$趋于点$(0,0)$时

$$\lim_{\substack{x\to0\\y=x}}\frac{xy}{x^2+y^2}=\lim_{x\to0}\frac{x\cdot x}{x^2+x^2}=\lim_{x\to0}\frac{x^2}{2x^2}=\frac{1}{2}.$$

其次,当动点$(x,y)$沿着直线路径$y=-x$趋于点$(0,0)$时

$$\lim_{\substack{x\to0\\y=-x}}\frac{xy}{x^2+y^2}=\lim_{x\to0}\frac{-x^2}{x^2+x^2}=-\frac{1}{2}.$$

即函数$\dfrac{xy}{x^2+y^2}$在其自变量$(x,y)$沿着两种不同途径变化时极限虽然都存在但不相等,所以该极限

$$\lim_{\substack{x\to0\\y\to0}}\frac{xy}{x^2+y^2}.$$

不存在.

二元函数的极限也称为**二重极限**. 二重极限部分一般不再独立给出运算公式和法则. 实际上,在求二元函数极限时,一般要利用划归思想,即通过一定方法把二元函数的极限转化为一元函数极限进行运算. 所以二元函数极限的基础是一元函数的极限公式和运算法则. 请读者复习或参考一元函数的相关内容.

**例6.9** 求$\lim\limits_{\substack{x\to0\\y\to1}}\dfrac{1-\sqrt{xy+1}}{xy}$.

**解** $\lim\limits_{\substack{x\to0\\y\to1}}\dfrac{1-\sqrt{xy+1}}{xy}=\lim\limits_{\substack{x\to0\\y\to1}}\dfrac{(1-\sqrt{xy+1})(1+\sqrt{xy+1})}{xy(1+\sqrt{xy+1})}$

$$= - \lim_{\substack{x \to 0 \\ y \to 1}} \frac{1}{1 + \sqrt{xy + 1}} = - \frac{1}{1 + \lim_{\substack{x \to 0 \\ y \to 1}} \sqrt{xy + 1}}$$

$$= - \frac{1}{1 + \sqrt{\lim_{\substack{x \to 0 \\ y \to 1}} xy + 1}} = - \frac{1}{1 + \sqrt{\lim_{x \to 0} x \lim_{y \to 1} y + 1}}$$

$$= - \frac{1}{1 + \sqrt{0 \times 1 + 1}} = - \frac{1}{2}.$$

**例 6.10**  求 $\lim\limits_{(x,y) \to (3,0)} \dfrac{\sin(xy^2)}{y^2}$.

**解**  $\lim\limits_{\substack{x \to 3 \\ y \to 0}} \dfrac{\sin(xy^2)}{y^2} = \lim\limits_{\substack{x \to 3 \\ y \to 0}} \dfrac{\sin(xy^2)}{xy^2} \cdot x$

$$= \lim_{xy^2 \to 0} \frac{\sin(xy^2)}{xy^2} \cdot \lim_{x \to 3} x$$

$$= 1 \times 3 = 3.$$

**说明:** 本例是根据一元函数重要极限公式

$$\lim_{u \to 0} \frac{\sin u}{u} = 1.$$

计算而得. 也就是通过令 $xy^2 = u$ 把关于 $x$ 和 $y$ 二元函数转化为关于 $u$ 的一元函数(这个过程常称为**二元函数一元化**),但换元过程在形式上可以不表现出来.

当然,还有一些更复杂的二元函数的极限问题,仅仅借助一元函数的极限公式或法则等理论也很难得到解决,这时可以考虑更深层的极限理论,例如夹逼准则、单调有界一定有极限准则等等.

\***例 6.11**  求 $\lim\limits_{(x,y) \to (0,0)} \dfrac{xy}{\sqrt{x^2 + y^2}}$.

**解**  这是二元函数极限运算中较难的一类问题,若像例 6.8、6.9、6.10 那样,基于常用极限基本公式和运算法则、换元等理论问题不易得到结论,但若借助夹逼准则(参考第一章)就可以解决问题.

因为

$$0 \leqslant \left| \frac{xy}{\sqrt{x^2 + y^2}} \right| \leqslant \frac{\frac{x^2 + y^2}{2}}{\sqrt{x^2 + y^2}} = \frac{\sqrt{x^2 + y^2}}{2}.$$

上式左端函数(常数零)的极限为

$$\lim_{\substack{x \to 0 \\ y \to 0}} 0 = 0.$$

右端函数的极限为

$$\lim_{\substack{x \to 0 \\ y \to 0}} \frac{\sqrt{x^2 + y^2}}{2} = \frac{1}{2} \sqrt{\lim_{x \to 0} x^2 + \lim_{y \to 0} y^2} = \frac{1}{2} \cdot 0 = 0.$$

根据夹逼准则,得

$$\lim_{(x,y)\to(0,0)}\frac{xy}{\sqrt{x^2+y^2}}=0.$$

**2. 二元函数的连续性**

与一元函数连续和间断的概念类似,二元函数也有相似的连续和间断定义.

**定义 6.4**　设函数 $z=f(x,y)$ 在点 $P_0(x_0,y_0)$ 及某邻域内有定义,如果

$$\lim_{\substack{x\to x_0\\y\to y_0}}f(x,y)=f(x_0,y_0).$$

则称函数 $z=f(x,y)$ 在点 $P_0(x_0,y_0)$ 处**连续**;否则称 $f(x,y)$ 在点 $P_0(x_0,y_0)$ 处**间断**,并称点 $P_0(x_0,y_0)$ 为函数 $f(x,y)$ 的**间断点**.

如果函数 $z=f(x,y)$ 在区域 $D$ 内每一点都连续,则称函数在**区域 $D$ 内连续**,或者称函数是区域 $D$ 内的**连续函数**.

与一元函数类似,二元函数也有如下的结论:二元连续函数经过有限次四则运算所得到的函数在定义区域内仍为二元连续函数;二元连续函数的复合函数(若其定义域为区域)仍为连续函数.

以 $x$、$y$ 为自变量的基本初等函数经过有限次四则运算或复合步骤构成的能用一个解析式表示的函数称为**二元初等函数**.如

$$x^2+y\sin(x+y)\text{、}\arctan\frac{y}{x}\text{、}\frac{2x+\ln y}{\sqrt{\sin x}}\text{、}\cdots$$

等,它们都是二元初等函数.与一元函数相似,在本教材中的非初等函数一般是指分段函数(特别是指在其分段点的邻域内).

二元初等函数在其定义区域内都是连续的.**定义区域**是指包含于函数定义域内的区域.对于连续函数,计算其在定义区域某一点处的极限值,只需求它在该点处的函数值.如

$$\lim_{\substack{x\to 0\\y\to 1}}\frac{xy+\ln(x+y)+\mathrm{e}^{xy}}{x^2+2y}=\frac{0+\ln 1+\mathrm{e}^0}{2\times 1}=\frac{1}{2}.$$

这是因为函数

$$f(x,y)=\frac{xy+\ln(x+y)+\mathrm{e}^{xy}}{x^2+2y}.$$

在点 $(0,1)$ 处连续,所以其极限值就是其函数值 $f(0,1)$.

**例 6.12**　求下列二元函数的间断点

$$z_1=\frac{xy}{x^2-y^2},\quad z_2=\frac{1}{\sqrt[3]{1-x^2-y^2}},\quad z_3=\frac{1}{x^2+y^2}.$$

**解**　这三个函数都是二元初等函数,所以它们在定义域内是连续的,即它们的间断点是函数的无定义点,一般是定义域的边界点.因而

函数 $z_1$ 的间断点是 $xOy$ 平面上两条直线 $x+y=0$ 和 $x-y=0$ 上的所有点;

函数 $z_2$ 的间断点是 $xOy$ 平面上单位圆周 $x^2+y^2=1$ 上的所有点;

函数 $z_3$ 的间断点是 $xOy$ 平面上的一个孤立点 $(0,0)$.

与一元函数在闭区间上连续的性质类似,二元函数也有相应的性质,如:如果函数 $z=f(x,y)$ 在有界闭区域 $D$ 上连续,则它必在 $D$ 上取得最大值和最小值,等等.

# 第二节 偏导数与全微分

## 一、偏导数

### 1. 偏导数的定义

**定义 6.5** 设函数 $z = f(x, y)$ 在点 $(x_0, y_0)$ 的某一邻域内有定义,当 $x$ 从 $x_0$ 变到 $x_0 + \Delta x$ ($\Delta x \neq 0$)而且 $y = y_0$ 保持不变时,得到因变量 $z$ 相对于 $x$ 的一个改变量(称为 $z$ 对 $x$ 的偏增量)

$$\Delta_x z = f(x_0 + \Delta x, y_0) - f(x_0, y_0).$$

如果极限

$$\lim_{\Delta x \to 0} \frac{\Delta_x z}{\Delta x}.$$

即

$$\lim_{\Delta x \to 0} \frac{f(x_0 + \Delta x, y_0) - f(x_0, y_0)}{\Delta x}.$$

存在,则称此极限值为函数 $f(x, y)$ 在点 $(x_0, y_0)$ 处对 $x$ 的**偏导数**(partial derivative),常用以下四种形式符号表示

$$f'_x(x_0, y_0) \setminus z'_x \Big|_{\substack{x = x_0 \\ y = y_0}}, \quad \frac{\partial f(x_0, y_0)}{\partial x}, \quad \frac{\partial z}{\partial x} \Big|_{\substack{x = x_0 \\ y = y_0}}.$$

前两种符号也可简记作

$$f_x(x_0, y_0) \setminus z_x \Big|_{\substack{x = x_0 \\ y = y_0}}.$$

即可以省略右上角的"$'$",只需用下标 $x$ 标示出偏导含义即可.

同理,如果极限

$$\lim_{\Delta y \to 0} \frac{f(x_0, y_0 + \Delta y) - f(x_0, y_0)}{\Delta y}.$$

存在,则称此极限值为函数 $f(x, y)$ 在点 $(x_0, y_0)$ 处对 $y$ 的**偏导数**,记作

$$f'_y(x_0, y_0) \setminus z'_y \Big|_{\substack{x = x_0 \\ y = y_0}}, \quad \frac{\partial f(x_0, y_0)}{\partial y}, \quad \frac{\partial z}{\partial y} \Big|_{\substack{x = x_0 \\ y = y_0}}.$$

或简记作

$$f_y(x_0, y_0) \setminus z_y \Big|_{\substack{x = x_0 \\ y = y_0}}.$$

如果函数 $z = f(x, y)$ 在区域 $D$ 内每一点 $(x, y)$ 处对 $x$(或 $y$)的偏导数都存在,则称函数 $f(x, y)$ 在 $D$ 内有对 $x$(或 $y$)的**偏导函数**,也可简称为**偏导数**,记作

$$f'_x(x, y) \setminus z'_x \setminus \frac{\partial f(x, y)}{\partial x}, \quad \frac{\partial z}{\partial x}.$$

$$f'_y(x, y) \setminus z'_y \setminus \frac{\partial f(x, y)}{\partial y}, \quad \frac{\partial z}{\partial y}.$$

也可简记作

$$f_x(x,y) \text{、} z_x.$$
$$f_y(x,y) \text{、} z_y.$$

**说明**：在其他版本的教材中，$f'_x(x,y)$ 也可以简记为 $f'_1(x,y)$，其中下标"1"代表括号内从左到右的第一个自变量位置；同理 $f'_y(x,y)$ 也可以简记为 $f'_2(x,y)$.

**注意**：与一元函数导数记号 $\dfrac{\mathrm{d}z}{\mathrm{d}x}$ 不同，偏导数的记号 $\dfrac{\partial z}{\partial x}$ 是一个整体记号，不能理解为分子与分母构成商，这是与一元函数导数记号的不同之处（见本章习题第 10 题），这种特点也可以看作符号 $\partial$ 与微分运算符号 d 的一个重要区别. 但是 $\dfrac{\partial z}{\partial x}$ 可以分解为 $\dfrac{\partial}{\partial x}$ 和 $z$ 两部分，其中 $\dfrac{\partial}{\partial x}$ 为偏导数运算符、$z$ 为偏导数运算对象.

由偏导数的定义可知，求多元初等函数对其中某一个自变量的偏导数时，只需将其他自变量看成常量，利用一元（基本初等函数）导数公式以及（初等函数）求导法则即可求得，但要注意书写格式与一元函数导数的区别.

显然，$f(x,y)$ 在点 $(x_0,y_0)$ 处对 $x$ 的偏导数 $f'_x(x_0,y_0)$ 就是偏导函数 $f'_x(x,y)$ 在点 $(x_0,y_0)$ 处的函数值；$f(x,y)$ 在点 $(x_0,y_0)$ 处对 $y$ 的偏导数 $f'_y(x_0,y_0)$ 就是偏导函数 $f'_y(x,y)$ 在点 $(x_0,y_0)$ 处的函数值.

**例 6.13**　求 $z = x^2 \sin 2y$ 在点 $(1,0)$ 处的偏导数.

**解**　根据上面所述，把 $y$ 视为常量，即把这个函数其视为只有一个自变量 $x$ 的"一元函数"，利用一元函数的导数公式和求导法则，得到

$$\frac{\partial z}{\partial x} = \frac{\partial}{\partial x}(x^2 \sin 2y) = \sin 2y \frac{\partial}{\partial x}(x^2) = 2x\sin 2y.$$

所以

$$\left. \frac{\partial z}{\partial y} \right|_{\substack{x=1 \\ y=0}} = 2x^2 \sin 2y \Big|_{\substack{x=1 \\ y=0}} = 2 \times 1^2 \times \sin(2 \times 0) = 0.$$

同理，把 $x$ 视为常量，即把这个函数其视为只有一个自变量 $y$ 的"一元函数"，利用一元函数的导数公式和求导法则，得到

$$\frac{\partial z}{\partial y} = \frac{\partial}{\partial y}(x^2 \sin 2y) = x^2 \frac{\partial}{\partial y}(\sin 2y) = x^2 \cos 2y \frac{\partial}{\partial y}(2y)$$
$$= x^2 \cos 2y \cdot 2 = 2x^2 \cos 2y,$$
$$\left. \frac{\partial z}{\partial y} \right|_{\substack{x=1 \\ y=0}} = 2x^2 \cos 2y \Big|_{\substack{x=1 \\ y=0}} = 2.$$

**例 6.14**　求 $z = \mathrm{e}^{x^2 y}$ 的偏导数.

**解**
$$z'_x = (\mathrm{e}^{x^2 y})'_x = \mathrm{e}^{x^2 y}(x^2 y)'_x$$
$$= \mathrm{e}^{x^2 y} y (x^2)'_x = y\mathrm{e}^{x^2 y} \cdot 2x = 2xy\mathrm{e}^{x^2 y}.$$
$$z'_y = (\mathrm{e}^{x^2 y})'_y = \mathrm{e}^{x^2 y}(x^2 y)'_y$$
$$= \mathrm{e}^{x^2 y} x^2 (y)'_y = x^2 \mathrm{e}^{x^2 y} \cdot 1 = x^2 \mathrm{e}^{x^2 y}.$$

以上两例提供了两种不同形式的偏导数运算记号，例如对自变量 $x$ 的偏导数运算符号

$\dfrac{\partial}{\partial x}(\ )$ 与 $(\ )'_x$. 读者可以根据自己的喜好和对求导运算的正确理解灵活选择相应书写形式.

### 2. 偏导数的几何意义

二元函数 $z = f(x, y)$ 在几何上表示空间直角坐标系中的曲面,设函数 $z = f(x, y)$ 定义域内某点 $(x_0, y_0)$ 对应着其图像(曲面)上的点 $M_0(x_0, y_0, z_0)$,当自变量 $y$ 取定值 $y_0$ 即 $y = y_0$ 时,以 $x$ 为自变量的一元函数 $z = f(x, y_0)$ 的图像是空间直角坐标系中曲面 $z = f(x, y)$ 与平面 $y = y_0$ 的交线. 即曲线

$$\begin{cases} z = f(x, y) \\ y = y_0 \end{cases}$$

在不会引起误会的情况下,这条曲线也可简记为

$$z = f(x, y_0).$$

偏导数 $f'_x(x_0, y_0)$ 就是一元函数 $z = f(x, y_0)$ 在 $x = x_0$ 处的导数,由导数的几何意义知,$f'_x(x_0, y_0)$ 就是这条曲线

$$\begin{cases} z = f(x, y) \\ y = y_0 \end{cases}$$

上点 $M_0(x_0, y_0, z_0)$ 处的切线 $M_0 T_x$ 相对 $x$ 轴的**斜率**(图 6-15).

同理,$f'_y(x_0, y_0)$ 等于曲面 $z = f(x, y)$ 与平面 $x = x_0$ 的交线

$$\begin{cases} z = f(x_0, y) \\ x = x_0 \end{cases}$$

在点 $M_0$ 处的切线 $M_0 T_y$ 相对 $y$ 轴的**斜率** $\tan\beta$(见图 6-15).

**注意**:与一元函数不同,即使是二元函数 $z = f(x, y)$ 的两个偏导数都存在,$z = f(x, y)$ 也不一定连续.

例如:分段函数

$$f(x, y) = \begin{cases} \dfrac{xy}{x^2 + y^2}, & x^2 + y^2 \neq 0 \\ 0, & x^2 + y^2 = 0 \end{cases}$$

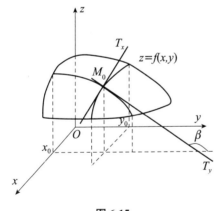

**图 6-15**

在分段点 $(0, 0)$ 的两个偏导数都等于零:

$$f'_x(0, 0) = \lim_{\Delta x \to 0} \frac{f(\Delta x, 0) - f(0, 0)}{\Delta x} = \lim_{\Delta x \to 0} \frac{0 - 0}{\Delta x} = 0.$$

$$f'_y(0, 0) = \lim_{\Delta y \to 0} \frac{f(0, \Delta y) - f(0, 0)}{\Delta y} = \lim_{\Delta y \to 0} \frac{0 - 0}{\Delta y} = 0.$$

即两个偏导数都存在,或称该函数 $f(x, y)$ 在分段点 $(0, 0)$ 处可偏导.

但是,函数 $f(x, y)$ 在点 $(0, 0)$ 处不连续,这是因为函数在点 $(0, 0)$ 处极限不存在. 详细情况请读者参考第一节例 6.8,即二元函数在某点处的可偏导与连续性两者不存在相互导致的关系,这是与一元函数的不同之处(若一元函数在 $x_0$ 可导则这个函数一定在 $x_0$ 连续).

## 二、高阶偏导数

一般地,函数 $z=f(x,y)$ 的偏导数 $f'_x(x,y)$ 和 $f'_y(x,y)$ 仍然是自变量 $x$ 和 $y$ 的二元函数, 如果这两个偏导函数对自变量 $x$ 和 $y$ 的偏导数也存在,则称 $f'_x(x,y)$ 和 $f'_y(x,y)$ 的偏导数为函数 $z=f(x,y)$ 的**二阶偏导数**(second partial derivative).

因为每一个偏导数都会进一步产生两个偏导数,所以二元函数的二阶偏导数共有四个,其中 $z=f(x,y)$ 对 $x$ 的二阶偏导数有三种形式常用记号,它们是

$$\frac{\partial^2 z}{\partial x^2}、f''_{xx}(x,y)、z''_{xx}.$$

或

$$f_{11}(x,y)、f_{xx}(x,y)、z_{xx}.$$

即右上角的符号(上标″)可以省略,只需用右下角的符号(下标) $x$ 表示偏导自变量,用下标 $x$ 的个数或次方数表示阶数. 类似有:

$z=f(x,y)$ 对 $y$ 的二阶偏导数可以记作

$$\frac{\partial^2 z}{\partial y^2}、f''_{22}(x,y)、f''_{yy}(x,y)、z''_{yy}.$$

$z=f(x,y)$ 先对 $x$ 后对 $y$ 的二阶偏导数记作

$$\frac{\partial^2 z}{\partial x \partial y}、f''_{12}(x,y)、f''_{xy}(x,y)、z''_{xy}.$$

$z=f(x,y)$ 先对 $y$ 后对 $x$ 的二阶偏导数记作

$$\frac{\partial^2 z}{\partial y \partial x}、f''_{21}(x,y)、f''_{yx}(x,y)、z''_{yx}.$$

其中,前两种形式偏导数称为**二阶纯偏导数**,后两种形式偏导数称为**二阶混合偏导数**.

二阶偏导数运算的含义为:

$$\frac{\partial^2 z}{\partial x^2} = \frac{\partial}{\partial x}\left(\frac{\partial z}{\partial x}\right).$$

$$\frac{\partial^2 z}{\partial x \partial y} = \frac{\partial}{\partial y}\left(\frac{\partial z}{\partial x}\right).$$

求偏导数时,需要注意混合偏导数相对自变量的求导顺序.

类似地可以定义更高阶的偏导数. 二阶及二阶以上的偏导数统称为**高阶偏导数**(higher partial derivative).

**例 6.15**　求 $z=x^3+y^3-3x^2y$ 的二阶偏导数.

**解**　首先根据一元函数的求导公式与法则,得

$$z'_x = (x^3+y^3-3x^2y)'_x = (x^3)'_x + (y^3)'_x - (3x^2y)'_x$$
$$= 3x^2 + 0 - 3y \cdot (x^2)'_x = 3x^2 - 6xy.$$
$$z'_y = (x^3+y^3-3x^2y)'_y = (x^3)'_y + (y^3)'_y - (3x^2y)'_y$$
$$= 0 + 3y^2 - 3x^2 \cdot (y)'_y = 3y^2 - 3x^2.$$

然后根据一元函数的求导公式与法则,再对上面两个一阶偏导数进一步求偏导数,得

$$z''_{xx} = (z'_x)'_x = (3x^2 - 6xy)'_x = 3(x^2)'_x - 6y \cdot (x)'_x = 6x - 6y.$$

同理(同学们自行练习运算过程)

$$z''_{xy} = (z'_x)'_y = (3x^2 - 6xy)'_y = -6x.$$
$$z''_{yy} = 6y.$$
$$z''_{yx} = -6x.$$

**例 6.16** 求 $z = x^2 e^y$ 的二阶偏导数.

**解** 假设已经求得一阶偏导数

$$\frac{\partial z}{\partial x} = 2xe^y, \frac{\partial z}{\partial y} = x^2 e^y.$$

则对上面两个偏导数进一步求偏导数,有

$$\frac{\partial^2 z}{\partial x^2} = \frac{\partial}{\partial x}\left(\frac{\partial z}{\partial x}\right) = \frac{\partial}{\partial x}(2xe^y) = 2e^y \frac{\partial}{\partial x}(x) = 2e^y.$$

$$\frac{\partial^2 z}{\partial x \partial y} = \frac{\partial}{\partial y}\left(\frac{\partial z}{\partial x}\right) = \frac{\partial}{\partial y}(2xe^y) = 2x \frac{\partial}{\partial y}(e^y) = 2xe^y.$$

同理,得

$$\frac{\partial^2 z}{\partial y^2} = x^2 e^y.$$

$$\frac{\partial^2 z}{\partial y \partial x} = 2xe^y.$$

上面两个例题使用不同偏导数记号(或运算符号)表示了二阶偏导数运算过程,读者可以根据个人喜好选择相应书写形式表示偏导数,并详细写出偏导数运算过程.

由以上两例结果可以看出,两个二阶混合偏导数相等,即

$$\frac{\partial^2 z}{\partial x \partial y} = \frac{\partial^2 z}{\partial y \partial x}.$$

但并非对所有函数这个等式都成立;当二阶混合偏导函数连续时,等式

$$\frac{\partial^2 z}{\partial x \partial y} = \frac{\partial^2 z}{\partial y \partial x}.$$

一定成立.

在我们的高等数学教材中,两个混合偏导数不相等情况多发生在分段函数的分段点处,读者可参照一元函数的二阶导数内容和二元函数偏导数定义自行讨论.

### 三、全微分及其应用

对于一元可导函数 $y = f(x)$ 而言,当自变量的增量 $\Delta x$ 的绝对值 $|\Delta x|$ 很小时,函数的微分 $dy$ 是函数 $y = f(x)$ 增量 $\Delta y$ 的一种近似. 在二元函数中,也有类似的结论.

**1. 全微分的概念**

**定义 6.6** 设 $z = f(x, y)$ 在点 $(x, y)$ 的某邻域内有定义,如果函数在 $(x, y)$ 处的**全增量**

$$\Delta z = f(x + \Delta x, y + \Delta y) - f(x, y).$$

可以表示为

$$\Delta z = A\Delta x + B\Delta y + o(\rho).$$

则称函数 $z = f(x, y)$ 在点 $(x, y)$ 处是**可微**的,并称 $A\Delta x + B\Delta y$ 为函数 $z = f(x, y)$ 在点 $(x, y)$ 处的**全微分**(total differential),记作 $\mathrm{d}z$ 或 $\mathrm{d}f(x, y)$,即

$$\mathrm{d}z = A\Delta x + B\Delta y.$$

其中 $A$、$B$ 分别与 $\Delta x$、$\Delta y$ 无关的量,$\rho = \sqrt{(\Delta x)^2 + (\Delta y)^2}$.

**定理 6.1** 若函数 $z = f(x, y)$ 在点 $P_0(x_0, y_0)$ 处可微,则函数在该点的偏导数 $f'_x(x_0, y_0)$,$f'_y(x_0, y_0)$ 存在,且

$$\mathrm{d}z \bigg|_{\substack{x=x_0 \\ y=y_0}} = f'_x(x_0, y_0)\,\mathrm{d}x + f'_y(x_0, y_0)\,\mathrm{d}y. \tag{6-1}$$

**证明** 因为函数 $z = f(x, y)$ 在点 $P_0(x_0, y_0)$ 处可微,所以在 $P_0(x_0, y_0)$ 的某个领域内恒有

$$\Delta z = A\Delta x + B\Delta y + o(\rho).$$

其中 $A$、$B$ 是分别不依赖于 $\Delta x$、$\Delta y$ 的量,$\rho = \sqrt{(\Delta x)^2 + (\Delta y)^2}$.

特别地,当 $\Delta y = 0$ 时,$\rho = |\Delta x|$,此时 $\rho \to 0$ 简化为 $\Delta x \to 0$,则有

$$\Delta z = A\Delta x + o(\Delta x).$$

即

$$\frac{\Delta z}{\Delta x} = A + \frac{o(\Delta x)}{\Delta x}.$$

两端取极限,得

$$\lim_{\Delta x \to 0} \frac{\Delta z}{\Delta x} = A + \lim_{\Delta x \to 0} \frac{o(\Delta x)}{\Delta x}.$$

即

$$f'_x(x_0, y_0) = A.$$

同理,得

$$f'_y(x_0, y_0) = B.$$

定理得证.

此定理表明,偏导数 $f'_x(x_0, y_0)$,$f'_y(x_0, y_0)$ 存在是函数可微的必要条件.

**注意**:函数偏导数存在不是函数可微的充分条件(见本章习题第 7 题),但函数可微有以下充分条件.

**定理 6.2** 如果函数 $z = f(x, y)$ 的两个偏导数 $f'_x(x, y)$、$f'_y(x, y)$ 在点 $P_0(x_0, y_0)$ 处都连续,则函数 $z = f(x, y)$ 在该点处可微,并且全微分为

$$\mathrm{d}z \bigg|_{\substack{x=x_0 \\ y=y_0}} = f'_x(x_0, y_0)\,\mathrm{d}x + f'_y(x_0, y_0)\,\mathrm{d}y.$$

若函数 $z = f(x, y)$ 在区域 $D$ 内处处可微,则称函数 $z = f(x, y)$ 在区域 $D$ 内是**可微**的,此时根据定理 6.1 可得到函数在区域 $D$ 内任一点处的全微分可表示为

$$\mathrm{d}z = f'_x(x, y)\,\mathrm{d}x + f'_y(x, y)\,\mathrm{d}y. \tag{6-2}$$

对于常见的二元初等函数容易验证定理 6.2 的条件,因而判断其可微性讨论也比较简单;对于可微初等函数,根据上面两个定理可以求出其全微分.

**例 6.17** 求函数 $z = y^x$ 在点 $(1, 2)$ 处的全微分.

**解** 显然这个函数是可微的,假设已经求得偏导数(同学自行写出求偏导数过程)

$$\frac{\partial z}{\partial x} = y^x \ln y.$$

$$\frac{\partial z}{\partial y} = xy^{x-1}.$$

则在点(1,2)处求得导数值

$$\frac{\partial z}{\partial x}\bigg|_{\substack{x=1\\y=2}} = 2^1 \cdot \ln2 = 2\ln2.$$

$$\frac{\partial z}{\partial y}\bigg|_{\substack{x=1\\y=2}} = 1 \cdot 2^0 = 1.$$

根据定理6.1得到

$$dz\bigg|_{\substack{x=1\\y=2}} = 2\ln2dx + dy.$$

**例6.18** 求函数 $z = \sin xe^{xy}$ 的全微分.

**解法一** 可以根据定理6.2,首先求出

$$\frac{\partial z}{\partial x} = \cos xe^{xy} + ye^{xy}\sin x.$$

$$\frac{\partial z}{\partial y} = x\sin xe^{xy}.$$

再构造全微分

$$dz = e^{xy}(\cos x + y\sin x)dx + xe^{xy}\sin xdy.$$

**解法二** 按照类似一元函数微分问题的解决方式,根据初等函数微分的基本公式与运算法则,全微分运算过程为

$$\begin{aligned}
dz &= d\sin xe^{xy}\\
&= e^{xy}d\sin x + \sin xde^{xy}\\
&= e^{xy}\cos xdx + e^{xy}\sin xdxy\\
&= e^{xy}\cos xdx + e^{xy}\sin x(ydx + xdy)\\
&= e^{xy}\cos xdx + ye^{xy}\sin xdx + xe^{xy}\sin xdy\\
&= e^{xy}(\cos x + y\sin x)dx + xe^{xy}\sin xdy.
\end{aligned}$$

而且,由此还可以得到各个偏导数

$$\frac{\partial z}{\partial x} = \cos xe^{xy} + ye^{xy}\sin x, \quad \frac{\partial z}{\partial y} = x\sin xe^{xy}.$$

解法一是先求偏导数后得到全微分,这种方法是以导数形式为主的运算,最后根据定理6.1或定理6.2从形式上构造全微分表达式.

解法二是微分形式的运算,该方法不依赖偏导数运算而独立构成一个运算符号系统.微分形式的运算中运算符号 d 对所有变量一视同仁,不需要把一个自变量视为变量而把其他自变量视为常量,甚至也不需要区分哪一个是自变量哪一个是因变量,而且这种形式的运算最后还可以得到所有一阶偏导数. 所以全微分运算形式具有很好的优越性,建议使用第二种方法求全微分.

**\*2. 全微分在近似计算中的应用**

如果函数 $z = f(x,y)$ 在点 $P_0(x_0,y_0)$ 处可微,则

$$\Delta z = f(x_0 + \Delta x, y_0 + \Delta y) - f(x_0, y_0)$$

$$= f'_x(x_0, y_0)\Delta x + f'_y(x_0, y_0)\Delta y + o(\rho).$$

其中 $\rho = \sqrt{(\Delta x)^2 + (\Delta y)^2}$.

当 $|\Delta x|$ , $|\Delta y|$ 都很小时,有近似公式

$$\Delta z \approx f'_x(x_0, y_0)\Delta x + f'_y(x_0, y_0)\Delta y. \tag{6-3}$$

或

$$f(x_0 + \Delta x, y_0 + \Delta y) \approx f(x_0, y_0) + f'_x(x_0, y_0)\Delta x + f'_y(x_0, y_0)\Delta y. \tag{6-4}$$

以上两个公式可分别用来计算二元函数**改变量**(又称为**增量**)的近似值和二元函数值的近似值.

**例 6.19** 要造一个无盖的圆柱形容器,其内径为 2m,高为 4m,厚度均为 0.01m,大约需要材料多少立方米?

**解** 所用材料量可以视为圆柱体体积变量的增量,体积增量由内径增量和体高增量确定. 圆柱形容器壁厚度和底厚度可以分别看成是半径 $r$ 与高 $h$ 的增量 $\Delta r$ 与 $\Delta h$,且相对于 $r$ 与 $h$ 而言 $\Delta r$ 与 $\Delta h$ 都很小,所以可用体积函数的微分近似代替体积函数的增量. 圆柱体的体积变量

$$V = f(r, h) = \pi r^2 h.$$

是以 $r$ 和 $h$ 为自变量的二元函数.

可首先求出两个偏导数 $V'_r = 2\pi rh$ 和 $V'_h = \pi r^2$,其次根据公式(6-3)得到体积增量近似值

$$\Delta V \approx dV = 2\pi rh\Delta r + \pi r^2 \Delta h.$$

最后把已知条件 $r = 2, h = 4, \Delta r = \Delta h = 0.01$ 代入上式,得

$$\Delta V \approx 2\pi \times 2 \times 4 \times 0.01 + \pi \times 2^2 \times 0.01 = 0.2\pi.$$

故所需材料约为 $0.2\pi \text{m}^3$.

此处用体积微分得到的体积增量近似值 $0.2\pi \text{m}^3$ 与通过 $\Delta V = f(2.01, 4.01) - f(2, 4)$ 计算得到的体积增量精确值 $0.200801\pi \text{m}^3$ 非常接近,误差为 $0.000801\pi$,显然相对于 $0.2\pi$ 而言这个误差非常小.

# 第三节 多元复合函数的微分法

## 一、多元复合函数及其微分法

对于一元复合函数 $y = f[\varphi(x)]$,如果函数 $y = f(u)$ 在点 $u$ 处可导,而 $u = \varphi(x)$ 在相应点 $x$ 处可导,则 $y = f[\varphi(x)]$ 的导数等于 $y = f(u)$ 的导数与 $u = \varphi(x)$ 的导数之积,即

$$\frac{dy}{dx} = \frac{dy}{du} \cdot \frac{du}{dx}.$$

这是一元复合函数的微分法. 下面我们将这一微分法推广到多元复合函数的情形,建立多元复合函数的微分法则.

设函数 $z = f(u, v)$,其中 $u = \varphi(x, y), v = \psi(x, y)$,则称函数 $z = f[\varphi(x, y), \psi(x, y)]$ 为 $x, y$ 的**复合函数**.

现在我们建立多元复合函数求偏导的运算方式.

**定理6.3** 若函数 $u = \varphi(x, y)$，$v = \psi(x, y)$ 都在点 $(x, y)$ 处偏导数存在，而函数 $f(u, v)$ 在对应点 $(u, v)$ 处可微，则复合函数 $z = f[\varphi(x, y), \psi(x, y)]$ 在点 $(x, y)$ 处的两个偏导数 $\dfrac{\partial z}{\partial x}$ 和 $\dfrac{\partial z}{\partial y}$ 都存在，并且

$$\frac{\partial z}{\partial x} = \frac{\partial z}{\partial u} \cdot \frac{\partial u}{\partial x} + \frac{\partial z}{\partial v} \cdot \frac{\partial v}{\partial x}.$$

或

$$\frac{\partial z}{\partial x} = \frac{\partial f}{\partial u} \cdot \frac{\partial u}{\partial x} + \frac{\partial f}{\partial v} \cdot \frac{\partial v}{\partial x}. \tag{6-5}$$

$$\frac{\partial z}{\partial y} = \frac{\partial z}{\partial u} \cdot \frac{\partial u}{\partial y} + \frac{\partial z}{\partial v} \cdot \frac{\partial v}{\partial y}.$$

或

$$\frac{\partial z}{\partial y} = \frac{\partial f}{\partial u} \cdot \frac{\partial u}{\partial y} + \frac{\partial f}{\partial v} \cdot \frac{\partial v}{\partial y}. \tag{6-6}$$

**证明** 给 $x$ 以增量 $\Delta x$，保持 $y$ 不变（即视 $y$ 为常量），这时函数 $u = \varphi(x, y)$，$v = \psi(x, y)$ 对 $x$ 的偏增量分别为

$$\Delta_x u = \varphi(x + \Delta x, y) - \varphi(x, y).$$
$$\Delta_x v = \psi(x + \Delta x, y) - \psi(x, y).$$

因为函数 $u = \varphi(x, y)$，$v = \psi(x, y)$ 对 $x$ 的偏导数存在，根据一元函数可导必连续的结论可知 $u = \varphi(x, y)$，$v = \psi(x, y)$ 为 $x$ 的连续函数. 故当 $\Delta x \to 0$ 时，有 $\Delta_x u \to 0$、$\Delta_x v \to 0$. 因为函数 $f(u, v)$ 在对应点 $(u, v)$ 处可微，所以函数 $z = f[\varphi(x, y), \psi(x, y)]$ 在 $(x, y)$ 处对 $x$ 的偏增量为

$$\Delta_x z = f(u + \Delta_x u, v + \Delta_x v) - f(u, v)$$
$$= \frac{\partial z}{\partial u} \Delta_x u + \frac{\partial z}{\partial v} \Delta_x v + o(\rho).$$

其中 $\rho = \sqrt{(\Delta_x u)^2 + (\Delta_x v)^2}$. 上式两边同除以 $\Delta x$，得

$$\frac{\Delta_x z}{\Delta x} = \frac{\partial z}{\partial u} \cdot \frac{\Delta_x u}{\Delta x} + \frac{\partial z}{\partial v} \cdot \frac{\Delta_x v}{\Delta x} + \frac{o(\rho)}{\Delta x}. \tag{6-7}$$

因为当 $\Delta x \to 0$ 时，$\Delta_x u \to 0$、$\Delta_x v \to 0$，即 $\rho = \sqrt{(\Delta_x u)^2 + (\Delta_x v)^2} \to 0$，并且

$$\lim_{\Delta x \to 0} \frac{\Delta_x u}{\Delta x} = \frac{\partial u}{\partial x}, \quad \lim_{\Delta x \to 0} \frac{\Delta_x v}{\Delta x} = \frac{\partial v}{\partial x}. \tag{6-8}$$

又因为

$$\lim_{\Delta x \to 0} \frac{o(\rho)}{\Delta x} = \lim_{\Delta x \to 0} \left( \frac{o(\rho)}{\rho} \cdot \frac{\rho}{\Delta x} \right)$$

$$= \lim_{\Delta x \to 0} \frac{o(\rho)}{\rho} \cdot \lim_{\Delta x \to 0} \sqrt{\left( \frac{\Delta_x u}{\Delta x} \right)^2 + \left( \frac{\Delta_x v}{\Delta x} \right)^2}$$

$$= \lim_{\Delta x \to 0} \frac{o(\rho)}{\rho} \cdot \sqrt{\left( \lim_{\Delta x \to 0} \frac{\Delta_x u}{\Delta x} \right)^2 + \left( \lim_{\Delta x \to 0} \frac{\Delta_x v}{\Delta x} \right)^2}$$

$$= 0 \cdot \sqrt{\left( \frac{\partial u}{\partial x} \right)^2 + \left( \frac{\partial v}{\partial x} \right)^2} = 0. \tag{6-9}$$

于是，当 $\Delta x \to 0$ 时，式(6-7)两边的极限都存在，所以可以在式(6-7)左右两边同时取极限，再结合式(6-8)和式(6-9)可得

$$\frac{\partial z}{\partial x} = \frac{\partial z}{\partial u} \cdot \frac{\partial u}{\partial x} + \frac{\partial z}{\partial v} \cdot \frac{\partial v}{\partial x}.$$

同理可证

$$\frac{\partial z}{\partial y} = \frac{\partial z}{\partial u} \cdot \frac{\partial u}{\partial y} + \frac{\partial z}{\partial v} \cdot \frac{\partial v}{\partial y}.$$

对多元复合函数微分法,初学者可以通过画函数关系图,以此认清变量之间的层次关系.

例如,由函数 $z=f(u,v)$, $u=\varphi(x,y)$, $v=\psi(x,y)$ 复合而成的函数 $z=f[\varphi(x,y),\psi(x,y)]$,可以画出关系图6-16.

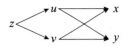

**图 6-16**

根据图6-16,欲求 $z$ 对 $x$ 的偏导数,就看图中从 $z$ 经中间变量到自变量 $x$ 有几条路线,沿每条路线如同一元复合函数那样求导,然后相加即得.

**注意**:对于从因变量直至某一个自变量之间线路,每一条带箭头的线段都对应一个(偏)导数,在同一条路线上的(偏)导数相乘、不同路线上的(偏)导数相加.

按照多元复合函数不同的复合情形,我们分如下两种情形讨论.

**1. 复合函数的中间变量为多元函数的情形**

**例 6.20**　设 $z=e^u\sin v$, $u=xy$, $v=x+y$,求 $\dfrac{\partial z}{\partial x}$, $\dfrac{\partial z}{\partial y}$.

**解**　函数 $z$ 的关系如图6-16,先求每一条箭头线段对应的(偏)导数(共六个):

$$\frac{\partial z}{\partial u} = \frac{\partial}{\partial u}(e^u\sin v) = \sin v \frac{\partial}{\partial u}(e^u) = e^u\sin v,$$

$$\frac{\partial u}{\partial x} = \frac{\partial}{\partial x}(xy) = y\frac{\partial}{\partial x}(x) = y,$$

$$\frac{\partial u}{\partial y} = \frac{\partial}{\partial y}(xy) = x\frac{\partial}{\partial y}(y) = x,$$

$$\frac{\partial z}{\partial v} = \frac{\partial}{\partial v}(e^u\sin v) = e^u\frac{\partial}{\partial v}(\sin v) = e^u\cos v,$$

$$\frac{\partial v}{\partial x} = \frac{\partial}{\partial x}(x+y) = \frac{\partial}{\partial x}(x) + \frac{\partial}{\partial x}(y) = 1+0 = 1,$$

$$\frac{\partial v}{\partial y} = \frac{\partial}{\partial y}(x+y) = \frac{\partial}{\partial y}(x) + \frac{\partial}{\partial y}(y) = 0+1 = 1.$$

再根据复合函数微分法则,得

$$\frac{\partial z}{\partial x} = \frac{\partial z}{\partial u} \cdot \frac{\partial u}{\partial x} + \frac{\partial z}{\partial v} \cdot \frac{\partial v}{\partial x}$$

$$= e^u\sin v \cdot y + e^u\cos v \cdot 1 = e^{xy}[y\cdot\sin(x+y) + \cos(x+y)].$$

同理,得到

$$\frac{\partial z}{\partial y} = \frac{\partial z}{\partial u} \cdot \frac{\partial u}{\partial y} + \frac{\partial z}{\partial v} \cdot \frac{\partial v}{\partial y}$$

$$= e^u\sin v \cdot x + e^u\cos v \cdot 1 = e^{xy}[x\cdot\sin(x+y) + \cos(x+y)].$$

**例 6.21**　设 $u=f(x,y,z)=e^{x^2+y^2+z^2}$, $z=x^2\sin y$,求 $\dfrac{\partial u}{\partial x}$, $\dfrac{\partial u}{\partial y}$.

**解** 函数 $u$ 的关系如图 6-17,先分别求各个箭头对应的偏导数:

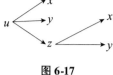

图 6-17

$$\frac{\partial f}{\partial x} = \frac{\partial}{\partial x}\left(e^{x^2 + y^2 + z^2}\right)$$

$$= e^{x^2 + y^2 + z^2}\frac{\partial}{\partial x}\left(x^2 + y^2 + z^2\right)$$

$$= e^{x^2 + y^2 + z^2}\left(\frac{\partial}{\partial x}x^2 + \frac{\partial}{\partial x}y^2 + \frac{\partial}{\partial x}z^2\right)$$

$$= e^{x^2 + y^2 + z^2}\left(2x + 0 + 0\right) = 2xe^{x^2 + y^2 + z^2},$$

$$\frac{\partial f}{\partial y} = \frac{\partial}{\partial y}\left(e^{x^2 + y^2 + z^2}\right)$$

$$= e^{x^2 + y^2 + z^2}\frac{\partial}{\partial y}\left(x^2 + y^2 + z^2\right)$$

$$= e^{x^2 + y^2 + z^2}\left(0 + 2y + 0\right) = 2ye^{x^2 + y^2 + z^2},$$

$$\frac{\partial f}{\partial z} = \frac{\partial}{\partial z}\left(e^{x^2 + y^2 + z^2}\right) = e^{x^2 + y^2 + z^2}\frac{\partial}{\partial z}\left(x^2 + y^2 + z^2\right)$$

$$= e^{x^2 + y^2 + z^2}\left(0 + 0 + 2z\right) = 2ze^{x^2 + y^2 + z^2},$$

$$\frac{\partial z}{\partial x} = \frac{\partial}{\partial x}\left(x^2 \sin y\right) = \sin y \frac{\partial}{\partial x}\left(x^2\right) = 2x\sin y,$$

$$\frac{\partial z}{\partial y} = \frac{\partial}{\partial y}\left(x^2 \sin y\right) = x^2 \frac{\partial}{\partial y}\left(\sin y\right) = x^2 \cos y.$$

再根据复合函数微分法则,得

$$\frac{\partial u}{\partial x} = \frac{\partial f}{\partial x} + \frac{\partial f}{\partial z} \cdot \frac{\partial z}{\partial x}$$

$$= 2xe^{x^2 + y^2 + z^2} + 2ze^{x^2 + y^2 + z^2} \cdot 2x\sin y$$

$$= 2x\left(1 + 2x^2 \sin^2 y\right)e^{x^2 + y^2 + x^4 \sin^2 y},$$

$$\frac{\partial u}{\partial y} = \frac{\partial f}{\partial y} + \frac{\partial f}{\partial z} \cdot \frac{\partial z}{\partial y}$$

$$= 2ye^{x^2 + y^2 + z^2} + 2ze^{x^2 + y^2 + z^2} \cdot x^2 \cos y$$

$$= 2\left(y + x^4 \sin y \cos y\right)e^{x^2 + y^2 + x^4 \sin^2 y}.$$

**注意**: $\frac{\partial u}{\partial x}$ 与 $\frac{\partial f}{\partial x}$ 意义不同. $\frac{\partial u}{\partial x}$ 是把 $u$ 视为以 $x$、$y$ 为自变量的二元函数,固定 $y$ 不变对 $x$ 求导; $\frac{\partial f}{\partial x}$ 是把 $u$ 视为 $x$、$y$、$z$ 的三元函数,固定 $y$ 和 $z$ 不变对 $x$ 求导. 为避免表示不同含义的符号出现相同形式,建议在偏导数等式(6-5)和(6-6)的左侧用复合函数的因变量与自变量构成的偏导数符号形式表示,即 $\frac{\partial u}{\partial x}$、$\frac{\partial u}{\partial y}$ 和 $\frac{\partial u}{\partial z}$;在等式(6-5)和(6-6)的右侧用对应关系形式表示,即 $\frac{\partial f}{\partial x}$、$\frac{\partial f}{\partial y}$ 和 $\frac{\partial f}{\partial z}$. 如果在题设中没有给出对应关系时,可以自己引进一个符号. 当然,在不会引起误解的条件下,偏导数的两种符号形式可以不加以区别.

**例 6.22**　设 $u=f(x,xy,xyz)$，求$\frac{\partial u}{\partial x},\frac{\partial u}{\partial y},\frac{\partial u}{\partial z}$.

图 6-18

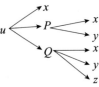

**解**　令 $P=xy,Q=xyz$，则 $u=f(x,P,Q)$. 函数 $u$ 的关系如图 6-18，由复合函数微分法则，得

$$\begin{aligned}\frac{\partial u}{\partial x}&=\frac{\partial f}{\partial x}+\frac{\partial f}{\partial P}\cdot\frac{\partial P}{\partial x}+\frac{\partial f}{\partial Q}\cdot\frac{\partial Q}{\partial x}\\&=\frac{\partial f}{\partial x}+\frac{\partial f}{\partial P}\cdot\frac{\partial}{\partial x}(xy)+\frac{\partial f}{\partial Q}\cdot\frac{\partial}{\partial x}(xyz)\\&=\frac{\partial f}{\partial x}+y\frac{\partial f}{\partial P}+yz\frac{\partial f}{\partial Q}\\&=f_1'(x,xy,xyz)+yf_2'(x,xy,xyz)+yzf_3'(x,xy,xyz),\end{aligned}$$

$$\begin{aligned}\frac{\partial u}{\partial y}&=\frac{\partial f}{\partial P}\cdot\frac{\partial P}{\partial y}+\frac{\partial f}{\partial Q}\cdot\frac{\partial Q}{\partial y}\\&=\frac{\partial f}{\partial P}\cdot\frac{\partial}{\partial y}(xy)+\frac{\partial f}{\partial Q}\cdot\frac{\partial}{\partial y}(xyz)=x\frac{\partial f}{\partial P}+xz\frac{\partial f}{\partial Q}\\&=xf_2'(x,xy,xyz)+xzf_3'(x,xy,xyz)\end{aligned}$$

$$\begin{aligned}\frac{\partial u}{\partial z}&=\frac{\partial f}{\partial Q}\cdot\frac{\partial Q}{\partial z}\\&=\frac{\partial f}{\partial Q}\cdot\frac{\partial}{\partial z}(xyz)=xy\frac{\partial f}{\partial Q}\\&=xyf_3'(x,xy,xyz).\end{aligned}$$

此处 $u=f(x,xy,xyz)$是一个抽象函数，因为对应关系 $f$ 不具体或未知，所以偏导数结果中会带有抽象符号：$\frac{\partial f}{\partial x}$、$\frac{\partial f}{\partial P}$和$\frac{\partial f}{\partial Q}$，当然也可以使用符号：$f_x'$、$f_P'$和$f_Q'$.

**2. 复合函数的中间变量为一元函数的情形**

复合函数的中间变量有多个，但自变量只有一个的情形，例如：若一元函数 $u=\varphi(t)$，$v=\psi(t)$都在点 $t$ 处可导，二元函数 $z=f(u,v)$在点$(u,v)$处的偏导数连续，则复合函数 $z=f[\varphi(t),\psi(t)]$为一元函数，它在点 $t$ 处的导数为

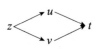

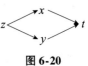

$$\frac{\mathrm{d}z}{\mathrm{d}t}=\frac{\partial z}{\partial u}\cdot\frac{\mathrm{d}u}{\mathrm{d}t}+\frac{\partial z}{\partial v}\cdot\frac{\mathrm{d}v}{\mathrm{d}t}.$$

图 6-19

由于复合函数 $z=f[\varphi(t),\psi(t)]$只有一个自变量，所以称$\frac{\mathrm{d}z}{\mathrm{d}t}$为 $z$ 对 $t$ 的**全导数**(total derivative). 变量之间的关系如图 6-19.

**例 6.23**　设 $z=\mathrm{e}^{x-2y},x=\sin t,y=t^3$，求全导数$\frac{\mathrm{d}z}{\mathrm{d}t}$.

图 6-20

**解法一**　函数 $z$ 的关系如图 6-20，由复合函数微分法则得

$$\begin{aligned}\frac{\mathrm{d}z}{\mathrm{d}t}&=\frac{\partial z}{\partial x}\cdot\frac{\mathrm{d}x}{\mathrm{d}t}+\frac{\partial z}{\partial y}\cdot\frac{\mathrm{d}y}{\mathrm{d}t}\\&=(\mathrm{e}^{x-2y})_x{}'(\sin t)'+(\mathrm{e}^{x-2y})_y{}'(t^3)'\\&=\mathrm{e}^{x-2y}(x-2y)_x'\cdot\cos t+\mathrm{e}^{x-2y}(x-2y)_y'\cdot3t^2\end{aligned}$$

$$= e^{x-2y}(1-0) \cdot \cos t + e^{x-2y}(0-2) \cdot 3t^2$$
$$= e^{x-2y}(\cos t - 6t^2)$$
$$= e^{\sin t - 2t^3}(\cos t - 6t^2).$$

**解法二** 因为每个函数都是具体函数,所以函数的复合结果为 $z$ 与 $t$ 的直接关系

$$z = e^{\sin t - 2t^3}.$$

按照一元函数微分法,得到复合函数的全导数为

$$\frac{\mathrm{d}z}{\mathrm{d}t} = \frac{\mathrm{d}}{\mathrm{d}t}(e^{\sin t - 2t^3})$$

$$= e^{\sin t - 2t} \frac{\mathrm{d}}{\mathrm{d}t}(\sin t - 2t^3)$$

$$= e^{\sin t - 2t} \cdot \left( \frac{\mathrm{d}}{\mathrm{d}t}\sin t - 2\frac{\mathrm{d}}{\mathrm{d}t}t^3 \right)$$

$$= (\cos t - 6t^2) e^{\sin t - 2t^3}.$$

**例 6.24** 设 $z = f(x, y, t), x = e^t, y = \cos t$,求全导数 $\dfrac{\mathrm{d}z}{\mathrm{d}t}$.

**解** 函数 $z$ 的关系如图 6-21,由复合函数微分法则,得

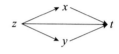

**图 6-21**

$$\frac{\mathrm{d}z}{\mathrm{d}t} = \frac{\partial z}{\partial x} \cdot \frac{\mathrm{d}x}{\mathrm{d}t} + \frac{\partial z}{\partial y} \cdot \frac{\mathrm{d}y}{\mathrm{d}t} + \frac{\partial z}{\partial t}$$

$$= f_1'(x, y, t)(e^t)' + f_2'(x, y, t)(\cos t)' + f_3'(x, y, t)$$

$$= f_1'(x, y, t)e^t - f_2'(x, y, t)\sin t + f_3'(x, y, t).$$

## *二、多元隐函数及其微分法

在前面第二章中,已经给出一元隐函数 $F(x, y) = 0$ 的求导方法和微分方法,对于多元隐函数 $F(x, y, z, \cdots) = 0$ 的求导可采用类似的方法.

例如:求由三元方程 $F(x, y, z) = 0$ 所确定的二元隐函数 $z = f(x, y)$ 的偏导数 $\dfrac{\partial z}{\partial x}$ 及 $\dfrac{\partial z}{\partial y}$.

求偏导数 $\dfrac{\partial z}{\partial x}$:方程 $F(x, y, z) = 0$ 两边同时以 $x$ 为自变量求导,把 $y$ 看成常量,即把 $z$ 看成是 $x$ 的一元函数;

求偏导数 $\dfrac{\partial z}{\partial y}$:方程 $F(x, y, z) = 0$ 两边同时以 $y$ 为自变量求导,把 $x$ 看成常量,即把 $z$ 看成是 $y$ 的一元函数.

当然,如同第二节例 6.18,也可以通过对方程 $F(x, y, z) = 0$ 两边同时求微分得到偏导数.

**例 6.25** 求由方程 $x^2 + y^2 + z^2 - 4z = 0$ 所确定的隐函数 $z = f(x, y)$ 的偏导数 $\dfrac{\partial z}{\partial x}$ 及 $\dfrac{\partial z}{\partial y}$.

**解法一** 方程两边同时以 $x$ 为自变量求导. 一定**注意**要把 $y$ 看成常量,把 $z$ 看成因变量,把 $x$ 看成自变量,有

$$\frac{\partial}{\partial x}\left(x^2+y^2+z^2-4z\right)=0.$$

$$\frac{\partial}{\partial x}x^2+\frac{\partial}{\partial x}y^2+\frac{\partial}{\partial x}z^2-\frac{\partial}{\partial x}4z=0,$$

$$2x+0+2z\frac{\partial z}{\partial x}-4\frac{\partial z}{\partial x}=0.$$

解得

$$\frac{\partial z}{\partial x}=\frac{x}{2-z}.$$

同理,方程两边同时以 $y$ 为自变量求导. **注意**要把 $x$ 看成常量,把 $z$ 看成因变量,把 $y$ 看成自变量,有

$$2y+2z\frac{\partial z}{\partial y}-4\frac{\partial z}{\partial y}=0.$$

解得

$$\frac{\partial z}{\partial y}=\frac{y}{2-z}.$$

**解法二**　方程两边同时求微分,得
$$\mathrm{d}\left(x^2+y^2+z^2-4z\right)=\mathrm{d}0,$$
按照微分运算法则和基本公式,得
$$\mathrm{d}x^2+\mathrm{d}y^2+\mathrm{d}z^2-4\mathrm{d}z=0,$$
$$2x\mathrm{d}x+2y\mathrm{d}y+2z\mathrm{d}z-4\mathrm{d}z=0,$$
化简或整理成微分标准格式,得
$$\mathrm{d}z=\frac{x}{2-z}\mathrm{d}x+\frac{y}{2-z}\mathrm{d}y.$$
根据全微分定义或第二节公式(6-2)得到
$$\frac{\partial z}{\partial x}=\frac{x}{2-z},$$
$$\frac{\partial z}{\partial y}=\frac{y}{2-z}.$$

总之,本节介绍了两种运算形式:(偏)导数与(全)微分.对于我们学过的初等函数而言,这两种运算本质上相同,仅是运算表达形式不同而已.

在偏导数运算的过程中,首先确定了哪一个变量是因变量之后,总是把其中一个自变量视为变量,而把其他自变量视为常量.也就是说,利用多元函数一元化思路解决问题.亦即:求偏导数,需要逐个解决,不能一次求出所有偏导数.

但在微分运算过程中,具有"运算符号 d 后面变量平等"的特点.即不再区别哪个变量是自变量哪个变量是因变量,也不需要把自变量视为常量.运算符号 d 基于微分的基本公式和运算法则,对所有变量一视同仁.所以微分运算没有附加条件、运算过程简便易操作、运算结果不易出错.而且,一次全微分运算可以求出所有的一阶偏导数.

# * 第四节 二元函数的极值

在实际问题中,往往会遇到多元函数的最大值、最小值问题. 与一元函数相似,多元函数的最大值、最小值与极大值、极小值有密切联系,此处我们以二元函数为例,先讨论二元函数的极值问题,然后简单介绍二元函数的最值应用问题.

## 一、二元函数极值的定义

**定义 6.7** 设函数 $z = f(x,y)$ 在点 $(x_0, y_0)$ 的某邻域内有定义,若对于该点去心邻域内的任意点 $(x,y)$ 恒有

$$f(x,y) < f(x_0, y_0).$$

则称函数 $f(x,y)$ 在点 $(x_0, y_0)$ 处取得**极大值** $f(x_0, y_0)$,且称 $(x_0, y_0)$ 为**极大值点**;若对于该点去心邻域内的任意点 $(x,y)$ 恒有

$$f(x,y) > f(x_0, y_0).$$

则称函数 $f(x,y)$ 在点 $(x_0, y_0)$ 处取得**极小值** $f(x_0, y_0)$,且称 $(x_0, y_0)$ 为**极小值点**.

极大值与极小值统称为**极值**;使函数取得极值的点统称为**极值点**.

如函数 $z = 1 + x^2 + y^2$ 的图像是开口向上的**抛物面**(图 6-8),它在定义域内点 $(0,0)$ 处取得极小值 $z = 1$;同理,函数 $z = -\sqrt{x^2 + y^2}$ 的图像是开口向下的**锥面**,它在点 $(0,0)$ 处取得极大值 $z = 0$(图 6-22a);函数 $z = x^2 - y^2$ 的图像是**双曲抛物面**,它在点 $(0,0)$ 处没有极值(图 6-22b). 因为函数 $z = x^2 - y^2$ 的图像酷似马背上的马鞍,所以其图像俗称**鞍型面**(saddle),其左右( Ⅵ 和 Ⅷ 卦限)向下翘而前后( Ⅰ 和 Ⅲ 卦限)向上翘.

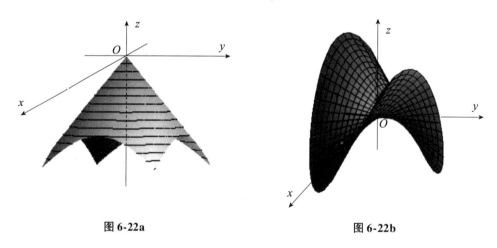

图 6-22a 图 6-22b

## 二、二元函数取得极值的条件

**定理 6.4**(必要条件) 设函数 $z = f(x,y)$ 在点 $(x_0, y_0)$ 处存在一阶偏导数. 若 $z = f(x,y)$ 在该点 $(x_0, y_0)$ 取得极值,则有

$$\begin{cases} f'_x(x_0,y_0) = 0 \\ f'_y(x_0,y_0) = 0 \end{cases}.$$

**证明** 因为 $z = f(x,y)$ 在点 $(x_0,y_0)$ 取得极值,故一元函数 $z = f(x,y_0)$ 在 $x = x_0$ 也取得极值,根据一元函数极值的必要条件可知 $f'_x(x_0,y_0) = 0$,同理有 $f'_y(x_0,y_0) = 0$,定理结论成立.

使得 $f'_x(x,y) = 0$ 和 $f'_y(x,y) = 0$ 同时成立的点 $(x_0,y_0)$ 称为函数 $z = f(x,y)$ 的**驻点**.

极值存在的必要条件提供了寻找极值点的途径. 对于偏导数存在的函数来说,如果函数有极值点,则**极值点**一定是**驻点**. 但**驻点**不一定是**极值点**. 例如,在原点 $(0,0)$ 处,函数 $z = x^2 - y^2$ 的两个偏导数等于零,即 $(0,0)$ 是驻点;但该函数在点 $(0,0)$ 处没有极值,即 $(0,0)$ 不是极值点.

怎样判定一个驻点是不是极值点呢? 下面的定理回答了这个问题.

**定理 6.5**(充分条件) 若函数 $z = f(x,y)$ 在点驻点 $(x_0,y_0)$ 的某邻域内具有连续的二阶偏导数,且记

$$A = f''_{xx}(x_0,y_0), B = f''_{xy}(x_0,y_0), C = f''_{yy}(x_0,y_0).$$

则

(1) 当 $AC - B^2 > 0$ 时,$f(x_0,y_0)$ 为函数 $f(x,y)$ 的极值. 且当 $A < 0$(或 $C < 0$)时,$f(x_0,y_0)$ 为函数 $f(x,y)$ 的极大值;当 $A > 0$(或 $C > 0$)时,$f(x_0,y_0)$ 为函数 $f(x,y)$ 的极小值;

(2) 当 $AC - B^2 < 0$ 时,$f(x_0,y_0)$ 不是极值;

(3) 当 $AC - B^2 = 0$ 时,利用本教材所学理论无法判断 $f(x_0,y_0)$ 是否是极值,本教材略.

**说明:**若函数 $f(x,y)$ 在驻点 $(x_0,y_0)$ 处取得极值,则必有 $A$ 与 $C$ 同号;即若在驻点 $(x_0,y_0)$ 处 $A$ 与 $C$ 异号,则函数 $f(x,y)$ 在驻点 $(x_0,y_0)$ 处不可能取得极值.

因为定理的证明需要二元函数的泰勒公式,这已超出本教材范围,证明从略.

综合定理 6.4 和定理 6.5,若函数 $z = f(x,y)$ 具有连续的二阶偏导数,则可按以下步骤求解二元函数的极值:

(1) 若没有给出求极值的区域,可先求出函数 $z = f(x,y)$ 的定义域;

(2) 解方程组 $\begin{cases} f'_x(x,y) = 0 \\ f'_y(x,y) = 0 \end{cases}$ 得到所有驻点;

(3) 求出二阶偏导数 $f''_{xx}(x,y)$、$f''_{xy}(x,y)$ 及 $f''_{yy}(x,y)$;

(4) 分别在每一个驻点处求出相应的 $A$、$B$ 及 $C$ 值,若 $AC - B^2 > 0$ 则该驻点是极值点,转到步骤(5),否则转到步骤(6);

(5) 根据 $A$(或 $C$)的正负判断这个驻点是极大值点还是极小值点,从而判断这个驻点处的函数值是极大值还是极小值,并求出该极值点处的函数值,得到所求极值. 当 $A < 0$ 时函数 $f(x,y)$ 取得极大值. 当 $A > 0$ 时函数 $f(x,y)$ 取得极小值.

(6) 若 $AC - B^2 < 0$ 则得结论:该驻点不是极值点. 若 $AC - B^2 = 0$ 则得结论:定理 6.5 不能解决这个问题(需要更高深的理论或更高级的方法).

**例 6.26** 求函数 $f(x,y) = x^3 - y^3 + 3x^2 + 3y^2 - 9x$ 的极值.

**解** 函数的定义域为整个 $xOy$ 平面,解方程组

$$\begin{cases} f'_x(x,y) = 3x^2 + 6x - 9 = 0 \\ f'_y(x,y) = -3y^2 + 6y = 0 \end{cases}$$

163

得驻点:$(1,0),(1,2),(-3,0),(-3,2)$.

求函数 $f(x,y)$ 的二阶偏导数

$$f''_{xx}(x,y)=6x+6,\quad f''_{xy}(x,y)=0,\quad f''_{yy}(x,y)=-6y+6.$$

①在 $(1,0)$ 点处:可以计算得到

$$A=f''_{xx}(1,0)=6\times1+6=12,$$
$$B=f''_{xy}(1,0)=0,$$
$$C=f''_{yy}(1,0)=-6\times0+6=6.$$

因为 $AC-B^2=72>0$,根据定理 6.5 知,$(1,0)$ 是极值点,又因为 $A=12>0$,所以 $f(1,0)=-5$ 是极小值;

② 在 $(1,2)$ 点处:$A=12,B=0,C=-6,AC-B^2=-72<0$,根据定理 6.5 知,$(1,2)$ 不是函数的极值点,即 $f(1,2)$ 不是极值;

③在 $(-3,0)$ 点处:$A=-12,B=0,C=6,AC-B^2=-72<0$,根据定理 6.5 知,$(-3,0)$ 不是函数的极值点,即 $f(-3,0)$ 不是极值;

④ 在 $(-3,2)$ 点处:$A=-12,B=0,C=-6,AC-B^2=72>0$,根据定理 6.5 知,$(-3,2)$ 是函数的极值点,又因为 $A=-12<0$,所以 $f(-3,2)=31$ 是极大值.

与一元函数的情况相仿,极值反映了函数的局部性态,最值反映了函数的整体性态;极小值不一定是最小值,极大值不一定是最大值. 从理论上讲,求二元函数在某个区域上的最值比较复杂,这里我们不作深入讨论.

虽然二元函数的最值要比一元函数复杂得多,但在通常遇到的实际问题中,如果根据问题的性质或问题的实际意义,确定函数在 $D$ 内一定存在最大值(或最小值),且函数 $z=f(x,y)$ 在 $D$ 内只有一个驻点,那么就可以断定该驻点的函数值就是函数的最大值(或最小值).

**例 6.27** 在医学上,函数 $E(x,t)=x^2(a-x)t^2e^{-t}$ 表示机体接受了某种药物剂量 $x$,经过时间 $t$ 所产生的某种反应 $E$. 其中正常数 $a$ 为可给予的药物最大剂量. 求反应 $E$ 取得最大反应(最大值)时的药量和所用时间.

**解** 二元函数 $E(x,t)$ 的定义域为 $0<x\leqslant a,t>0$. 分别求出函数 $E$ 对 $x$ 和对 $t$ 的两个偏导数,并令它们等于 $0$,即

$$\begin{cases} \dfrac{\partial E}{\partial x}=(2ax-3x^2)t^2e^{-t}=0, \\[2mm] \dfrac{\partial E}{\partial t}=x^2(a-x)(2t-t^2)e^{-t}=0. \end{cases}$$

在定义域内解得唯一驻点 $\left(\dfrac{2}{3}a,2\right)$. 又知机体一定会产生最大反应,故函数 $E(x,t)$ 在点 $\left(\dfrac{2}{3}a,2\right)$ 处取得最大值. 因此,当时间 $t=2$(个时间单位)时,机体反应的最大药量为 $x=\dfrac{2}{3}a$.

**例 6.28** 某种医学药物需要用一种特殊贵重材料制成的容器来存放,容器是容积为 $V$ 的无盖长方体. 问容器的长宽高为多少时用料最省?

**解**　设容器底面长为 $x$、宽为 $y$，则高为 $\dfrac{V}{xy}$，由此得到用料面积为

$$S(x,y) = xy + 2V\left(\frac{1}{x} + \frac{1}{y}\right).$$

其中，$x > 0$、$y > 0$. 为求表面积的最小值，由

$$\begin{cases} S'_x(x,y) = y - \dfrac{2V}{x^2} = 0 \\[2mm] S'_y(x,y) = x - \dfrac{2V}{y^2} = 0 \end{cases}$$

得唯一驻点 $(\sqrt[3]{2V}, \sqrt[3]{2V})$.

根据实际意义知，在容器体积一定的条件下，若容器高度太大则会导致其底面积过大，若长度或宽度太大会导致其某一侧面面积过大，这都不会满足材料最省的要求. 即该问题一定有最小值. 又因为问题有唯一驻点 $(\sqrt[3]{2V}, \sqrt[3]{2V})$，所以只有当 $x = y = \sqrt[3]{2V}$ 时，容器表面积（或用料）达到最小值

$$S(\sqrt[3]{2V}, \sqrt[3]{2V}) = 3\,(2V)^{\frac{2}{3}}.$$

此时容器高为 $\sqrt[3]{\dfrac{V}{4}}$.

**例 6.29**　（确定**回归直线**的**最小二乘法**）某医院研究一种营养品的价值时，用大白鼠做实验，得到大白鼠进食量 $x$ 和体重增加量 $y$ 之间关系的原始数据，如表 6-1.

表 6-1　数据　　　　　　　　　　　　　　　　　　　　　　单位：克

| $i$ | 1 | 2 | 3 | 4 | 5 | 6 | 7 | 8 | 9 | 10 |
|---|---|---|---|---|---|---|---|---|---|---|
| $x_i$ | 820 | 780 | 720 | 867 | 690 | 787 | 934 | 679 | 639 | 820 |
| $y_i$ | 165 | 158 | 130 | 180 | 134 | 167 | 186 | 145 | 120 | 158 |

已知十个数据对 $(x_i, y_i)$ 在平面直角坐标系中位于一条直线 $y = ax + b$ 附近，如图 6-23. 问参数 $a$、$b$ 为何值时，可以使数据点与这条直线的某种距离函数

$$\varepsilon(a,b) = \sum_{i=1}^{10} \left[ y_i - f(x_i) \right]^2$$

达到最小？

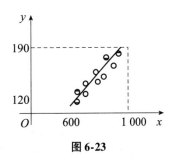

图 6-23

**解**　在平面直角坐标系中作出这条可能的直线 $y = ax + b$，并作出这 10 个数据点. 如图 6-23 所示。

结合一次函数 $y = ax + b$，题目给定的距离函数变为

$$\varepsilon(a,b) = \sum_{i=1}^{10} \left[ y_i - ax_i - b \right]^2.$$

为求此函数 $\varepsilon(a,b)$ 达到最小值时自变量的取值情况，先求其驻点. 即求偏导数并使两个偏导数等于零：

$$
\begin{cases}
\varepsilon'_a(a,b) = -2\sum_{i=1}^{10} x_i[y_i - ax_i - b] = 0, \\
\varepsilon'_b(a,b) = -\sum_{i=1}^{10} [y_i - ax_i - b] = 0.
\end{cases}
$$

化简得

$$
\begin{cases}
\sum_{i=1}^{10} x_i y_i - a\sum_{i=1}^{10} x_i^2 - b\sum_{i=1}^{10} x_i = 0, \\
\sum_{i=1}^{10} y_i - a\sum_{i=1}^{10} x_i - 10b = 0.
\end{cases}
$$

把表 6－1 中数据代入上式,得到

$$
\begin{cases}
1210508 - 6060476a - 7736b = 0, \\
1543 - 7736a - 10b = 0.
\end{cases}
$$

解关于未知数 $a$、$b$ 的二元一次方程,得唯一驻点

$$
\begin{cases}
b = -17.36, \\
a = 0.2219.
\end{cases}
$$

根据具体情况可知,函数 $\varepsilon(a,b)$ 一定存在最小值,又因为驻点唯一,所以 $\varepsilon(a,b)$ 就在这个驻点 $(0.2219, -17.36)$ 处达到极小值,这个唯一的极小值也是最小值. 也就是说这条直线为

$$
y = -17.36 + 0.2219x.
$$

在医学统计学中,称这种直线为回归直线( regression line ),这条直线在一定条件下描述了两个变量"进食量"与"体重增加量"之间的某种依赖关系. 理论上讲这些测量数据点 $(x_i, y_i)$ 应该在这条直线 $y = -17.36x + 0.2219$ 上,但可能是由于一些不能主观控制的微小因素瞬间变化造成的随机误差使这些测量数据点 $(x_i, y_i)$ 微小偏离这条直线. 因为这种距离函数 $\varepsilon(a,b)$ 实际上就是具有相同横坐标的测量数据点 $(x_i, y_i)$ 与直线上数据点 $(x_i, ax_i + b)$ 的纵坐标之差 $y_i - ax_i - b$ 的平方(二乘)和,而且我们是通过讨论这个距离函数何时达到最小值来确定函数 $y = ax + b$ 中的参数 $a$ 和 $b$,所以这种求回归直线的方法也称为最小二乘法( generalized least squares or least square method ).

# 第五节　二重积分

一元函数定义在数轴上,其定积分是某种特定形式和的极限,几何意义是曲边梯形的面积. 如果把这种和式的极限概念推广到定义在坐标平面上的二元函数,便得到了二重积分的概念.

## 一、二重积分的概念

引例　曲顶柱体的体积.

设有一空间几何体,其底是 $xOy$ 平面上的有界闭区域 $D$,侧面是母线平行于 $z$ 轴的柱

面,顶面是曲面 $z=f(x,y)$ 的一部分,其中 $f(x,y) \geqslant 0$ 且 $z=f(x,y)$ 在 $D$ 内连续 (图6-24),这样的几何体称为**曲顶柱体**.

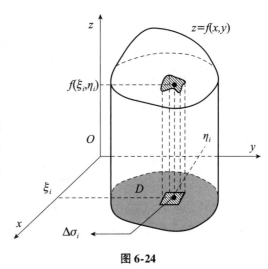

图 6-24

下面仿照定积分中求曲边梯形面积的思想方法来讨论曲顶柱体的体积.

把闭区域 $D$ 划分为 $n$ 个小区域,记第 $i$ 个小区域为 $\Delta\sigma_i$(图6-24),同时用 $\Delta\sigma_i$ 表示相应小区域面积.这时曲顶柱体相应地被分为 $n$ 个小曲顶柱体,在小区域 $\Delta\sigma_i$ 内任取一点 $(\xi_i,\eta_i)$,乘积

$$f(\xi_i,\eta_i)\Delta\sigma_i$$

表示以 $\Delta\sigma_i$ 为底面 $(i=1,2,\cdots,n)$、以 $f(\xi_i,\eta_i)$ 为高的小平顶柱体的体积,而和式

$$\sum_{i=1}^{n} f(\xi_i,\eta_i)\Delta\sigma_i.$$

表示以区域 $D$ 为底,曲面 $z=f(x,y)$ 为顶面的曲顶柱体体积 $V$ 的近似值.当区域 $D$ 分割得越细时,这个和式的值就越接近曲顶柱体的体积 $V$.若取 $\lambda$ 为所有小区域**直径**(某区域边界上两点之间距离的最大值)的最大值,则极限

$$\lim_{\lambda \to 0} \sum_{i=1}^{n} f(\xi_i,\eta_i)\Delta\sigma_i.$$

就是以区域 $D$ 为底,曲面 $z=f(x,y)$ 为顶的**曲顶柱体体积**.

**定义 6.8**　设 $f(x,y)$ 是定义在有界闭区域 $D$ 上的有界函数,将闭区域 $D$ 任意分成 $n$ 个小区域 $\Delta\sigma_i(i=1,2,\cdots,n)$,并用 $\Delta\sigma_i$ 表示小区域的面积.在每个小区域 $\Delta\sigma_i$ 内任取一点 $(\xi_i,\eta_i)$,作和

$$\sum_{i=1}^{n} f(\xi_i,\eta_i)\Delta\sigma_i.$$

用 $\lambda$ 表示所有小区域直径的最大值,如果

$$\lim_{\lambda \to 0} \sum_{i=1}^{n} f(\xi_i,\eta_i)\Delta\sigma_i.$$

存在,则称此极限值为 $f(x,y)$ 在闭区域 $D$ 上的**二重积分**(double integral).记作

$$\iint\limits_{D} f(x,y)\mathrm{d}\sigma.$$

即

$$\iint\limits_{D} f(x,y)\mathrm{d}\sigma = \lim_{\lambda \to 0} \sum_{i=1}^{n} f(\xi_i,\eta_i)\Delta\sigma_i. \tag{6-10}$$

其中 $f(x,y)$ 称为**被积函数**,$f(x,y)\mathrm{d}\sigma$ 称为**被积表达式**,$\mathrm{d}\sigma$ 称为**面积元素**,$x$ 与 $y$ 称为**积分变量**,$D$ 称为**积分区域**,$\sum_{i=1}^{n} f(\xi_i,\eta_i)\Delta\sigma_i$ 称为**积分和**.

在二重积分的定义中,对闭区域 $D$ 的划分是任意的,即积分和的极限与划分得到小区

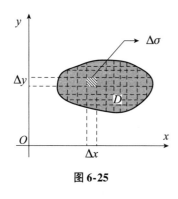

图 6-25

域的形状无关,所以可取垂直于坐标轴的直线划分闭区域 $D$(图 6-25),这样小区域就是各边分别平行于坐标轴的矩形,矩形区域 $\Delta\sigma$ 两边的长度分别为 $\Delta x$ 和 $\Delta y$,其面积为 $\Delta\sigma = \Delta x \Delta y$,即 $\mathrm{d}\sigma = \mathrm{d}x\mathrm{d}y$,于是

$$\iint_D f(x,y)\mathrm{d}\sigma = \iint_D f(x,y)\mathrm{d}x\mathrm{d}y.$$

其中 $\mathrm{d}x\mathrm{d}y$ 称为在直角坐标系中的**面积元素**.

需要指出,当 $f(x,y)$ 在闭区域 $D$ 上连续时,式(6-10)右端的和的极限必定存在. 也就是说,连续函数 $f(x,y)$ 在闭区域 $D$ 上的二重积分必定存在.

二重积分的**几何意义**:由二重积分定义可以知道,在积分区域 $D$ 内 $f(x,y) \geq 0$ 时,二重积分 $\iint_D f(x,y)\mathrm{d}\sigma$ 的大小等于以曲面 $z = f(x,y)$ 为**顶面**、以积分区域 $D$ 为**底面**的曲顶柱体的体积;在积分区域 $D$ 内 $f(x,y) \leq 0$ 时,二重积分 $\iint_D f(x,y)\mathrm{d}\sigma$ 的大小等于这个曲顶柱体体积的相反数;如果在积分区域 $D$ 内 $f(x,y)$ 变号,则二重积分 $\iint_D f(x,y)\mathrm{d}\sigma$ 的大小等于 $xOy$ 坐标平面上方柱体体积减去下方曲顶柱体体积.

### 二、二重积分的性质

二重积分与定积分有类似的性质,证明的方法也类似(证明从略).

**性质 6.1** 两个(或有限个)函数代数和的二重积分等于各函数的二重积分的代数和,即

$$\iint_D [f(x,y) \pm g(x,y)]\mathrm{d}\sigma = \iint_D f(x,y)\mathrm{d}\sigma \pm \iint_D g(x,y)\mathrm{d}\sigma.$$

**性质 6.2** 常数因子可提到积分号外面,即

$$\iint_D kf(x,y)\mathrm{d}\sigma = k\iint_D f(x,y)\mathrm{d}\sigma, \quad (k \text{ 为常数}).$$

**性质 6.3** 若把积分区域 $D$ 分成两个只有(全部或部分)公共边界的子区域 $D_1$ 与 $D_2$(即 $D = D_1 \cup D_2$),则函数在 $D$ 上的二重积分等于它在 $D_1$ 与 $D_2$ 上的二重积分的和,即

$$\iint_D f(x,y)\mathrm{d}\sigma = \iint_{D_1} f(x,y)\mathrm{d}\sigma + \iint_{D_2} f(x,y)\mathrm{d}\sigma.$$

这个性质表示二重积分对于积分区域具有可加性. 这个性质对分段函数的积分很有用.

**性质 6.4** 如果在区域 $D$ 上,恒有 $f(x,y) = 1$,设 $A$ 表示 $D$ 的面积,则

$$\iint_D \mathrm{d}\sigma = A.$$

这个性质的几何意义是很明显的,因为高为 1 的平顶柱体的体积在数值上恰好等于柱体的底面积的大小.

**性质 6.5** 如果在区域 $D$ 上总有 $f(x,y) \leq g(x,y)$,则

$$\iint\limits_{D} f(x,y)\,\mathrm{d}\sigma \leqslant \iint\limits_{D} g(x,y)\,\mathrm{d}\sigma.$$

**性质 6.6**（估值定理） 设 $M$ 与 $m$ 分别是函数 $z = f(x,y)$ 在闭区域 $D$ 上的最大值和最小值，$A$ 是区域 $D$ 的面积，则

$$mA \leqslant \iint\limits_{D} f(x,y)\,\mathrm{d}\sigma \leqslant MA.$$

**性质 6.7**（二重积分的中值定理） 设函数 $f(x,y)$ 在闭区域 $D$ 上连续、$A$ 为 $D$ 的面积，则至少存在一点 $(\xi,\eta) \in D$，使得

$$\iint\limits_{D} f(x,y)\,\mathrm{d}\sigma = f(\xi,\eta)A.$$

中值定理的几何意义：在区域 $D$ 上以曲面 $z = f(x,y)$ 为顶的曲顶柱体的体积，恰好等于一个以区域 $D$ 上某一点 $(\xi,\eta)$ 处函数值 $f(\xi,\eta)$ 为高的平顶柱体的体积.

### 三、二重积分的计算

按照二重积分的定义来计算二重积分，对少数特别简单的被积函数和积分区域来说也许是可行的，但对一般的函数和区域来说，这不是一种切实可行的方法. 下面介绍一种计算二重积分的方法，这种方法相当于把二重积分化为两次"定积分"来计算，并称这种两次"定积分"为**二次积分**或**累次积分**（repeated integral）. 本教材只介绍直角坐标系中二重积分的计算方法.

借助二重积分的几何意义，从直观形象角度讨论二重积分 $\iint\limits_{D} f(x,y)\,\mathrm{d}\sigma$ 的计算问题. 以下我们假设 $f(x,y) \geqslant 0$.

设积分区域 $D = \{(x,y) \mid y_1(x) \leqslant y \leqslant y_2(x), a \leqslant x \leqslant b\}$（简称 **$X$ 型区域**）是由 $xOy$ 平面上两条直线 $x = a$、$x = b$ 及两条曲线 $y = y_1(x)$、$y = y_2(x)$ 所围成，即积分区域 $D$ 以这四条曲线上的各一部分为边界. 此时，积分区域 $D$ 可以用不等式表示为

当 $a \leqslant x \leqslant b$ 时，$y_1(x) \leqslant y \leqslant y_2(x)$. 如图 6-26a 所示.

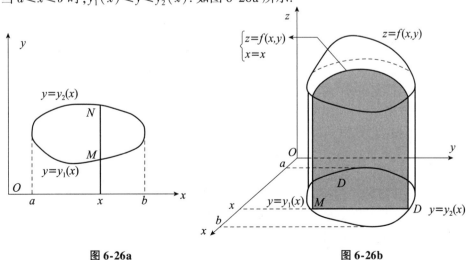

图 6-26a  　　　　　　　　　　图 6-26b

图 6-26a 表示的 **X 型区域**可记为标准形式

$$\begin{cases} a \leqslant x \leqslant b, \\ y_1(x) \leqslant y \leqslant y_2(x). \end{cases}$$

从上面 X 型区域的这个标准不等式组可以看出,其中 x 的范围由已知量限制,而 y 的范围可能要受到 x 的约束,这是 X 型区域标准不等式组的特点.

对于 X 型区域,我们可以这样解释曲顶柱体的体积:在区间 $[a,b]$ 上任取一点 x,过此点作垂直于 x 轴的平面去截曲顶柱体,截面是一个以 MN 为底边的曲边梯形,如图 6-26b 中的阴影,其面积一般与 x 有关,记作 $S(x)$. 相邻两个截面之间的间隔记作 $\mathrm{d}x$(或 $\Delta x$),则介于两个相邻截面之间的几何体体积微元为 $S(x)\mathrm{d}x$. 根据定积分思想可以得到曲顶柱体体积

$$V = \int_a^b S(x)\,\mathrm{d}x.$$

为求曲边梯形面积 $S(x)$,先把 x 视为常量. 此时 M 点的纵坐标为 $y_1(x)$,N 点的纵坐标为 $y_2(x)$,则曲边梯形的存在区间为 $[y_1(x), y_2(x)]$(假设 $y_1(x) < y_2(x)$),曲边就是曲线

$$\begin{cases} z = f(x,y), \\ x = x. \end{cases}$$

因为此时把 x 看成常数时,上面曲线方程组可简记作关于 y 的一元函数 $z = f(x,y)$,即曲边梯形的曲边成为以 y 自变量的一元函数 $f(x,y)$ 的图像(曲线). 根据定积分思想,在区间 $[y_1(x), y_2(x)]$ 上以 y 为积分变量进行积分,得到这个曲边梯形的面积

$$S(x) = \int_{y_1(x)}^{y_2(x)} f(x,y)\,\mathrm{d}y.$$

所以,曲顶柱体的体积为

$$V = \int_a^b S(x)\,\mathrm{d}x = \int_a^b \left( \int_{y_1(x)}^{y_2(x)} f(x,y)\,\mathrm{d}y \right)\mathrm{d}x.$$

即二重积分转化为了两次定积分

$$\iint\limits_D f(x,y)\,\mathrm{d}x\mathrm{d}y = \int_a^b \left( \int_{y_1(x)}^{y_2(x)} f(x,y)\,\mathrm{d}y \right)\mathrm{d}x. \tag{6-11}$$

式(6-11)的右端称为做先对 y 后对 x 的**二次积分**或**累次积分**,y 称为**内层积分变量**,x 称为**外层积分变量**. 也就是说,先把 x 看作常数,把 $f(x,y)$ 只看作是 y 的一元函数,并对 y 从 $y_1(x)$ 到 $y_2(x)$ 作定积分. 然后把计算出来的结果 $S(x)$(此结果不再与 y 有关)再对变量 x 在 $[a,b]$ 上作定积分.

为了书写方便,式(6-11)又可写成

$$\iint\limits_D f(x,y)\,\mathrm{d}x\mathrm{d}y = \int_a^b \mathrm{d}x \int_{y_1(x)}^{y_2(x)} f(x,y)\,\mathrm{d}y. \tag{6-12}$$

以上讨论是在假设 $f(x,y) \geqslant 0$ 的前提下进行的,事实上,只要 $f(x,y)$ 是连续函数,当 $f(x,y) < 0$ 时式(6-11)式(6-12)仍然成立.

如果积分区域 $D = \{(x,y) \mid x_1(y) \leqslant x \leqslant x_2(y), c \leqslant y \leqslant d\}$

(简称 **Y 型区域**,图 6-27)是由 xOy 平面上两条直线 $y = c, y = d$ 及两条曲线 $x = x_1(y), x = x_2(y)$

所围成,此时积分区域 $D$ 可用标准不等式组

$$\begin{cases} c \leqslant y \leqslant d \\ x_1(y) \leqslant x \leqslant x_2(y) \end{cases}$$

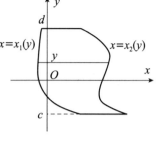

表示,如图 6-27 所示. $Y$ 型区域的标准不等式组特点:其中 $y$ 的范围由已知量限制,而 $x$ 的范围可能要受到 $y$ 的约束.

同理得到曲顶柱体的体积

$$V = \int_c^d \left( \int_{x_1(y)}^{x_2(y)} f(x,y) \mathrm{d}x \right) \mathrm{d}y = \int_c^d \mathrm{d}y \int_{x_1(y)}^{x_2(y)} f(x,y) \mathrm{d}x.$$

简记为

**图 6-27**

$$\iint\limits_D f(x,y) \mathrm{d}x\mathrm{d}y = \int_c^d \mathrm{d}y \int_{x_1(y)}^{x_2(y)} f(x,y) \mathrm{d}x. \tag{6-13}$$

这样把二重积分化为了先对 $x$,后对 $y$ 的**累次积分**(或**二次积分**).

根据以上讨论,总结出二重积分的计算步骤:

(1) 在平面直角坐标系中画出积分区域 $D$ 的平面图形.

(2) 根据积分区域的图形结构,确定出是 $X$ 型区域还是 $Y$ 型区域,并写出相应的不等式组.

$$X \text{ 型}: y_1(x) \leqslant y \leqslant y_2(x), a \leqslant x \leqslant b \quad \text{或} \quad \begin{cases} a \leqslant x \leqslant b, \\ y_1(x) \leqslant y \leqslant y_2(x); \end{cases}$$

$$Y \text{ 型}: x_1(y) \leqslant x \leqslant x_2(y), c \leqslant y \leqslant d \quad \text{或} \quad \begin{cases} c \leqslant y \leqslant d, \\ x_1(y) \leqslant x \leqslant x_2(y). \end{cases}$$

从而确定 $x$ 和 $y$ 哪个作为内层积分变量、哪个作为外层积分变量.

(3) 根据不等式组给出的四个积分上下限,写出二次积分.

$$X \text{ 型}: \iint\limits_D f(x,y) \mathrm{d}x\mathrm{d}y = \int_a^b \mathrm{d}x \int_{y_1(x)}^{y_2(x)} f(x,y) \mathrm{d}y.$$

$$Y \text{ 型}: \iint\limits_D f(x,y) \mathrm{d}x\mathrm{d}y = \int_c^d \mathrm{d}y \int_{x_1(y)}^{x_2(y)} f(x,y) \mathrm{d}x.$$

(4) 根据定积分性质与运算法则进行两次"定积分"计算即可求得结果.

**说明**:如果积分区域 $D$ 不是 $X$ 型或 $Y$ 型这两种基本形式,则可以利用性质 3 把 $D$ 分成几个简单部分,使得每一个部分是 $X$ 型或 $Y$ 型,再在每一个部分上实施步骤(1) – (4)分别解决.

**例 6.30** 计算 $\iint\limits_D \left(1 - \dfrac{x}{3} - \dfrac{y}{4}\right) \mathrm{d}x\mathrm{d}y$. 其中 $D$ 为矩形区域:

$$D = \left\{ (x,y) \mid -2 \leqslant y \leqslant 2, -1 \leqslant x \leqslant 1 \right\}.$$

**解** 先画出积分区域 $D$ 的图形(图 6-28),$D$ 既是 $X$ 型区域,又是 $Y$ 型区域.先按 $X$ 型区域计算,得

$$\iint\limits_D \left(1 - \frac{x}{3} - \frac{y}{4}\right) \mathrm{d}x\mathrm{d}y = \int_{-1}^1 \mathrm{d}x \int_{-2}^2 \left(1 - \frac{x}{3} - \frac{y}{4}\right) \mathrm{d}y$$

$$= \int_{-1}^1 \left[ y - \frac{x}{3}y - \frac{1}{8}y^2 \right]_{y=-2}^{y=2} \mathrm{d}x$$

$$= \int_{-1}^{1} \left[ \left(2 - \frac{x}{3} \times 2 - \frac{1}{8} \times 2^2\right) - \left((-2) - \frac{x}{3}(-2) - \frac{1}{8}(-2)^2\right) \right] dx$$

$$= \int_{-1}^{1} \left(4 - \frac{4}{3}x\right) dx = \left(4x - \frac{2}{3}x^2\right)\bigg|_{x=-1}^{x=1} = 8.$$

也可以按 $Y$ 型区域计算. 建议读者自行练习.

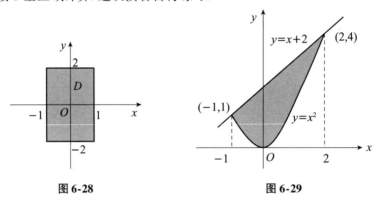

图 6-28　　　　　　　　图 6-29

**例 6.31**　计算 $\iint\limits_{D}(x+y)\mathrm{d}x\mathrm{d}y$, 其中 $D$ 是由抛物线 $y=x^2$ 和直线 $y=x+2$ 围成.

**解**　先画出积分域 $D$ 的图形(图 6-29), 确定 $D$ 是 $X$ 型区域, 则有积分区域 $D$ 的不等式为

$$\begin{cases} -1 \leqslant x \leqslant 2 \\ x^2 \leqslant y \leqslant x+2 \end{cases}$$

从而

$$\iint\limits_{D}(x+y)\mathrm{d}x\mathrm{d}y = \int_{-1}^{2}\mathrm{d}x\int_{x^2}^{x+2}(x+y)\mathrm{d}y$$

$$= \int_{-1}^{2}\left[xy + \frac{1}{2}y^2\right]_{y=x^2}^{y=x+2}\mathrm{d}x$$

$$= \int_{-1}^{2}\left[\left(x(x+2) + \frac{(x+2)^2}{2}\right) - \left(x^3 + \frac{x^4}{2}\right)\right]\mathrm{d}x$$

$$= \frac{1}{2}\int_{-1}^{2}\left[4 + 8x + 3x^2 - 2x^3 - x^4\right]\mathrm{d}x$$

$$= \frac{1}{2}\left[4x + 4x^2 + x^3 - \frac{1}{2}x^4 - \frac{1}{5}x^5\right]_{-1}^{2}$$

$$= \frac{189}{20} = 9\frac{9}{20}.$$

如果按 $Y$ 型区域计算, 则需要利用性质 6.3 把积分区域分解为两个区域分别积分. 建议读者自行练习, 具体步骤参考下面例 6.32 和例 6.33.

**例 6.32**　交换二次积分

$$I = \int_{0}^{2}\mathrm{d}x\int_{0}^{\frac{x^2}{2}}f(x,y)\mathrm{d}y + \int_{2}^{2\sqrt{2}}\mathrm{d}x\int_{0}^{\sqrt{8-x^2}}f(x,y)\mathrm{d}y$$

的积分次序.

**解**　$I$ 是先对 $y$ 后对 $x$ 的二次积分，其积分区域是 $X$ 型，积分区域由两部分组成，即

$$D_1 : \begin{cases} 0 \leqslant x \leqslant 2, \\ 0 \leqslant y \leqslant \dfrac{1}{2} x^2 ; \end{cases} \qquad D_2 : \begin{cases} 2 \leqslant x \leqslant 2\sqrt{2}, \\ 0 \leqslant y \leqslant \sqrt{8 - x^2}. \end{cases}$$

在直角坐标系中画出两个区域图形，如图 6-30 所示.

将两区域合并为一个区域 $D,D = D_1 \cup D_2$ 视为 $Y$ 型区域，则

$$D : \begin{cases} 0 \leqslant y \leqslant 2, \\ \sqrt{2y} \leqslant x \leqslant \sqrt{8 - y^2}, \end{cases}$$

从而得到先 $x$ 后 $y$ 的二次积分

$$I = \int_0^2 \mathrm{d}y \int_{\sqrt{2y}}^{\sqrt{8 - y^2}} f(x,y) \mathrm{d}x.$$

这个例题的解决过程给予我们启示：适当选择积分区域 $D$ 的类型可以简化运算过程，同时也降低发生错误的机会.

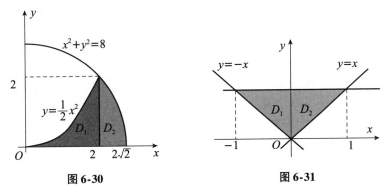

图 6-30　　　　　　　　　图 6-31

**例 6.33**　将 $Y$ 型积分 $\displaystyle\int_0^1 \mathrm{d}y \int_{-y}^{y} f(x,y) \mathrm{d}x$ 转化为 $X$ 型积分.

**解**　由 $Y$ 型积分的四个上下限，得到不等式组

$$\begin{cases} 0 \leqslant y \leqslant 1, \\ -y \leqslant x \leqslant y. \end{cases}$$

根据不等式组画出积分区域 $D$ 的边界线，得到积分区域 $D$ 的图形（图 6-31）. 显然，若把这个积分区域视为 $X$ 型，则这个区域必须分成两个子区域 $D_1$ 和 $D_2$（即 $D = D_1 \cup D_2$）. 若求这两个子区域对应的不等式组，则需要先求出边界交点坐标.

解方程组

$$\begin{cases} y = 1 \\ y = -x \end{cases} \quad 和 \quad \begin{cases} y = 1 \\ y = x \end{cases}$$

求出边界直线 $y = 1$ 与 $y = -x$ 的交点 $(-1,1)$，以及边界直线 $y = 1$ 与 $y = x$ 的交点 $(1,1)$，得到 $X$ 型区域不等式组

$$D_1 : \begin{cases} -1 \leqslant x \leqslant 0 \\ -x \leqslant y \leqslant 1 \end{cases}, \qquad D_2 : \begin{cases} 0 \leqslant x \leqslant 1 \\ x \leqslant y \leqslant 1 \end{cases}.$$

由此可知其 $X$ 型积分（由两部分构成）为

$$\int_{-1}^{0} dx \int_{-x}^{1} f(x,y) dy + \int_{0}^{1} dx \int_{x}^{1} f(x,y) dy.$$

即

$$\int_{0}^{1} dy \int_{-y}^{y} f(x,y) dx = \int_{-1}^{0} dx \int_{-x}^{1} f(x,y) dy + \int_{0}^{1} dx \int_{x}^{1} f(x,y) dy.$$

由上面例题求解过程可以看出,正确画出积分区域 $D$ 对于二重积分运算而言十分关键.区域 $D$ 的边界一般是平面解析几何中学过的直线或二次曲线,也可能是高中学过的简单一元函数的图像,如指数函数 $e^x$、正弦型函数 $\sin 2x$ 或对数函数 $\ln x$ 等等.

通过本节理论分析和问题解决过程可以看出,二重积分也需要转化为定积分计算.所以无论是二元函数的极限、微分(包括偏导数)还是积分,关于它们的运算都需要相应地转化为一元函数的极限、微分(包括导数)和积分,才能比较顺利地求出结果.也就是说,二元函数微积分的理论依据和运算方法基础是一元函数的相应内容.因此,本章的学习需要读者熟练掌握前五章关于一元函数的极限,微分和积分的内容.

# 本章小结

本章的主要内容是二元函数微积分的概念与运算.

二元函数 $z = f(x,y)$ 描述了三个量之间的一种关系,它给出了一个量随着另两个量的变化而变化的规律,其定义域一般是坐标平面中的一个或几个部分、其图像一般是空间(直角坐标系)中的曲面.以二元函数为代表的多元函数微积分,本教材主要有三种运算形式.

首先,是二元函数的**极限**运算.二元函数的极限以

$$\lim_{(x,y) \to (x_0, y_0)} f(x,y) = A$$

为主要运算形式,这种二重极限的解决方式是转化为一元函数极限,即利用一元函数极限运算方法求解.理解二重极限概念以及掌握极限运算方法,关键是正确领会自变量趋近方式 $(x,y) \to (x_0,y_0)$ 的含义,定义中的"沿任意途径"表示动点 $(x,y)$ 在 $f(x,y)$ 的定义域内不加任何限制条件地无限接近 $(x_0,y_0)$,这种变化过程导致函数 $f(x,y)$ 的相应值无限接近于一个常数 $A$.所谓的"不加任何限制条件",在我们这本教材中可以理解为:$x$ 与 $y$ 的取值是相互独立的或者说 $x$ 与 $y$ 不能满足某种关系 $F(x,y) = 0$,如例 8 中动点满足 $y = x$ 或 $y = -x$.即若采取对 $x$ 与 $y$ 主观地附加某种条件 $F(x,y) = 0$ 的方式求极限,就相当于把极限的趋近方式限制在一种"特殊"路径(这条路径就是方程 $F(x,y) = 0$ 在平面上的曲线)上,这与定义要求的路径必须"任意"相矛盾,也就是说这种解法是不正确的.

其次,是多元函数的**偏导数**或**全微分**.无论是多元函数偏导数的定义还是其偏导数的运算,都是把多元函数视为一元函数,利用一元函数理论或方法解释或解决问题.即在求多元函数对于某一个自变量的偏导数时,是把其他自变量看作常量,转化为关于这个自变量的一元函数,利用一元函数导数基本公式和求导法则进行偏导数运算,所以求导过程中一定要清楚哪个自变量是变量哪些自变量是"常量",否则非常容易出错.特别是在求多元隐函数偏导数的过程中,还要分清哪个变量是因变量、哪个变量是自变量、哪些自变量是"常量",所以偏导数运算较为麻烦.

关于多元函数**全微分**的运算却相对简单得多,因为一阶微分形式具有形式不变性特点. 也就是说,在微分运算过程中不需要区分哪个变量是因变量、哪个变量是自变量,也不需要把变量看成常量,所以微分运算形式优于偏导数运算形式,特别是在求解多元隐函数的偏导数时,全微分运算形式非常有效. 建议同学们掌握全微分运算形式.

最后,是二元函数的积分即**二重积分**. 与以上介绍的两种运算相似,本教材中的二重积分需要转换为两次"定积分"(即二次积分或累次积分)求解. 比方说先对 $x$ 再对 $y$ 的 **Y** 型二次积分,其中对 $x$ 的第一次"定积分"是要把 $y$ 看成常量利用定积分运算求的一个中间结果(积分结果中不再含有 $x$)、再以中间结果为被积函数把 $y$ 视为积分变量进行第二次"定积分"运算得到最终结果. 每次"定积分"都需要两个上下限,所以二重积分运算得关键步骤是画出积分区域图形、通过积分区域的标准不等式组表示得到二次积分的四个上下限,之后二重积分才能顺利转化为二次积分求得结果.

总之,多元函数微积分的概念与运算都是基于一元函数的相关内容,若要理解其理论概念、掌握其运算方法,就需要熟悉一元函数微积分的理论概念、牢记其基本公式和运算法则,只有灵活使用相应的运算方法,才能解决问题并写出规范的运算步骤.

## 知识链接

### 卡尔·雅可比及其在数学领域的贡献

作为完备的学科体系,微积分学为科学技术的发展做出了巨大贡献. 它从产生、发展到成熟经历了一个漫长的过程,涌现出许多先驱者:如刘徽、拉格朗日、笛卡儿、莱布尼茨、牛顿、欧拉、狄利克雷等等。限于篇幅,此处仅介绍德国数学家雅可比.

**卡尔·雅可比**(Jacobi,Carl Gustav Jacob)1804 年 12 月 10 日生于普鲁士的波茨坦. 幼年,他随舅舅学习拉丁文和数学. 1816 年 11 月进入波茨坦大学预科学习,1821 年春季毕业进入柏林大学,开始两年的学习生活,他对哲学、古典文学和数学都颇有兴趣. 尤其在数学方面,他掌握的知识远远超过学校所教授的内容,要不是数学强烈吸引着他,他很可能在语言上取得很高成就,雅可比最后还是决定全力投身数学. 他还自学了欧拉的《无穷小分析引论》(Introductioin analvsin infinitorum),并且试图求解五次代数方程.

1824 年他为柏林大学无薪教师. 1825 年 8 月,他获得柏林大学理学博士学位并留校任教. 年仅 21 岁的雅可比善于将自己的观点贯穿在教学之中,善于利用启发式教学、培养学生独立思考意识,是当时最吸引人的数学教师,他的成功引起普鲁士教育部的注意.

1826 年 5 月,雅可比到柯尼斯堡大学任教,在柯尼斯堡大学的 18 年间,雅可比在椭圆函数理论、数学分析、数论、几何学、力学方面的主要论文都发表在克雷勒的《纯粹和应用数学》杂志上,平均每期有三篇雅可比的文章,这使得他很快获得国际声誉. 当时,他同数学家贝塞尔、物理学家冯·诺伊曼三人成为德国数学复兴的核心,期间他获得很多荣誉. 1842 年由于健康不佳而退隐,定居柏林. 1844 年起接受普鲁士国王的津贴,在柏林大学任教. 1848 年革命期间,由于在一次即席演讲中得罪了王室而失去了津贴. 当维也纳大学决定聘请他当教授时,普鲁士当局才意识到他的离开会造成的损失,因而恢复了他的待遇.

1851 年 2 月 18 日卒于柏林.

# 习题六

**6.1**  求点$(2,1,-1)$与点$(1,0,2)$间的距离.

**6.2**  求点$A(4,-3,5)$到坐标原点、各坐标轴以及各坐标平面的距离.

**6.3**  求以点$(1,-2,3)$为球心且过坐标原点的球面方程.

**6.4**  确定并画出下列函数的定义域:

$(1)$ $z = \dfrac{1}{\sqrt{x}} + \dfrac{1}{\sqrt{x-y}}$;

$(2)$ $z = \dfrac{\ln(-x-y)}{\sqrt{x}}$;

$(3)$ $z = \arcsin(x^2 + y^2) + \sqrt{x^2 + y^2 - \dfrac{1}{4}}$;

$(4)$ $z = \arcsin y + \dfrac{1}{\sqrt{y - x^2}}$.

**6.5**  写出下列函数的间断点:

$(1)$ $z = \dfrac{1}{1 - x^2 - y^2}$;

$(2)$ $z = \dfrac{1}{xy}$;

$(3)$ $z = \cot\sqrt{x^2 - y}$;

$(4)$ $z = \ln(x^2 + y^2)$.

**6.6**  求下列各极限:

$(1)$ $\lim\limits_{\substack{x \to 0 \\ y \to 1}} \dfrac{\arctan y}{e^{xy} + x^2}$;

$(2)$ $\lim\limits_{\substack{x \to 0 \\ y \to 0}} \dfrac{2 - \sqrt{xy + 4}}{xy}$;

$(3)$ $\lim\limits_{(x,y) \to (3,0)} \dfrac{\tan(xy)}{y}$;

$(4)$ $\lim\limits_{(x,y) \to (0,0)} \dfrac{1 - \cos(x^2 + y^2)}{(x^2 + y^2)}$.

**6.7**  求分段函数

$$f(x,y) = \begin{cases} \dfrac{xy}{\sqrt{x^2 + y^2}}, & (x,y) \neq (0,0) \\ 0, & (x,y) = (0,0) \end{cases}$$

在$(0,0)$点的偏导数,并验证该函数在$(0,0)$点不可微.(与第二节定理6.2关联.)

**6.8**  求下列函数的偏导数(写出详细的运算过程):

$(1)$ $z = x^3 y - xy^3$;

$(2)$ $s = \dfrac{u^2 + v^2}{uv}$;

$(3)$ $z = \sin(x - y) + \cos^2(x + y)$;

$(4)$ $z = \ln\tan(x^2 - y^2)$;

$(5)$ $z = \sqrt{\ln(xy)}$;

$(6)$ $z = (1 + xy)^y$;

$(7)$ $u = x^2 + y^2 + z^2 - 6xy - xyz$;

$(8)$ $P = \arctan(V - T)$.

**6.9**  设$f(x,y) = x + (y - 1)\arcsin\sqrt{\dfrac{x}{y}}$,求$f'_x(x,1)$.

要求用两种方式运算:一是先令$y = 1$求出$f(x,1)$再求$f'_x(x,1)$;二是先求$f'_x(x,y)$再令$y = 1$求$f'_x(x,1)$.讨论两种方法是否都正确,试说明你的理由.

**6.10**  设$PV = RT$($R$为常数),证明$\dfrac{\partial P}{\partial V} \cdot \dfrac{\partial V}{\partial T} \cdot \dfrac{\partial T}{\partial P} = -1$,并解释本等式成立说明的问题.(提示:第二节偏导数提到过本题,复习此节内容后就可轻松回答该问题.)

6.11 求下列函数的二阶偏导数 $\dfrac{\partial^2 z}{\partial x^2}$、$\dfrac{\partial^2 z}{\partial y^2}$ 和 $\dfrac{\partial^2 z}{\partial x \partial y}$：

（1）$z = x^4 + y^4 - 4x^2 y^2$；     （2）$z = \arctan \dfrac{y}{x}$；

（3）$z = \dfrac{1}{2} \ln(x^2 + y^2)$；     （4）$z = y^x$.

6.12 求下列函数的全微分（要求至少有一种方法是利用微分形式并写出详细求解步骤）：

（1）$z = xy + \dfrac{x}{y}$；     （2）$z = e^{\sin(2x + y^3)}$；

（3）$z = \dfrac{y}{\sqrt{x^2 + y^2}}$；     （4）$z = (\arctan 3x) \ln(y^2 + 1)$.

6.13 求函数 $z = \ln(1 + x^2 + y^2)$ 当 $x = 1, y = 2$ 时的全微分.

*6.14 利用全微分计算 $\sqrt{(1.02)^3 + (1.97)^3}$ 的近似值.

6.15 设 $z = u^2 + v^2$，且 $u = 2x + y, v = x - 2y$，求 $\dfrac{\partial z}{\partial x}$ 和 $\dfrac{\partial z}{\partial y}$.

6.16 设 $z = f(x, y)$，且 $x = \dfrac{u}{v}, y = 3u - 2v$，求 $\dfrac{\partial z}{\partial u}$ 和 $\dfrac{\partial z}{\partial v}$.

6.17 已知 $z = \arctan \dfrac{x}{y}, x = u + v, y = u - v$，试证明

$$\frac{\partial z}{\partial u} + \frac{\partial z}{\partial v} = \frac{u - v}{u^2 + v^2}.$$

6.18 求下列全导数：

（1）设 $z = uv + \sin t$，而 $u = e^t, v = \cos t$，求全导数 $\dfrac{\mathrm{d}z}{\mathrm{d}t}$；

（2）设 $z = f(x, y)$，而 $x = \sin t, y = t^3$，求全导数 $\dfrac{\mathrm{d}z}{\mathrm{d}t}$；

（3）设 $z = f(u, v, t)$，而 $u = \sin t, v = \cos t$，求全导数 $\dfrac{\mathrm{d}z}{\mathrm{d}t}$.

*6.19 求下列隐函数的导数：

（1）已知 $e^{-xy} - 2z + e^z = 0$，求 $\dfrac{\partial z}{\partial x}$ 和 $\dfrac{\partial z}{\partial y}$；

（2）已知 $\sin y + z e^x - xy^2 = 0$，求 $\dfrac{\partial z}{\partial x} \Big|_{\substack{x=0 \\ y=\frac{\pi}{2}}}$ 和 $\dfrac{\partial z}{\partial y} \Big|_{\substack{x=0 \\ y=\frac{\pi}{2}}}$.

*6.20 求函数 $f(x, y) = x^3 + y^3 - 3xy$ 的极值.

*6.21 求函数 $f(x, y) = 2xy - 3x^2 - 2y^2 + 10$ 的极值.

*6.22 求函数 $f(x, y) = x^3 + 8y^3 - 6xy + 5$ 的极值.

*6.23 求函数 $f(x, y) = e^{2x}(x + y^2 + 2y)$ 的极值.

6.24 计算二重积分 $\displaystyle\iint\limits_{D} xy \, \mathrm{d}x \mathrm{d}y$，其中 $D$ 由三条直线 $y = x, y = 1$ 及 $x = 2$ 所围成平面闭

区域.

6.25 计算二重积分 $\iint\limits_{D} y \sqrt{1+x^2-y^2}\,\mathrm{d}x\mathrm{d}y$,其中 $D$ 是由直线 $y=x$、$x=-1$ 和 $y=1$ 所围平面闭区域.

6.26 将二重积分 $I=\iint\limits_{D} f(x,y)\mathrm{d}x\mathrm{d}y$ 按两种不同的顺序化为累次积分:

(1) $D$ 是由直线 $y=x$ 与抛物线 $y^2=4x$ 所围成的平面闭区域;

(2) $D$ 是由直线 $y=x$,$y=2$ 及 $y=\dfrac{1}{x}(x>0)$ 所围成的平面闭区域;

(3) $D$ 是由直线 $y=x$,$y=x-2$,$y=2$ 及 $y=4$ 所围成的平面闭区域;

(4) $D$ 是由抛物线 $y=x^2$ 和 $x=y^2$ 所围成的平面闭区域.

6.27 交换下列二次积分的积分次序:

(1) $\displaystyle\int_0^1 \mathrm{d}y \int_0^{1-y} f(x,y)\mathrm{d}x$;

(2) $\displaystyle\int_0^4 \mathrm{d}x \int_{\frac{x}{2}}^{\sqrt{x}} f(x,y)\mathrm{d}y$;

(3) $\displaystyle\int_{-1}^1 \mathrm{d}y \int_{-\sqrt{1-y^2}}^{\sqrt{1-y^2}} f(x,y)\mathrm{d}x$;

(4) $\displaystyle\int_0^1 \mathrm{d}y \int_{2-y}^{1+\sqrt{1-y^2}} f(x,y)\mathrm{d}x$;

(5) $\displaystyle\int_{-6}^2 \mathrm{d}x \int_{\frac{x^2}{4}}^{3-x} f(x,y)\mathrm{d}y$;

(6) $\displaystyle\int_1^e \mathrm{d}x \int_0^{\ln x} f(x,y)\mathrm{d}y$;

(7) $\displaystyle\int_0^1 \mathrm{d}x \int_0^{\sqrt{2x-x^2}} f(x,y)\mathrm{d}y + \int_1^2 \mathrm{d}x \int_0^{2-x} f(x,y)\mathrm{d}y$;

(8) $\displaystyle\int_0^1 \mathrm{d}x \int_0^{x^2} f(x,y)\mathrm{d}y + \int_1^2 \mathrm{d}x \int_0^{\sqrt{2x-x^2}} f(x,y)\mathrm{d}y$;

(9) $\displaystyle\int_0^1 \mathrm{d}x \int_0^{\sqrt{4-x^2}} f(x,y)\mathrm{d}y$.

*6.28 求表面积为定值 $a^2$ 而体积最大的长方体的体积.

*6.29 在研究某单分子化学反应速度时,得到下列数据:

表 6-2 反应时间与反应物对应数据

| $i$ | 1 | 2 | 3 | 4 | 5 | 6 | 7 | 8 |
|---|---|---|---|---|---|---|---|---|
| $x_i$ | 3 | 6 | 9 | 12 | 15 | 18 | 21 | 24 |
| $y_i$ | 1.7604 | 1.6222 | 1.4914 | 1.3560 | 1.2201 | 1.0864 | 0.9494 | 0.8129 |

其中 $i$ 表示实验先后序列号,$x_i$ 表示从实验开始算起的时间,$y_i$ 表示与反应物有关的量(一般是反应物量的对数).根据经验知,理论上 $y$ 是 $x$ 的线性函数:$y=ax+b$(回归直线).试根据最小二乘法确定这个回归直线方程.在平面直角坐标系中作出这条直线以及这 8 个数据点.

(高明海)

# 第七章 常微分方程基础

┌─ **学习目标** ─┐

1. **掌握** 微分方程的基本概念、可分离变量方程的解法、一阶线性微分方程的求解方法(分离变量法和常数变易法).

2. **熟悉** 二阶常系数线性齐次微分方程、$y'' + P(x)y' + Q(x)y = 0$ 的解的组成原理及求解.

3. **了解** 利用微分方程建立数学模型的思想、可降阶的二阶微分方程 $y'' = f(x)$、$y'' = f(x, y')$ 和 $y'' = f(y, y')$ 及求解.

┌─ **能力要求** ─┐

会求解可分离变量方程、一阶线性微分方程、二阶常系数线性齐次微分方程以及微分方程建模问题.

函数描述了研究过程中变量与变量之间在数量上的依存关系,建立函数关系对于有效解决实际问题具有重要意义.但对于复杂问题的描述往往很难直接找到或难以用初等的方法找到函数关系,而是根据问题的实际情况建立起一个含有未知函数及其导数的方程,这类方程称为微分方程.可以通过求它的解获得所要确定的函数关系.本章讨论几种常见的微分方程及其解法.

## 第一节 常微分方程的一般概念

为了阐明微分方程的基本概念,先来讨论几个简单的例子.

**例 7.1** 已知镭的衰变速度与当时镭的质量成正比(比例常数 $k > 0$),求任意时刻 $t$ 时镭的质量.

**解** 设时刻 $t$ 镭的质量为 $R(t)$,由题意,它满足下述关系

$$\frac{\mathrm{d}R(t)}{\mathrm{d}t} = -kR(t). \tag{7-1}$$

上式右端的负号表示 $R(t)$ 随 $t$ 的增加而减少.

**例7.2** 设一曲线过点$(1,2)$,且在曲线上任意点$P(x,y)$处的切线斜率为$2x$,求该曲线方程.

**解** 设所求的曲线方程为$y=f(x)$,由导数的几何意义,$y=f(x)$应满足方程

$$\frac{\mathrm{d}y}{\mathrm{d}x}=2x \tag{7-2}$$

或

$$\mathrm{d}y=2x\mathrm{d}x.$$

另外$y=f(x)$还应满足

$$x=1 \text{ 时 } y=2. \tag{7-3}$$

**例7.3** 一质点在重力作用下自由下落,若不考虑空气阻力,则下落位移$s$与时间$t$之间满足关系式

$$\frac{\mathrm{d}^2s}{\mathrm{d}t^2}=g. \tag{7-4}$$

上述例子中式(7-1)、式(7-2)、式(7-4)都含有未知函数的导数或微分.把含有未知函数的导数或微分的方程称为**微分方程**(differential equation).未知函数是一元函数的微分方程叫做**常微分方程**(ordinary differential equation);未知函数是多元函数的微分方程称为**偏微分方程**(partial differential equation).方程(7-1)(7-2)(7-4)都是常微分方程,而方程$\frac{\partial^2 u}{\partial x^2}+\frac{\partial^2 u}{\partial x\partial y}+\frac{\partial^2 u}{\partial y^2}=0$(其中$u$是$x$、$y$的二元函数)则是偏微分方程.本章只讨论常微分方程,为了方便称其为微分方程或方程.

微分方程中出现的未知函数导数的最高阶数称为微分方程的**阶**(order).例如方程(7-1)和方程(7-2)是一阶微分方程;方程(7-4)是二阶微分方程;又如,方程

$$x^2y''' + (y'')^2 - xy' = 2x$$

是三阶微分方程.

$n$阶微分方程的一般形式是$F(x,y,y',\cdots,y^{(n)})=0$.在这个方程中$y^{(n)}$是必须出现的,而变量$x,y,y',\cdots,y^{(n-1)}$则可以不出现.

如果把某个函数及其导数代入微分方程能使该微分方程成为恒等式,则称此函数为微分方程的**解**(solution).可以验证

$$R(t)=C\mathrm{e}^{-kt} \tag{7-5}$$

是方程(7-1)的解;

$$y=x^2+C \tag{7-6}$$

是方程(7-2)的解;

$$s=\frac{1}{2}gt^2+C_1t+C_2 \tag{7-7}$$

是方程(7-4)的解.

如果微分方程的解中含有任意常数,且所含任意常数的个数与微分方程的阶数相同,这样的解称为微分方程的**通解**(general solution).式(7-5)、式(7-6)分别是一阶微分方程(7-1)及(7-2)的通解;而式(7-7)中含有两个任意常数$C_1$、$C_2$,且$C_1$与$C_2$不能合并,它是二阶微分方程(7-4)的通解.

由于通解中含有任意常数,所以它还不能完全确定地反映变量与变量之间的关系.要完全确定地反映变量与变量之间的联系,必须确定出这些常数的值.为此,要根据问题的实际情况,提出确定这些常数的条件,这种条件称为**初始条件**(initial condition).例如例7.2中的条件(7-3);例7.3中若假设在下落开始有下落位移 $s(t)\big|_{t=0}=0$,初始速度 $s'(t)\big|_{t=0}=0$,则为该问题的初始条件.

设微分方程中的未知函数为 $y=y(x)$,对于一阶微分方程,用来确定任意常数的条件可表示为

$$x=x_0 \text{ 时 } y=y_0,\text{或} y\big|_{x=x_0}=y_0,$$

式中 $x_0$、$y_0$ 都是给定的值;对于二阶微分方程,用来确定任意常数的条件可表示为

$$x=x_0 \text{ 时 } y=y_0,\text{及} y'\big|_{x=x_0}=y_0';$$

或写成

$$y\big|_{x=x_0}=y_0,\text{及} y'\big|_{x=x_0}=y_0',$$

式中 $x_0$、$y_0$、$y_0'$ 都是给定的值.

确定了通解中的任意常数之后,就得到微分方程的**特解**(particular solution).例如,根据初始条件(7-3)$x=1$ 时 $y=2$ 可以确定方程(7-2)的通解(7-6)中的任意常数 $C=1$,得到微分方程(7-2)的特解为 $y=x^2+1$.

求微分方程 $F(x,y,y')=0$ 满足条件 $y\big|_{x=x_0}=y_0$ 的特解,叫做一阶微分方程的**初值问题**(initial value problem).记作

$$\begin{cases} F(x,y,y')=0, \\ y\big|_{x=x_0}=y_0. \end{cases} \tag{7-8}$$

微分方程通解的图形是一簇曲线,叫做微分方程的**积分曲线簇**.初值问题(7-8)的几何意义就是求微分方程的通过点 $(x_0,y_0)$ 的那条积分曲线.二阶微分方程的初值问题为

$$\begin{cases} F(x,y,y',y'')=0, \\ y\big|_{x=x_0}=y_0,y'\big|_{x=x_0}=y_0, \end{cases} \tag{7-9}$$

其几何意义是求微分方程的通过点 $(x_0,y_0)$ 且在该点处的切线斜率为 $y_0'$ 的那条积分曲线.

# 第二节 一阶可分离变量的微分方程

## 一、可分离变量的微分方程

如果一阶方程 $F(x,y,y')=0$ 可化为

$$g(y)\mathrm{d}y=f(x)\mathrm{d}x \tag{7-10}$$

的形式,则该一阶方程称为**可分离变量的微分方程**.

把一个可分离变量的微分方程化为形如式(7-10)的方程,这一步称为分离变量.然后对微分方程(7-10)的两端积分,得到

$$\int g(y)\mathrm{d}y = \int f(x)\mathrm{d}x.$$

设 $g(y)$、$f(x)$ 的原函数分别为 $G(y)$、$f(x)$,于是有

$$G(y) = F(x) + C \qquad\qquad (7\text{-}11)$$

由上式所确定的隐函数 $y = y(x)$ 是微分方程(7-10)的通解.

**例 7.4** 求微分方程 $\dfrac{\mathrm{d}y}{\mathrm{d}x} + 2xy = 0$ 的通解.

**解** 分离变量,得

$$\frac{\mathrm{d}y}{y} = 2x\mathrm{d}x,$$

两边积分,得

$$\ln|y| = x^2 + C_1,$$

其中 $C_1$ 是任意常数,于是

$$y = Ce^{x^2},$$

这里 $C = \pm e^{C_1} \neq 0$ 为任意常数. 显然 $y = 0$ 也是方程的解,故方程的通解为

$$y = Ce^{x^2} \ (C \text{ 为任意常数}).$$

**例 7.5** 求微分方程 $\dfrac{\mathrm{d}y}{\mathrm{d}x} = \dfrac{x + xy^2}{y + yx^2}$ 的满足初始条件 $y\big|_{x=0} = 1$ 的特解.

**解** 方程可化为

$$\frac{\mathrm{d}y}{\mathrm{d}x} = \frac{x}{1+x^2} \cdot \frac{1+y^2}{y},$$

分离变量,得

$$\frac{y\mathrm{d}y}{1+y^2} = \frac{x\mathrm{d}x}{1+x^2},$$

两边积分,得

$$\frac{1}{2}\ln(1+y^2) = \frac{1}{2}\ln(1+x^2) + \frac{1}{2}\ln C,$$

注意,上式中把任意常数设为 $\dfrac{1}{2}\ln C$,目的是为最终得到的通解具有简洁的形式. 这样原方程的通解为

$$1 + y^2 = C(1 + x^2).$$

将初始条件 $y\big|_{x=0} = 1$ 代入通解,得 $C = 2$. 故所求方程的特解为

$$1 + y^2 = 2(1 + x^2).$$

### *二、可化为可分离变量的微分方程

有些方程可通过变量替换转化为可分离变量的微分方程.

**1. $y' = f(ax + by)$（其中 $a$、$b$ 为常数）型微分方程**

作变量替换 $u = ax + by$,因为

$$\frac{\mathrm{d}u}{\mathrm{d}x} = a + b\frac{\mathrm{d}y}{\mathrm{d}x},$$

于是方程化为

$$\frac{\mathrm{d}u}{\mathrm{d}x} = a + bf(u),$$

这是一个可分离变量的方程. 分离变量, 得

$$\frac{\mathrm{d}u}{a + bf(u)} = \mathrm{d}x,$$

上式两端积分, 可求得该方程的通解.

**例 7.6** 求微分方程 $\dfrac{\mathrm{d}y}{\mathrm{d}x} = (x + y)^2$ 的通解.

**解** 令 $u = x + y$, 则 $\dfrac{\mathrm{d}u}{\mathrm{d}x} = 1 + \dfrac{\mathrm{d}y}{\mathrm{d}x}$, 方程可化为

$$\frac{\mathrm{d}u}{\mathrm{d}x} = 1 + u^2.$$

分离变量, 得

$$\frac{\mathrm{d}u}{1 + u^2} = \mathrm{d}x,$$

两边积分, 得

$$\arctan u = x + C,$$

即

$$\arctan(x + y) = x + C$$

为原方程的通解.

## 2. $y' = f\left(\dfrac{y}{x}\right)$ 型微分方程

又称为**一阶齐次微分方程**, 令

$$u = \frac{y}{x}$$

可将该方程化为可分离变量型方程.

由于 $y = ux$, 故

$$\frac{\mathrm{d}y}{\mathrm{d}x} = x \frac{\mathrm{d}u}{\mathrm{d}x} + u,$$

代入原方程, 于是方程化为

$$x \frac{\mathrm{d}u}{\mathrm{d}x} + u = f(u),$$

$$x \frac{\mathrm{d}u}{\mathrm{d}x} = f(u) - u.$$

分离变量, 得

$$\frac{\mathrm{d}u}{f(u) - u} = \frac{\mathrm{d}x}{x},$$

两边积分

$$\int \frac{\mathrm{d}u}{f(u) - u} = \int \frac{\mathrm{d}x}{x},$$

求出积分后再以 $\dfrac{y}{x}$ 代替 $u$, 便得所给齐次方程的通解.

**例 7.7** 解方程 $x\dfrac{\mathrm{d}y}{\mathrm{d}x}+\dfrac{y^2-2x^2}{x}=0$.

**解** 令 $u=\dfrac{y}{x}$，则 $\dfrac{\mathrm{d}y}{\mathrm{d}x}=x\dfrac{\mathrm{d}u}{\mathrm{d}x}+u$. 原方程可化为

$$x\dfrac{\mathrm{d}u}{\mathrm{d}x}+u+u^2-2=0,$$

分离变量，得

$$\dfrac{\mathrm{d}u}{2-u-u^2}=\dfrac{\mathrm{d}x}{x},$$

两边积分，得

$$\ln\dfrac{u+2}{1-u}=\ln x+\ln C,$$

故通解为

$$\dfrac{y+2x}{x-y}=Cx.$$

# 第三节　一阶线性微分方程

## 一、一阶线性微分方程

形如

$$y'+P(x)y=Q(x) \tag{7-12}$$

其中 $P(x)$、$Q(x)$ 都是 $x$ 的已知函数，这样的微分方程叫**一阶线性微分方程**（first order linear differential equation）.

若 $Q(x)\equiv 0$，方程（7-12）化为

$$y'+P(x)y=0, \tag{7-13}$$

称方程（7-13）为**一阶线性齐次微分方程**. 当 $Q(x)\neq 0$ 时，称方程（7-12）为**一阶线性非齐次方程**.

先来讨论齐次方程（7-13）的通解. 这是一个可分离变量的方程. 分离变量，得

$$\dfrac{\mathrm{d}y}{y}=-P(x)\,\mathrm{d}x,$$

两边积分，得

$$\ln y=-\int P(x)\,\mathrm{d}x+\ln C,$$

故得齐次方程（7-13）的通解为

$$y=Ce^{-\int P(x)\,\mathrm{d}x}. \tag{7-14}$$

为求得非齐次方程的通解，参照齐次方程（7-13）的解法，将方程（7-12）化为

$$\dfrac{\mathrm{d}y}{y}=\dfrac{Q(x)}{y}\,\mathrm{d}x-P(x)\,\mathrm{d}x,$$

两边积分，得

$$\ln |y| = \int \frac{Q(x)}{y}\mathrm{d}x - \int P(x)\mathrm{d}x,$$

于是

$$y = \pm\, \mathrm{e}^{\int \frac{Q(x)}{y}\mathrm{d}x} \cdot \mathrm{e}^{-\int P(x)\mathrm{d}x}. \tag{7-15}$$

若能计算出上式右端的积分 $\int \frac{Q(x)}{y}\mathrm{d}x$，则可以求得非齐次方程(7-12)的通解.但实际上,由于积分式 $\int \frac{Q(x)}{y}\mathrm{d}x$ 中 $y$ 是 $x$ 的未知函数,这个积分无法计算.但我们知道 $y$ 既然是 $x$ 的函数,那么 $\frac{Q(x)}{y}$ 也是 $x$ 的函数,从而 $\int \frac{Q(x)}{y}\mathrm{d}x$ 也是 $x$ 的函数,不妨设

$$\int \frac{Q(x)}{y}\mathrm{d}x = u(x),$$

于是式(7-15)化为

$$y = \pm\, \mathrm{e}^{u(x)} \cdot \mathrm{e}^{-\int P(x)\mathrm{d}x},$$

令 $C(x) = \pm\, \mathrm{e}^{u(x)}$，于是非齐次方程(7-12)的解可表示为

$$y = C(x) \cdot \mathrm{e}^{-\int P(x)\mathrm{d}x}. \tag{7-16}$$

其中 $C(x)$ 为 $x$ 的待定函数.若能确定出 $C(x)$ 的表达式,根据上述过程可知式(7-16)便是非齐次方程(7-12)的解.至此我们并未真正求出方程(7-12)的通解,但找到了方程(7-12)的解具有的形式.

比较式(7-16)与式(7-14),发现只需将齐次方程的通解式(7-14)中的任意常数改变为 $x$ 的待定函数便得到非齐次方程(7-12)解的形式.

下面确定 $C(x)$.将 $y = C(x) \cdot \mathrm{e}^{-\int P(x)\mathrm{d}x}$ 代入非齐次方程(7-12),有

$$C'(x) \cdot \mathrm{e}^{-\int P(x)\mathrm{d}x} + C(x) \cdot \mathrm{e}^{-\int P(x)\mathrm{d}x} \cdot [-P(x)] + P(x) \cdot C(x) \cdot \mathrm{e}^{-\int P(x)\mathrm{d}x} = Q(x),$$

即

$$C'(x) \cdot \mathrm{e}^{-\int P(x)\mathrm{d}x} = Q(x),$$

从而

$$C(x) = \int Q(x) \cdot \mathrm{e}^{\int P(x)\mathrm{d}x}\mathrm{d}x + C.$$

于是得到非齐次方程(7-12)的通解为

$$y = \left[\int Q(x) \cdot \mathrm{e}^{\int P(x)\mathrm{d}x}\mathrm{d}x + C\right]\mathrm{e}^{-\int P(x)\mathrm{d}x}$$

或

$$y = C\mathrm{e}^{-\int P(x)\mathrm{d}x} + \mathrm{e}^{-\int P(x)\mathrm{d}x}\int Q(x) \cdot \mathrm{e}^{\int P(x)\mathrm{d}x}\mathrm{d}x. \tag{7-17}$$

从式(7-17)中可以看出,非齐次方程(7-12)的通解由两部分组成:右端第一项是对应齐次方程的通解,第二项是非齐次方程(7-12)的一个特解(在通解(7-17)中令 $C=0$ 便得到这个特解).由此可知,一阶非线性齐次方程的通解等于对应的齐次方程的通解与非齐次方程的一个特解之和.

综合上述讨论,求解一阶线性非齐次方程,可以直接用通解公式(7-17),也可以按以下

步骤：

（1）求出与方程(7-12)相对应的齐次方程(7-13)的通解

$$y = Ce^{-\int P(x)dx};$$

（2）将上述通解式中的任意常数 $C$ 变易为 $x$ 的待定函数 $C(x)$；

（3）将 $y = C(x)e^{-\int P(x)dx}$ 代入非齐次方程(7-12)，确定出 $C(x)$，写出通解.

这种把相应的齐次方程的通解中的任意常数变易为 $x$ 的待定函数，进而获得非齐次方程通解的方法称为**常数变易法**.

**例7.8** 求微分方程

$$\frac{dy}{dx} + y = e^{-x}$$

的通解.

**解** 这是一阶线性非齐次微分方程.用常数变易法：

（1）求出对应的齐次线性方程 $\frac{dy}{dx} + y = 0$ 的通解

$$y = Ce^{-x};$$

（2）将上式中的常数 $C$ 换成 $x$ 的待定函数 $C(x)$；

（3）将 $y = C(x)e^{-x}$ 代入原方程，得

$$C'(x)e^{-x} + C(x)e^{-x} \cdot (-1) + C(x)e^{-x} = e^{-x},$$

于是

$$C'(x) = 1.$$

上式两端积分，得

$$C(x) = x + C,$$

故原方程的通解为

$$y = (x + C)e^{-x}.$$

**例7.9** 静脉输入葡萄糖是一种重要的治疗方法.设葡萄糖以每分钟 $k$ 克的固定速率输入到血液中.与此同时，血液中的葡萄糖还会转化为其他物质或转移到其他地方，其速率与血液中葡萄糖含量成正比.假设一开始即 $t = 0$ 时，血液中葡萄糖的含量 $G(0) = M$.试问：经过一小时后，血液中的葡萄糖含量为多少？经过相当长的时间后，血液中的葡萄糖含量会怎样变化？

**解** 关键是确定在这一过程中葡萄糖含量随时间变化的函数关系.根据这一过程所依据的规律，我们设 $t$ 时刻血液中葡萄糖含量为 $G(t)$.因为血液中葡萄糖含量的变化率 $\frac{dG}{dt}$ 等于增加速率与减少速率之差，而增加速率为常数，减少速率（即转化为其他物质或转移到其他地方的速率）为 $\alpha G$（其中 $\alpha$ 为比例常数），于是有

$$\frac{dG}{dt} = k - \alpha G \quad \text{或} \quad \frac{dG}{dt} + \alpha G = k.$$

这样，我们便建立了微分方程

$$\frac{dG}{dt} + \alpha G = k, \tag{7-18}$$

结合初始条件 $t=0$ 时,血液中葡萄糖的含量 $G(0)=M$,方程(7-18)是一阶线性非齐次方程.用常数变易法,对应齐次方程通解为

$$G = Ce^{-\alpha t}.$$

把上面通解式中的 $C$ 换成 $t$ 的待定函数 $C(t)$,将 $G = C(t)e^{-\alpha t}$ 代入原方程(7-18)中,得

$$C'(t)e^{-\alpha t} + C(t)e^{-\alpha t} \cdot (-\alpha) + \alpha C(t)e^{-\alpha t} = k,$$

于是

$$C'(t) = ke^{\alpha t}.$$

上式两端积分,得

$$C(t) = \frac{k}{\alpha}e^{\alpha t} + C,$$

于是,原方程的通解为

$$C(t) = \left(\frac{k}{\alpha}e^{\alpha t} + C\right)e^{-\alpha t}.$$

将初始条件 $G(t)\big|_{t=0} = M$ 代入通解式中确定出 $C = M - \frac{k}{\alpha}$. 于是该初值问题的解为

$$G(t) = \frac{k}{\alpha} + \left(M - \frac{k}{\alpha}\right)e^{-\alpha t}.$$

这就是静脉滴注葡萄糖过程中,血液中葡萄糖含量 $G$ 随时间 $t$ 变化的函数关系,它是一条递减的指数曲线.经过一小时后血液中葡萄糖含量 $G(60) = \frac{k}{\alpha} + \left(M - \frac{k}{\alpha}\right)e^{-60\alpha}$(克).

当 $t \to +\infty$ 时,$G(t) \to \frac{k}{\alpha}$,即相当长时间后血液中葡萄糖的含量达到平衡,平衡值为 $\frac{k}{\alpha}$.

**例7.10** 设一容器内盛有 100L 盐水,其中含盐 10kg. 现以每分钟 3L 的均匀速度向容器内注入浓度为 2g/L 的盐水,同时以每分钟 2L 的速度使盐水流出. 在容器中有一搅拌器不停搅拌,因此可以认为溶液的浓度在每一时刻都是均匀的. 试求容器内的盐量随时间变化的规律.

**分析** 先列出描述此过程的微分方程. 前面都是直接应用导数的概念(因变量相对于自变量的变化率)来列出方程,但对于该问题这样做是困难的. 现在利用微积分的微元分析法,将整体上变化的量转化为在局部上近似不变的量,再借助等量关系来列出方程.

在溶液的连续稀释这一过程中,任意时间段内都有

容器内盐的改变量 = 流进的盐量 - 流出的盐量.

如果溶液浓度保持不变,则流出的盐量 = 溶液浓度 × 流出的溶液量. 但溶液的浓度是变化的,应用微元分析法,考虑微小的时间段,将溶液浓度近似看成不变,解决这一矛盾.

**解** 设 $t$ 时刻容器中溶液的含盐量 $Q = Q(t)$(kg). 考虑在 $[t, t+dt]$ 时间段上,容器内含盐量由 $Q(t)$ 减少到 $Q(t+dt)$,减少了 $dQ$(kg). 另一方面,在该时间段内自容器中流出的溶液量为 $2dt$(L). 由于 $dt$ 很小,在 $dt$ 时间段内盐水浓度可近似地看作不变,都等于 $t$ 时刻的盐水浓度 $\frac{Q}{100 + 3t - 2t} = \frac{Q}{100 + t}$,从而流出的盐量为 $\frac{Q}{100 + t} \times 2dt$(kg);而在 $dt$ 时间段内流

进容器内的盐量为 $2 \cdot 3 \cdot \mathrm{d}t (\mathrm{kg})$，于是有

$$\mathrm{d}Q = 6\mathrm{d}t - \frac{2Q}{100 + t}\mathrm{d}t$$

或

$$\frac{\mathrm{d}Q}{\mathrm{d}t} + \frac{2Q}{100 + t} = 6,$$

初始条件为 $Q(0) = 10$，上面方程为一阶线性非齐次方程. 其通解为

$$\begin{aligned}
Q &= \mathrm{e}^{-\int \frac{2}{100+t}\mathrm{d}t}\left[\int 6\mathrm{e}^{\int \frac{2}{100+t}\mathrm{d}t}\mathrm{d}t + C\right] \\
&= \frac{1}{(100 + t)^2}\left[\int 6(100 + t)^2\mathrm{d}t + C\right] \\
&= \frac{1}{(100 + t)^2}\left[\frac{6(100 + t)^3}{3} + C\right] \\
&= 2(100 + t) + \frac{C}{(100 + t)^2}.
\end{aligned}$$

代入初始条件 $Q\vert_{t=0} = 10$，解得 $C = -1.9 \times 10^6$. 故容器中含盐量随时间变化的规律是

$$Q = 2(100 + t) - \frac{1.9 \times 10^6}{(100 + t)^2}.$$

## *二、伯努利(Bernoulli)方程

形如

$$y' + P(x)y = Q(x)y^n \qquad (n \neq 0, 1) \tag{7-19}$$

的方程称为**伯努利方程**.

这是一个非线性方程，但可以通过变量代换将其化为线性方程. 事实上，以 $y^n$ 除方程 (7-19)的两端，得

$$y^{-n}\frac{\mathrm{d}y}{\mathrm{d}x} + P(x)y^{1-n} = Q(x). \tag{7-20}$$

令 $z = y^{1-n}$，那么

$$\frac{\mathrm{d}z}{\mathrm{d}x} = (1 - n)y^{-n}\frac{\mathrm{d}y}{\mathrm{d}x},$$

从而有

$$y^{-n}\frac{\mathrm{d}y}{\mathrm{d}x} = \frac{1}{1 - n}\,\frac{\mathrm{d}z}{\mathrm{d}x},$$

将上式代入方程(7-20)，则得到

$$\frac{1}{1 - n}\frac{\mathrm{d}z}{\mathrm{d}x} + P(x)z = Q(x),$$

两端同乘以 $1 - n$，得

$$\frac{\mathrm{d}z}{\mathrm{d}x} + (1 - n)P(x)z = (1 - n)Q(x).$$

求出这个一阶线性非齐次方程的通解后，再以 $y^{1-n}$ 代换 $z$ 便得到伯努利方程(7-19)的

通解.

**例 7.11** 求方程

$$xy' + 2y = x\sqrt[3]{y}$$

的通解.

**解** 这是 $n = \dfrac{1}{3}$ 的贝努利方程. 方程两边同除以 $x\sqrt[3]{y}$, 得

$$y^{-\frac{1}{3}}y' + \frac{2}{x}y^{\frac{2}{3}} = 1.$$

令 $z = y^{\frac{2}{3}}$, 则 $\dfrac{\mathrm{d}z}{\mathrm{d}x} = \dfrac{2}{3}y^{-\frac{1}{3}} \cdot \dfrac{\mathrm{d}y}{\mathrm{d}x}$, 代入上式, 得

$$\frac{3}{2}\frac{\mathrm{d}z}{\mathrm{d}x} + \frac{2}{x}z = 1,$$

变形, 得

$$\frac{\mathrm{d}z}{\mathrm{d}x} + \frac{4}{3x}z = \frac{2}{3},$$

这个一阶线性非齐次方程的通解为

$$z = \frac{2}{7}x + Cx^{-\frac{4}{3}}.$$

于是原方程的通解为

$$y = \left(\frac{2}{7}x + Cx^{-\frac{4}{3}}\right)^{\frac{3}{2}}.$$

# * 第四节　可降阶的高阶微分方程

二阶及二阶以上的微分方程统称为**高阶微分方程**(high order differential equation). 对于某些高阶微分方程, 可以通过变量代换的方法使之降阶来求解. 本节中我们讨论三种可以降阶的高阶微分方程的解法.

## 一、$y^{(n)} = f(x)$ 型的微分方程

微分方程

$$y^{(n)} = f(x) \tag{7-21}$$

的右端仅含自变量 $x$, 只要把 $y^{(n-1)}$ 作为新的未知函数, 那么式(7-21)就是新未知函数的一阶微分方程, 两边积分, 就得到一个 $n-1$ 阶的微分方程

$$y^{(n-1)} = \int f(x)\,\mathrm{d}x + C_1,$$

对上式两边同时积分, 得

$$y^{(n-2)} = \int\left[\int f(x)\,\mathrm{d}x + C_1\right]\mathrm{d}x + C_2,$$

依次进行下去, 接连积分 $n$ 次, 便得到方程(7-21)的含有 $n$ 个任意常数的通解.

**例 7.12** 求微分方程 $y^{(n)} = \mathrm{e}^{ax}$ ($a \neq 0$ 为常数)的通解.

**解** 所给方程两边积分,得

$$y^{(n-1)} = \frac{1}{a}e^{ax} + C_1,$$

上式两边积分,得

$$y^{(n-2)} = \frac{1}{a^2}e^{ax} + C_1 x + C_2,$$

上式两边积分,得

$$y^{(n-3)} = \frac{1}{a^3}e^{ax} + C_1 x^2 + C_2 x + C_3,$$

其中 $x^2$ 的系数积分后为 $\frac{C_1}{2}$,仍为任意常数,为使形式简洁可仍记为 $C_1$. 依次进行下去,便得

$$y' = \frac{1}{a^{n-1}}e^{ax} + C_1 x^{n-2} + C_2 x^{n-3} + \cdots + C_{n-1},$$

于是该方程的通解为

$$y = \frac{1}{a^n}e^{ax} + C_1 x^{n-1} + C_2 x^{n-2} + \cdots + C_{n-1} x + C_n.$$

## 二、$y'' = f(x, y')$ 型的微分方程

微分方程

$$y'' = f(x, y') \tag{7-22}$$

的右端不显含未知函数 $y$. 作变量替换 $y' = P$(此处 $P$ 也是 $x$ 的函数),则 $y'' = \dfrac{\mathrm{d}y'}{\mathrm{d}x} = \dfrac{\mathrm{d}P}{\mathrm{d}x}$. 于是方程(7-22)化为

$$\frac{\mathrm{d}P}{\mathrm{d}x} = f(x, P).$$

这是一个关于变量 $x$、$P$ 的一阶微分方程,设其通解为

$$P = \varphi(x, C_1),$$

于是有

$$\frac{\mathrm{d}y}{\mathrm{d}x} = \varphi(x, C_1),$$

对它两端积分,便得到所求二阶方程(7-22)的通解:

$$y = \int \varphi(x, C_1)\,\mathrm{d}x + C_2.$$

**例 7.13** 求微分方程

$$y'' = \frac{2x}{1+x^2}y'$$

满足初始条件 $y\big|_{x=0} = 1$,$y'\big|_{x=0} = 3$ 的特解.

**解** 令 $y' = P$,原方程化为

$$\frac{\mathrm{d}P}{\mathrm{d}x} = \frac{2x}{1+x^2}P,$$

分离变量,得

$$\frac{\mathrm{d}P}{P} = \frac{2x}{1+x^2}\mathrm{d}x,$$

两边积分,得

$$\ln P = \ln(1+x^2) + \ln C_1,$$

$$P = C_1(1+x^2),$$

即

$$y' = C_1(1+x^2).$$

由条件 $y'|_{x=0} = 3$ 得,$C_1 = 3$. 所以

$$y' = 3(1+x^2),$$

两端再积分,得

$$y = x^3 + 3x + C_2,$$

又由条件 $y|_{x=0} = 1$,得 $C_2 = 1$. 故所求的特解为

$$y = x^3 + 3x + 1.$$

## 三、$y'' = f(y, y')$ 型的微分方程

微分方程

$$y'' = f(y, y') \tag{7-23}$$

中不显含自变量 $x$. 作变量替换 $y' = P$,由复合函数求导法则,将 $y''$ 化为对 $y$ 的导数,即

$$y'' = \frac{\mathrm{d}P}{\mathrm{d}x} = \frac{\mathrm{d}P}{\mathrm{d}y} \cdot \frac{\mathrm{d}y}{\mathrm{d}x} = P\frac{\mathrm{d}P}{\mathrm{d}y}$$

于是方程(7-23)化为

$$P\frac{\mathrm{d}P}{\mathrm{d}y} = f(y, P).$$

这是一个关于变量 $y$、$P$ 的一阶微分方程,设其通解为

$$P = \varphi(y, C_1),$$

而 $P = y'$,上式即为

$$y' = \varphi(y, C_1),$$

分离变量并积分,得方程(7-23)的通解为

$$\int \frac{\mathrm{d}y}{\varphi(y, C_1)} = x + C_2.$$

**例 7.14** 求微分方程 $2yy'' + 1 = y'^2$ 的通解.

**解** 令 $y' = P$,则 $y'' = P\dfrac{\mathrm{d}P}{\mathrm{d}y}$,原方程化为

$$2yP\frac{\mathrm{d}P}{\mathrm{d}y} + 1 = P^2,$$

即

$$2yP\frac{\mathrm{d}P}{\mathrm{d}y} = P^2 - 1.$$

（1）当 $P^2 - 1 \neq 0$ 时，上式分离变量，得

$$\frac{P \mathrm{d}P}{P^2 - 1} = \frac{\mathrm{d}y}{2y},$$

两边积分，得

$$\frac{1}{2}\ln(P^2 - 1) = \frac{1}{2}\ln y + \frac{1}{2}\ln C_1,$$

于是

$$P^2 - 1 = C_1 y,$$

即

$$y'^2 = C_1 y + 1,$$

于是

$$\frac{\mathrm{d}y}{\mathrm{d}x} = \pm\sqrt{C_1 y + 1}.$$

对该方程分离变量，得

$$\frac{\mathrm{d}y}{\pm\sqrt{C_1 y + 1}} = \mathrm{d}x,$$

两边积分，得

$$\pm\frac{2}{C_1}\sqrt{C_1 y + 1} = x + C_2,$$

于是有

$$C_1 y + 1 = \frac{C_1^{\,2}}{4}(x + C_2)^2; \tag{7-24}$$

（2）当 $P^2 - 1 = 0$ 时，即 $y' = P = \pm 1$，有

$$y = x + C_3, \tag{7-25}$$

及

$$y = -x + C_4. \tag{7-26}$$

注意到式（7-24）、式（7-25）及式（7-26）互相不包含，故它们均为所求方程的通解.

例 **7.15** 求微分方程

$$y'' = (y')^3 + y' \tag{7-27}$$

的通解.

**解** 令 $y' = P$，则 $y'' = P\dfrac{\mathrm{d}P}{\mathrm{d}y}$，原方程化为

$$P\frac{\mathrm{d}P}{\mathrm{d}y} = P^3 + P.$$

（1）当 $P \neq 0$ 时，上式即为

$$\frac{\mathrm{d}P}{P^2 + 1} = \mathrm{d}y,$$

两边积分，得

$$\arctan P = y + C_1,$$

于是

$$y' = \tan(y + C_1).$$

分离变量,得

$$\frac{\mathrm{d}y}{\tan(y + C_1)} = \mathrm{d}x,$$

上式两边积分,得

$$\ln\left[\sin(y + C_1)\right] = x + \ln C_2,$$

于是

$$\sin(y + C_1) = C_2 \mathrm{e}^x. \tag{7-28}$$

(2) 当 $P = 0$ 时,$y' = 0$,$y = C_3$,而这种形式的解已包含在式(7-28)中(可通过令式(7-28)中的 $C_2 = 0$ 得到).

综上,得到所求方程的通解为 $\sin(y + C_1) = C_2 \mathrm{e}^x$.

注意到方程(7-27)右端不显含 $y$,故本题也可以将 $y''$ 表示为 $y'' = \dfrac{\mathrm{d}P}{\mathrm{d}x}$,但求解过程要比上述求解过程麻烦,读者不妨一试.

# 第五节　二阶常系数线性齐次微分方程

形如

$$y'' + p(x)y' + q(x)y = f(x) \tag{7-29}$$

的微分方程称为**二阶线性微分方程**(second - order linear differential equation). 若 $f(x) = 0$,则方程(7-29)成为

$$y'' + p(x)y' + q(x)y = 0 \tag{7-30}$$

称方程(7-30)为**二阶线性齐次方程**(second - order linear homogeneous equation);否则,称为**二阶线性非齐次方程**(second - order linear nonhomogeneous equation). 若方程(7-30)中的 $p(x)$、$q(x)$ 为常数,则称方程

$$y'' + py' + qy = 0 \tag{7-31}$$

为**二阶常系数线性齐次微分方程**. 本节主要讨论二阶常系数线性齐次方程(7-31)的解法. 为此,先讨论二阶线性齐次微分方程解的结构.

## 一、二阶线性齐次微分方程解的性质

**定理 7.1**　设 $y_1(x)$ 与 $y_2(x)$ 是方程(7-30)的两个解,那么

$$y = C_1 y_1(x) + C_2 y_2(x)$$

也是方程(7-30)的解,其中 $C_1$、$C_2$ 是任意常数.

**证明**　将 $y = C_1 y_1(x) + C_2 y_2(x)$ 代入方程(7-30)的左端,注意到 $y_1(x)$ 与 $y_2(x)$ 都是方程(7-30)的解,即有 $y_1'' + p(x)y_1' + q(x)y_1 = 0$ 及 $y_2'' + p(x)y_2' + q(x)y_2 = 0$. 于是有

$$\left[C_1 y_1(x) + C_2 y_2(x)\right]'' + p(x)\left[C_1 y_1(x) + C_2 y_2(x)\right]' + q(x)\left[C_1 y_1(x) + C_2 y_2(x)\right]$$
$$= C_1\left[y_1''(x) + p(x)y_1'(x) + q(x)y_1(x)\right] + C_2\left[y_2''(x) + p(x)y_2'(x) + q(x)y_2(x)\right]$$
$$= C_1 \cdot 0 + C_2 \cdot 0 = 0,$$

即 $y = C_1 y_1(x) + C_2 y_2(x)$ 是方程(7-30)的解.

齐次方程解的这个性质称为**叠加原理**(principle of superposition),这是齐次方程所特有的. 要注意的是,虽然叠加后的解形式上含有两个任意常数,但未必是齐次方程(7-30)的通解. 例如,设 $y_1(x)$ 是方程(7-30)的一个解,则 $y_2(x) = 2y_1(x)$ 也是方程(7-30)的解. 但实际上 $y = (C_1 + 2C_2)y_1(x) = Cy_1(x)$(其中 $C = C_1 + 2C_2$)只含一个任意常数,显然不是方程(7-30)的通解,只有当 $C_1$ 与 $C_2$ 是两个不能合并的任意常数时,$y$ 才是方程(7-30)的通解. 为此引入线性无关与线性相关的概念.

设函数 $y_1(x)$ 及 $y_2(x)$ 满足 $\dfrac{y_1(x)}{y_2(x)}$ 不恒为常数,称函数 $y_1(x)$ 与 $y_2(x)$ **线性无关**(linear independent);否则,若 $\dfrac{y_1(x)}{y_2(x)}$ 恒为常数,称它们**线性相关**(linear dependent). 例如函数 $\sin x$ 与 $\cos x$ 是线性无关的,而 $e^x$ 与 $2e^x$ 则为线性相关的.

**定理7.2** 设 $y_1(x)$ 与 $y_2(x)$ 是齐次方程(7-30)的两个线性无关的解,那么
$$y = C_1 y_1(x) + C_2 y_2(x)$$
是方程(7-30)的通解,其中 $C_1$、$C_2$ 是任意常数.

据此定理,若能找到齐次方程的两个线性无关的特解,那么齐次方程的通解就找到了.

例如,容易验证 $y_1(x) = e^{-2x}$ 与 $y_2(x) = e^x$ 是二阶齐次方程 $y'' + y' - 2y = 0$ 的两个特解,且 $\dfrac{y_1(x)}{y_2(x)} = \dfrac{e^{-2x}}{e^x} = e^{-3x}$ 不恒为常数,即它们是线性无关的,因此该方程的通解为 $y = C_1 e^{-2x} + C_2 e^x$.

## 二、二阶常系数线性齐次方程的解法

由定理7.2可知,要找二阶常系数线性齐次方程(7-31)的通解,只要找到它的两个线性无关的特解即可.

观察方程(7-31)的左边各项,由于指数函数 $y = e^{\lambda x}$ 及各阶导数只相差一个常数因子,故猜想齐次方程(7-31)有 $y = e^{\lambda x}$ 形式的解. 若能确定具体的 $\lambda$ 值,则方程(7-31)的特解便找到了.

为此,将 $y = e^{\lambda x}$,$y' = \lambda e^{\lambda x}$,$y'' = \lambda^2 e^{\lambda x}$ 代入方程(7-31),得
$$(\lambda^2 + p\lambda + q)e^{\lambda x} = 0,$$
由于 $e^{\lambda x} \neq 0$,所以有
$$\lambda^2 + p\lambda + q = 0. \tag{7-32}$$
因此,只要 $\lambda$ 满足代数方程(7-32),则函数 $y = e^{\lambda x}$ 就是微分方程(7-31)的解. 我们把代数方程(7-32)称为微分方程(7-31)的**特征方程**(characteristic equation).

特征方程(7-32)是一个二次代数方程,其二次项系数、一次项系数及常数项恰好对应齐次方程中 $y''$、$y'$ 及 $y$ 的系数.

特征方程(7-32)的根称为齐次方程(7-31)的**特征根**(characteristic root). 由一元二次方程根的知识可知齐次方程(7-31)的特征根有如下三种情形:

（1）当 $p^2 - 4q > 0$ 时，特征方程有两个不相等的实根 $\lambda_1$、$\lambda_2$：

$$\lambda_1 = \frac{-p + \sqrt{p^2 - 4q}}{2}, \quad \lambda_2 = \frac{-p - \sqrt{p^2 - 4q}}{2}.$$

这时 $y_1 = e^{\lambda_1 x}$ 和 $y_2 = e^{\lambda_2 x}$ 是方程（7-31）的两个特解. 因为 $\dfrac{y_1}{y_2} = e^{(\lambda_1 - \lambda_2)x}$ 不恒为常数，所以 $y_1$ 与 $y_2$ 线性无关. 故齐次方程（7-31）的通解为

$$y = C_1 e^{\lambda_1 x} + C_2 e^{\lambda_2 x}.$$

（2）当 $p^2 - 4q = 0$ 时，特征方程有两个相等的实根 $\lambda_1 = \lambda_2 = \lambda$. 此时只能找到齐次方程（7-31）的一个特解 $y_1 = e^{\lambda x}$. 为求得它的通解，还需找到它的另一个特解 $y_2$，且与 $y_1$ 线性无关，即 $\dfrac{y_1(x)}{y_2(x)}$ 不恒为常数.

设 $\dfrac{y_2}{y_1} = u(x)$，即 $y_2 = e^{\lambda x} u(x)$. 下面求 $u(x)$. 由于

$$y_2' = e^{\lambda x}(u' + \lambda u),$$
$$y_2'' = e^{\lambda x}(u'' + 2\lambda u' + \lambda^2 u),$$

将 $y_2$、$y_2'$ 及 $y_2''$ 代入微分方程（7-31），得

$$e^{\lambda x}\left[(u'' + 2\lambda u' + \lambda^2 u) + p(u' + \lambda u) + qu\right] = 0,$$

因为 $e^{\lambda x} \neq 0$，于是有

$$u'' + (p + 2\lambda)u' + (\lambda^2 + p\lambda + q)u = 0,$$

注意到 $p + 2\lambda = 0$ 及 $\lambda^2 + p\lambda + q = 0$，于是有

$$u'' = 0.$$

因为我们的目的是找一个不为常数的 $u(x)$，所以不妨取 $u = x$，从而得到微分方程（7-31）的另一个特解

$$y = x e^{\lambda x}.$$

因此微分方程（7-31）的通解为

$$y = C_1 e^{\lambda x} + C_2 x e^{\lambda x}$$

或

$$y = (C_1 + C_2 x) e^{\lambda x}.$$

（3）当 $p^2 - 4q < 0$ 时，特征方程有一对共轭复根 $\lambda_{1,2} = \alpha \pm i\beta (\beta \neq 0)$. 此时 $y_1 = e^{(\alpha + i\beta)x}$、$y_2 = e^{(\alpha - i\beta)x}$ 是方程（7-31）的两个复值解，这种形式的解在实际应用中不方便，现把它改写为实值解形式. 利用欧拉公式

$$e^{i\theta} = \cos\theta + i\sin\theta,$$

于是

$$y_1 = e^{(\alpha + i\beta)x} = e^{\alpha x} \cdot e^{i\beta x} = e^{\alpha x}(\cos\beta x + i\sin\beta x),$$
$$y_2 = e^{(\alpha - i\beta)x} = e^{\alpha x} \cdot e^{-i\beta x} = e^{\alpha x}(\cos\beta x - i\sin\beta x).$$

根据方程解的叠加原理（定理 7.1），下面的两个实值函数

$$\bar{y}_1 = \frac{1}{2}y_1 + \frac{1}{2}y_2 = e^{\alpha x}\cos\beta x,$$

$$\overline{y}_2 = \frac{1}{2i}y_1 - \frac{1}{2i}y_2 = e^{\alpha x}\sin \beta x,$$

仍为齐次方程 (7-31) 的解, 且 $\dfrac{\overline{y}_1}{\overline{y}_2} = \cot \beta x$ 不恒为常数, 即 $\overline{y}_1$ 与 $\overline{y}_2$ 线性无关, 据定理 7.2 便得到齐次方程 (7-31) 的通解为

$$y = e^{\alpha x}(C_1\cos \beta x + C_2\sin \beta x).$$

综上, 可归纳出求解二阶常系数线性齐次方程 (7-31) 的通解的一般步骤:

(i) 写出方程 (7-31) 所对应的特征方程 (7-32);

(ii) 求特征根;

(iii) 根据特征根的情况, 依照下表写出方程的通解.

| 特征方程 $\lambda^2 + p\lambda + q = 0$ 的根 | 微分方程 $y'' + py' + qy = 0$ 的通解 |
|---|---|
| 不相等的实根 $\lambda_1$、$\lambda_2$ | $y = C_1 e^{\lambda_1 x} + C_2 e^{\lambda_2 x}$ |
| 相等的实根 $\lambda_1 = \lambda_2 = \lambda$ | $y = (C_1 + C_2 x)e^{\lambda x}$ |
| 共轭复根 $\lambda_{1,2} = \alpha \pm i\beta(\beta \neq 0)$ | $y = e^{\alpha x}(C_1\cos \beta x + C_2\sin \beta x)$ |

**例 7.16** 求微分方程

$$y'' - 2y' - 3y = 0$$

满足初始条件 $y(0) = 0, y'(0) = 1$ 的特解.

**解** 特征方程为

$$\lambda^2 - 2\lambda - 3 = 0,$$

特征方程有不相等的实根

$$\lambda_1 = 3, \ \lambda_2 = -1,$$

所求微分方程的通解为

$$y = C_1 e^{3x} + C_2 e^{-x}.$$

将 $y(0) = 0, y'(0) = 1$ 代入上述通解中, 得

$$\begin{cases} 0 = C_1 + C_2 \\ 1 = 3C_1 - C_2 \end{cases},$$

解得

$$C_1 = \frac{1}{4}, \ C_2 = -\frac{1}{4},$$

故所求特解为

$$y = \frac{1}{4}e^{3x} - \frac{1}{4}e^{-x}.$$

**例 7.17** 求解初值问题

$$\begin{cases} 4y'' - 4y' + y = 0, \\ y(1) = e^{\frac{1}{2}}, y'(1) = 2e^{\frac{1}{2}}. \end{cases}$$

**解** 特征方程为

$$4\lambda^2 - 4\lambda + 1 = 0,$$

特征方程有两个相等的实根

$$\lambda_1 = \lambda_2 = \frac{1}{2},$$

所求微分方程的通解为

$$y = (C_1 + C_2 x)\mathrm{e}^{\frac{x}{2}}.$$

对上式求导得

$$y' = \left(\frac{1}{2}C_1 + C_2 + \frac{1}{2}C_2 x\right)\mathrm{e}^{\frac{x}{2}},$$

将初始条件 $y(1) = \mathrm{e}^{\frac{1}{2}}, y'(1) = 2\mathrm{e}$ 分别代入上面两式,得

$$\begin{cases} C_1 + C_2 = 1 \\ \dfrac{1}{2}C_1 + C_2 + \dfrac{1}{2}C_2 = 2 \end{cases}$$

解得

$$C_1 = 0, \quad C_2 = 1,$$

故该初值问题的解为

$$y = x\mathrm{e}^{\frac{x}{2}}.$$

**例 7.18** 求微分方程 $y'' - 2y' + 5y = 0$ 的通解.

**解** 特征方程为

$$\lambda^2 - 2\lambda + 5 = 0,$$

特征方程有一对共轭复根 $\lambda_{1,2} = 1 \pm 2i$,因此所求微分方程的通解为

$$y = \mathrm{e}^x(C_1\cos 2x + C_2\sin 2x).$$

# 第六节 数学建模——微分方程的应用

在如物理学、化学、经济学、生物医学以及工程技术等各个领域中,常借助数学模型使相应学科的问题得以量化.有效地利用数学模型揭示问题的数量变化规律性是各个学科领域的重要课题.而微分方程模型是一类重要的数学模型,它广泛地应用于各学科的研究中.限于本章仅限于讨论常微分方程,下面只列举几个较简单的实例,读者应从中学习用数学语言描述实际问题进而建立数学模型的思想方法.

## 一、放射性元素衰变模型

放射性元素(如铀)由于不断地有原子放出微粒而变成其它元素,使其含量不断减少,这种现象叫做衰变.由原子物理学知,放射性元素衰变的速度与它的现存量 $M = M(t)$ 成正比.假设 $t = 0$ 时,某放射性元素的含量为 $M_0$,现建立反映此过程的数学模型,并求出 $M(t)$ 与时间 $t$ 的函数关系.

**解** 由于衰变速度为 $M(t)$ 对 $t$ 的导数 $\dfrac{\mathrm{d}M}{\mathrm{d}t}$. 故有

$$\frac{\mathrm{d}M}{\mathrm{d}t} = -kM, \tag{7-33}$$

其中 $k > 0$ 是常数,称为衰变系数. 其前面加负号是由于 $\frac{\mathrm{d}M}{\mathrm{d}t} < 0$.

方程(7-33)是一阶可分离变量微分方程. 分离变量,得

$$\frac{\mathrm{d}M}{M} = -k\mathrm{d}t,$$

两边积分,得

$$\ln M = -kt + \ln C,$$

故方程(7-33)的通解为

$$M = C\mathrm{e}^{-kt}.$$

将初始条件 $M(0) = M_0$ 代入上式,得 $C = M_0$. 从而 $M(t)$ 与时间 $t$ 的函数关系为

$$M = M_0\mathrm{e}^{-kt} \tag{7-34}$$

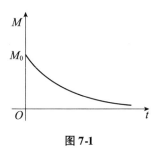

图 7-1

这就是所求的放射性元素的衰变规律. 可见,放射性元素的含量随时间的增加而按指数规律衰减(图7-1).

通常把当质量减少至原来的一半时所需的时间称为**半衰期**,记为 $t_{\frac{1}{2}}$. 将 $M(t)\Big|_{t_{\frac{1}{2}}} = \frac{M_0}{2}$ 代入式(7-34),可求得半衰期为

$$t_{\frac{1}{2}} = \frac{\ln 2}{k} = \frac{0.693}{k},$$

说明放射性元素的半衰期仅与衰变系数成反比,而与初始质量无关.

## 二、药物动力学模型

药物动力学研究药物、毒物及其代谢物在机体内吸收、分布、代谢以及排泄过程的定量规律.

如果将整个机体设想成若干个房室,认为药物在体内的吸收、分布、代谢、排泄的过程在房室之间进行,并假设药物在房室中的分布是均匀的,这样的药物动力学模型叫**室模型**. 以下仅以一室模型为例说明微分方程的应用. 所谓一室模型是将机体假想为一个房室,给药后药物立即均匀地分布于整个房室,并以一定的速率从该室排泄出去.

对于快速静脉注射,给药后,药物立即分布到血液、其他体液及组织中,并达到动态平衡,在这种情况下,药物在体内的分布符合一室模型. 设 $x(t)$ 为体内 $t$ 时刻的药量,$D$ 为一次注射的剂量,$k(k > 0)$ 为排泄速率常数,$V$ 为室的理论容积,称为表观分布容积. 可建立如下数学模型

$$\begin{cases} \dfrac{\mathrm{d}x}{\mathrm{d}t} = -kx, \\ x(0) = D. \end{cases} \tag{7-35}$$

易解得 $x(t) = D\mathrm{e}^{-kt}$.

由于在机体内的药量 $x(t)$ 无法测定,因此常常用相应时间的血药浓度 $C(t)$ 来代替,即

$$C(t) = \frac{x(t)}{V} = \frac{D}{V}e^{-kt} = C_0 e^{-kt},$$

式中 $C_0 = \dfrac{D}{V}$ 为初始浓度.

**例7.19** 用某药进行静脉注射,其血药浓度下降是一级速率过程(即在某一变化过程中一个量的变化率与当时的量成正比),第一次注射后,经 1 小时浓度降至初始浓度的 $\dfrac{1}{\sqrt{2}}$,如果欲使血药浓度不低于初始浓度的一半,问经过多长时间要进行第二次注射?

**解** 设 $t$ 时刻的血药浓度为 $C = C(t)$,由题设,有 $C|_{t=0} = C_0$,且

$$\frac{\mathrm{d}C}{\mathrm{d}t} = -kC,$$

$k$ 为一级速率常数,解得

$$C = C_0 e^{-kt}. \tag{7-36}$$

将条件 $C|_{t=1} = \dfrac{1}{\sqrt{2}}C_0$ 代入式(7-36),得 $k = \dfrac{1}{2}\ln 2$,从而有

$$C = C_0 e^{\left[-\frac{1}{2}\ln 2\right]t} = C_0 \left(e^{\ln\frac{1}{2}}\right)^{\frac{t}{2}} = C_0 \left(\frac{1}{2}\right)^{\frac{t}{2}},$$

令 $C = \dfrac{C_0}{2}$,由 $\dfrac{C_0}{2} = C_0 \left(\dfrac{1}{2}\right)^{\frac{t}{2}}$ 解得 $t = 2$. 即经过 2 小时要进行第二次注射.

### 三、细菌增殖模型

细菌繁殖的速度与当时细菌的数目成正比,假设 $t = 0$ 时,细菌数为 $N_0$. 试建立细菌数目 $N$ 与时间 $t$ 的函数关系 $N = N(t)$.

**解** 由于繁殖速率即为 $t$ 时刻的细菌数 $N(t)$ 对时间 $t$ 的导数,于是有

$$\frac{\mathrm{d}N}{\mathrm{d}t} = kN(t), \tag{7-37}$$

其中 $k > 0$ 是比例系数.

方程(7-37)是一阶可分离变量的微分方程. 分离变量,得

$$\frac{\mathrm{d}N}{N} = k\mathrm{d}t,$$

两边积分,得

$$\ln N = kt + \ln C,$$

故得方程(7-37)的通解为

$$N = Ce^{kt}.$$

将初始条件 $N(0) = N_0$ 代入上式,得 $C = N_0$,从而所求 $N$ 与时间 $t$ 的函数关系为

$$N = N_0 e^{kt}. \tag{7-38}$$

可见,细菌数随时间 $t$ 的增加而按指数规律增长(图7-2).

其他生物种群的增长也符合此模型,但这是理想环境下

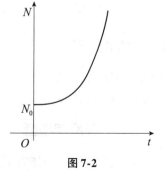

图 7-2

的增长模型. 按照这一模型, 当时间 $t \to +\infty$ 时, 细菌数 $N \to +\infty$.

## 四、人口增长模型

以 $x(t)$ 表示 $t$ 时刻的人口总数, $x'(t)$ 表示 $t$ 时刻人口的增长率. 称 $t$ 时刻的人口增长率 $x'(t)$ 与 $t$ 时刻的人口总数之比 $\dfrac{x'}{x}$ 为相对增长率. 设 $t$ 时刻的人口出生率为 $p(t)$, 死亡率为 $q(t)$, 于是有

$$\frac{x'}{x} = p - q. \tag{7-39}$$

在一定环境下, 当人口数量少时, 资源相对丰富, 出生率增加, 死亡率减少; 当人口数量增大时, 资源相对匮乏, 生存环境变差, 出生率减少而死亡率增加. 现假设出生率 $p(t)$ 及死亡率 $q(t)$ 都是人口总数的线性函数, 即

$$p(t) = a - bx(t), q(t) = \alpha + \beta x(t),$$

于是

$$\frac{x'}{x} = (a - bx) - (\alpha + \beta x).$$

记 $r = a - \alpha, k = b - \beta$, 这里 $r > 0, k > 0$, 于是有

$$\frac{x'}{x} = r - kx. \tag{7-40}$$

这是一个可分离变量的微分方程, 分离变量, 得

$$\frac{\mathrm{d}x}{x(r - kx)} = \mathrm{d}t,$$

两边积分, 得

$$\ln x - \ln(r - kx) = rt + \ln C.$$

故方程 (7-40) 的通解为

$$\frac{x}{r - kx} = C\mathrm{e}^{rt}. \tag{7-41}$$

将初始条件 $x(0) = x_0$ 代入通解式 (7-41) 可解得

$$x = \frac{r}{k + \dfrac{r - kx_0}{x_0}\mathrm{e}^{-rt}}. \tag{7-42}$$

式 (7-42) 表明, 当 $t \to +\infty$ 时, $x \to \dfrac{r}{k}$, 即人口总数随着时间的增长而趋于稳定. $\dfrac{r}{k}$ 称为种群在一定环境下的平衡态, 称方程 (7-40) 为自然生长方程, 它的解 (7-42) 所对应的曲线 (图 7-3) 呈 $S$ 型, 称为 **logistic 曲线**.

## 五、牛顿冷却模型

将温度为 $T_1$ 的物体置于恒温为 $T_0(T_1 > T_0)$ 的介

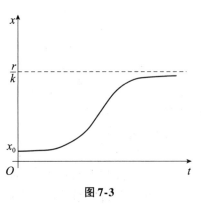

**图 7-3**

质中冷却,求物体的冷却规律.

**解** 设时刻 $t$ 物体的温度为 $T = T(t)$. 由物理学可知,物体温度降低的速率与其自身温度及周围介质的温度之差成正比,故有

$$\frac{\mathrm{d}T}{\mathrm{d}t} = -k(T - T_0),\tag{7-43}$$

其中 $k > 0$ 是比例系数. 分离变量后积分,可得方程(7-43)的通解为

$$T = T_0 + C\mathrm{e}^{-kt}.$$

将初始条件 $T(0) = T_1$ 代入上式可解得 $C = T_1 - T_0$. 故所求的特解为

$$T = T_0 + (T_1 - T_0)\mathrm{e}^{-kt},$$

这就是物理学中的牛顿冷却定律.

### 六、肿瘤生长模型

根据大量的临床观察与实验,研究者发现肿瘤细胞的生长呈现以下特点:

(1) 在不同的生长环境中,肿瘤的生长方式是不同的;

(2) 肿瘤的生长速率由当前肿瘤的体积所决定,但有的肿瘤生长表现为线性,有的增长速度很快,表现为指数增长;

(3) 按照现有检测方法,只有当肿瘤体积增长到某一数值 $V_0$ 时才能在临床上观察到.

由此,可以提出以下肿瘤生长的数学模型:

记 $V(t)$ 为时刻 $t$ 的肿瘤体积,则有

$$\frac{\mathrm{d}V}{\mathrm{d}t} = kV^b,\tag{7-44}$$

其中 $k$ 为比例系数,$b$ 是表征肿瘤生长速率的参数,称为形状参数.

当 $b = 1$ 时方程(7-44)的通解为

$$V(t) = C\mathrm{e}^{kt},$$

代入初始条件 $V(0) = V_0$,得方程(7-44)的特解为 $V(t) = V_0\mathrm{e}^{kt}$. 此时肿瘤的生长呈指数规律.

当 $b \neq 1$ 时方程(7-44)的通解为

$$V^{1-b} = (1-b)(kt + C),$$

代入初始条件 $V(0) = V_0$,得方程(7-44)的特解为 $V^{1-b} = (1-b)kt + V_0^{1-b}$. 此时肿瘤的生长呈线性规律.

# 本章小结

本章主要讨论了微分方程的基本概念、一阶可分离变量方程和一阶线性微分方程的求解方法、可降阶二阶微分方程和二阶常系数线性微分方程的求解方法. 这些内容可为学生学习专业医学课程提供必要的理论基础. 学好这些内容将培养学生具有一定的分析和解决问题的能力,包括以下几个方面:

(1) 掌握一阶微分方程的基本概念和求解方法,使学生初步具有数学建模思想和解决

实际问题的能力.

(2)掌握各种类型二阶微分方程的特点,使学生具有一定分析问题的能力.

(3)了解典型微分方程求解方法,逻辑思维得到基本训练.

学习这些内容需要综合应用很多导数和积分的知识,因此,在学习时应重视前后知识的衔接,能运用本章节所学的知识正确分析医学中的数学问题.

┌─────────┐
│ 知识链接 │
└─────────┘

### 雅科布·伯努利

Bernoulli 家族是 17 ~ 18 世纪瑞士的数学大家族,这个家族在数学领域中人才辈出,祖孙三代竟出了 8 位数学家和物理学家,有 3 位是杰出的,Jacob Bernoulli(1654 - 1705)是其中之一。他的主要贡献有:首先用数学意义下的"积分"一词,解决了悬链线问题并应用于吊桥设计;给出了直角坐标和极坐标系下的曲率公式;讨论了 Bernoulli 双纽线的性质;提出了 Bernoulli 方程;给出了概率论中"Bernoulli 大数定律"的基本原理等.他的弟弟 Johann Bernoulli 以及 Johann Bernoulli 的儿子 Daniel Bernoulli 都是杰出的数学家.这个家族在数学与科学中的地位如同 Bach 家族在音乐上的地位一样,他们对数学、物理、天体力学的发展创立了辉煌的业绩,还在数学及其他学科领域培养出不少出类拔萃的科学家,如:Euler,L'Hospital,Goldbach 等都是他们的得意门生.

Jacob Bernoulli 对对数螺线深有研究,他发现将这种曲线经过各种变换后,结果还是对数螺线,他非常惊叹这种曲线的奇妙特性,以至于遗言要将这曲线刻在墓碑上,并题颂词"虽经沧桑,依然故我".

# 习题七

7.1 说明下列方程是几阶方程:

(1) $x(y')^2 - 2x^2 y' + y^3 = 0$;

(2) $xy'' + 2xy'^2 - y = 0$;

(3) $x^2 y''' - 2y'' - xy = 0$;

(4) $\dfrac{\mathrm{d}^4 y}{\mathrm{d}x^4} - 3y \dfrac{\mathrm{d}^2 y}{\mathrm{d}x^2} + x^2 = 0$.

7.2 判断下列函数是否为所给微分方程的解:

(1) $xy' = 3y, y = x^3$;

(2) $y'' + y = 0, y = 2\sin x + 3\cos x$;

(3) $y' - y^2 = 1, y = \tan(x + C)$;

(4) $y'' - 2y' + y = 0, y = x^2 e^x$;

(5) $(y')^2 - 2yy' - xy = 1, y = \sin 2x$;

(6) $y'' - (\lambda_1 + \lambda_2)y' + \lambda_1 \lambda_2 y = 0, y = C_1 e^{\lambda_1 x} + C_2 e^{\lambda_2 x}$.

7.3 求下列微分方程的通解:

(1) $xy' - y\ln y = 0$;

(2) $\sqrt{1 - x^2} y' = \sqrt{1 - y^2}$;

(3) $\sec^2 x \tan y \, \mathrm{d}x + \sec^2 y \tan x \, \mathrm{d}y = 0$;

(4) $\dfrac{\mathrm{d}y}{\mathrm{d}x} = e^{x+y}$;

(5) $(xy - y^2)\mathrm{d}x - (x^2 - 2xy)\mathrm{d}y = 0$;

(6) $(e^{x+y} - e^x)\mathrm{d}x + (e^{x+y} + e^y)\mathrm{d}y = 0$;

（7）$x\dfrac{\mathrm{d}y}{\mathrm{d}x} = y\ln\dfrac{y}{x}$；

（8）$(x^2 + y^2)\mathrm{d}x - xy\mathrm{d}y = 0$.

7.4 求解下列方程：

（1）$(x^2 - 1)y' + 2xy - \cos x = 0$；

（2）$y\mathrm{d}x + (x - y^3)\mathrm{d}y = 0$；
（提示：将 $x$ 看作 $y$ 的函数）

（3）$y' - y\tan x = \sec x$；

（4）$(x - 2)\dfrac{\mathrm{d}y}{\mathrm{d}x} = y + 2(x - 2)^3$；

（5）$\dfrac{\mathrm{d}y}{\mathrm{d}x} + \dfrac{y}{x} = \dfrac{\sin x}{x}, y|_{x=\pi} = 1$；

（6）$\dfrac{\mathrm{d}y}{\mathrm{d}x} + \dfrac{2 - 3x^2}{x^3}y = 1, y|_{x=1} = 0$；

（7）$\dfrac{\mathrm{d}y}{\mathrm{d}x} - y = xy^5$；

（8）$x\mathrm{d}y - [y + xy^3(1 + \ln x)]\mathrm{d}x = 0$.

7.5 求下列方程的通解：

（1）$y'' = x\mathrm{e}^x$；

（2）$y''' = \sin x$；

（3）$y'' = y' + x$；

（4）$xy'' - y' = 0$；

（5）$yy'' + (y')^2 = y'$；

（6）$y'' = \dfrac{y'^2}{y}$.

7.6 求以下二阶常系数线性齐次方程的通解或特解：

（1）$y'' + 2y' - 3y = 0$；

（2）$y'' + 2y' = 0$；

（3）$y'' + 2y = 0$；

（4）$3y'' + 5y' + 3y = 0$；

（5）$y'' + 25y = 0, y|_{x=0} = 0, y'|_{x=0} = 5$；

（6）$y'' - 4y' + 13y = 0, y|_{x=0} = 0, y'|_{x=0} = 3$.

7.7 无移除的流行病模型（SI 模型）. 设某种流行病感染通过易感性相同的封闭性团体内 $n$ 个成员之间的接触而传播，并假定任何个体一旦被染上此病，便在整个过程中保持传染性而不被消除，由于个体间的频繁接触致使疾病传播开来. 假设开始时有一个感染者进入该团体，即 $t = 0$ 时 $y = 1$，设 $t$ 时刻感染者的个体数为 $y = y(t)$，则易感者的个体数为 $n + 1 - y$. 被感染疾病的个体增加的速度 $\dfrac{\mathrm{d}y}{\mathrm{d}t}$ 与感染者及易感者的个体数的乘积成正比（比例系数设为 $k > 0$，即感染率）. 试建立描述这一过程的微分方程，并确定 $y$ 与 $t$ 的函数关系.

7.8 静脉注射后，某药物在体内的浓度衰减的速率和当时的药物浓度成正比，求体内药物浓度的变化规律.

7.9 放射性碘 $I^{131}$ 广泛应用于研究甲状腺机能，$I^{131}$ 的瞬时放射速率与它当时的存在量成正比. 已知 $I^{131}$ 的初始质量为 $M_0$，$I^{131}$ 的半衰期为 8 天，试问 12 天后 $I^{131}$ 还剩多少？

7.10 持续性颅内压与容积的关系为如下的微分方程

$$\dfrac{\mathrm{d}p}{\mathrm{d}v} = ap(b - p),$$

其中 $p$ 是颅内压，$v$ 是容积，$a, b$ 是常数，求方程的解.

7.11 设一容器内有 100L 溶液，其中含 10g 盐，若以 3L/min 的速率向容器内匀速注入净水，同时以 2L/min 的速率均匀流出溶液，试问，开始后 1 小时溶液中还有多少盐？

（祁爱琴）

# 第八章 概率论及其医学应用

┌╌╌╌╌╌╌╌╌┐
╎ 学习目标 ╎
└╌╌╌╌╌╌╌╌┘

**1. 掌握** 事件等的基本概念及运算关系,古典概率及计算,概率的加法公式、乘法公式及计算,条件概率与事件独立性的概念及其计算,全概率公式和贝叶斯公式及其计算.离散型、连续型随机变量的分布及性质,数学期望和方差等常用数字特征定义及其性质,二项分布、Poisson 分布、正态分布的性质及概率计算.

**2. 熟悉** 随机变量及其分布函数的概念,均匀分布、指数分布的性质.

**3. 了解** 中心极限定理及其应用,切比雪夫不等式和大数定律及其意义.

┌╌╌╌╌╌╌╌╌┐
╎ 能力要求 ╎
└╌╌╌╌╌╌╌╌┘

熟练掌握概率论的基本理论,会分析解决随机现象的概率计算问题.

概率论(probability theory)是数学的一个重要分支,是从数量化的角度来研究现实世界中的不确定性现象(随机现象)及其规律性的一门应用数学学科,在自然科学、社会科学尤其生命科学以及医学应用等领域都有广泛的应用.概率论不仅是学习医学统计学、卫生统计等课程的重要基础,也是基础医学研究和临床实践不可缺少的重要工具.本章主要研究随机事件及其概率、随机变量的分布和随机变量的数字特征.

## 第一节 随机事件及其运算

在自然界及人类的社会活动中,可以观察到许多现象,这些现象大体上可分为两类:一类是在一定条件下有确定结果发生的现象,称为**必然现象**或**确定性现象**(deterministic phenomenon).例如:在标准大气压下,将水加热到100℃必然沸腾;用手向空中抛出的石子,必然下落等,这些现象都是必然现象.另一类是在一定条件下没有确定结果发生的现象,称为**随机现象**(random phenomenon)或**不确定性现象**.对这种现象来说,每次试验之前哪一个结果发生是无法预言的.例如:新生婴儿,可能是男孩,也可能是女孩;向一目标进行射击,可能命中目标,也可能不命中目标;从一批产品中,随机抽检一件产品,可能是合格品,也可能是次品等等,这些现象都是随机现象.

随机现象是否有规律可循? 人们经过长期的反复实践,发现这类现象虽然就每次试验结果来说具有不确定性,但大量重复试验所得结果却呈现出某种规律性. 例如:

(1) 掷一枚均匀的硬币,当投掷次数不多时,出现正面和反面的次数没有什么规律性,当投掷次数很大时,就会发现出现正面和反面的次数几乎各占 $\frac{1}{2}$.

(2) 对一个目标进行射击,当射击次数不多时,弹孔分布没有什么规律性,但当射击次数非常多时,就可发现弹孔的分布呈现一定的规律性:弹孔关于目标的分布略呈对称性,且越靠近目标的弹孔愈密,越远离目标的弹孔愈稀.

从上述例子可以看到,随机现象也包含着规律性,它可在相同条件下的大量重复试验或观察中呈现出来,这种规律性称为随机现象的统计规律性. 概率论就是研究随机现象统计规律的一门数学学科.

## 一、随机试验、随机事件与样本空间

对随机现象的研究,总是要进行观察、测量或做各种科学实验,统称为**试验**. 例如,掷一枚硬币,观察哪面朝上;向一目标进行射击,观察是否命中;从一批产品中随机抽一产品,检查它是否合格等等,这些都是试验. 如果试验具有以下三个特点,则称为**随机试验**(random test),简称**试验**.

(1) 试验可以在相同条件下重复地进行;

(2) 试验的所有可能结果不止一个,而且都是事先已知的;

(3) 试验前不可预知哪个结果会出现.

随机试验的每一个可能结果称为**基本事件**(elementary event),亦称为**样本点**(sample point),用 $e$ 表示. 全体基本事件的集合称为**样本空间**(sample space),记作 $\Omega$.

在讨论一个随机试验时,首先要明确它的样本空间. 对具体的试验来说,其样本空间可以由试验的具体内容确定. 例如

(1) 掷一枚均匀的硬币,观察正反面出现情况. 可能结果有两个

正(正面朝上),反(反面朝上),

故样本空间

$$\Omega = \{正,反\}.$$

(2) 记录某电话交换台在一段时间内接到的呼唤次数,这个试验的基本事件(记录结果)是一个非负的整数,所以样本空间

$$\Omega = \{0,1,2,3,\cdots\}.$$

(3) 从一批灯泡中任取一只灯泡,测量其使用寿命. 设 $t$ 表示寿命,则样本空间

$$\Omega = \{t \mid t \geqslant 0\}.$$

随机试验的任何可能的结果(随机试验的样本空间 $\Omega$ 的子集)称为**随机事件**(random event),简称**事件**,常用大写字母 $A,B,C,\cdots$ 表示.

任何一个样本空间 $\Omega$ 都有一个最大子集(样本空间 $\Omega$ 本身)和一个最小子集(空集 $\Phi$). 由于 $\Omega$ 包含所有的基本事件,故每次试验它必然发生,样本空间 $\Omega$ 称为**必然事件**

(certain event). 又因空集 $\Phi$ 不包含任何一个基本事件, 它在每次试验中都不会发生, 也不可能发生, 因此我们把空集 $\Phi$ 称为**不可能事件**(impossible event). 常用 $\Omega, \Phi$ 分别表示必然事件与不可能事件.

必然事件和不可能事件可以说不是随机事件, 但为了今后研究的方便, 还是把它们作为随机事件的两个极端情形来处理.

### 二、随机事件间的关系与运算

在实际问题中, 往往要在同一个试验中同时研究几个事件以及它们之间的联系. 因此需要讨论事件之间的关系与运算.

由于事件就是样本空间的子集, 因而事件间的关系与运算可以用集合间的关系与运算来处理.

#### 1. 随机事件间的关系

（1）事件的包含与相等

设 $A$ 与 $B$ 为两个事件, 若 $A$ 发生必然导致 $B$ 发生, 则称事件 $B$ **包含**事件 $A$（图 8-1）, 记作 $B \supset A$ 或 $A \subset B$.

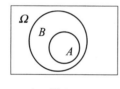

图 8-1

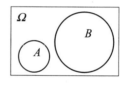

图 8-2

显然, 对任一事件 $A$, 有 $\Phi \subset A \subset \Omega$.

如果事件 $A$ 发生必然导致事件 $B$ 发生 $A \subset B$, 而事件 $B$ 发生亦必然导致事件 $A$ 发生 $(B \subset A)$, 则称事件 $A$ 与 $B$ **相等**, 记作 $A = B$.

（2）互斥事件

若事件 $A$ 与 $B$ 不能同时发生（图 8-2）, 即 $AB = \Phi$, 则称 $A$ 与 $B$ 为**互不相容**的事件(mutually exclusive), 简称 $A$ 与 $B$ **互不相容**或**互斥**.

**注意**: 事件 $A$ 与 $B$ 互不相容, 并不是说事件 $A$ 与 $B$ 没有关系, 而是有很大关系. 因为其中一个事件的发生会限制另一个事件的发生.

如果事件 $A_1, A_2, \cdots, A_n$ 中的任意两个事件互不相容, 则称 $A_1, A_2, \cdots, A_n$ 是两两互不相容的.

（3）对立事件

在每次试验中, 若事件 $A$ 与 $B$ 有且只有一个发生, 则称事件 $A$ 与事件 $B$ 互为**对立事件**(complementary events)或**互逆**事件, 事件 $A$ 的对立事件记作 $\overline{A}$, $\overline{A}$ 就是事件"$A$ 不发生"（图 8-3）.

#### 2. 事件的运算

（1）事件的积（交）

事件"$A$ 与 $B$ 同时发生"称为事件 $A$ 与事件 $B$ 的**积**(produce of events)或**交**, 记作 $AB$ 或

$A \cap B$(图 8-4).

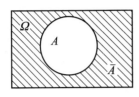
图 8-3

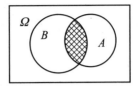
图 8-4

一般地,$n$ 个事件 $A_1, A_2, \cdots, A_n$ 的积记作 $\prod\limits_{i=1}^{n} A_i$,可列个事件 $A_1, A_2, \cdots$ 的积记作 $\prod\limits_{i=1}^{\infty} A_i$,它们都表示所列各事件同时发生.

(2)事件的和(并)

事件"$A$ 与 $B$ 中至少有一个发生"称为事件 $A$ 与事件 $B$ 的**和**(sum of events)或**并**,记作 $A + B$ 或 $A \cup B$(图 8-5).

一般地,$n$ 个事件 $A_1, A_2, \cdots, A_n$ 的和记作 $\sum\limits_{i=1}^{n} A_i$,可列个事件 $A_1, A_2, \cdots$ 的和记作 $\sum\limits_{i=1}^{\infty} A_i$,它们都表示所列各事件中至少有一个发生.

(3)事件的差

事件"$A$ 发生而 $B$ 不发生"称为事件 $A$ 与事件 $B$ 的**差**(difference),记作 $A - B$ 或 $A \overline{B}$(图 8-6).

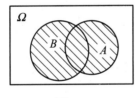
图 8-5

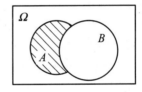
图 8-6

由于事件、事件的关系及运算与集合、集合的关系及运算是相当的,故根据集合的运算规律可推得事件的运算规律.

**3. 随机事件的运算规律**

(1)交换律:$A + B = B + A, AB = BA$;

(2)结合律:$(A + B) + C = A + (B + C), (AB)C = A(BC)$;

(3)分配律:$(A + B)C = AC + BC$;

(4)德·摩根(De Morgan)律:

$$\overline{A + B} = \overline{A} \cdot \overline{B}, \quad \overline{AB} = \overline{A} + \overline{B}.$$

德·摩根律在事件的运算中经常用到,它可以推广到多个事件的情况,即

$$\overline{\sum_{i=1}^{n} A_i} = \prod_{i=1}^{n} \overline{A_i}, \tag{8-1}$$

$$\overline{\prod_{i=1}^{n} A_i} = \sum_{i=1}^{n} \overline{A_i}. \tag{8-2}$$

**例 8.1** 依次检查三人的肝脏功能, 记 $A_i$ = "第 $i$ 人正常", $i = 1, 2, 3$. 试用事件的运算关系表示下列事件.

(1) 仅有第一人正常;

(2) 仅有一人正常;

(3) 三人都不正常;

(4) 至少有一人正常;

(5) 仅有第三人不正常.

**解** (1) 仅有第一人正常: $A_1 \overline{A_2} \overline{A_3}$ 或 $A_1 - A_2 - A_3$;

(2) 仅有一人正常: $A_1 \overline{A_2} \overline{A_3} + \overline{A_1} A_2 \overline{A_3} + \overline{A_1} \overline{A_2} A_3$;

(3) 三人都不正常: $\overline{A_1} \overline{A_2} \overline{A_3}$;

(4) 至少有一人正常: $A_1 + A_2 + A_3$;

(5) 仅有第三人不正常: $A_1 A_2 \overline{A_3}$ 或 $A_1 A_2 - A_3$.

# 第二节　随机事件的概率

## 一、概率的统计定义

### 1. 频率及其性质

一个随机试验有多个可能的结果, 但人们在实践中常常发现, 各种可能的结果出现的机会并不尽相同, 即在多次重复试验中, 有些结果出现的次数明显要多些, 有些则要少些, 它们具有统计规律性. 例如, 我国人口中具有 $O$ 型血的人数明显地高于其他血型. 为了揭示这种规律性, 我们给出一个定量的描述.

**定义 8.1** 在 $n$ 次重复试验中, 若事件 $A$ 发生了 $k$ 次, 则称 $k$ 为事件 $A$ 发生的**频数**, 称 $\dfrac{k}{n}$ 为事件 $A$ 发生的**频率**(frequency), 记作

$$f_n(A) = \frac{k}{n}. \tag{8-3}$$

频率的性质:

(1) $0 \leqslant f_n(A) \leqslant 1$ ;

(2) $f_n(\Omega) = 1$ , $f_n(\Phi) = 0$ ;

(3) 若 $A_1, A_2, \cdots, A_r$ 为 $r$ 个两两互不相容事件, 则

$$f_n\left( \sum_{i=1}^{r} A_i \right) = \sum_{i=1}^{r} f_n(A_i).$$

性质(3)称为频率的有限可加性, 它在定义概率时起到重要作用. 在这里仅就这条性质给出一个简单证明.

设事件 $A, B$ 互不相容, 在 $n$ 次试验中, $A, B, A + B$ 发生的频数分别为 $n_A, n_B, n_{A+B}$.

由于 $A$、$B$ 不能同时发生, 故有 $n_{A+B} = n_A + n_B$, 从而

$$f_n(A+B) = \frac{n_{A+B}}{n} = \frac{n_A + n_B}{n} = \frac{n_A}{n} + \frac{n_B}{n} = f_n(A) + f_n(B).$$

频率的大小反映了事件 $A$ 发生的频繁程度,频率越大则意味着事件在试验中发生的可能性就越大.但是,用频率来表示一个事件发生的可能性的大小却是行不通的,因为频率具有波动性,即使在相同条件下重复做多个 $n$ 次试验,其频率值亦可能大不相同.人们在实践中发现,随着试验次数 $n$ 的逐渐增加,事件 $A$ 发生的频率 $f_n(A)$ 总是围绕在某一个确定常数 $p$ 附近波动,$n$ 越大波动的幅度会越小,这是一种统计规律,称为**频率的稳定性**(the stability of frequency).例如,掷一枚均匀硬币,出现正面的频率接近 0.5.为了证明这一点,历史上曾有许多人做了大量试验,结果见表 8-1.

**表 8-1**

| 试验者 | 投掷次数 $n$ | 出现正面次数 $k$ | 出现正面的频率 $f_n(A)$ |
|---|---|---|---|
| 德·摩根 | 2048 | 1061 | 0.5181 |
| 蒲丰 | 4040 | 2048 | 0.5069 |
| K·皮尔逊 | 12000 | 6019 | 0.5016 |
| K·皮尔逊 | 24000 | 12012 | 0.5005 |
| 维尼 | 30000 | 14994 | 0.4998 |

频率的稳定性说明:随机事件发生的可能性大小是其本身固有的客观属性,是一个客观存在,它不断地为人们的实践所证实.因此,在实际生活中,人们常用频率作为概率的近似值.

**2. 概率的统计定义**

**定义 8.2** 设在相同条件下重复地进行 $n$ 次试验,事件 $A$ 出现 $m$ 次,若试验次数 $n$ 足够大,频率稳定地在某一确定数值 $p$ 的附近摆动,则称 $p$ 为事件 $A$ 的**概率**(probability),记作

$$P(A) = p.$$

概率的统计定义提供了求概率的近似方法,即当试验次数 $n$ 足够大时,事件 $A$ 的概率近似地等于事件 $A$ 的频率.

医学统计中,所谓患病率、死亡率、治愈率等就是指相应的频率,统计例数相当多时,也可理解为相应的概率,并用频率值来估计相应的概率值.

概率具有如下性质:

(1) $0 \leqslant P(A) \leqslant 1$;

(2) $P(\Omega) = 1, P(\Phi) = 0$.

对于给定的事件 $A$,概率 $P(A)$ 到底是一个什么数?怎么求?下面先对一种最简单的情况加以讨论.

## 二、概率的古典定义

在概率论的发展史上,人们最早研究的随机试验是"抛硬币、掷骰子"之类问题的概率计算,这些试验有共同的特点:

(1) 试验的所有可能结果只有 $A_1, A_2, \cdots, A_n$ 有限种,每次试验至少出现其中一种,即事件集合 $\{A_1, A_2, \cdots, A_n\}$ 具有完备性;

(2) 事件 $A_1, A_2, \cdots, A_n$ 两两互不相容,即事件集合 $\{A_1, A_2, \cdots, A_n\}$ 具有互不相容性;

(3) 事件 $A_1, A_2, \cdots, A_n$ 发生的可能性相同,即事件集合 $\{A_1, A_2, \cdots, A_n\}$ 具有等可能性.

具有这些特征的基本事件组 $A_1,A_2,\cdots,A_n$ 称为**等概基本事件组**.

**定义 8.3** 设 $A_1,A_2,\cdots,A_n$ 是试验的等概基本事件组,其中事件 $A$ 所包含的基本事件数为 $m$,则事件 $A$ 的概率为

$$P(A) = \frac{\text{事件 } A \text{ 包含的基本事件数}}{\text{基本事件的总数}} = \frac{m}{n}. \tag{8-4}$$

这个定义称为概率的**古典定义**,亦称**古典概型**.

计算要点:确定等概基本事件组,并计算基本事件的总数;再计算所求事件包含的基本事件个数.

**例 8.2** 设电话号码由五个数码组成,每个数码可以是 $0,1,2,\cdots,9$ 中的任一个. 设 $A_1=$ "5 个数码全相同", $A_2=$ "5 个数码全不相同", $A_3=$ "5 个数码中有两个 3",求这些事件的概率.

**解** 将每一可能的电话号码作为基本事件,它们可认为是等可能的. 由于数码是可重复的,故基本事件总数为 $10^5$.

显然, $A_1$ 中包含的基本事件数为 10,故

$$P(A_1) = \frac{10}{10^5} = \frac{1}{10^4},$$

$A_2$ 中包含的基本事件数为 $P_{10}^5 = 10 \cdot 9 \cdot 8 \cdot 7 \cdot 6$,故

$$P(A_2) = \frac{10 \cdot 9 \cdot 8 \cdot 7 \cdot 6}{10^5} = 0.3024,$$

$A_3$ 中包含的基本事件数为 $C_5^2 \cdot 9^3$,这是因为数码 3 在电话号码中占两个位置的方法有 $C_5^2$ 种,而其余 3 个数码中的每一个都可以从剩下的 9 个数码 $0,1,2,4,\cdots,9$ 中重复选取,有 9 种方法. 故

$$P(A_3) = \frac{C_5^2 \cdot 9^3}{10^5} = 0.0729.$$

**例 8.3** 把 $a$ 个黑球, $b$ 个白球从袋中依次取出,求 $A=$ "第 $k$ 个取到黑球"的概率.

**解** 我们把 $a+b$ 个球排成一排,考虑第 $k$ 个位置放黑球的概率.

把 $a+b$ 个球排成一排有 $(a+b)!$ 种排法. 为了在第 $k$ 个位置上放黑球,可先从 $a$ 个黑球中取 1 个放在该位置上,有 $a$ 种放法,再把剩下的 $a+b-1$ 个球排成一排,有 $(a+b-1)!$ 种排法,故

$$P(A) = \frac{a(a+b-1)!}{(a+b)!} = \frac{a}{a+b}.$$

这是一个很典型的问题. 所得结果与 $k$ 无关,表明抽签的方法是合理的.

# 第三节 概率的基本运算法则

## 一、概率的加法公式

**定理 8.1** 设 $A$、$B$ 为两个互不相容的事件,则

$$P(A+B) = P(A) + P(B). \tag{8-5}$$

用古典概型加以说明:设等概基本事件有 $n$ 个, $A$ 包含 $m_1$ 个基本事件, $B$ 包含 $m_2$ 个基本事件,由于 $A$、$B$ 互斥,它们不包含相同的基本事件,因此 $A + B$ 包含的基本事件个数为 $m_1 + m_2$,故

$$P(A + B) = \frac{m_1 + m_2}{n} = \frac{m_1}{n} + \frac{m_2}{n} = P(A) + P(B).$$

一般地,若事件 $A_1, A_2, \cdots, A_n$ 两两互不相容,则

$$P\left(\sum_{i=1}^{n} A_i\right) = P(A_1) + P(A_2) + \cdots + P(A_n) = \sum_{i=1}^{n} P(A_i).$$

**推论 8.1** 对任一事件 $A$,有

$$P(\bar{A}) = 1 - P(A). \tag{8-6}$$

**证明** 因为 $A + \bar{A} = \Omega, A\bar{A} = \Phi$,由定理 8.1,得

$$1 = P(\Omega) = P(A + \bar{A}) = P(A) + P(\bar{A}),$$

即

$$P(\bar{A}) = 1 - P(A).$$

**推论 8.2** 对于事件 $A, B$,若 $A \supset B$,则

$$P(A - B) = P(A) - P(B). \tag{8-7}$$

**证明** 因为 $A = B + (A - B)$,且 $B(A - B) = \Phi$,由定理 8.1,得

$$P(A) = P(B) + P(A - B),$$

从而

$$P(A - B) = P(A) - P(B).$$

**推论 8.3** 设 $A, B$ 是任意两个事件,则

$$P(A + B) = P(A) + P(B) - P(AB). \tag{8-8}$$

**证明** 因为 $A + B = A + (B - AB), A(B - AB) = \Phi, AB \subset B$,由定理 8.1 及推论 8.2,得

$$P(A + B) = P(A) + P(B - AB) = P(A) + P(B) - P(AB).$$

这个结论可以进一步推广,例如

$$P(A + B + C) = P(A) + P(B) + P(C) - P(AB) - P(BC) - P(AC) + P(ABC).$$

一般地,对任意 $n$ 个事件 $A_1, A_2, \cdots, A_n$,有

$$P\left(\sum_{i=1}^{n} A_i\right) = \sum_{i=1}^{n} P(A_i) - \sum_{1 \le i < j \le n} P(A_i A_j) + \sum_{1 \le i < j < k \le n} P(A_i A_j A_k)$$
$$- \cdots + (-1)^{n-1} P(A_1 A_2 \cdots A_n). \tag{8-9}$$

**例 8.4** 一盒试剂共有 20 支,放置一段时间后发现,其中有 6 支透明度较差,有 5 支标记已不清楚,有 4 支透明度和标记都不合要求.现从中随意取出 1 支,求这一支无任何上述问题的概率.

**解** 记 $A = $"透明度较差", $B = $"标记不清",则

$$P(A) = \frac{6}{20} = 0.30, \quad P(B) = \frac{5}{20} = 0.25, \quad P(AB) = \frac{4}{20} = 0.20.$$

因为

$$P(A + B) = P(A) + P(B) - P(AB) = 0.3 + 0.25 - 0.2 = 0.35.$$

故所求概率为

$$P(\overline{A} \cdot \overline{B}) = 1 - P(A + B) = 1 - 0.35 = 0.65.$$

## 二、概率的乘法公式

### 1. 条件概率

先看一个例子.

**例 8.5** 设一对夫妻有两个孩子(假定男、女的出生率相同,不考虑双胞胎). 已知其中有一个女孩,试求他们有男孩的概率?

**解** 等概基本事件组为{(男男)、(男女)、(女男)、(女女)},记 $A$ = "有男孩", $B$ = "其中有一个女孩",根据古典概型,容易求出

$$P(A) = \frac{3}{4}, \quad P(B) = \frac{2}{4} = \frac{1}{2}.$$

由于事件 $B$ 已经发生,因此,此时可能结果只有(男女)、(女男)、(女女)这 3 个,而事件 $A$ 包含 2 个. 于是,在 $B$ 已发生的前提下 $A$ 的概率为 $\frac{2}{3}$,这个概率记作

$$P(A \mid B) = \frac{2}{3}.$$

显见, $P(A) \neq P(A \mid B)$,但可以发现

$$P(A \mid B) = \frac{2}{3} = \frac{\frac{2}{4}}{\frac{3}{4}} = \frac{P(AB)}{P(B)}.$$

**定义 8.4** 对于事件 $A$ 与 $B$,若 $P(B) > 0$,则称

$$P(A \mid B) = \frac{P(AB)}{P(B)} \tag{8-10}$$

为在事件 $B$ 发生的条件下事件 $A$ 发生的**条件概率**(conditional probability).

相应地,把 $P(A)$ 称为**无条件概率**(unconditional probability).

类似地,可定义在 $A$ 发生的条件下 $B$ 发生的条件概率为

$$P(B \mid A) = \frac{P(AB)}{P(A)}.$$

**例 8.6** 具有某种症状的病人,若从病案统计资料中获知,他患 $A$ 病的概率是 0.36,患 $B$ 病的概率是 0.54,患 $C$ 病的概率是 0.10,且 $A, B, C$ 三种病是互斥的. 如果某病人出现了这种症状,但已肯定可以排除患 $A$ 病,试问该病人患 $B$ 病的概率是多少?

**解** 据题意知 $P(A) = 0.36, P(B) = 0.54, P(C) = 0.10$,

$$P(A + B + C) = P(A) + P(B) + P(C) = 1.$$

所求概率为

$$P(B \mid \overline{A}) = \frac{P(B\overline{A})}{P(\overline{A})},$$

由于 $P(\overline{A}) = P(B) + P(C) = 0.64, P(B\overline{A}) = P(B) = 0.54$,于是

$$P(B \mid \overline{A}) = \frac{0.54}{0.64} = 0.844.$$

**2. 乘法公式**

**定义8.5**　设 $P(A) > 0, P(B) > 0$，则由条件概率的定义可得

$$P(AB) = P(A)P(B \mid A) \tag{8-11}$$

或

$$P(AB) = P(B)P(A \mid B). \tag{8-12}$$

上面两式均称为**概率的乘法公式**.

乘法公式可推广到多个事件的情形. 比如，当 $P(AB) > 0$ 时，有

$$P(ABC) = P(AB)P(C \mid AB) = P(A)P(B \mid A)P(C \mid AB).$$

一般地，设 $A_1, A_2, \cdots, A_n$ 是 $n$ 个事件 $(n \geqslant 2)$，且 $P(A_1 A_2 \cdots A_{n-1}) > 0$，则

$$P(A_1 A_2 \cdots A_n) = P(A_1)P(A_2 \mid A_1)P(A_3 \mid A_1 A_2) \cdots P(A_n \mid A_1 A_2 \cdots A_{n-1}).$$

**例8.7**　设某种疾病第一次发病能引起心肌损害的概率为 0.4；在第一次发病未引起心肌损害的条件下，第二次复发时才引起心肌损害的概率为 0.6；而在第一次、二次发病未引起心肌损害的条件下，第三次复发才引起心肌损害的概率为 0.9. 某人患该病三次，试求他心肌受损害的概率.

**解**　设 $A =$ "患病 3 次心肌受损害"，$A_i =$ "第 $i$ 次患病引起心肌损害" $(i = 1,2,3)$，则

$$A = A_1 + A_2 + A_3.$$

由德·摩根律，得

$$\overline{A} = \overline{A_1} \cdot \overline{A_2} \cdot \overline{A_3},$$

所以

$$P(\overline{A}) = P(\overline{A_1})P(\overline{A_2} \mid \overline{A_1})P(\overline{A_3} \mid \overline{A_1} \cdot \overline{A_2}).$$

由已知 $P(A_1) = 0.4, P(A_2 \mid \overline{A_1}) = 0.6, P(A_3 \mid \overline{A_1} \cdot \overline{A_2}) = 0.9$，故

$$P(\overline{A_1}) = 0.6, \quad P(\overline{A_2} \mid \overline{A_1}) = 0.4, \quad P(\overline{A_3} \mid \overline{A_1} \cdot \overline{A_2}) = 0.1.$$

因此

$$P(\overline{A}) = 0.6 \times 0.4 \times 0.1 = 0.024,$$

从而

$$P(A) = 1 - P(\overline{A}) = 1 - 0.024 = 0.976.$$

### 三、事件的独立性

**1. 两个事件的独立性**

一般地 $P(B \mid A)$ 和 $P(B)$ 是不相等的，即事件 $A$ 发生对事件 $B$ 的发生是有影响的. 如果 $P(B \mid A) = P(B)$，则说明 $A$ 的发生对 $B$ 的发生是没有影响的，由此产生两事件相互独立的定义.

**定义8.6**　设 $A$、$B$ 是随机事件，且 $P(A) > 0$，若

$$P(B) = P(B \mid A), \tag{8-13}$$

则称**事件 $B$ 独立于事件 $A$** ($B$ is independent of $A$).

事件 $B$ 独立于事件 $A$ 时，若 $P(B) > 0$，则事件 $A$ 亦独立于事件 $B$，即独立是相互的.

事实上,若 $B$ 独立于 $A$,由乘法公式及 $B$ 对于 $A$ 的独立性知

$$P(AB) = P(A)P(B \mid A) = P(A)P(B) = P(B)P(A \mid B).$$

两边同除以 $P(B) \neq 0$,得

$$P(A) = P(A \mid B).$$

说明事件 $A$ 也是独立于事件 $B$ 的,因而 $A$ 与 $B$ 相互独立.

由此,引进下面的等价定义.

**定义 8.7** 对于事件 $A$ 与 $B$,如果

$$P(AB) = P(A)P(B), \tag{8-14}$$

则称事件 $A$ 与 $B$ 是相互独立的,简称 **$A$ 与 $B$ 独立**.

独立性还有下面的性质.

**定理 8.2** 若事件 $A$ 与 $B$ 相互独立,则事件 $A$ 与 $\overline{B}$,$\overline{A}$ 与 $B$,$\overline{A}$ 与 $\overline{B}$ 也相互独立.

**证明** 由事件的运算性质知

$$A\overline{B} = A(\Omega - B) = A - AB,$$

其中 $A \supset AB$,再由 $A$ 与 $B$ 的独立性知

$$P(A\overline{B}) = P(A) - P(AB) = P(A) - P(A)P(B) = P(A)[1 - P(B)] = P(A)P(\overline{B}),$$

这表明 $A$ 与 $\overline{B}$ 独立.

类似可证明 $\overline{A}$ 与 $B$,$\overline{A}$ 与 $\overline{B}$ 独立,请读者自行完成.

**例 8.8** 根据表 8-2 考察色盲与耳聋两种疾病之间是否有联系.

表 8-2

|  | 耳聋($A$) | 非耳聋($\overline{A}$) | 合计 |
|---|---|---|---|
| 色盲($B$) | 0.0004 | 0.0796 | 0.0800 |
| 非色盲($\overline{B}$) | 0.0046 | 0.9154 | 0.9200 |
| 合计 | 0.0050 | 0.9950 | 1.0000 |

**解** 如果耳聋与色盲有内在联系,则这两个事件就不相互独立,所以只需考察它们的独立性.由表 8-2 可知

$$P(A) = 0.0050, \quad P(B) = 0.0800, \quad P(AB) = 0.0004,$$

因为

$$P(A)P(B) = 0.0050 \times 0.0800 = 0.0004 = P(AB),$$

所以可以认为耳聋与色盲是相互独立的两种疾病.

事件的独立性在概率论的理论分析及实际应用中都十分重要.但在实际应用时,常常是根据事件的实际背景而不是由定义来判断其独立性.

**例 8.9** 设甲乙二人独立地射击同一目标,他们击中目标的概率分别为 0.9 和 0.8,今各射击一次,求目标被击中的概率.

**解** 设 $A =$ "甲击中目标",$B =$ "乙击中目标",$C =$ "目标被击中",则

$$P(A) = 0.9, \quad P(B) = 0.8.$$

且

$$P(C) = P(A + B) = P(A) + P(B) - P(AB).$$

根据题意,事件 $A$ 与 $B$ 是独立的,故

$$P(C) = P(A) + P(B) - P(A)P(B) = 0.9 + 0.8 - 0.9 \times 0.8 = 0.98.$$

**2. 多个事件的独立性**

**定义 8.8**　设 $A, B, C$ 是三个事件,如果有

$$P(AB) = P(A)P(B),$$
$$P(BC) = P(B)P(C),$$
$$P(CA) = P(C)P(A),$$

则称事件 $A, B, C$ 两两相互独立.

若不仅上式成立,而且

$$P(ABC) = P(A)P(B)P(C)$$

也成立,则称 $A, B, C$ 是相互独立的.

由定义可知,若三事件相互独立,则它们一定是两两独立的;但两两独立不一定是相互独立.

一般地,有以下定义.

**定义 8.9**　设 $A_1, A_2, \cdots, A_n (n \geq 2)$ 是 $n$ 个事件,若 $A_i, A_j (i \neq j)$ 是其中任意两个事件,有

$$P(A_i A_j) = P(A_i)P(A_j), \tag{8-15}$$

则称这 $n$ 个事件两两独立.

**定义 8.10**　设 $A_1, A_2, \cdots, A_n (n \geq 2)$ 是 $n$ 个事件,若对其中任意 $k (2 \leq k \leq n)$ 个事件 $A_{i_1}, A_{i_2}, \cdots, A_{i_k}$,有

$$P(A_{i_1} A_{i_2} \cdots A_{i_k}) = P(A_{i_1})P(A_{i_2}) \cdots P(A_{i_k}), \tag{8-16}$$

则称这 $n$ 个事件相互独立.

# 第四节　全概率公式与贝叶斯公式

## 一、全概率公式

**定义 8.11**　设 $\Omega$ 为一样本空间,$A_1, A_2, \cdots, A_n$ 为 $\Omega$ 中一组事件,如果

(1) $A_1, A_2, \cdots, A_n$ 两两互不相容;

(2) $\sum_{i=1}^{n} A_i = \Omega$.

则称 $A_1, A_2, \cdots, A_n$ 为样本空间 $\Omega$ 的一个**划分**或一个**完备事件组**.

**定理 8.3**(全概率公式)　设 $A_1, A_2, \cdots, A_n$ 构成样本空间 $\Omega$ 的一个划分,且 $P(A_i) > 0 \ (i = 1, 2, \cdots, n)$,$B$ 是任一事件,则

$$P(B) = \sum_{i=1}^{n} P(A_i)P(B \mid A_i). \tag{8-17}$$

**证明**　如图 8-7,因为 $A_1 + A_2 + \cdots + A_n = \Omega$,故

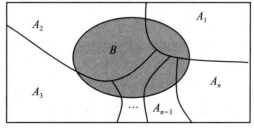

**图 8-7**

$$B = B\Omega = B(A_1 + A_2 + \cdots + A_n) = BA_1 + BA_2 + \cdots + BA_n,$$

由于 $A_1, A_2, \cdots, A_n$ 两两互不相容,故 $BA_1, BA_2, \cdots, BA_n$ 也两两互不相容.

由概率加法公式和乘法公式,得

$$P(B) = P(BA_1) + P(BA_2) + \cdots + P(BA_n)$$
$$= P(A_1)P(B \mid A_1) + P(A_2)P(B \mid A_2) + \cdots + P(A_n)P(B \mid A_n)$$
$$= \sum_{i=1}^{n} P(A_i)P(B \mid A_i).$$

全概率公式是"化整为零"思想的体现,当事件 $B$ 比较复杂时,要考虑用全概率公式来求 $P(B)$. 在应用全概率公式时,划分是最关键的,有了划分才可应用全概率公式.

**例 8.10** 某厂使用甲、乙、丙三个产地的同型号电子元件用于生产电视机,其来自三地的元件数量各占 24%,30%,46%,而它们的合格率分别为 94%,96%,98%. 若任取一元件,问取到的是合格品的概率是多少?

**解** 设事件 $A_1, A_2, A_3$ 分别表示电子元件来自甲、乙、丙三地,则 $A_1, A_2, A_3$ 构成 $\Omega$ 的一个划分. 又设事件 $B$ = "抽到的元件为合格品",则

$$P(A_1) = 0.24, \ P(A_2) = 0.3, \ P(A_3) = 0.46;$$
$$P(B \mid A_1) = 0.94, \ P(B \mid A_2) = 0.96, \ P(B \mid A_3) = 0.98.$$

于是由全概率公式,

$$P(B) = \sum_{i=1}^{3} P(A_i)P(B \mid A_i) = 0.24 \times 0.94 + 0.3 \times 0.96 + 0.46 \times 0.98 = 0.9644.$$

**例 8.11** 例 8.10 中若抽到某一元件是不合格品,试问该元件最有可能来自何地?

**解** 设事件 $A_1, A_2, A_3$ 及 $B$ 所代表的意义仍如前例中所述,则问题即为求 $P(A_1 \mid \overline{B})$, $P(A_2 \mid \overline{B}), P(A_3 \mid \overline{B})$.

由条件概率的定义及全概率公式得

$$P(A_1 \mid \overline{B}) = \frac{P(A_1\overline{B})}{P(\overline{B})} = \frac{P(A_1)P(\overline{B} \mid A_1)}{1 - P(B)} = \frac{0.24 \times 0.06}{0.0356} = 0.4045.$$

同理可得

$$P(A_2 \mid \overline{B}) = 0.3371, \ P(A_3 \mid \overline{B}) = 0.2584.$$

由计算结果知 $P(A_1 \mid \overline{B}) > P(A_2 \mid \overline{B}) > P(A_3 \mid \overline{B})$. 于是检查人员可以作出这样的判断:抽出的不合格零件最有可能来自甲地.

在本例中,若将 $A_i (i = 1, 2, 3)$ 看成是引起 $B$ 发生的"原因",则该问题是已知结果而追溯原因,类似的问题很多. 例如,在医学诊断中,已知出现某种症状有多种病因,假如在一次诊病中出现了这种症状,就需要研究引起这种症状的各种病因的概率是多少?哪一种病因的概率最大?解决这种问题的方法,就是如下的**贝叶斯**(Bayes)公式,又称**逆概率公式**.

## 二、贝叶斯公式

**定理 8.4**(贝叶斯公式) 设 $A_1, A_2, \cdots, A_n$ 是样本空间 $\Omega$ 的一个划分,且 $P(A_i) > 0 (i = 1, 2, \cdots, n)$, $B$ 是任一事件,则

$$P(A_i \mid B) = \frac{P(A_i)P(B \mid A_i)}{\displaystyle\sum_{j=1}^{n} P(A_j)P(B \mid A_j)} \quad (i = 1, 2, \cdots, n). \tag{8-18}$$

**证明** 由于

$$P(A_iB) = P(B)P(A_i \mid B),$$

因此

$$P(A_i \mid B) = \frac{P(A_i)P(B \mid A_i)}{P(B)}.$$

由全概率公式有 $P(B) = \displaystyle\sum_{j=1}^{n} P(A_j)P(B \mid A_j)$,故

$$P(A_i \mid B) = \frac{P(A_i)P(B \mid A_i)}{\displaystyle\sum_{j=1}^{n} P(A_j)P(B \mid A_j)}.$$

在全概率公式中,构成划分的事件 $A_1, A_2, \cdots, A_n$ 是导致试验结果的原因,故 $P(A_i)$ 称为**先验概率**(prior probability),这种概率一般在试验前就是已知的,它常常是以往经验的总结;而在贝叶斯公式中 $P(A_i \mid B)$ 称为**后验概率**(posterior probability),这是已知结果后再追溯原因出自何处. 在医学上,贝叶斯公式可用于疾病的鉴别诊断,下面介绍在肺癌鉴别诊断中的应用.

**例 8.12** 设患肺癌的人经过检查被诊断出的概率为 0.95,而未患肺癌的人经过检查被误诊为患肺癌的概率为 0.002;又设某城市的居民患肺癌的概率为 0.001. 若从该城市居民中随机抽出一人检查被诊断为有肺癌,试问他确实患有肺癌的概率是多少?

**解** 设 $A$ = "某居民患肺癌",$B$ = "检查后诊断出患肺癌",则所求即为 $P(A \mid B)$.

由于 $B \subset A + \bar{A}$,又 $A$ 与 $\bar{A}$ 互不相容,故由贝叶斯公式,

$$P(A \mid B) = \frac{P(A)P(B \mid A)}{P(A)P(B \mid A) + P(\bar{A})P(B \mid \bar{A})}.$$

而

$$P(A) = 0.001, \ P(\bar{A}) = 0.999,$$
$$P(B \mid A) = 0.95, \ P(B \mid \bar{A}) = 0.002,$$

故

$$P(A \mid B) = \frac{0.001 \times 0.95}{0.001 \times 0.95 + 0.002 \times 0.999} \approx 0.3223.$$

# 第五节　$n$ 重伯努利概型

## 一、$n$ 重伯努利试验

**定义 8.12** 若一个试验只有两个可能的结果 $A$ 及 $\bar{A}$,且

$$P(A) = p, \ P(\bar{A}) = 1 - p = q \quad (0 < p < 1),$$

则称这个试验为**伯努利试验**(Bernoulli trial).

将伯努利试验在相同条件下独立地重复进行 $n$ 次,称为 **$n$ 重伯努利试验**,简称为伯努

利概型.

## 二、n 重伯努利试验的概率

在 n 重伯努利试验中,成功的次数可能发生 $0,1,2,\cdots,n$ 次,恰好发生 $k(0 \leqslant k \leqslant n)$ 次的概率记作 $P_n(k)$,有下面的定理:

**定理 8.5** 设在每次试验中成功的概率为 $p(0 < p < 1)$,则在 n 重伯努利试验中成功恰好发生 $k(0 \leqslant k \leqslant n)$ 次的概率为

$$P_n(k) = C_n^k p^k q^{n-k}, \tag{8-19}$$

其中 $p + q = 1(k = 1,2,\cdots,n)$.

注意到 $P_n(k) = C_n^k p^k q^{n-k}(k = 0,1,2,\cdots,n)$ 恰好是 $(p+q)^n$ 展开中的各项,所以式(8-19)称为**二项概率公式**.

**例 8.13** 某疾病患者自然痊愈率为 0.25,为试验一种新药是否有效,把它给 10 个患者服用,且规定若 10 个患者中至少 4 人治愈则认为这种药有效,反之则认为无效.求:

(1) 虽然新药有效,且把痊愈率提高到 0.35,但通过试验却被认为该药无效的概率?

(2) 新药完全无效,但通过试验却被认为新药有效的概率?

**解** (1) 设 $A$ = "通过试验新药被认为无效",则 $A$ 发生当且仅当事件"10 人中至多只有 3 人痊愈"发生,从而

$$P(A) = \sum_{k=0}^{3} C_{10}^k (0.35)^k (1 - 0.35)^{10-k} = 0.5136.$$

(2) 设 $B$ = "通过试验认为新药有效",则 $B$ 发生当且仅当事件"10 人中至少有 4 人痊愈"发生,依题意,新药无效,痊愈率为自然痊愈率 0.25,从而

$$P(B) = \sum_{k=4}^{10} C_{10}^k (0.25)^k (1 - 0.25)^{10-k} = 1 - \sum_{k=0}^{3} C_{10}^k (0.25)^k (1 - 0.25)^{10-k} \approx 0.224.$$

# 第六节　随机变量及其分布

## 一、随机变量的概念

为了更深入地研究随机现象,需将随机试验的结果数量化.事实上,有些随机试验的结果本身就是数.例如,抽查 100 件产品发现的次品数;电话交换台在一段时间内接到的呼叫次数;人的寿命等.对试验结果不是数值的情形,也可将它们数量化,用数量来描述.例如,在抛掷硬币观察出现正面还是反面的试验中,若规定"出现正面"用 1 表示,"出现反面"用 0 表示,则该试验的每一种可能结果都有唯一确定的实数与之对应.这样就引进了一个新概念——随机变量.

**定义 8.13** 设 $\Omega$ 为一样本空间,如果对每一个样本点 $e \in \Omega$,都有一个实数 $X(e)$ 与之对应,则称 $X(e)$ 为一个**随机变量**(random variable),简记作 r.v. $X$(图 8-8).

通常用大写字母 $X,Y,Z,\cdots$ 表示随机变量(有时亦用 $\xi,\eta$ 等希腊字母),随机变量的可能取值用小写字母 $x,y,z$ 等表示.

随机变量 $X(e)$ 是定义在样本空间上的一个单值函数,我们亦称随机函数.它与高等数学中学过的函数是有所不同的.其一,$X$ 的定义域为样本点,而普通函数定义域为实数集;其二,基本事件 $e$ 是随机试验的一个可能结果,它的出现有一定的随机性,相应地,变量 $X(e)$ 的取值也有一定的随机性.这就是说,随机变量既具有取值的可变性,又具有取值的随机性.这种双重性正是随机变量与普通变量(函数)的本质区别.

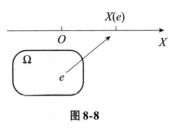

图 8-8

引入了随机变量,随机事件就可以用随机变量的关系表达式来描述,例如:

(1) 掷一枚硬币,设 $\Omega = \{$正面,反面$\}$,定义

$$X = \begin{cases} 1, & e = 正面, \\ 0, & e = 反面. \end{cases}$$

于是事件"出现正面",就表示为

$$X = 1.$$

(2) $X$ 表示"一小时内传呼台收到的呼叫数",则 $X$ 可能取值为 $0,1,2,\cdots$. 而事件"呼叫次数超过 20 次"就可表示为:$X > 20$,相应概率可表示为

$$P(X > 20).$$

在随机变量中,有的随机变量的所能取值是有限个,有的随机变量的所能取值是无穷可列个,这两种随机变量统称为**离散型随机变量**.像灯泡寿命和零件长度这样的随机变量,它们所取得的值连续地充满一个区间,称之为非离散型随机变量.在非离散型随机变量中,我们主要讨论**连续型**的随机变量.下面先讨论离散型随机变量.

## 二、离散型随机变量

### 1. 离散型随机变量的概率函数

**定义 8.14** 设 $X$ 为随机变量,如果它的可能取值为有限个或无穷可列个,则称 $X$ 为**离散型随机变量**(discrete random variable).

**定义 8.15** 设 $X$ 为离散型随机变量,可能取值为 $x_i(i = 1, 2, \cdots)$,相应的取值概率 $P(X = x_i) = p_i$,称为 $X$ 的**概率函数**(probability function)或**分布律**(distribution law).

随机变量的分布律是指随机变量可能的取值与取这些值的概率间的一种对应关系,也可用表的形式表示

| $X$ | $x_1$ | $x_2$ | $\cdots$ | $x_i$ | $\cdots$ |
|---|---|---|---|---|---|
| $P$ | $p_1$ | $p_2$ | $\cdots$ | $p_i$ | $\cdots$ |

此表称为 $X$ 的**分布列**.

有时亦写成

$$X \sim \begin{bmatrix} x_1 & x_2 & \cdots & x_i & \cdots \\ p_1 & p_2 & \cdots & p_i & \cdots \end{bmatrix}.$$

由概率的基本性质可知,分布列具有下面两个性质.

（1）非负性: $p_i \geqslant 0, i = 1, 2, \cdots$;

（2）归一性: $\sum\limits_{i=1}^{\infty} p_i = 1$.

**例 8.14** 给青蛙按每单位体重注射一定剂量的洋地黄. 由以往实验获知, 致死的概率为 0.6, 存活的概率为 0.4. 今给两只青蛙注射, 求死亡只数的概率函数.

**解** 设随机变量 $X$ 表示死亡只数, 则 $X$ 的可能取值为 0, 1, 2. $A_i =$ "第 $i$ 只青蛙死亡" ($i = 1, 2$), 由题意, 得

$$P(A_1) = P(A_2) = 0.6, \quad P(\overline{A_1}) = P(\overline{A_2}) = 0.4,$$

由于 $A_1, A_2$ 相互独立, 则

$$P(X = 0) = P(\overline{A_1 A_2}) = P(\overline{A_1})P(\overline{A_2}) = 0.4 \times 0.4 = 0.16;$$

$$P(X = 1) = P(A_1 \overline{A_2} + \overline{A_1} A_2) = P(A_1)P(\overline{A_2}) + P(\overline{A_1})P(A_2)$$

$$= 0.6 \times 0.4 + 0.4 \times 0.6 = 0.48;$$

$$P(X = 2) = P(A_1 A_2) = P(A_1)P(A_2) = 0.6 \times 0.6 = 0.36.$$

所以 $X$ 的概率函数为

| $X$ | 0 | 1 | 2 |
|---|---|---|---|
| $p$ | 0.16 | 0.48 | 0.36 |

**2. 随机变量的分布函数**

随机变量的概率函数全面地描述了离散型随机变量的统计规律性, 但在解决实际问题时, 人们常常关心的是随机变量 $X$ 落在某个区间 $[a, b]$ 内的概率. 例如, 参军青年关心的是他的身高是否达到标准, 而不关心其身高是否刚好等于某个数字, 为此, 我们引入随机变量分布函数的概念.

**定义 8.16** 设 $X$ 为随机变量(离散及非离散型), $x \in R$, 称

$$F(x) = P(X \leqslant x) \tag{8-20}$$

为 $X$ 的**分布函数**(distribution function).

对于任意实数 $x_1, x_2 (x_1 < x_2)$, 有

$$P(x_1 < X \leqslant x_2) = P(X \leqslant x_2) - P(X \leqslant x_1) = F(x_2) - F(x_1).$$

因此, 若已知 $X$ 的分布函数, 就可以知道 $X$ 在任一区间 $(x_1, x_2]$ 内取值的概率. 从这个意义上说, 分布函数完整地描述了随机变量的统计规律性. 分布函数是一个普通函数, 正是通过它我们能用数学分析的方法来研究随机变量.

对离散型随机变量, 只要将其概率函数累加起来, 就能得到分布函数, 即

$$F(x) = \sum_{k \leqslant x} P(X = k) = \sum_{k \leqslant x} p_k,$$

其中 $k$ 为随机变量的取值.

如本节例 8.14 中青蛙死亡只数 $X$ 的分布函数为

$$F(x) = P(X \leqslant x) = \begin{cases} 0, & x < 0, \\ 0.16, & 0 \leqslant x < 1, \\ 0.64, & 1 \leqslant x < 2, \\ 1, & x \geqslant 2. \end{cases}$$

如图 8-9 所示,分布函数 $F(x)$ 的图形呈阶梯形.

分布函数的性质:

（1）$F(x)$ 是一个单调不减函数;

（2）$F(x)$ 的值域在 0 与 1 之间,即 $0 \leqslant F(x) \leqslant 1$.

其中 $F(-\infty) = 0$ , $F(+\infty) = 1$ ;

（3）$F(x)$ 在任何点 $x$ 处右连续,即 $F(x^+) = F(x)$.

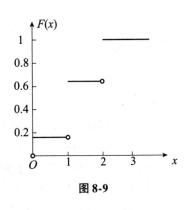

图 8-9

### 3. 常见的离散型随机变量的分布

1）两点分布

**定义 8.17**　如果随机变量 $X$ 的分布列为

| $X$ | 0 | 1 |
| --- | --- | --- |
| $p$ | $1-p$ | $p$ |

则称 $X$ 服从参数为 $p$ 的**两点分布**(two – point distribution).

两点分布亦可表示为

$$P(X = k) = p^k q^{1-k} \quad (k = 0, 1). \tag{8-21}$$

任何一个只有两种可能结果的随机现象都可以用服从两点分布的随机变量来描述. 例如,治疗疾病的有效与无效、化验结果是阳性与阴性、婴儿的性别等.

2）二项分布

**定义 8.18**　如果随机变量 $X$ 的概率分布为

$$P(X = k) = C_n^k p^k q^{n-k} \quad (k = 0, 1, 2, \cdots, n) \tag{8-22}$$

其中 $0 < p < 1, q = 1 - p$,则称 $X$ 服从参数为 $n, p$ 的**二项分布**(binomial distribution),记作 $X \sim B(n, p)$.

显然,$n = 1$ 时的二项分布就是两点分布.

**例 8.15**　注射一种疫苗可能有 0.1% 的人会出现不适反应,有 10 个人接种.

（1）求有 1 人出现不适反应的概率;

（2）求至少有 1 人出现不适反应的概率.

**解**　设 $X$ 表示"接种的 10 人中出现不适反应的人数",则 $X \sim B(10, 0.001)$,于是

（1）$P(X = 1) = C_{10}^1 \cdot (0.001) \cdot (0.999)^9 = 0.00990$,

（2）$P(X \geqslant 1) = 1 - P_{10}(0) = 1 - C_{10}^0 \cdot (0.001)^0 \cdot (0.999)^{10} = 0.00996$.

3）泊松（Poisson）分布

**定理 8.6**（泊松定理）　设 $\lambda = np_n > 0, 0 < p_n < 1, n = 1, 2, \cdots$,则对任一非负整数 $k$,有

$$\lim_{n \to \infty} C_n^k p_n^k (1 - p_n)^{n-k} = \frac{\lambda^k e^{-\lambda}}{k!}. \tag{8-23}$$

于是可以就此引入泊松分布的定义.

**定义 8.19**　如果随机变量 $X$ 的概率分布为

$$P(X = k) = \frac{\lambda^k e^{-\lambda}}{k!}, \quad k = 0, 1, 2, \cdots \tag{8-24}$$

其中 $\lambda > 0$ 为常数,则称 $X$ 服从参数为 $\lambda$ 的**泊松分布**(Poisson distribution),记作 $X \sim P(\lambda)$.

由泊松定理知,当 $n$ 很大而 $p$ 很小($p < 0.1$)时,二项分布 $B(n,p)$ 的概率函数近似地等于泊松分布 $P(\lambda)$ 的概率函数,即有

$$C_n^k p^k q^{n-k} \approx \frac{\lambda^k e^{-\lambda}}{k!},$$

其中 $\lambda = np$.

在实际问题中,有许多随机变量服从泊松分布.例如,一段时间内电话交换台收到的呼叫次数,某路口通过的车辆数,一年内发生洪水的次数,遭受的台风次数以及各种稀有事件发生的次数等都可用泊松分布描述.

在实际计算时,若 $X \sim B(n,p)$,当 $n \geq 10$,$p \leq 0.1$ 时均可用泊松分布近似计算概率,当 $n \geq 100$ 且 $np \leq 10$ 时效果更佳.

**例 8.16** 根据以往的统计资料,某地新生儿染色体异常率为 2%,从中随机地抽取 100 名新生儿,求新生儿中染色体异常人数 $X$ 的概率分布.

**解** 显然 $X \sim B(100, 0.02)$,$X$ 的分布律为

$$P(X = k) = C_{100}^k (0.02)^k (0.98)^{100-k}, \quad k = 0, 1, 2, \cdots, 100.$$

由于 $n = 100$ 较大,$np = 100 \times 0.02 = 2$,故由泊松定理,近似地有

$$X \sim P(2),$$

即有

$$P(X = k) \approx \frac{2^k e^{-2}}{k!}, \quad k = 0, 1, 2, \cdots, 100.$$

计算结果列表如下:

| $X$ 的取值 | 0 | 1 | 2 | 3 | 4 | 5 | 6 | 7 | ... |
|---|---|---|---|---|---|---|---|---|---|
| $B(100, 0.2)$ | 0.1326 | 0.2707 | 0.2734 | 0.1823 | 0.0902 | 0.0353 | 0.0114 | 0.0031 | ... |
| $P(2)$ | 0.1353 | 0.2707 | 0.2707 | 0.1804 | 0.0902 | 0.0361 | 0.0120 | 0.0034 | ... |

由上表可见,两者的近似程度还是相当好的.

### 三、连续型随机变量

**1. 连续型随机变量的概率密度函数和分布函数**

类似于离散型,对连续型随机变量的描述,也应指出它的取值及其对应的取值概率.但连续型随机变量是在一个范围内连续地取值的,无法一一列举,即使可以一一列举,每一个可取值的取值概率也只能是零,反映不出各自的取值概率的特征.

如果不是考察随机变量 $X$ 取某一点的取值概率,而是取 $x$ 到 $x + \Delta x$ 这一小范围内的"平均取值概率",即 $\dfrac{P(x \leq X \leq x + \Delta x)}{\Delta x}$,这就可以反映 $X$ 在这一小范围内的取值概率的特性.当 $\Delta x$ 趋于零时,也就是 $X$ 在 $x$ 点上的取值概率的特性.

**定义 8.20** 称

$$f(x) = \lim_{\Delta x \to 0} \frac{P(x \leq X \leq x + \Delta x)}{\Delta x} \tag{8-25}$$

为随机变量 $X$ 在 $x$ 点上的**概率密度函数**（probability density function）.

**定义 8.21** 设 $f(x)$ 是连续型随机变量 $X$ 的概率密度函数，则称

$$F(x) = \int_{-\infty}^{x} f(t)\,dt \qquad (8\text{-}26)$$

为连续型随机变量 $X$ 的**概率分布函数**（probability distribution function）.

分布函数 $F(x)$ 与其密度函数 $f(x)$ 关系的几何解释见图 8-10，图中阴影部分的面积值与分布函数 $F(x)$ 的函数值相等.

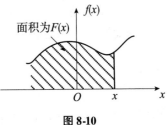

**图 8-10**

由微积分的知识可知，连续型随机变量 $X$ 的概率分布函数是它的密度函数的可变上限定积分. 反之，密度函数 $f(x)$ 是分布函数 $F(x)$ 的导数，即

$$\frac{dF(x)}{dx} = f(x) \qquad (8\text{-}27)$$

连续型随机变量密度函数及分布函数有如下性质.

(1) $f(x) \geqslant 0$；

(2) $\displaystyle\int_{-\infty}^{+\infty} f(x)\,dx = 1$；

(3) $\displaystyle\int_{x_1}^{x_2} f(x)\,dx = P(x_1 \leqslant X \leqslant x_2) = P(x_1 < X \leqslant x_2)$

$$= P(x_1 \leqslant X < x_2) = P(x_1 < X < x_2) = F(x_2) - F(x_1).$$

**例 8.17** 设连续型随机变量 $X$ 的概率密度函数为

$$f(x) = Ae^{-|x|} \quad (-\infty < x < +\infty).$$

(1) 求系数 $A$；

(2) 求 $X$ 的分布函数 $F(x)$.

**解** 由连续型随机变量密度函数的性质，则

$$(1)\; 1 = \int_{-\infty}^{+\infty} f(x)\,dx = \int_{-\infty}^{+\infty} Ae^{-|x|}\,dx = 2A\int_{0}^{+\infty} e^{-x}\,dx$$

$$= -2Ae^{-x}\,\big|_0^{+\infty} = 2A,$$

故

$$A = \frac{1}{2}.$$

(2) $X$ 的分布函数为 $F(x) = P(X \leqslant x) = \displaystyle\int_{-\infty}^{x} \frac{1}{2}e^{-|t|}\,dt.$

当 $x \leqslant 0$ 时，$F(x) = \displaystyle\int_{-\infty}^{x} \frac{1}{2}e^{t}\,dt = \frac{1}{2}e^{x}$；

当 $x > 0$ 时，$F(x) = \displaystyle\int_{-\infty}^{0} \frac{1}{2}e^{t}\,dt + \int_{0}^{x} \frac{1}{2}e^{-t}\,dt = \frac{1}{2} + \frac{1}{2}(1 - e^{-x}) = 1 - \frac{1}{2}e^{-x}.$

所以分布函数为

$$F(x) = \begin{cases} \dfrac{1}{2}e^x, & x \leqslant 0, \\ 1 - \dfrac{1}{2}e^{-x}, & x > 0. \end{cases}$$

**2. 常见的连续型随机变量的分布**

1）均匀分布

**定义 8.22** 若随机变量 $X$ 的概率密度函数为

$$f(x) = \begin{cases} \dfrac{1}{b-a}, & a \leqslant x \leqslant b, \\ 0, & \text{其它}, \end{cases}$$

则称 $X$ 在 $[a,b]$ 上服从**均匀分布**(uniform distribution)，记作 $X \sim U[a,b]$.

分布函数为

$$F(x) = \begin{cases} 0, & x < a, \\ \dfrac{x-a}{b-a}, & a \leqslant x < b, \\ 1 & x \geqslant b. \end{cases}$$

密度函数和分布函数图象如图 8-11，图 8-12.

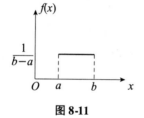

图 8-11          图 8-12

若 $X$ 在 $[a,b]$ 上服从均匀分布，对于满足 $a \leqslant c < d \leqslant b$ 的任意区间 $[c,d]$，均有

$$P(c < X < d) = \int_c^d \frac{1}{b-a}\mathrm{d}x = \frac{d-c}{b-a},$$

即 $X$ 落在 $[a,b]$ 的任一子区间内的概率取决于该子区间的长度，而与该区间的位置无关. $X$ 落在任意两个等长子区间内的概率是相等的，"均匀分布"中的"均匀"的含义就是"等可能"的意思，所以均匀分布又称为等概率分布.

2）指数分布

**定义 8.23** 若随机变量 $X$ 的概率密度函数为

$$f(x) = \begin{cases} 0, & x \leqslant 0, \\ \lambda e^{-\lambda x}, & x > 0. \end{cases}$$

其中 $\lambda > 0$ 是一常数，则称 $X$ 服从参数为 $\lambda$ 的**指数分布**(exponent distribution)，记作 $X \sim e(\lambda)$.

分布函数为

$$F(x) = \begin{cases} 0, & x \leqslant 0, \\ 1 - e^{-\lambda x}, & x > 0. \end{cases}$$

指数分布常用于描述元件的使用寿命，癌症病人术后存活期，随机服务系统的服务时间等等.

**例 8.18** 多年统计表明,某厂生产的电视机的寿命 $X \sim e(0.2)$(单位:万小时).

(1)某人购买了一台该厂生产的电视机,问其寿命超过 4 万小时的概率是多少?

(2)某单位一次购买了 10 台这种电视机,问至少 2 台寿命大于 4 万小时的概率又是多少?

**解** 由题意知 $X$ 的密度函数为

$$f(x) = \begin{cases} 0.2\mathrm{e}^{-0.2x}, & x > 0, \\ 0, & x \leqslant 0. \end{cases}$$

(1)所求概率为 $P(X > 4) = \int_4^{+\infty} 0.2\mathrm{e}^{-0.2x}\mathrm{d}x = -\mathrm{e}^{-0.2x}\Big|_4^{+\infty} = 0.4493$;

(2)设 $Y$ = "10 台电视机中寿命大于 4 万小时的台数",则 $Y$ 服从二项分布,即有 $Y \sim B(10, 0.4493)$. 于是

$$\begin{aligned}
P(Y \geqslant 2) &= 1 - P_{10}(0) - P_{10}(1) \\
&= 1 - C_{10}^0 \cdot (0.4493)^0 \cdot (0.5507)^{10} - C_{10}^1 \cdot (0.4493)^1 \cdot (0.5507)^9 \\
&= 0.9765.
\end{aligned}$$

3)正态分布

**定义 8.24** 若随机变量 $X$ 的密度函数为

$$f(x) = \frac{1}{\sqrt{2\pi}\sigma}\mathrm{e}^{-\frac{(x-\mu)^2}{2\sigma^2}} \qquad (x \in R) \tag{8-28}$$

其中 $\mu \in R, \sigma > 0$ 为常数,则称随机变量 $X$ 服从参数为 $\mu, \sigma^2$ 的**正态分布**(normal distribution),记作 $X \sim N(\mu, \sigma^2)$.

正态分布又称高斯分布,是高斯(Gauss)研究误差理论时首先发现的. 正态分布的概率密度曲线 $f(x)$ 称为正态分布曲线.

分布函数为

$$F(x) = \frac{1}{\sqrt{2\pi}\sigma}\int_{-\infty}^x \mathrm{e}^{-\frac{(t-\mu)^2}{2\sigma^2}}\mathrm{d}t. \tag{8-29}$$

根据函数关系式(8-28)和(8-29),不难作出它们的曲线(图 8-13).

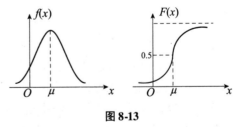

**图 8-13**

正态分布曲线有如下特征:

(1)连续性:$f(x)$ 是初等函数,定义域为 $(-\infty, +\infty)$,对任何 $x$,均有 $f(x) > 0$,所以正态分布曲线是位于 $x$ 轴上方的一条连续曲线.

(2)对称性:曲线以直线 $x = \mu$ 为对称轴.

(3)极值与拐点:$f(x)$ 在 $x = \mu$ 处有极大值 $\dfrac{1}{\sqrt{2\pi}\sigma}$,在 $x \pm \sigma$ 处有拐点.

(4)渐近线:因为 $f(x) > 0, \lim\limits_{x \to \infty} f(x) = 0$,所以正态分布曲线以 $x$ 轴为渐近线.

(5)正态分布曲线下的面积为 1,即

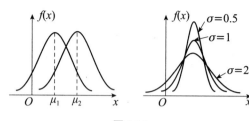

图 8-14

$$\int_{-\infty}^{+\infty} \frac{1}{\sqrt{2\pi}\sigma} e^{-\frac{(x-\mu)^2}{2\sigma^2}} dx = 1.$$

（6）参数 $\mu$ 确定曲线的位置，参数 $\sigma$ 确定曲线的陡峭程度（图 8-14）.

特别地，当 $\mu = 0$，$\sigma = 1$ 时，称为**标准正态分布**（standard normal distribution），记作 $N(0,1)$，其概率密度函数和分布函数常用 $\varphi(x)$ 和 $\Phi(x)$ 表示，即

$$\varphi(x) = \frac{1}{\sqrt{2\pi}} e^{-\frac{x^2}{2}} (x \in R), \qquad \Phi(x) = \frac{1}{\sqrt{2\pi}} \int_{-\infty}^{x} e^{-\frac{t^2}{2}} dt.$$

函数 $\Phi(x)$ 有以下性质：

（1）$\Phi(0) = 0.5$；

（2）$\Phi(-x) = 1 - \Phi(x)$.

本书附表 2 中列有 $x \geqslant 0$ 时 $\Phi(x)$ 的值.

一般正态分布 $N(\mu, \sigma^2)$ 与标准正态分布 $N(0,1)$ 有如下关系.

**定理 8.7** 设随机变量 $X \sim N(\mu, \sigma^2)$，分布函数设为 $F(x)$，则对每个 $x \in R$，有

$$F(x) = \Phi\left(\frac{x-\mu}{\sigma}\right). \tag{8-30}$$

**证明** 由分布函数的定义知

$$F(x) = P(X \leqslant x) = \int_{-\infty}^{x} \frac{1}{\sqrt{2\pi}\sigma} e^{-\frac{(t-\mu)^2}{2\sigma^2}} dt,$$

设 $\dfrac{t-\mu}{\sigma} = u$，则

$$F(x) = \int_{-\infty}^{\frac{x-\mu}{\sigma}} \frac{1}{\sqrt{2\pi}} e^{-\frac{u^2}{2}} du = \Phi\left(\frac{x-\mu}{\sigma}\right).$$

**推论 8.4** 若 $X \sim N(\mu, \sigma^2)$，对每个 $a, b \in R$，$a < b$，有

$$P(a < X \leqslant b) = \Phi\left(\frac{b-\mu}{\sigma}\right) - \Phi\left(\frac{a-\mu}{\sigma}\right). \tag{8-31}$$

正态分布是概率论与数理统计中最常用也是最重要的一种概率分布，它在解决实际问题中有着广泛的应用. 经验表明，当一个变量受到大量微小的、互相独立的随机因素影响时，这个变量往往服从或近似服从正态分布. 如红细胞数、胆固醇含量、人的身高、体重等都可看作正态分布. 而许多统计方法都是以正态分布理论为基础的.

**例 8.19** 设 $X \sim N(0,1)$，查附表计算：

（1）$P(X \leqslant 0.8)$；（2）$P(X > -0.4)$；（3）$P(|X-1| \leqslant 2)$.

**解** （1）$P(X \leqslant 0.8) = \Phi(0.8) = 0.7881$；

（2）$P(X > -0.4) = 1 - P(X \leqslant -0.4) = 1 - \Phi(-0.4)$
$$= \Phi(0.4) = 0.6554；$$

（3）$P(|X-1| \leqslant 2) = P(-2 \leqslant X-1 \leqslant 2) = P(-1 \leqslant X \leqslant 3)$
$$= \Phi(3) - \Phi(-1) = \Phi(3) + \Phi(1) - 1$$

$$= 0.9987 + 0.8413 - 1 = 0.84.$$

**例8.20** 设 $X \sim N(1, 16)$，查附表计算：

（1） $P(X \leqslant 0.8)$；（2） $P(X > -0.4)$；（3） $P(\mid X - 1 \mid \leqslant 2)$．

**解** （1） $P(X \leqslant 0.8) = \Phi\left(\dfrac{0.8 - 1}{4}\right) = \Phi(-0.05) = 1 - \Phi(0.05)$

$$= 1 - 0.5199 = -0.4801;$$

（2） $P(X > -0.4) = 1 - P(X \leqslant -0.4) = 1 - \Phi\left(\dfrac{-0.4 - 1}{4}\right)$

$$= 1 - \Phi(-0.35) = \Phi(0.35) = 0.6368;$$

（3） $P(\mid X - 1 \mid \leqslant 2) = P(-2 \leqslant X - 1 \leqslant 2) = P(-1 \leqslant X \leqslant 3)$

$$= \Phi\left(\dfrac{3 - 1}{4}\right) - \Phi\left(\dfrac{-1 - 1}{4}\right)$$

$$= \Phi(0.5) - \Phi(-0.5)$$

$$= 2\Phi(0.5) - 1 = 2 \times 0.6915 - 1 = 0.3830.$$

**例8.21** 设 $X \sim N(\mu, \sigma^2)$，求 $P(\mid X - \mu \mid \leqslant k\sigma)$，其中 $k$ 为常数．

**解** $P(\mid X - \mu \mid \leqslant k\sigma) = P(\mu - k\sigma \leqslant X \leqslant \mu + k\sigma)$

$$= \Phi\left(\dfrac{\mu + k\sigma - \mu}{\sigma}\right) - \Phi\left(\dfrac{\mu - k\sigma - \mu}{\sigma}\right)$$

$$= \Phi(k) - \Phi(-k) = 2\Phi(k) - 1.$$

特别地，当 $k = 3$ 时，查附表得

$$P(\mu - 3\sigma \leqslant X \leqslant \mu + 3\sigma) = 2 \times 0.9987 - 1 = 0.9974.$$

这就是说，随机变量 $X$ 几乎总是落在 $(\mu - 3\sigma, \mu + 3\sigma)$ 之内，因此在应用中，常把 $(\mu - 3\sigma, \mu + 3\sigma)$ 看作是 $X$ 的实际取值区间，这就是"$3\sigma$ 原则"．

# 第七节　随机变量的数字特征

## 一、随机变量的数学期望

### 1. 数学期望的概念

**定义8.25** 设 $X$ 为离散型随机变量，概率函数为

$$P(X = x_k) = p_k, \quad k = 1, 2, \cdots$$

若级数 $\displaystyle\sum_{k=1}^{\infty} x_k p_k$ 绝对收敛，即

$$\sum_{k=1}^{\infty} \mid x_k \mid p_k < + \infty,$$

则称这个级数为随机变量 $X$ 的**数学期望**（mathematical expectation）或**总体均数**（population mean），记作 $E(X)$，即

$$E(X) = \sum_{k=0}^{\infty} x_k p_k. \tag{8-32}$$

当 $\sum\limits_{k=1}^{\infty} |x_k| p_k$ 发散时,则称 $X$ 的数学期望不存在.

**定义 8.26**　设 $X$ 为连续型随机变量,$f(x)$ 为密度函数,若广义积分 $\int_{-\infty}^{+\infty} xf(x)\mathrm{d}x$ 绝对收敛,即

$$\int_{-\infty}^{+\infty} |x| f(x)\mathrm{d}x < +\infty,$$

则称这个积分为随机变量 $X$ 的**数学期望**或**均值**,记作

$$E(X) = \int_{-\infty}^{+\infty} xf(x)\mathrm{d}x. \tag{8-33}$$

**例 8.22**　设 $X$ 的概率分布为

$$P(X=k) = C_n^k p^k q^{n-k}, \quad k = 0,1,2,\cdots,n$$

求 $E(X)$.

**解**　$\begin{aligned}[t] E(X) &= \sum_{k=0}^{n} k C_n^k p^k q^{n-k} \\ &= \sum_{k=0}^{n} k \frac{n(n-1)(n-2)\cdots[n-(k-1)]}{k!} p^k q^{n-k} \\ &= np \sum_{k=1}^{n} \frac{(n-1)(n-2)\cdots[n-(k-1)]}{(k-1)!} p^{k-1} q^{n-1-(k-1)} \\ &= np \sum_{k-1=0}^{n-1} C_{n-1}^{k-1} p^{k-1} q^{n-1-(k-1)} \\ &= np (p+q)^{n-1} = np. \end{aligned}$

**例 8.23**　设 $X$ 的密度函数为

$$f(x) = \begin{cases} \dfrac{1}{b-a}, & a \leqslant x \leqslant b, \\ 0, & \text{其它}. \end{cases}$$

求 $E(X)$.

**解**　$E(X) = \int_{-\infty}^{+\infty} xf(x)\mathrm{d}x = \int_a^b \dfrac{x}{b-a}\mathrm{d}x = \dfrac{a+b}{2}.$

这个结果是可以预料的,因为 $X$ 在 $[a,b]$ 上均匀分布,它取值的平均值当然应该是 $[a,b]$ 的中点.

**例 8.24**　设 $X$ 的密度函数为

$$f(x) = \begin{cases} \lambda \mathrm{e}^{-\lambda x}, & x \geqslant 0, \\ 0, & \text{其它}. \end{cases}$$

其中 $\lambda > 0$,求 $E(X)$.

**解**　$\begin{aligned}[t] E(X) &= \int_{-\infty}^{+\infty} xf(x)\mathrm{d}x = \int_0^{+\infty} x\lambda \mathrm{e}^{-\lambda x}\mathrm{d}x \\ &= -\int_0^{+\infty} x\mathrm{d}\mathrm{e}^{-\lambda x} = \int_0^{+\infty} \mathrm{e}^{-\lambda x} = \dfrac{1}{\lambda}. \end{aligned}$

**例 8.25**　设 $X \sim N(\mu, \sigma^2)$,求 $E(X)$.

**解**　$E(X) = \int_{-\infty}^{+\infty} x \dfrac{1}{\sigma\sqrt{2\pi}} e^{-\frac{(x-\mu)^2}{2\sigma^2}} \mathrm{d}x,$

令 $t = \dfrac{x-\mu}{\sigma},$ 则

$$E(X) = \int_{-\infty}^{+\infty} \frac{\mu + \sigma t}{\sqrt{2\pi}} e^{-\frac{t^2}{2}} \mathrm{d}t = \frac{\mu}{\sqrt{2\pi}} \int_{-\infty}^{+\infty} e^{-\frac{t^2}{2}} \mathrm{d}t + \frac{\sigma}{\sqrt{2\pi}} \int_{-\infty}^{+\infty} t e^{-\frac{t^2}{2}} \mathrm{d}t = \mu.$$

故正态分布中的参数 $\mu$ 表示相应随机变量 $X$ 的数学期望.

**例8.26**　现有甲、乙两种药物对每8人一组的患者进行治疗,假定被治疗对象的病情等基本状况大致相同,以 $X$、$Y$ 分别表示这两种药物治疗的有效例数,根据临床治疗资料所得 $X$、$Y$ 概率分布表如下,试比较这两种药物的治疗效果.

表8-3　$X$ 概率分布表

| $X$ | 0 | 1 | 2 | 3 | 4 | 5 | 6 | 7 | 8 |
|---|---|---|---|---|---|---|---|---|---|
| $P$ | 0.01 | 0.02 | 0.04 | 0.07 | 0.11 | 0.18 | 0.25 | 0.21 | 0.11 |

表8-4　$Y$ 概率分布表

| $Y$ | 0 | 1 | 2 | 3 | 4 | 5 | 6 | 7 | 8 |
|---|---|---|---|---|---|---|---|---|---|
| $P$ | 0.05 | 0.08 | 0.09 | 0.14 | 0.23 | 0.19 | 0.12 | 0.07 | 0.03 |

**解**　问题归结为甲、乙两种药物治疗的平均有效例数即数学期望值之比较,由公式(8-32)可知其值分别为

$$E(X) = 0 \times 0.01 + 1 \times 0.02 + \cdots + 7 \times 0.21 + 8 \times 0.11 = 5.50,$$
$$E(Y) = 0 \times 0.05 + 1 \times 0.08 + \cdots + 7 \times 0.07 + 8 \times 0.03 = 4.00.$$

因为 $E(X) > E(Y)$,即药物甲治疗的平均有效例数高于药物乙,说明药物甲的治疗效果较好.

**2. 数学期望的性质**

数学期望有如下重要性质.

设随机变量 $X, Y$ 的数学期望存在,则

(1) $E(c) = c, c$ 为常数;

(2) $E(cX) = cE(X), c$ 为常数;

(3) $E(X + Y) = E(X) + E(Y)$;

(4) 设 $X_i(i = 1, 2, \cdots, n)$ 是 $n$ 个随机变量, $c_i(i = 1, 2, \cdots, n)$ 是 $n$ 个常数,则

$$E\left(\sum_{i=1}^{n} c_i X_i\right) = \sum_{i=1}^{n} c_i E(X_i).$$

这个性质称为数学期望的线性性质.

(5) 若 $X$ 与 $Y$ 独立,则

$$E(XY) = E(X)E(Y).$$

一般地,若 $X_1, X_2, \cdots, X_n$ 相互独立,则

$$E\left(\prod_{i=1}^{n} X_i\right) = \prod_{i=1}^{n} E(X_i).$$

**例 8.27** 对 $N$ 个人进行验血,有两种方案:(1) 对每个人的血液逐个化验,共需进行 $N$ 次化验;(2) 将采集的每个人的血分成两份,然后取其中的一份,按 $k$ 人一组混合后进行化验(设 $N$ 为 $k$ 的倍数),若呈阴性反应,则认为 $k$ 个人的血都是阴性反应,这时 $k$ 个人的血只要化验一次;如果混合血液呈阳性反应,则需对 $k$ 个人的另一份血液逐个进行化验,这时 $k$ 个人的血总共要化验 $k+1$ 次.假设所有人的血液呈阳性反应的概率都是 $p$,且各次化验结果是相互独立的,试说明适当选取 $k$ 可使第二个方案减少化验次数.

**解** 设 $X$ 表示第二种方案下的总化验次数,$X_i$ 表示第 $i$ 个分组的化验次数 $\left(i = 1, 2, \cdots, \dfrac{N}{k}\right)$,则

$$X = \sum_{i=1}^{N/k} X_i, \quad E(X) = \sum_{i=1}^{N/k} E(X_i).$$

$E(X)$ 表示第二种方案下总的平均化验次数,$E(X_i)$ 表示第 $i$ 个分组的平均化验次数.下面先求 $E(X_i)$.

按照方案(2)的规定,$X_i$ 可能取两个值:混合血液呈阴性时,$X_i = 1$;呈阳性时,$X_i = k + 1$.因为"$X_i = 1$"表示"组内 $k$ 个人每个人的血液都是阴性"这一事件,又由于各次化验结果是相互独立的,所以

$$P(X_i = 1) = qq\cdots q = q^k \quad (q = 1 - p),$$
$$P(X_i = k + 1) = 1 - q^k.$$

于是

$$E(X_i) = q^k + (k+1)(1 - q^k) = k + 1 - kq^k \left(i = 1, 2, \cdots, \dfrac{N}{k}\right),$$
$$E(X) = \dfrac{N}{k}(k + 1 - kq^k) = N\left(1 + \dfrac{1}{k} - q^k\right).$$

这就是第二种方案的平均化验次数.由此可知,只要选 $k$ 使 $1 + \dfrac{1}{k} - q^k < 1$,即 $\dfrac{1}{k} < q^k$,就可使第二种方案减少化验次数.当 $q$ 已知时,若选 $k$ 使

$$f(k) = 1 + \dfrac{1}{k} - q^k$$

取最小值,就可使化验次数最少.

例如,当 $q = 0.9$ 时,可以证明,选 $k = 4$ 可使 $f(k)$ 最小,这时

$$E(X) = N\left(1 + \dfrac{1}{4} - 0.9^4\right) = 0.5939N.$$

故当 $q = 0.9, k = 4$ 时,第二种方案的化验次数比第一种方案平均减少 $40\%$.

## 二、随机变量的方差

### 1. 方差的概念

数学期望反映了随机变量的平均值,它是一个很重要的数字特征.但是,在某些场合下

只知道平均值是不够的. 例如, 研究灯泡的质量时, 人们不仅要知道灯泡寿命 $X$ 的平均值 $E(X)$ 的大小, 而且还要知道这些灯泡的寿命 $X$ 与 $E(X)$ 的平均偏离程度如何. 如果平均偏离很小, 那么说明这批灯泡的寿命大部分接近它的均值, 这也说明灯泡厂的生产是稳定的; 这时, 如果 $E(X)$ 比较大, 那么灯泡的质量就是比较好的. 相反, 如果 $X$ 与 $E(X)$ 的平均偏离很大, 那么即使均值较大, 生产质量也是有问题的.

用什么量来衡量这种平均偏离程度呢? 人们自然会想到采用 $|X - E(X)|$ 的平均值 $E|X - E(X)|$. 但是此式带有绝对值符号运算不便, 故采用 $[X - E(X)]^2$ 的平均值 $E[X - E(X)]^2$ 来代替. 显然, $E[X - E(X)]^2$ 的大小是完全能够反映 $X$ 离开 $E(X)$ 的平均偏离大小的, 这个值就称为 $X$ 的方差. 定义如下:

**定义 8.27**　设 $X$ 为随机变量, 若 $E[X - E(X)]^2$ 存在, 则称 $E[X - E(X)]^2$ 是 $X$ 的**方差**(variance), 记作 $D(X)$, 即

$$D(X) = E[X - E(X)]^2. \tag{8-34}$$

同时, 称 $\sqrt{D(X)}$ 是 $X$ 的**标准差**(standard deviation)或**均方差**, 记作 $\sigma_X$, 即

$$\sigma_X = \sqrt{D(X)}.$$

由于 $\sigma_X$ 与 $X$ 具有相同的量纲, 故在实际问题中常被采用.

计算方差时, 常用公式

$$D(X) = E(X^2) - [E(X)]^2. \tag{8-35}$$

事实上, 由数学期望的性质, 有

$$D(X) = E[X - E(X)]^2 = E\{X^2 - 2XE(X) + [E(X)]^2\}$$
$$= E(X^2) - 2E(X)E(X) + [E(X)]^2 = E(X^2) - [E(X)]^2.$$

**例 8.28**　设 $X$ 的分布列为

| $X$ | 0 | 1 |
|---|---|---|
| $P$ | $1 - p$ | $p$ |

求 $D(X)$.

**解**　因为 $E(X) = 0 \cdot (1 - p) + 1 \cdot p = p, E(X^2) = 0^2 \cdot (1 - p) + 1^2 \cdot p = p.$ 所以

$$D(X) = p - p^2 = p(1 - p) = pq, \quad 其中 q = 1 - p.$$

**例 8.29**　设 $X$ 的密度函数为

$$f(x) = \begin{cases} \dfrac{1}{b - a}, & a \leqslant x \leqslant b, \\ 0, & 其它. \end{cases}$$

求 $D(X)$.

**解**　由于 $E(X) = \dfrac{a + b}{2}$, 而

$$E(X^2) = \int_a^b x^2 \cdot \frac{\mathrm{d}x}{b - a} = \frac{a^2 + ab + b^2}{3},$$

故

$$D(X) = E(X^2) - [E(X)]^2 = \frac{(b-a)^2}{12}.$$

由此看出,在 $[a,b]$ 上服从均匀分布的随机变量的方差与区间长度的平方成正比.

**例 8.30** 设 $X$ 的密度函数为

$$f(x) = \begin{cases} \lambda e^{-\lambda x}, & x \geq 0, \\ 0, & \text{其它}, \end{cases}$$

其中 $\lambda > 0$,求 $D(X)$.

**解** 由于 $E(X) = \frac{1}{\lambda}$,而

$$E(X^2) = \int_0^{+\infty} x^2 \lambda e^{-\lambda x} dx = -\int_0^{+\infty} x^2 de^{-\lambda x} = \int_0^{+\infty} 2x e^{-\lambda x} dx = \frac{2}{\lambda^2},$$

故

$$D(X) = \frac{2}{\lambda^2} - \left(\frac{1}{\lambda}\right)^2 = \frac{1}{\lambda^2}.$$

**例 8.31** 设 $X \sim N(\mu, \sigma^2)$,求 $D(X)$.

**解** 因为 $E(X) = \mu$,由方差的定义得

$$D(X) = \int_{-\infty}^{+\infty} [x - E(X)]^2 f(x) dx = \int_{-\infty}^{+\infty} (x-\mu)^2 \frac{1}{\sigma\sqrt{2\pi}} e^{-\frac{(x-\mu)^2}{2\sigma^2}} dx,$$

令 $t = \frac{x-\mu}{\sigma}$,则

$$D(X) = \frac{\sigma^2}{\sqrt{2\pi}} \int_{-\infty}^{+\infty} t^2 e^{-\frac{t^2}{2}} dt = \frac{\sigma^2}{\sqrt{2\pi}} \left\{ \left[ -t e^{-\frac{t^2}{2}} \right]_{-\infty}^{+\infty} + \int_{-\infty}^{+\infty} e^{-\frac{t^2}{2}} dt \right\}$$

$$= \frac{\sigma^2}{\sqrt{2\pi}} \int_{-\infty}^{+\infty} e^{-\frac{t^2}{2}} dt = \sigma^2.$$

由此可知,正态分布中的参数 $\sigma^2$ 表示随机变量 $X$ 的方差.

**2. 方差的性质**

方差有如下几条重要性质.

设下面各随机变量的方差存在,则

(1) $D(c) = 0$,$c$ 为常数;

(2) $D(cX) = c^2 D(X)$,$c$ 为常数;

(3) 若 $X_1, X_2$ 相互独立,则 $D(X_1 + X_2) = D(X_1) + D(X_2)$.

一般地,设随机变量 $X_1, X_2, \cdots, X_n$ 相互独立,则

$$D(X_1 + X_2 + \cdots + X_n) = D(X_1) + D(X_2) + \cdots + D(X_n).$$

# 第八节　大数定律和中心极限定理

概率论是研究随机现象的统计规律性的科学,而这种统计规律性往往需要在相同条件下进行大量重复试验才能体现出来.大数定律和中心极限定理就是采用极限的方法,从理论上阐述了在一定条件下大量重复的随机试验的规律性.

### 一、大数定律

**定理 8.8**(伯努利大数定律)　设在 $n$ 重伯努利试验中成功的次数为 $Y_n$,而在每次试验中成功的概率为 $p(0 < p < 1)$,则对任意 $\varepsilon > 0$,有

$$\lim_{n \to \infty} P\left( \left| \frac{Y_n}{n} - p \right| \geqslant \varepsilon \right) = 0 \tag{8-36}$$

或

$$\lim_{n \to \infty} P\left( \left| \frac{Y_n}{n} - p \right| < \varepsilon \right) = 1. \tag{8-37}$$

这时称随机变量序列 $\dfrac{Y_n}{n}(n = 1, 2, \cdots)$ 依概率收敛于 $p$.

伯努利大数定律表明:当试验次数 $n$ 足够大时,成功的频率必然要接近于概率,这是频率稳定性的一种确切的解释. 根据伯努利大数定律,在实际应用中,当试验次数 $n$ 很大时,可以用事件的频率来近似代替事件的概率.

**定理 8.9**(切比雪夫大数定律)　设互相独立的随机变量序列 $X_1, X_2, \cdots$ 中各个随机变量的数学期望和方差都存在,且存在常数 $c$,使每个 $D(X_i) \leqslant c(i = 1, 2, \cdots)$,则对任意 $\varepsilon > 0$,必有

$$\lim_{n \to \infty} P\left( \left| \frac{1}{n} \sum_{i=1}^{n} X_i - \frac{1}{n} \sum_{i=1}^{n} E(X_i) \right| \geqslant \varepsilon \right) = 0 \tag{8-38}$$

或

$$\lim_{n \to \infty} P\left( \left| \frac{1}{n} \sum_{i=1}^{n} X_i - \frac{1}{n} \sum_{i=1}^{n} E(X_i) \right| < \varepsilon \right) = 1. \tag{8-39}$$

切比雪夫大数定律说明,在一定条件下,当 $n$ 充分大时,$n$ 个独立随机变量的平均数这个随机变量的离散程度是很小的. 这意味着,经过算术平均后得到的随机变量 $\dfrac{1}{n} \sum_{i=1}^{n} X_i$ 将比较密集的集中在它的数学期望 $\dfrac{1}{n} \sum_{i=1}^{n} E(X_i)$ 附近.

**推论 8.5**　设 $X_1, X_2, \cdots$ 是独立同分布的随机变量序列,具有有限的数学期望和方差,$E(X_i) = \mu, D(X_i) = \sigma^2, i = 1, 2, \cdots$,则对任意 $\varepsilon > 0$,有

$$\lim_{n \to \infty} P\left( \left| \frac{1}{n} \sum_{i=1}^{n} X_i - \mu \right| \geqslant \varepsilon \right) = 0 \tag{8-40}$$

或

$$\lim_{n \to \infty} P\left( \left| \frac{1}{n} \sum_{i=1}^{n} X_i - \mu \right| < \varepsilon \right) = 1. \tag{8-41}$$

在推论 8.5 中,假设所讨论的随机变量的方差是存在的,但实际上,方差存在这个条件并不是必要的,现不加证明地介绍下面的定理.

**定理 8.10**(辛钦大数定律)　设 $X_1, X_2, \cdots$ 是独立同分布的随机变量序列,且具有有限的数学期望 $E(X_i) = \mu, i = 1, 2, \cdots$,则对任意 $\varepsilon > 0$,有

$$\lim_{n \to \infty} P\left( \left| \frac{1}{n} \sum_{i=1}^{n} X_i - \mu \right| \geqslant \varepsilon \right) = 0 \tag{8-42}$$

或

$$\lim_{n \to \infty} P\left( \left| \frac{1}{n} \sum_{i=1}^{n} X_i - \mu \right| < \varepsilon \right) = 1. \tag{8-43}$$

$\frac{1}{n} \sum_{i=1}^{n} X_i$ 可以看作随机变量 $X$ 在 $n$ 次独立重复试验中 $n$ 个观察值的算术平均值,而 $E(X) = \mu$. 因此,辛钦大数定律告诉我们:当试验次数 $n$ 足够大时,平均值 $\frac{1}{n} \sum_{i=1}^{n} X_i$ 与数学期望 $\mu$ 之差的绝对值不小于任一指定的正数 $\varepsilon$ 的概率可以小于任何预先指定的正数. 这就是算术平均值稳定性的较确切的解释. 所以,在测量中常用多次重复测得的值的算术平均值来作为被测量的近似值.

## 二、中心极限定理

前面讨论了独立随机变量的平均值 $\frac{1}{n} \sum_{i=1}^{n} X_i (n = 1, 2, \cdots)$ 序列的依概率收敛问题,现在讨论独立随机变量的和 $\sum_{i=1}^{n} X_i$ 当 $n \to \infty$ 时的分布问题.

**定理 8.11**(独立同分布中心极限定理) 如果随机变量序列 $X_1, X_2, \cdots$ 独立同分布,且 $E(X_i) = \mu, D(X_i) = \sigma^2 < +\infty (i = 1, 2, \cdots)$,且 $\sigma \neq 0$,则

$$\lim_{n \to \infty} P\left( \frac{\sum_{i=1}^{n} X_i - n\mu}{\sqrt{n}\,\sigma} \leqslant x \right) = \int_{-\infty}^{x} \frac{1}{\sqrt{2\pi}} e^{-\frac{t^2}{2}} \mathrm{d}t. \tag{8-44}$$

该定理表明:无论 $X_i(i = 1, 2, \cdots)$ 服从什么分布,只要 $D(X_i) < +\infty$,当 $n$ 充分大时,随机变量 $\dfrac{\sum_{i=1}^{n} X_i - n\mu}{\sqrt{n}\,\sigma}$ 就近似地服从 $N(0,1)$,而随机变量 $\sum_{i=1}^{n} X_i$ 近似地服从 $N(n\mu, n\sigma^2)$. 此时,就称 $\dfrac{\sum_{i=1}^{n} X_i - n\mu}{\sqrt{n}\,\sigma}$ 渐近地服从 $N(0,1)$.

**定理 8.12** 设随机变量 $X_n \sim B(n, p), n = 1, 2, \cdots$,则

$$\lim_{n \to \infty} P\left( \frac{X_n - np}{\sqrt{npq}} \leqslant x \right) = \int_{-\infty}^{x} \frac{1}{\sqrt{2\pi}} e^{-\frac{t^2}{2}} \mathrm{d}t \tag{8-45}$$

**推论 8.6** 设随机变量 $X \sim B(n, p)$,则当 $n$ 很大时,近似地有

$$X \sim N(np, npq),$$

从而可得近似公式

$$P(a < X \leqslant b) \approx \Phi\left( \frac{b - np}{\sqrt{npq}} \right) - \Phi\left( \frac{a - np}{\sqrt{npq}} \right). \tag{8-46}$$

由推论 8.6 可知,当 $n$ 很大时,二项分布的概率计算问题,可以转化为正态分布来计算,这将使计算量大大减少.

**例 8.32** 某病的患病率为 0.005,现对 10000 人进行检查,试求查出患病人数在 [45,

55〕内的概率.

**解** 设患病人数为 $X$,则 $X \sim B(10000, 0.005)$.

$$np = 10000 \times 0.005 = 50, npq = 50 \times 0.995 = 49.75.$$

所以

$$P(45 \leqslant X \leqslant 55) \approx \Phi\left(\frac{55-50}{\sqrt{49.75}}\right) - \Phi\left(\frac{45-50}{\sqrt{49.75}}\right)$$

$$= \Phi(0.78) - \Phi(-0.78) = 2\Phi(0.78) - 1$$

$$= 0.5646.$$

**例 8.33** 某制药车间有相互独立的同类设备 200 台,每台发生故障的概率为 0.02.设每台设备的故障需一名维修人员来排除,问:(1) 发生故障的设备在 2 至 10 台之间的概率;(2) 要保证设备发生故障时能及时排除的概率达到 99.9%,需配备多少名维修人员?

**解** 维修人员能否及时排除故障,取决于同一时刻发生故障的设备数 $X$. 依题意,将 200 台设备是否发生故障视为次数 $n = 200$ 的独立重复试验,则 $X \sim B(200, 0.02)$.

由于 $n = 200$ 很大,则可利用中心极限定理及公式(8-46)来解题. 其中 $p = 0.02$,$np = 4$,$npq = 3.92$.

(1) 所求概率为

$$P\{2 \leqslant X \leqslant 10\} \approx \Phi\left(\frac{10-np}{\sqrt{npq}}\right) - \Phi\left(\frac{2-np}{\sqrt{npq}}\right) = \Phi\left(\frac{6}{\sqrt{3.92}}\right) - \Phi\left(\frac{-2}{\sqrt{3.92}}\right)$$

$$= \Phi(3.03) - (1 - \Phi(1.01)) = 0.9989 - (1 - 0.8437) = 0.8426$$

即所求概率约为 84.26%.

(2) 依题意,应求出最小的 $m$,使得 $P\{X \leqslant m\} \geqslant 0.999$. 由中心极限定理得

$$P\{X \leqslant m\} = P\left\{\frac{X-np}{\sqrt{npq}} \leqslant \frac{m-np}{\sqrt{npq}}\right\} \approx \Phi\left(\frac{m-np}{\sqrt{npq}}\right) = \Phi\left(\frac{m-4}{\sqrt{3.92}}\right) \geqslant 0.999,$$

查附表 2 得:$\frac{m-4}{\sqrt{3.92}} \geqslant 3.01$,即 $m \geqslant 9.96$.

故 $m = 10$,即需配备 10 名维修人员即可.

这里利用中心极限定理解决了"设备维修问题".

# 本章小结

本章介绍了概率论的基本理论,包括随机试验、样本空间、随机事件等基本概念,随机事件间的关系,古典概率,概率的加法公式,条件概率与事件独立性的概念,概率的乘法公式,全概率公式和贝叶斯公式.

引入了随机变量的概念,讨论了三种常见的离散型分布即两点分布、二项分布及 Poisson 分布;三种常见的连续型分布即均匀分布、指数分布及正态分布.给出了分布函数的定义,讨论了其性质.

介绍了随机变量的数学期望和方差等常用数字特征,数学期望描述了随机变量的集中趋势,而方差描述了随机变量取值偏离其期望的离散程度.

切比雪夫大数定律说明,在一定条件下,当 $n$ 充分大时,$n$ 个独立随机变量的平均数这个随机变量的离散程度是很小的.这意味着,经过算术平均后得到的随机变量 $\frac{1}{n}\sum_{i=1}^{n}X_i$ 将比较密集地集中在它的数学期望 $\frac{1}{n}\sum_{i=1}^{n}E(X_i)$ 附近.中心极限定理表明 $n$ 个独立的随机变量的和 $\sum_{i=1}^{n}X_i$ 的分布逼近正态分布;当 $n$ 很大时,二项分布 $B(n,p)$ 也近似正态分布,因此,正态分布无论在理论上还是在应用上都是最重要的一种分布.

┌─ 知识链接 ┐

### "数学王子"高斯与正态分布

德国著名数学家、天文学家高斯(C. F. Gauss,1777—1855)被认为是历史上最伟大的数学家之一,并有"数学王子"的美誉.

1792 年,15 岁的高斯进入卡罗琳学院,在那里,他独立发现了二项式定理的一般形式、数论上的"二次互反律"、素数定理及算术短连接线几何平均数等,发展了数学分析理论.

1795 年 18 岁的高斯转入哥廷根大学,期间发现了质数分布定理和最小二乘法,大学一年级(19 岁)的高斯发明了用圆规和直尺绘制正 17 边形的规作图法,解决了两千年来悬而未决的几何难题.通过对足够多的测量数据误差的处理后,成功地得到钟形曲线即正态分布曲线,该函数被命名为标准正态分布或高斯分布,并在概率计算中大量使用.其后他在谷神星轨迹的测定、代数学基本定理的证明、非欧几里得几何的创立、微分几何及大地测量学等方面研究都有重大贡献.

现今德国 10 马克的印有高斯头像的钞票还印有正态分布的密度曲线,这是否意味着在高斯的不胜枚举的科学贡献中,其对人类文明影响最大的就是源于测量数据误差的正态分布?

# 习题八

8.1 写出下列随机试验的样本空间及事件中的样本点:

(1) 掷一颗骰子,记录出现点数,$A$ = "出现奇数点";

(2) 将一颗骰子掷两次,记录出现的点数, $A$ = "两次点数之和为 10",$B$ = "第一次出现的点数比第二次的点数大 2";

(3) 一个口袋中有 5 只外形完全相同的球,编号分别为 1,2,3,4,5,从中同时取出 3 只球,观察其结果,$A$ = "球的最小号码为 1";

(4) 将 $a,b$ 两个球随机地放到甲,乙,丙三个盒子中去,观察放球情况,$A$ = "甲中至少有一球";

(5) 记录在一段时间内通过某桥的汽车流量,$A$ = "通过的汽车不足 5 台",$B$ = "通过的汽车不足 3 台".

8.2 设 $A,B,C$ 为三事件,试用 $A,B,C$ 的运算关系表示下列各事件:

（1）仅有 $A$ 发生；

（2）$A$ 与 $B$ 都发生，$C$ 不发生；

（3）$A,B,C$ 都发生；

（4）$A,B,C$ 中至少一个发生；

（5）$A,B,C$ 中至少两个发生；

（6）$A,B,C$ 中恰有一个事件发生；

（7）$A,B,C$ 中恰有两个事件发生；

（8）$A,B,C$ 中没有一个事件发生；

（9）$A,B,C$ 中不多于两个事件发生.

8.3　一批晶体管共 40 只，其中 3 只是坏的，今从中任取 5 只，试求：

（1）5 只全是好的概率；

（2）5 只中有两只坏的概率.

8.4　袋中有编号为 1 到 10 的 10 个球，今从袋中任取 3 个球，求：

（1）3 个球的最小号码为 5 的概率；

（2）3 个球的最大号码为 5 的概率.

8.5　把 10 本书任意放到书架上，求其中指定的 3 本书放在一起的概率.

8.6　从 $0,1,2,3,\cdots,9$ 等 10 个数字中任意选出三个不同数字，试求下列事件的概率：

$A_1$ ＝"三个数字中不含 0 和 5"；

$A_2$ ＝"三个数字中不含 0 或 5"；

$A_3$ ＝"三个数字中含 0，但不含 5".

8.7　设 $A,B$ 为互不相容事件，$P(A)=0.4$，$P(B)=0.3$，求 $P(\overline{AB})$ 与 $P(\overline{A}+B)$.

8.8　袋中装有大小与质量均相同的 20 个球，其中 8 个红球，6 个黄球，4 个黑球，2 个白球. 今从中任取一球，以 $A,B,C$ 分别表示取得红球、黑球、白球. 试求：$P(A)$，$P(AB)$，$P(A+B)$，$P(A+B+C)$.

8.9　三人独立地去破译一个密码，他们单独能译出的概率分别为 $\frac{1}{5}$，$\frac{1}{3}$，$\frac{1}{4}$. 试问能将此密码译出的概率是多少？

8.10　甲、乙、丙三人向一架飞机进行射击，设他们的命中率分别为 0.4，0.5，0.7. 又设飞机中一弹而被击落的概率为 0.2，中两弹而被击落的概率为 0.6，中三弹必然被击落. 今三人各射击一次，求飞机被击落的概率.

8.11　某船运输分别由甲、乙、丙三地生产的瓷器，各占总量的 20%，30%，50%，由于质量差异，其破损率分别为 5%，3%，3%. 到港后随机地抽取一件，问：

（1）该瓷器已破损的概率是多少？

（2）若发现该瓷器已破损，则最有可能是由何地生产的？

8.12　三人独立地各投篮一次，设命中率各为 0.3，0.5，0.7. 试求：

（1）至少一人投中的概率；

（2）恰好投中二次的概率.

8.13　某地区约有 5% 的人体内携带有乙肝病毒，求该地区某校一个班的 50 名学生中至少有一人体内携带有乙肝病毒的概率.

8.14 一袋中有 3 只白球,5 只红球.某人从袋中任意摸出 4 只球,求摸得的红球个数 $X$ 的概率分布.

8.15 设随机变量 $X$ 的概率分布为

$$P(X=k)=\frac{ak}{18} \qquad (k=1,2,3,\cdots,9).$$

(1) 求系数 $a$;

(2) 求概率 $P(X=1$ 或 $X=4)$;

(3) 求 $P\left(-1<X\leqslant\frac{7}{2}\right)$.

8.16 某社区有 10 部公共电话,设任一时刻每部公用电话被使用的概率为 0.85.问在同一时刻:

(1) 恰有 8 部电话被使用的概率是多少?

(2) 至少有 8 部电话被使用的概率是多少?

(3) 至多有 8 部电话被使用的概率是多少?

(4) 至少有一部电话未被使用的概率是多少?

(5) 为了保证任一时刻至少有一部未被使用的概率不小于 90%,问应再安装几部公用电话? 这时最可能有几部电话未被使用?

8.17 一工厂生产的产品次品率为 0.5%,任取出 1000 件该产品,用泊松定理计算:

(1) 至少有两件次品的概率;

(2) 不超过 5 件次品的概率;

(3) 能以不少于 90% 的概率保证次品件数不超过几件?

(4) 这 1000 件产品中最可能有几件次品?

8.18 设随机变量 $X$ 的密度函数为

$$f(x)=\begin{cases}\dfrac{A}{\sqrt{1-x^2}}, & |x|<1,\\[2mm] 0, & \text{其它}.\end{cases}$$

(1) 求系数 $A$;

(2) 求 $X$ 的分布函数 $F(x)$;

(3) 求 $X$ 落在区间 $\left(-\dfrac{1}{2},\dfrac{1}{2}\right)$ 内的概率.

8.19 设 $X$ 的密度函数为

$$f(x)=\begin{cases}\dfrac{1}{2}e^x, & -\infty<x<0,\\[2mm] \dfrac{x}{2}, & 0\leqslant x<1,\\[2mm] 1-\dfrac{x}{2}, & 1\leqslant x<2,\\[2mm] 0, & x\geqslant 2.\end{cases}$$

求 $X$ 的分布函数 $F(x)$.

8.20 某仪器装有六只独立工作的同型号电子元件,其寿命(单位:小时) $X \sim e\left(\dfrac{1}{600}\right)$,求在仪器使用的最初 200 小时内:

(1) 恰有一只元件损坏的概率;

(2) 至少有一只元件损坏的概率.

8.21 设 $X \sim N(0,1)$,计算下列概率:

(1) $P(X < -0.78)$; (2) $P(|X-1.5| > 1.5)$;

(3) $P(|X| > 1.55)$; (4) $P(2|X| \leqslant 5)$.

8.22 设 $X \sim N(-1,4)$,计算下列概率.

(1) $P(X < 2.44)$; (2) $P(X < -2.44)$;

(3) $P(|X| > 2.8)$; (4) $P(|X-1| < 1)$.

8.23 设随机变量 $X$ 的分布列为

| $X$ | $-2$ | $-1$ | $0$ | $1$ |
|---|---|---|---|---|
| $p$ | 0.4 | 0.3 | 0.2 | 0.1 |

试求 $E(X),D(X)$.

8.24 某实验室给每位学生发 1 只小白鼠做实验,若实验不成功可发第 2 只,如此最多发给 3 只,每次实验成功的概率为 0.6.

(1) 求一位学生使用小鼠只数的概率函数;

(2) 若 100 名学生做该项实验,问实验室平均应准备多少只小白鼠?

8.25 设随机变量 $X$ 的概率密度函数为

$$f(x) = \begin{cases} \dfrac{1}{\pi\sqrt{1-x^2}}, & |x| < 1, \\ 0, & |x| \geqslant 1. \end{cases}$$

求 $E(X),D(X)$.

8.26 设随机变量 $X$ 的分布函数为

$$F(x) = \begin{cases} 1 - \dfrac{a^3}{x^3}, & x \geqslant a > 0, \\ 0, & x < a. \end{cases}$$

求 $E(X),D(X)$.

8.27 已知 $X$ 为随机变量,$E(X) = 100,D(X) = 10$,请估计 $X$ 落入区间 $(80,120)$ 内的概率.

8.28 某电厂供应一万户人家用电,设每户用电的概率为 0.8.

(1) 求同时用电户数在 8100 户以上的概率?

(2) 若每户用电 100 瓦,问电站至少需要多大的发电量才能以 0.975 的概率保证供电?

8.29 某车间有 200 台车床,它们独立地进行工作,开工率各为 0.6,且开工时耗电各为0.8千瓦.问供电所至少要供给该车间多少电力,才能以99.9%的概率保证车间生产正常进行?

8.30  某地区有一种稀有病,其患病概率为0.001.如果普查了10万人,试求:

（1）其中100人患这种病的概率；

（2）其中100～120人患这种病的概率；

（3）其中多于100人患这种病的概率.

（祁爱琴  邵珠艳）

# 第九章　线性代数基础

学习目标

**1.掌握**　二、三阶行列式的计算,简单的 $n$ 阶行列式的计算;矩阵求逆的方法;求矩阵的秩的方法;用克拉默(Cramer)法则判别线性方程组的解的情况和求线性方程组的解;用行初等变换求线性方程组通解的方法;三阶方阵的特征值与特征向量的求法.

**2.熟悉**　矩阵的初等变换;克拉默法则;齐次线性方程组有非零解的充要条件及非齐次线性方程组有解的充要条件.

**3.了解**　行列式的归纳定义和性质;矩阵概念,单位矩阵,对角矩阵和上、下三角矩阵的概念;逆矩阵的概念和逆矩阵存在的条件;矩阵的秩的概念;$n$ 维向量的概念,了解向量组线性相关与线性无关的概念及一些相关重要结论;齐次线性方程组的基础解系及其通解的概念,非齐次线性方程组的解的结构及通解概念;矩阵的特征值与特征向量的概念.

能力要求

1.熟练掌握简单行列式的计算、矩阵的逆及矩阵的秩的求解、用克拉默(Cramer)法则判别线性方程组的解的情况和求线性方程组的解、三阶方阵的特征值与特征向量的求法.

2.学会行列式的性质计算简单的行列式、用行初等变换求线性方程组通解的方法、会判断向量组线性相关性.

线性代数(Linear Algebra)是数学的一个分支,它的研究对象是向量,向量空间(或称线性空间),线性变换和有限维的线性方程组.向量空间是现代数学的一个重要课题;因而,线性代数被广泛地应用于抽象代数和泛函分析中;通过解析几何,线性代数得以被具体表示.线性代数的理论已被泛化为算子理论.它具有较强的抽象性与逻辑性,是高等院校理、工、农、医科等专业的一门重要的基础理论课.线性代数之所以重要,首先在于这些概念本身是进一步学习数学的各个分支以及力学、理论物理学等所不可缺少的数学知识;其次,在线性代数里所体现的几何观念与代数方法之间的联系,从具体概念抽象出来的公理化方法以及严密的逻辑推证,对于提高人们的数学思维,加强数学训练来说都是非常有用.由于线性问题广泛存在于科学技术的各个领域,而某些非线性问题在一定条件下可以转化为线性问题,因此线性代数介绍的方法广泛地应用于自然科学和社会科学中.随着计算机的日益普及,线性代数的知识作为计算技术的基础也日益受到重视,尤其是用代数方法解决实际问题已渗透到各个领域,显示出重要性和实用性.学习线性代数课程,是为了掌握线性代数的基本理论与方法,培养解决实际问题的能力,为学习相关课程及进一步扩大数学知识而奠定必要的数学基础.

本章主要介绍 $n$ 阶行列式的概念与计算、矩阵及其运算、$n$ 维向量、线性方程组及矩阵的特征值和特征向量.

# 第一节　行列式

行列式是现代数学各个分支的必不可少的重要工具,其理论起源于线性方程组的求解.它不但在数学中有广泛的应用,而且在物理学、力学、经济学等领域中也有着广泛的应用.

## 一、行列式的概念

行列式的概念起源于解线性方程组,它是从二元与三元线性方程组的解的公式引出来的.因此首先讨论解方程组的问题.

设有二元线性方程组

$$\begin{cases} a_{11}x_1 + a_{12}x_1 = b_1 \\ a_{21}x_1 + a_{22}x_2 = b_2 \end{cases}. \tag{9-1}$$

用消元法容易求出未知量 $x_1, x_2$ 的值,当 $a_{11}a_{22} - a_{12}a_{21} \neq 0$ 时,有

$$\begin{cases} x_1 = \dfrac{b_1 a_{22} - a_{12} b_2}{a_{11} a_{22} - a_{12} a_{21}}, \\ x_2 = \dfrac{a_{11} b_2 - b_1 a_{21}}{a_{11} a_{22} - a_{12} a_{21}}. \end{cases} \tag{9-2}$$

这就是一般二元线性方程组的公式解.但这个公式很不好记忆,应用时不方便,因此,引进新的符号来表示(9-2)这个结果,这就是行列式的起源.称 4 个数组成的符号

$$\begin{vmatrix} a_{11} & a_{12} \\ a_{21} & a_{22} \end{vmatrix} = a_{11} a_{22} - a_{12} a_{21}$$

为**二阶行列式**.它含有两行,两列.横的叫**行**,纵的叫**列**.行列式中的数叫做行列式的**元素**.从上式知,二阶行列式是这样两项的代数和:一个是从左上角到右下角的对角线(称为行列式的**主对角线**)上两个元素的乘积,取正号;另一个是从右上角到左下角的对角线(称为**副对角线**)上两个元素的乘积,取负号.

根据定义,容易得知(9-2)中的两个分子可分别写成

$$b_1 a_{22} - a_{12} b_2 = \begin{vmatrix} b_1 & a_{12} \\ b_2 & a_{22} \end{vmatrix}, \quad a_{11} b_2 - b_1 a_{21} = \begin{vmatrix} a_{11} & b_1 \\ a_{21} & b_2 \end{vmatrix},$$

如果记　　　　　$D = \begin{vmatrix} a_{11} & a_{12} \\ a_{21} & a_{22} \end{vmatrix}, \quad D_1 = \begin{vmatrix} b_1 & a_{12} \\ b_2 & a_{22} \end{vmatrix}, \quad D_2 = \begin{vmatrix} a_{11} & b_1 \\ a_{21} & b_2 \end{vmatrix},$

则当 $D \neq 0$ 时,方程组(9-1)的解(9-2)可以表示成

$$x_1 = \frac{D_1}{D} = \frac{\begin{vmatrix} b_1 & a_{12} \\ b_2 & a_{22} \end{vmatrix}}{\begin{vmatrix} a_{11} & a_{12} \\ a_{21} & a_{22} \end{vmatrix}}, \quad x_2 = \frac{D_2}{D} = \frac{\begin{vmatrix} a_{11} & b_1 \\ a_{21} & b_2 \end{vmatrix}}{\begin{vmatrix} a_{11} & a_{12} \\ a_{21} & a_{22} \end{vmatrix}}, \tag{9-3}$$

像这样用行列式来表示解,形式简便整齐,便于记忆.

上述二阶行列式的定义,可用对角线法则来记忆,如图9-1. 于是二阶行列式便是主对角线上的两元素之积与副对角线上两元素之积的差. 可以利用式(9-3)来求解二元线性方程组.

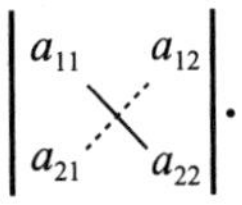

$$\begin{vmatrix} a_{11} & a_{12} \\ a_{21} & a_{22} \end{vmatrix}.$$

**图9-1**

**例9.1** 用二阶行列式解线性方程组 $\begin{cases} 2x_1 + 4x_2 = 1 \\ x_1 + 3x_2 = 2 \end{cases}$.

**解** 这时 $D = \begin{vmatrix} 2 & 4 \\ 1 & 3 \end{vmatrix} = 2 \times 3 - 4 \times 1 = 2 \neq 0$,

$$D_1 = \begin{vmatrix} 1 & 4 \\ 2 & 3 \end{vmatrix} = 1 \times 3 - 4 \times 2 = -5, D_2 = \begin{vmatrix} 2 & 1 \\ 1 & 2 \end{vmatrix} = 2 \times 2 - 1 \times 1 = 3,$$

因此,方程组的解是 $x_1 = \frac{D_1}{D} = \frac{-5}{2}, x_2 = \frac{D_2}{D} = \frac{3}{2}$.

类似可定义三阶行列式:

**定义9.1** 由9个数 $a_{ij}(i, j = 1, 2, 3)$ 排成3行3列的数表

$$\begin{matrix} a_{11} & a_{12} & a_{13} \\ a_{21} & a_{22} & a_{23} \\ a_{31} & a_{32} & a_{33} \end{matrix} \tag{9-4}$$

记

$$\begin{vmatrix} a_{11} & a_{12} & a_{13} \\ a_{21} & a_{22} & a_{23} \\ a_{31} & a_{32} & a_{33} \end{vmatrix} = a_{11}a_{22}a_{33} + a_{12}a_{23}a_{31} + a_{13}a_{21}a_{32}$$

$$- a_{12}a_{21}a_{33} - a_{11}a_{23}a_{32} - a_{13}a_{22}a_{31}, \tag{9-5}$$

式(9-5)称为数表(9-4)所确定的三阶行列式.

上述定义表明三阶行列式含6项,每项均为不同行、不同列的3个元素的乘积,再冠以正负号,其规律遵循对角线法则:从左上角到右下角三个元素的乘积取正号,从右上角到左下角三个元素的乘积取负号(如图9-2).

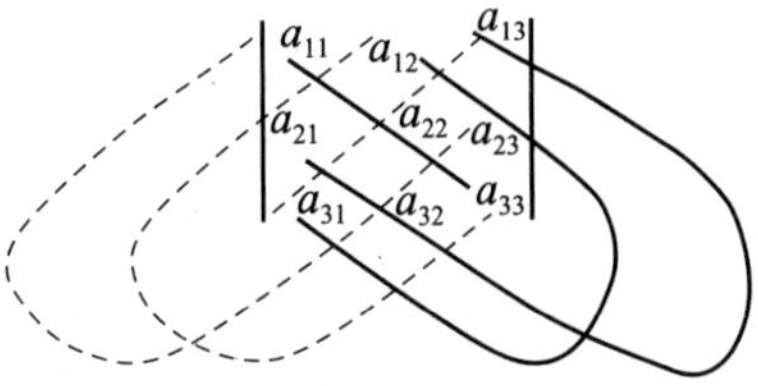

三条实线看作是平行于主对角线的联线,三条虚线看作是平行于副对角线的联线.

**图9-2**

为了得到更为一般的线性方程组的求解公式,需要引入 $n$ 阶行列式的概念,为此,先介绍排列的有关知识.

**定义 9.2** 由 $1,2,\cdots,n$ 组成的一个有序数组称为一个 **$n$ 级全排列**(简称**排列**).

**定义 9.3** 在一个排列中,如果某个较大的数排在一个较小的数的前面,则称这两个数构成一个**逆序**,一个排列中逆序的总数,称为这个排列的**逆序数**,一般记为 $\tau(i_1 i_2 \cdots i_n)$. 称逆序数为偶数的排列为**偶排列**,逆序数为奇数的排列为**奇排列**.

下面从观察二阶、三阶行列式的特征入手.引出 $n$ 阶行列式的定义.

已知二阶与三阶行列式分别为

$$\begin{vmatrix} a_{11} & a_{12} \\ a_{21} & a_{22} \end{vmatrix} = a_{11}a_{22} - a_{12}a_{21}$$

$$\begin{vmatrix} a_{11} & a_{12} & a_{13} \\ a_{21} & a_{22} & a_{23} \\ a_{31} & a_{32} & a_{33} \end{vmatrix} = a_{11}a_{22}a_{33} + a_{12}a_{23}a_{31} + a_{13}a_{21}a_{32} - a_{11}a_{23}a_{32} - a_{12}a_{21}a_{33} - a_{13}a_{22}a_{31}$$

其中元素 $a_{ij}$ 的第一个下标 $i$ 表示这个元素位于第 $i$ 行,称为行标,第二个下标 $j$ 表示此元素位于第 $j$ 列,称为列标.

作为二、三阶行列式的推广,给出 $n$ 阶行列式的定义.

**定义 9.4** $n^2$ 个数 $a_{ij}$ 组成的 $n$ 阶行列式

$$\begin{vmatrix} a_{11} & a_{12} & \cdots & a_{1n} \\ a_{21} & a_{22} & \cdots & a_{2n} \\ \vdots & \vdots & & \vdots \\ a_{n1} & a_{n2} & \cdots & a_{nn} \end{vmatrix}$$

等于所有取自不同行、不同列的 $n$ 个元素乘积的代数和 $\sum (-1)^{\tau(p_1 p_2 \cdots p_n)} a_{1p_1} a_{2p_2} \cdots a_{np_n}$. 其中 $p_1 p_2 \cdots p_n$ 为自然数 $1,2,\cdots,n$ 的一个排列,$\tau(p_1 p_2 \cdots p_n)$ 为排列 $p_1 p_2 \cdots p_n$ 的逆序数. 这一定义可以记作

$$D = \begin{vmatrix} a_{11} & a_{12} & \cdots & a_{1n} \\ a_{21} & a_{22} & \cdots & a_{2n} \\ \vdots & \vdots & & \vdots \\ a_{n1} & a_{n2} & \cdots & a_{nn} \end{vmatrix} = \sum (-1)^{\tau(p_1 p_2 \cdots p_n)} a_{1p_1} a_{2p_2} \cdots a_{np_n}. \tag{9-6}$$

称式(9-6)为 **$n$ 阶行列式的展开式**.

**例 9.2** 计算上三角形行列式 $D = \begin{vmatrix} a_{11} & a_{12} & \cdots a_{1n} \\ 0 & a_{22} & \cdots a_{2n} \\ \cdots & \cdots & \cdots \\ 0 & 0 & \cdots a_{nn} \end{vmatrix}$ 其中 $a_{ii} \neq 0 \ (i=1,2,\cdots,n)$.

**解** 由 $n$ 阶行列式的定义,应有 $n!$ 项,其一般项为 $a_{1j_1} a_{2j_2} \cdots a_{nj_n}$,但由于 $D$ 中有许多元素为零,只需求出上述一切项中不为零的项即可. 在 $D$ 中,第 $n$ 行元素除 $a_{nn}$ 外,其余均为 0. 所以 $j_n = n$;在第 $n-1$ 行中,除 $a_{n-1n-1}$ 和 $a_{n-1n}$ 外,其余元素都是零,因而 $j_{n-1}$ 只取 $n-1,n$ 这两个可能,又由于 $a_{nn}$、$a_{n-1n}$ 位于同一列,而 $j_n = n$. 所以只有 $j_{n-1} = n-1$. 这样逐步往上推,不难看出,在展开式中只有 $a_{11} a_{22} \cdots a_{nn}$ 一项不等于零. 而这项的列标所组成的排列的逆序数是 $\tau(12 \cdots n) = 0$ 故取正号. 因此,由行列式的定义有

$$D = \begin{vmatrix} a_{11} & a_{12} & \cdots a_{1n} \\ 0 & a_{22} & \cdots a_{2n} \\ \cdots & \cdots & \cdots \cdots \\ 0 & 0 & \cdots a_{nn} \end{vmatrix} = a_{11}a_{22}\cdots a_{nn}.$$

即上三角形行列式的值等于主对角线上各元素的乘积.

同理可求得下三角形行列式 $\begin{vmatrix} a_{11} & 0 & \cdots & 0 \\ a_{21} & a_{22} & \cdots & 0 \\ \cdots & \cdots & \cdots & \cdots \\ a_{n1} & a_{n2} & \cdots a_{nn} \end{vmatrix} = a_{11}a_{22}\cdots a_{nn}.$

特别地,对角行列式 $\begin{vmatrix} a_{11} & 0 & \cdots & 0 \\ 0 & a_{22} & \cdots & 0 \\ \cdots & \cdots & \cdots \cdots \\ 0 & 0 & \cdots a_{nn} \end{vmatrix} = a_{11}a_{22}\cdots a_{nn}.$

上(下)三角形行列式及对角形行列式的值,均等于主对角线上元素的乘积.

当行列式的阶数较高时,由于 $n$ 阶行列式有 $n!$ 项,直接根据定义计算 $n$ 阶行列式的值是非常困难的,下面将介绍行列式的性质,以便用这些性质把复杂的行列式转化为较简单的行列式(如上三角形行列式等)来计算.

## 二、行列式的性质

将行列式 $D$ 的行列互换后得到的行列式称为行列式 $D$ 的转置行列式,记作 $D^T$,即若

$$D = \begin{vmatrix} a_{11} & a_{12} & \cdots & a_{1n} \\ a_{21} & a_{22} & \cdots & a_{2n} \\ \cdots & \cdots & \cdots & \cdots \\ a_{n1} & a_{n2} & \cdots & a_{nn} \end{vmatrix}, \quad 则 D^T = \begin{vmatrix} a_{11} & a_{21} & \cdots & a_{n1} \\ a_{12} & a_{22} & \cdots & a_{n2} \\ \cdots & \cdots & \cdots & \cdots \\ a_{1n} & a_{2n} & \cdots & a_{nn} \end{vmatrix}.$$

反之,行列式 $D$ 也是行列式 $D^T$ 的转置行列式,即行列式 $D$ 与行列式 $D^T$ 互为转置行列式.

### 1. 行列式的性质

**性质 9.1**　行列式与其转置行列式相等,即 $D = D^T$.

此性质说明行列式中行与列具有同等的地位,因此行列式的性质凡是对行成立的对列也同样成立,反之亦然.

**性质 9.2**　互换行列式的两行(列),行列式的值改变符号,即

$$\begin{vmatrix} a_{11} & a_{12} & \cdots & a_{1n} \\ \vdots & \vdots & & \vdots \\ a_{i1} & a_{i2} & \cdots & a_{in} \\ \vdots & \vdots & & \vdots \\ a_{j1} & a_{j2} & \cdots & a_{jn} \\ \vdots & \vdots & & \vdots \\ a_{n1} & a_{n2} & \cdots & a_{nn} \end{vmatrix} = - \begin{vmatrix} a_{11} & a_{12} & \cdots & a_{1n} \\ \vdots & \vdots & & \vdots \\ a_{j1} & a_{j2} & \cdots & a_{jn} \\ \vdots & \vdots & & \vdots \\ a_{i1} & a_{i2} & \cdots & a_{in} \\ \vdots & \vdots & & \vdots \\ a_{n1} & a_{n2} & \cdots & a_{nn} \end{vmatrix}.$$

注:以 $r_i$ 表示行列式的第 $i$ 行,以 $c_i$ 表示第 $i$ 列,交换 $i,j$ 两行,记作 $r_i \leftrightarrow r_j$,交换 $i,j$ 两列,记作 $c_i \leftrightarrow c_j$.

**例9.3** 计算行列式 $D = \begin{vmatrix} 4 & 2 & 9 & -3 & 0 \\ 6 & 3 & -5 & 7 & 1 \\ 5 & 0 & 0 & 0 & 0 \\ 8 & 0 & 0 & 4 & 0 \\ 7 & 0 & 3 & 5 & 0 \end{vmatrix}$.

**解** 将第一、二行互换,第三、五行互换,得 $D = (-1)^2 \begin{vmatrix} 6 & 3 & -5 & 7 & 1 \\ 4 & 2 & 9 & -3 & 0 \\ 7 & 0 & 3 & 5 & 0 \\ 8 & 0 & 0 & 4 & 0 \\ 5 & 0 & 0 & 0 & 0 \end{vmatrix}$.

将第一、五列互换,得 $D = (-1)^3 \begin{vmatrix} 1 & 3 & -5 & 7 & 6 \\ 0 & 2 & 9 & -3 & 4 \\ 0 & 0 & 3 & 5 & 7 \\ 0 & 0 & 0 & 4 & 8 \\ 0 & 0 & 0 & 0 & 5 \end{vmatrix} = -1 \cdot 2 \cdot 3 \cdot 4 \cdot 5 = -5! = -120$.

**推论9.1** 如果行列式有两行(列)对应元素相同,则此行列式的值为零.

**性质9.3** 行列式的某一行(列)中所有的元素都乘以同一数 $k$,等于用数 $k$ 乘此行列式,即

$$\begin{vmatrix} a_{11} & a_{12} & \cdots & a_{1n} \\ \vdots & \vdots & & \vdots \\ ka_{i1} & ka_{i2} & \cdots & ka_{in} \\ \vdots & \vdots & & \vdots \\ a_{n1} & a_{n2} & \cdots & a_{nn} \end{vmatrix} = k \begin{vmatrix} a_{11} & a_{12} & \cdots & a_{1n} \\ \vdots & \vdots & & \vdots \\ a_{i1} & a_{i2} & \cdots & a_{in} \\ \vdots & \vdots & & \vdots \\ a_{n1} & a_{n2} & \cdots & a_{nn} \end{vmatrix}.$$

注:第 $i$ 行(列)乘以 $k$,记作 $r_i \times k (c_i \times k)$.

**推论9.2** 行列式的某一行(列)中所有元素的公因子可以提到行列式符号的外面.

**推论9.3** 如果行列式中有一行(列)的全部元素都是零,那么这个行列式的值为零.

**性质9.4** 若行列式的某一列(行)的元素都是两数之和,则此行列式等于两个行列式之和,这两个行列式分别以这两个数所在的列(行)对应位置的元素为元素,其他位置的元素与原行列式相同. 即

$$\begin{vmatrix} a_{11} & a_{12} & \cdots & a_{1n} \\ \cdots & \cdots & \cdots & \cdots \\ b_{i1}+c_{i1} & b_{i2}+c_{i2} & \cdots & b_{in}+c_{in} \\ \cdots & \cdots & \cdots & \cdots \\ a_{n1} & a_{n2} & \cdots & a_{nn} \end{vmatrix} = \begin{vmatrix} a_{11} & a_{12} & \cdots & a_{1n} \\ \cdots & \cdots & \cdots & \cdots \\ b_{i1} & b_{i2} & \cdots & b_{in} \\ \cdots & \cdots & \cdots & \cdots \\ a_{n1} & a_{n2} & \cdots & a_{nn} \end{vmatrix} + \begin{vmatrix} a_{11} & a_{12} & \cdots & a_{1n} \\ \cdots & \cdots & \cdots & \cdots \\ c_{i1} & c_{i2} & \cdots & c_{in} \\ \cdots & \cdots & \cdots & \cdots \\ a_{n1} & a_{n2} & \cdots & a_{nn} \end{vmatrix}.$$

**推论9.4** 行列式中如果有两行(列)元素成比例,则此行列式为零.

**性质 9.5**　把行列式的某一行(列)的各元素乘以同一个数然后加到另一行(列)对应的元素上去,行列式不变.

$$D = \begin{vmatrix} a_{11} & a_{12} & \cdots & a_{1n} \\ \cdots & \cdots & \cdots & \cdots \\ a_{i1} & a_{i2} & \cdots & a_{in} \\ \cdots & \cdots & \cdots & \cdots \\ a_{s1} & a_{s2} & \cdots & a_{sn} \\ \cdots & \cdots & \cdots & \cdots \\ a_{n1} & a_{n2} & \cdots & a_{nn} \end{vmatrix} \xrightarrow[\text{到第 } s \text{ 行}]{i \text{ 行} \times k \text{ 加}} \begin{vmatrix} a_{11} & a_{12} & \cdots & a_{1n} \\ \cdots & \cdots & \cdots & \cdots \\ a_{i1} & a_{i2} & \cdots & a_{in} \\ \cdots & \cdots & \cdots & \cdots \\ ka_{i1}+a_{s1} & ka_{i2}+a_{s2} & \cdots & ka_{in}+a_{sn} \\ \cdots & \cdots & \cdots & \cdots \\ a_{n1} & a_{n2} & \cdots & a_{nn} \end{vmatrix}.$$

注:记数 $k$ 乘第 $j$ 行(列)加到第 $i$ 行(列)上为 $r_i + kr_j (c_i + kc_j)$.

**2. 应用举例**

计算行列式常用方法:利用行列式的性质把行列式化为上三角行列式.

**例 9.4**　计算 $D = \begin{vmatrix} 1 & 1 & -1 & 2 \\ -1 & -1 & -4 & 1 \\ 2 & 4 & -6 & 1 \\ 1 & 2 & 4 & 2 \end{vmatrix}$.

**解**　$D = \begin{vmatrix} 1 & 1 & -1 & 2 \\ 0 & 0 & -5 & 3 \\ 0 & 2 & -4 & -3 \\ 0 & 1 & 5 & 0 \end{vmatrix} \xrightarrow{r_2 \leftrightarrow r_4} \begin{vmatrix} 1 & 1 & -1 & 2 \\ 0 & 1 & 5 & 0 \\ 0 & 2 & -4 & -3 \\ 0 & 0 & -5 & 3 \end{vmatrix} \xrightarrow{r_3 - 2r_2} \begin{vmatrix} 1 & 1 & -1 & 2 \\ 0 & 1 & 5 & 0 \\ 0 & 0 & -14 & -3 \\ 0 & 0 & -5 & 3 \end{vmatrix}$

$\xrightarrow{r_4 - \frac{5}{14}r_3} \begin{vmatrix} 1 & 1 & -1 & 2 \\ 0 & 1 & 5 & 0 \\ 0 & 0 & -14 & -3 \\ 0 & 0 & 0 & \frac{57}{14} \end{vmatrix} = -1 \times 1 \times (-14) \times \frac{57}{14} = 57.$

**例 9.5**　计算行列式　$D = \begin{vmatrix} 3 & 1 & 1 & 1 \\ 1 & 3 & 1 & 1 \\ 1 & 1 & 3 & 1 \\ 1 & 1 & 1 & 3 \end{vmatrix}$.

**解**　这个行列式的特点是各行 4 个数的和都是 6,把第 2、3、4 各列同时加到第 1 列,把公因子提出,然后把第 1 行 ×(-1)加到第 2、3、4 行上就成为三角形行列式.具体计算如下:

$$D = \begin{vmatrix} 6 & 1 & 1 & 1 \\ 6 & 3 & 1 & 1 \\ 6 & 1 & 3 & 1 \\ 6 & 1 & 1 & 3 \end{vmatrix} = 6 \begin{vmatrix} 1 & 1 & 1 & 1 \\ 1 & 3 & 1 & 1 \\ 1 & 1 & 3 & 1 \\ 1 & 1 & 1 & 3 \end{vmatrix} = 6 \begin{vmatrix} 1 & 1 & 1 & 1 \\ 0 & 2 & 0 & 0 \\ 0 & 0 & 2 & 0 \\ 0 & 0 & 0 & 2 \end{vmatrix} = 6 \times 2^3 = 48.$$

### 三、行列式按行(列)展开

下面要研究如何把较高阶的行列式转化为较低阶行列式的问题,从而得到计算行列式的另一种基本方法——降阶法. 为此,先介绍代数余子式的概念.

**定义9.5** 在 $n$ 阶行列式中,把元素 $a_{ij}$ 所在的第 $i$ 行和第 $j$ 列划去后,剩下的 $n-1$ 阶行列式叫做元素 $a_{ij}$ 的**余子式**,记作 $M_{ij}$;记 $A_{ij}=(-1)^{i+j}M_{ij}$,叫做元素 $a_{ij}$ 的**代数余子式**.

例如,行列式

$$D=\begin{vmatrix} a_{11} & a_{12} & a_{13} & a_{14} \\ a_{21} & a_{22} & a_{23} & a_{24} \\ a_{31} & a_{32} & a_{33} & a_{34} \\ a_{41} & a_{42} & a_{43} & a_{44} \end{vmatrix}$$

中元素 $a_{23}$ 的余子式和代数余子式分别为

$$M_{23}=\begin{vmatrix} a_{11} & a_{12} & a_{14} \\ a_{31} & a_{32} & a_{34} \\ a_{41} & a_{42} & a_{44} \end{vmatrix}, A_{23}=(-1)^{2+3}M_{23}=-M_{23}.$$

**定理9.1** $n$ 阶行列式 $D$ 等于它的任意一行(列)的元素与其对应的代数余子式的乘积之和,即

$$D=a_{i1}A_{i1}+a_{i2}A_{i2}+\cdots+a_{in}A_{in}(i=1,2,\cdots,n),$$

或

$$D=a_{1j}A_{1j}+a_{2j}A_{2j}+\cdots+a_{nj}A_{nj}(j=1,2,\cdots,n).$$

**定理9.2** $n$ 阶行列式 $D$ 中某一行(列)的各元素与另一行(列)对应元素的代数余子式的乘积之和等于零,即

$$a_{i1}A_{s1}+a_{i2}A_{s2}+\cdots+a_{in}A_{sn}=0 \quad (i\neq s),$$

或

$$a_{1j}A_{1t}+a_{2j}A_{2t}+\cdots+a_{nj}A_{nt}=0 \quad (j\neq t).$$

定理9.1表明,$n$ 阶行列式可以用 $n-1$ 阶行列式来表示. 利用它并结合行列式的性质,可以大大简化行列式的计算. 计算行列式时,一般利用性质将某一行(列)化简为仅有一个非零元素,再按定理9.1展开,变为低一阶行列式,如此继续下去,直到将行列式化为三阶或二阶. 这在行列式的计算中是一种常用的方法.

**例9.6** 计算 $D=\begin{vmatrix} 3 & 1 & -1 & 2 \\ -5 & 1 & 3 & -4 \\ 2 & 0 & 1 & -1 \\ 1 & -5 & 3 & -3 \end{vmatrix}$.

**解** $D \xrightarrow[c_4+c_3]{c_1+(-2)c_3} \begin{vmatrix} 5 & 1 & -1 & 1 \\ -11 & 1 & 3 & -1 \\ 0 & 0 & 1 & 0 \\ -5 & -5 & 3 & 0 \end{vmatrix} = (-1)^{3+3} \begin{vmatrix} 5 & 1 & 1 \\ -11 & 1 & -1 \\ -5 & -5 & 0 \end{vmatrix}$

$$\xrightarrow{r_2+r_1} \begin{vmatrix} 5 & 1 & 1 \\ -6 & 2 & 0 \\ -5 & -5 & 0 \end{vmatrix} = (-1)^{1+3} \begin{vmatrix} -6 & 2 \\ -5 & -5 \end{vmatrix} = 40.$$

## 四、克拉默法则

前面已经介绍了 $n$ 阶行列式的定义和计算方法,作为行列式的应用,下面介绍用行列式解 $n$ 元线性方程组的方法——克拉默(Cramer)法则. 它是前面介绍的二、三元线性方程组求解公式的推广.

设含有 $n$ 个未知量 $n$ 个方程的线性方程组为

$$\begin{cases} a_{11}x_1 + a_{12}x_2 + \cdots + a_{1n}x_n = b_1 \\ a_{21}x_1 + a_{22}x_2 + \cdots + a_{2n}x_n = b_2 \\ \cdots \quad \cdots \quad \cdots \quad \cdots \quad \cdots \\ a_{n1}x_1 + a_{n2}x_2 + \cdots + a_{nn}x_n = b_n \end{cases} \tag{9-7}$$

它的系数 $a_{ij}$ 构成的行列式 $D = \begin{vmatrix} a_{11} & a_{12} & \cdots & a_{1n} \\ a_{21} & a_{22} & \cdots & a_{2n} \\ \cdots & \cdots & \cdots & \cdots \\ a_{n1} & a_{n2} & \cdots & a_{nn} \end{vmatrix}$ 称为方程组(9-7)的系数行列式.

**定理9.3**(克拉默法则) 如果线性方程组(9-7)的系数行列式 $D \neq 0$,则方程组(9-7)有唯一解:

$$x_1 = \frac{D_1}{D}, \ x_2 = \frac{D_2}{D}, \ \cdots, \ x_n = \frac{D_n}{D},$$

其中 $D_j = \begin{vmatrix} a_{11} & a_{12} & \cdots & a_{1,j-1} & b_1 & a_{1,j+1} & \cdots & a_{1n} \\ a_{21} & a_{22} & \cdots & a_{2,j-1} & b_2 & a_{2,j+1} & \cdots & a_{2n} \\ \vdots & \vdots & & \vdots & \vdots & \vdots & & \vdots \\ a_{n1} & a_{n2} & \cdots & a_{n,j-1} & b_n & a_{n,j+1} & \cdots & a_{nn} \end{vmatrix}$.

**例9.7** 解线性方程组 $\begin{cases} x_1 + 3x_2 - 2x_3 + x_4 = 1 \\ 2x_1 + 5x_2 - 3x_3 + x_4 = 3 \\ -3x_1 + 4x_2 + 8x_3 - 2x_4 = 4 \\ 6x_1 - x_2 - 6x_3 + 4x_4 = 2 \end{cases}$.

**解** 因为

$$D = \begin{vmatrix} 1 & 3 & -2 & 1 \\ 2 & 5 & -3 & 2 \\ -3 & 4 & 8 & -2 \\ 6 & -1 & -6 & 4 \end{vmatrix} = \begin{vmatrix} 1 & 3 & -2 & 1 \\ 0 & -1 & 1 & 0 \\ 0 & 13 & 2 & 1 \\ 0 & -19 & 6 & -2 \end{vmatrix} = \begin{vmatrix} 1 & 3 & -2 & 1 \\ 0 & -1 & 1 & 0 \\ 0 & 0 & 15 & 1 \\ 0 & 0 & -13 & -2 \end{vmatrix} = 17 \neq 0,$$

所以方程组有唯一解,又

$$D_1 = \begin{vmatrix} 1 & 3 & -2 & 1 \\ 3 & 5 & -3 & 2 \\ 4 & 4 & 8 & -2 \\ 2 & -1 & -6 & 4 \end{vmatrix} = -34, \quad D_2 = \begin{vmatrix} 1 & 1 & -2 & 1 \\ 2 & 3 & -3 & 2 \\ -3 & 4 & 8 & -2 \\ 6 & 2 & -6 & 4 \end{vmatrix} = 0,$$

$$D_3 = \begin{vmatrix} 1 & 3 & 1 & 1 \\ 2 & 5 & 3 & 2 \\ -3 & 4 & 4 & -2 \\ 6 & -1 & 2 & 4 \end{vmatrix} = 17, \quad D_4 = \begin{vmatrix} 1 & 3 & -2 & 1 \\ 2 & 5 & -3 & 3 \\ -3 & 4 & 8 & 4 \\ 6 & -1 & -6 & 2 \end{vmatrix} = 85.$$

即得唯一解：$x_1 = -\dfrac{34}{17} = -2, x_2 = \dfrac{0}{17} = 0, x_3 = \dfrac{17}{17} = 1, x_4 = \dfrac{85}{17} = 5$.

**注意**：用克拉默法则解线性方程组时，必须满足两个条件：一是方程的个数与未知量的个数相等；二是系数行列式 $D \neq 0$.

当方程组(9-7)中的常数项都等于 0 时，称为齐次线性方程组. 即

$$\begin{cases} a_{11}x_1 + a_{12}x_2 + \cdots + a_{1n}x_n = 0 \\ a_{21}x_1 + a_{22}x_2 + \cdots + a_{2n}x_n = 0 \\ \cdots \quad \cdots \quad \cdots \quad \cdots \\ a_{n1}x_1 + a_{n2}x_2 + \cdots + a_{nn}x_n = 0 \end{cases} \tag{9-8}$$

称为齐次线性方程组. 显然,齐次线性方程组总是有解的,因为 $x_1 = 0, x_2 = 0, \cdots, x_n = 0$ 必定满足齐次线性方程组,这组解称为零解,也就是说:齐次线性方程组必有零解.

在解 $x_1 = k_1, x_2 = k_2, \cdots, x_n = k_n$ 不全为零时,称这组解为方程组齐次线性方程组的非零解.

**定理 9.4** 如果齐次线性方程组(9-8)的系数行列式 $D \neq 0$,则它只有零解.

**推论 9.5** 如果齐次线性方程组(9-8)有非零解,那么它的系数行列式 $D = 0$.

**例 9.8** 若方程组：$\begin{cases} a x_1 + x_2 + x_3 = 0 \\ x_1 + b x_2 + x_3 = 0 \\ x_1 + 2b x_2 + x_3 = 0 \end{cases}$ 只有零解,则 $a$、$b$ 应取何值？

**解** 由定理 9.4 知,当系数行列式 $D \neq 0$ 时,方程组只有零解,$D = \begin{vmatrix} a & 1 & 1 \\ 1 & b & 1 \\ 1 & 2b & 1 \end{vmatrix} = b(1-a)$.

所以,当 $a \neq 1$ 且 $b \neq 0$ 时,方程组只有零解.

# 第二节　矩阵及其运算

## 一、矩阵的概念

在经济模型、工程计算等问题中,经常利用矩阵这一有力工具,下面引入矩阵的概念.

对于含有 $n$ 个未知量 $m$ 个方程的线性方程组

$$\begin{cases} a_{11}x_1 + a_{12}x_2 + \cdots + a_{1n}x_n = b_1, \\ a_{21}x_1 + a_{22}x_2 + \cdots + a_{2n}x_n = b_2, \\ \cdots \quad \cdots \quad \cdots \quad \cdots \quad \cdots \\ a_{m1}x_1 + a_{m2}x_2 + \cdots + a_{mn}x_n = b_m. \end{cases} \tag{9-9}$$

线性方程组(9-9)的解取决于系数 $a_{ij}(i = 1,2,\cdots,m;j = 1,2,\cdots,n)$ 和常数项 $b_i(i = 1,2,\cdots,m)$. 线性方程组的系数与常数项按原位置可排为

$$\begin{pmatrix} a_{11} & a_{12} & \cdots & a_{1n} \\ a_{21} & a_{22} & \cdots & a_{2n} \\ \cdots & \cdots & \cdots & \cdots \\ a_{m1} & a_{m2} & \cdots & a_{mn} \end{pmatrix}.$$

对线性方程组的研究可转化为对这张表的研究.

**定义9.6**   由 $m \times n$ 个数 $a_{ij}(i = 1,2,\cdots,m;j = 1,2,\cdots,n)$ 排成的 $m$ 行 $n$ 列的数表

$$\begin{matrix} a_{11} & a_{12} & \cdots & a_{1n} \\ a_{21} & a_{22} & \cdots & a_{2n} \\ \vdots & \vdots & & \vdots \\ a_{m1} & a_{m2} & \cdots & a_{mn} \end{matrix}$$

称为 **$m$ 行 $n$ 列矩阵**,简称 **$m \times n$ 矩阵**. 为表示它是一个整体,总是加一个括号,并用大写黑体字母表示它,记作

$$A = \begin{pmatrix} a_{11} & a_{12} & \cdots & a_{1n} \\ a_{21} & a_{22} & \cdots & a_{2n} \\ \vdots & \vdots & & \vdots \\ a_{m1} & a_{m2} & \cdots & a_{mn} \end{pmatrix}. \tag{9-10}$$

这 $m \times n$ 个数称为矩阵 $A$ 的元素,简称为**元**. $a_{ij}$ 称为第 $i$ 行第 $j$ 列的元素. 矩阵 $A$ 可简记作 $(a_{ij})_{m \times n}$ 或 $A = (a_{ij})$, $m \times n$ 矩阵 $A$ 有时也记作 $A_{m \times n}$.

**注意**:矩阵和行列式虽然在形式上有些类似,但他们是两个完全不同的概念,一方面行列式的值是一个数,而矩阵只是一个数表. 另一方面行列式的行数与列数必须相等,而矩阵的行数与列数可以不等.

当两个矩阵的行数相等,列数也相等时,称它们是**同型矩阵**.

例如

$$A = \begin{pmatrix} 2 & 1 & 4 \\ 0 & 3 & 3 \end{pmatrix}, B = \begin{pmatrix} 3 & 3 & 1 \\ 4 & 0 & 3 \end{pmatrix}$$

为同型矩阵.

若两个矩阵 $A = (a_{ij})$ 与 $B = (b_{ij})$ 为同型矩阵,并且对应元素相等,即

$$a_{ij} = b_{ij} \ (i = 1,2,\cdots,m;j = 1,2,\cdots,n),$$

则称**矩阵 $A$ 与 $B$ 相等**,记作 $A = B$.

只有一行的矩阵 $A = (a_1, a_2, \cdots, a_n)$，称为**行矩阵**. 只有一列的矩阵 $B = \begin{pmatrix} a_1 \\ a_2 \\ \vdots \\ a_n \end{pmatrix}$ 称为**列**

**矩阵**.

行数与列数都等于 $n$ 的矩阵 $A$，称为 **$n$ 阶方阵**，也可记作 $A_n$. 即

$$A_n = \begin{pmatrix} a_{11} & a_{12} & \cdots & a_{1n} \\ a_{21} & a_{22} & \cdots & a_{2n} \\ \vdots & \vdots & & \vdots \\ a_{n1} & a_{n2} & \cdots & a_{nn} \end{pmatrix}.$$

称 $a_{11}, a_{22}, \cdots, a_{nn}$ 为方阵 $A$ 的主对角元素，它们所在的对角线为主对角线.

形如

$$\begin{pmatrix} a_{11} & a_{12} & \cdots & a_{1n} \\ 0 & a_{22} & \cdots & a_{2n} \\ \vdots & \vdots & & \vdots \\ 0 & 0 & \cdots & a_{nn} \end{pmatrix}$$

的方阵，称为**上三角矩阵**.

形如

$$\begin{pmatrix} a_{11} & 0 & \cdots & 0 \\ a_{21} & a_{22} & \cdots & 0 \\ \vdots & \vdots & & \vdots \\ a_{n1} & a_{n2} & \cdots & a_{nn} \end{pmatrix}.$$

的方阵，称为**下三角矩阵**.

形如

$$\begin{pmatrix} \lambda_1 & & & \\ & \lambda_2 & & \\ & & \ddots & \\ & & & \lambda_n \end{pmatrix}.$$

的方阵，称为**对角矩阵**，简称**对角阵**.

对角矩阵是非零元素只能在对角线上出现的方阵. 显然，由主对角线的元素就足以确定对角矩阵本身，因此常将对角矩阵记作 $\Lambda = diag(\lambda_1, \lambda_2, \cdots, \lambda_n)$.

形如

$$\begin{pmatrix} a & & & \\ & a & & \\ & & \ddots & \\ & & & a \end{pmatrix}.$$

的矩阵，称为**数量矩阵**. 特别地，当 $a = 1$ 时，称为**单位矩阵**，记作

$$E = E_n = \begin{pmatrix} 1 & & & \\ & 1 & & \\ & & \ddots & \\ & & & 1 \end{pmatrix}.$$

元素全为零的矩阵称**为零矩阵**, $m \times n$ 零矩阵,记作 $O_{m \times n}$ 或 $O$.

注:不同阶数的零矩阵是不相等的. 例如

$$\begin{pmatrix} 0 & 0 & 0 & 0 \\ 0 & 0 & 0 & 0 \\ 0 & 0 & 0 & 0 \\ 0 & 0 & 0 & 0 \end{pmatrix} \neq \begin{pmatrix} 0 & 0 & 0 & 0 \\ 0 & 0 & 0 & 0 \end{pmatrix}.$$

## 二、矩阵的运算

矩阵的运算可以认为是矩阵之间最基本的关系.下面介绍矩阵的加法、乘法、矩阵与数的乘法、矩阵的转置和方阵的行列式.

**1. 矩阵的加法**

**定义 9.7**　设有两个矩阵 $A = (a_{ij})_{m \times n}$ 和 $B = (b_{ij})_{m \times n}$,那么矩阵 $A$ 与 $B$ 的和,记作 $A + B$,规定为

$$A + B = (a_{ij} + b_{ij}) = \begin{pmatrix} a_{11} + b_{11} & a_{12} + b_{12} & \cdots & a_{1n} + b_{1n} \\ a_{21} + b_{21} & a_{22} + b_{22} & \cdots & a_{2n} + b_{2n} \\ \vdots & \vdots & & \vdots \\ a_{m1} + b_{m1} & a_{m2} + b_{m2} & \cdots & a_{mn} + b_{mn} \end{pmatrix}.$$

注:只有当两个矩阵是同型矩阵时,才能进行加法运算.

容易验证,矩阵加法满足下列运算规律(设 $A, B, C$ 都是 $m \times n$ 矩阵, $O$ 是同型零矩阵)

(1) 交换律 $A + B = B + A$;

(2) 结合律 $(A + B) + C = A + (B + C)$;

(3) 对任一矩阵 $A$,有

$$A + O = O + A = A.$$

**2. 数与矩阵相乘**

**定义 9.8**　数 $\lambda$ 与矩阵 $A = (a_{ij})_{m \times n}$ 的乘积记作 $\lambda A$ 或 $A\lambda$,规定为

$$\lambda A = A\lambda = \begin{pmatrix} \lambda a_{11} & \lambda a_{12} & \cdots & \lambda a_{1n} \\ \lambda a_{21} & \lambda a_{22} & \cdots & \lambda a_{2n} \\ \vdots & \vdots & & \vdots \\ \lambda a_{m1} & \lambda a_{m2} & \cdots & \lambda a_{mn} \end{pmatrix}.$$

注:数与矩阵相乘是用数去乘矩阵中所有元素.

数与矩阵相乘满足下列运算规律(设 $A, B$ 都是 $m \times n$ 矩阵, $\lambda, \mu$ 为数):

(1) $(\lambda \mu) A = \lambda (\mu A)$;

(2) $(\lambda + \mu) A = \lambda A + \mu A$;

（3）$\lambda(A+B)=\lambda A+\lambda B$.

设矩阵 $A=(a_{ij})$，$-A=(-1)\cdot A=(-a_{ij})$，称 $-A$ 为矩阵 $A$ 的**负矩阵**.

易得

$$(-A)+A=A+(-A)=O.$$

由此，可以定义矩阵的减法为

$$A-B=A+(-B).$$

### 3. 矩阵与矩阵相乘

**定义9.9** 设矩阵 $A=(a_{ik})_{m\times s}$，$B=(b_{kj})_{s\times n}$，则由元素 $c_{ij}=a_{i1}b_{1j}+a_{i2}b_{2j}+\cdots+a_{is}b_{sj}$ $(i=1,2,\cdots,m;j=1,2,\cdots,n)$ 构成的 $m\times n$ 矩阵 $C=(c_{ij})_{m\times n}$ 称为矩阵 $A$ 与 $B$ 的乘积，记为 $C=AB$.

**例9.9** 设 $A=\begin{pmatrix}1&2&0\\2&1&3\end{pmatrix}$，$B=\begin{pmatrix}2&3&0\\1&-2&-1\\3&1&1\end{pmatrix}$，求 $AB$.

**解** 因为 $A$ 的列数与 $B$ 的行数均为3，所以 $AB$ 有意义，且 $AB$ 为 $2\times3$ 矩阵

$$AB=\begin{pmatrix}1&2&0\\2&1&3\end{pmatrix}\begin{pmatrix}2&3&0\\1&-2&-1\\3&1&1\end{pmatrix}$$

$$=\begin{pmatrix}1\times2+2\times1+0\times3 & 1\times3+2\times(-2)+0\times1 & 1\times0+2\times(-1)+0\times1\\2\times2+1\times1+3\times3 & 2\times3+1\times(-2)+3\times1 & 2\times0+1\times(-1)+3\times1\end{pmatrix}$$

$$=\begin{pmatrix}4&-1&-2\\14&7&2\end{pmatrix}$$

如果将矩阵 $B$ 作为左矩阵，$A$ 作为右矩阵相乘，则没有意义，即 $BA$ 没意义，因为 $B$ 的列数为3，而 $A$ 的行数为2，不满足相乘的条件.

此例说明：$AB$ 有意义，但 $BA$ 不一定有意义.

对矩阵乘法请注意下述问题：

（1）一般情况下，矩阵乘法不满足交换律，即 $AB\neq BA$.

（2）矩阵乘法不满足消去律. 即当 $AB=AC$ 或 $BA=CA$ 且 $A\neq0$ 时，不一定有 $B=C$.

（3）两个非零矩阵的乘积，可能是零矩阵. 因此，一般不能由 $AB=0$ 推出 $A=0$ 或 $B=0$.

若矩阵 $A$ 与 $B$ 满足 $AB=BA$，则称 $A$ 与 $B$ 可交换. 特别地，若 $A$ 是 $n$ 阶矩阵，则有 $EA=AE=A$，即单位矩阵 $E$ 在矩阵乘法中起的作用类似于"1"的作用.

矩阵乘法不满足交换律和消去律，是矩阵乘法区别于数的乘法的两个重要特点，但矩阵乘法与数的乘法也有相同或相似的运算规律.

矩阵乘法满足下列的运算规律（假设运算都是可行的）：

（1）结合律 $(AB)C=A(BC)$；

（2）数乘结合律 $\lambda(AB)=(\lambda A)B=A(\lambda B)$；

（3）左分配律 $A(B+C)=AB+AC$；右分配律 $(A+B)C=AC+BC$；

**4. 矩阵的转置**

**定义 9.10**　把矩阵 $A$ 的行换成同序数的列得到的新矩阵,叫做矩阵 $A$ 的**转置矩阵**,记作 $A^T$,即

$$A = \begin{pmatrix} a_{11} & a_{12} & \cdots & a_{1n} \\ a_{21} & a_{22} & \cdots & a_{2n} \\ \vdots & \vdots & & \vdots \\ a_{m1} & a_{m2} & \cdots & a_{mn} \end{pmatrix}, A^T = \begin{pmatrix} a_{11} & a_{21} & \cdots & a_{m1} \\ a_{12} & a_{22} & \cdots & a_{m2} \\ \vdots & \vdots & & \vdots \\ a_{1n} & a_{2n} & \cdots & a_{mn} \end{pmatrix}.$$

矩阵的转置满足下列运算规律(假设运算都是可行的):

(1) $(A^T)^T = A$;

(2) $(A + B)^T = A^T + B^T$;

(3) $(\lambda A)^T = \lambda A^T$;

(4) $(AB)^T = B^T A^T$.

设 $A$ 为 $n$ 阶方阵,如果 $A = A^T (a_{ij} = a_{ji})$,则称 $A$ 为对称矩阵.

对称矩阵的特点:它的元素以主对角线为对称轴对应相等.

**例 9.10**　设 $A = \begin{pmatrix} -1 & 1 & 2 \\ 0 & 1 & 1 \end{pmatrix}, B = \begin{pmatrix} -1 & 0 \\ 1 & 3 \\ 2 & 1 \end{pmatrix}$,求 $(AB)^T$ 和 $A^T B^T$.

**解**　因为 $A^T = \begin{pmatrix} -1 & 0 \\ 1 & 1 \\ 2 & 1 \end{pmatrix}, B^T = \begin{pmatrix} -1 & 1 & 2 \\ 0 & 3 & 1 \end{pmatrix}$.

所以　$(AB)^T = B^T A^T = \begin{pmatrix} -1 & 1 & 2 \\ 0 & 3 & 1 \end{pmatrix} \begin{pmatrix} 1 & 0 \\ -1 & 1 \\ 2 & 1 \end{pmatrix} = \begin{pmatrix} 2 & 3 \\ -1 & 4 \end{pmatrix}$,

$$A^T B^T = \begin{pmatrix} 1 & 0 \\ -1 & 1 \\ 2 & 1 \end{pmatrix} \begin{pmatrix} -1 & 1 & 2 \\ 0 & 3 & 1 \end{pmatrix} = \begin{pmatrix} -1 & 1 & 2 \\ 1 & 2 & -1 \\ -2 & 5 & 5 \end{pmatrix}.$$

**5. 方阵的行列式**

**定义 9.11**　由 $n$ 阶方阵 $A = (a_{ij})$ 的元素按原来位置所构成的行列式,称为 **$n$ 阶方阵 $A$ 的行列式**,记为 $|A|$.

设 $A, B$ 是 $n$ 阶方阵,$k$ 是常数,则 $n$ 阶方阵的行列式具有如下性质:

(1) $|A^T| = |A|$;　(2) $|kA| = k^n |A|$;　(3) $|AB| = |A| \cdot |B|$.

把性质(3)推广到 $m$ 个 $n$ 阶方阵相乘的情形,有　$|A_1 A_2 \cdots A_m| = |A_1||A_2||\cdots||A_m|$.

对于 $A = \begin{pmatrix} 1 & 0 \\ -1 & 2 \end{pmatrix}, B = \begin{pmatrix} 3 & 1 \\ 1 & 0 \end{pmatrix}$,验证　$|A||B| = |AB| = |BA|$.

**定义 9.12**　设 $A$ 是 $n$ 阶方阵,当 $|A| \neq 0$ 时,称 $A$ 为非奇异的(或非退化的);当 $|A| = 0$ 时,称 $A$ 为奇异的(或退化的).

由性质(3)可以得到

**定理 9.5** 设 $A$, $B$ 为 $n$ 阶方阵,则 $AB$ 为非奇异的充分必要条件是 $A$ 与 $B$ 都是非奇异的.

## 三、矩阵的逆

前面详细介绍了矩阵的加法、乘法. 根据加法,定义了减法. 因此要问有了乘法,能否定义矩阵的除法,即矩阵的乘法是否存在一种逆运算? 如果这种逆运算存在,它的存在应该满足什么条件? 下面,将探索什么样的矩阵存在这种逆运算,以及这种逆运算如何去实施等问题.

**定义 9.13** 对于 $n$ 阶矩阵 $A$,如果存在一个 $n$ 阶矩阵 $B$,使得 $AB = BA = E$,则称 $A$ 为**可逆矩阵**,称 $B$ 为 $A$ 的**逆矩阵**.

**例 9.11** 已知矩阵 $A = \begin{pmatrix} 2 & 0 \\ 3 & 1 \end{pmatrix}$, $B = \begin{pmatrix} \frac{1}{2} & 0 \\ -\frac{3}{2} & 1 \end{pmatrix}$.

因为 $AB = \begin{pmatrix} 2 & 0 \\ 3 & 1 \end{pmatrix} \begin{pmatrix} \frac{1}{2} & 0 \\ -\frac{3}{2} & 1 \end{pmatrix} = \begin{pmatrix} 1 & 0 \\ 0 & 1 \end{pmatrix}$, $BA = \begin{pmatrix} \frac{1}{2} & 0 \\ -\frac{3}{2} & 1 \end{pmatrix} \begin{pmatrix} 2 & 0 \\ 3 & 1 \end{pmatrix} = \begin{pmatrix} 1 & 0 \\ 0 & 1 \end{pmatrix}$,

故 $A$ 为可逆矩阵,$B$ 为 $A$ 的逆矩阵.

可逆矩阵具有下列性质:

**性质 9.6** 若矩阵 $A$ 可逆,则 $A$ 的逆矩阵是唯一的.

**性质 9.7** 若矩阵 $A$ 可逆,则 $A$ 的逆矩阵 $A^{-1}$ 也可逆,且 $(A^{-1})^{-1} = A$.

**性质 9.8** 若 $A$、$B$ 是两个同阶可逆矩阵,则 $AB$ 也可逆,且 $(AB)^{-1} = B^{-1}A^{-1}$.

此性质可推广到有限个可逆矩阵相乘的情形.

**性质 9.9** 若矩阵 $A$ 可逆,数 $\lambda \neq 0$,则 $\lambda A$ 也可逆,且 $(\lambda A)^{-1} = \frac{1}{\lambda}A^{-1}$.

**性质 9.10** 若矩阵 $A$ 可逆,则 $A^T$ 也可逆,且 $(A^T)^{-1} = (A^{-1})^T$.

对于一个 $n$ 阶矩阵 $A$ 来说,逆矩阵可能存在,也可能不存在. 需要研究:在什么条件下 $n$ 阶矩阵 $A$ 可逆? 如果可逆,如何求逆矩阵 $A^{-1}$? 为此先介绍伴随矩阵的概念.

**定义 9.14** 设 $A_{ij}$ 是 $n$ 阶方阵 $A = (a_{ij})_{n \times n}$ 的行列式 $|A|$ 中的元素 $a_{ij}$ 的代数余子式,矩阵

$$A^* = \begin{pmatrix} A_{11} & A_{21} & \cdots & A_{n1} \\ A_{12} & A_{22} & \cdots & A_{n2} \\ \cdots & \cdots & \cdots & \cdots \\ A_{1n} & A_{2n} & \cdots & A_{nn} \end{pmatrix}$$

称为矩阵 $A$ 的**伴随矩阵**.

**例 9.12** 设 $A = \begin{pmatrix} 1 & 0 & 2 \\ -1 & 1 & 3 \\ 3 & 1 & 0 \end{pmatrix}$,试求伴随矩阵 $A^*$.

**解** $A_{11} = \begin{vmatrix} 1 & 3 \\ 1 & 0 \end{vmatrix} = -3$, $\quad A_{12} = -\begin{vmatrix} -1 & 3 \\ 3 & 0 \end{vmatrix} = 9$, $\quad A_{13} = \begin{vmatrix} -1 & 1 \\ 3 & 1 \end{vmatrix} = -4$,

$$A_{21} = -\begin{vmatrix} 0 & 2 \\ 1 & 0 \end{vmatrix} = 2, \quad A_{22} = \begin{vmatrix} 1 & 2 \\ 3 & 0 \end{vmatrix} = -6, \quad A_{23} = -\begin{vmatrix} 1 & 0 \\ 3 & 1 \end{vmatrix} = -1,$$

$$A_{31} = \begin{vmatrix} 0 & 2 \\ 1 & 3 \end{vmatrix} = -2, \quad A_{32} = -\begin{vmatrix} 1 & 2 \\ -1 & 3 \end{vmatrix} = -5, \quad A_{33} = \begin{vmatrix} 1 & 0 \\ -1 & 1 \end{vmatrix} = 1.$$

所以　$A^* = \begin{pmatrix} -3 & 2 & -2 \\ 9 & -6 & -5 \\ -4 & -1 & 1 \end{pmatrix}.$

由第一节中行列式按行(列)展开定理,可以证明

$$AA^* = A^*A = |A|E.$$

若 $|A| \neq 0$,则有　$A\left(\dfrac{1}{|A|}A^*\right) = \left(\dfrac{1}{|A|}A^*\right)A = E.$

由此得到一个矩阵可逆的充要条件.

**定理9.6**　$n$ 阶矩阵 $A$ 可逆的充分必要条件是 $A$ 是非奇异的,且当 $A$ 可逆时,$A^{-1} = \dfrac{1}{|A|} \cdot A^*.$

**推论9.6**　若 $A$、$B$ 为同阶方阵,且 $AB = E$,则 $A$、$B$ 都可逆,且 $A^{-1} = B$,$B^{-1} = A$.

**证明**　因 $|AB| = |A||B| = |E| = 1 \neq 0$,所以 $|A| \neq 0$,$|B| \neq 0$,由定理9.5,$A$、$B$ 都可逆.

在等式 $AB = E$ 的两边左乘 $A^{-1}$,有　$A^{-1}(AB) = A^{-1}E$,　即得 $B = A^{-1}$,在 $AB = E$ 的两边右乘 $B^{-1}$,得 $A = B^{-1}$.

### 四、初等矩阵

在上面给出了矩阵可逆的充分必要条件,并同时给出了求逆矩阵的一种方法——伴随矩阵法.但是利用伴随矩阵法求逆矩阵,当矩阵的阶数较高时计算量是很大的.接下来将介绍求逆矩阵的另一种方法——初等变换法.为此先介绍初等矩阵的概念,并建立矩阵的初等变换与矩阵乘法的联系.

**定义9.15**　由单位矩阵 $E$ 经过一次初等变换得到的矩阵称为初等矩阵.

显然,初等矩阵都是方阵,并且每个初等变换都有一个与之相应的初等矩阵.

(1) 互换矩阵 $E$ 的第 $i$ 行(列)与第 $j$ 行(列)的位置,得

$$P(i,j) = \begin{pmatrix} 1 & & & & & & & & & \\ & \ddots & & & & & & & & \\ & & 1 & & & & & & & \\ & & & 0 & \cdots & \cdots & \cdots & 1 & & \\ & & & \vdots & 1 & & & \vdots & & \\ & & & \vdots & & \ddots & & \vdots & & \\ & & & \vdots & & & 1 & \vdots & & \\ & & & 1 & \cdots & \cdots & \cdots & 0 & & \\ & & & & & & & & 1 & \\ & & & & & & & & & \ddots \\ & & & & & & & & & & 1 \end{pmatrix} \begin{matrix} \\ \\ \\ i\text{行} \\ \\ \\ \\ j\text{行} \\ \\ \\ \\ \end{matrix}$$

$i$ 列　　　　$j$ 列

（2）用非零数 $c$ 乘 $E$ 的第 $i$ 行（列），得

$$P(i(c)) = \begin{pmatrix} 1 & & & & & & \\ & \ddots & & & & & \\ & & 1 & & & & \\ & & & c & & & \\ & & & & 1 & & \\ & & & & & \ddots & \\ & & & & & & 1 \end{pmatrix} \begin{matrix} \\ \\ \\ i\,\text{行} \\ \\ \\ \\ \end{matrix}$$

$$i\,\text{列}$$

（3）将 $E$ 的第 $j$ 行的 $k$ 倍加到第 $i$ 行上，得

$$P(i,j(k)) = \begin{pmatrix} 1 & & & & & & \\ & \ddots & & & & & \\ & & 1 & \cdots & k & & \\ & & & \ddots & \vdots & & \\ & & & & 1 & & \\ & & & & & \ddots & \\ & & & & & & 1 \end{pmatrix} \begin{matrix} \\ \\ i\,\text{行} \\ \\ j\,\text{行} \\ \\ \\ \end{matrix}$$

$$i\,\text{列} \qquad j\,\text{列}$$

该矩阵也是 $E$ 的第 $i$ 列的 $k$ 倍加到第 $j$ 列所得的初等矩阵.

显然，上述三种初等矩阵就是全部的初等矩阵.

初等矩阵具有下列性质：初等矩阵都是可逆的. 初等矩阵的逆矩阵仍是同类型的初等矩阵，且有

$$P(i,j)^{-1} = P(i,j),\ P(i(c))^{-1} = P\left(i\left(\frac{1}{c}\right)\right),\ P(i,j(k))^{-1} = P(i,j(-k))$$

**定理 9.7** 对一个 $m \times n$ 矩阵 $A$ 施行一次初等行变换就相当于对 $A$ 左乘一个相应的 $m$ 阶初等矩阵；对 $A$ 施行一次初等列变换就相当于对 $A$ 右乘一个相应的 $n$ 阶初等矩阵.

利用矩阵的初等变换，可以把任一矩阵化为最简单的形式.

**定理 9.8** 任意一个 $m \times n$ 矩阵 $A$ 经过一系列初等变换，总可以化成形如

$$D = \begin{pmatrix} 1 & & & & & & \\ & \ddots & & & & & \\ & & 1 & & & & \\ & & & 0 & & & \\ & & & & \ddots & & \\ & & & & & 0 & \end{pmatrix} = \begin{pmatrix} E_r & 0 \\ 0 & 0 \end{pmatrix} \text{的矩阵，称 } D \text{ 为矩阵 } A \text{ 的初等变换标准型.}$$

**推论 9.7** 若 $n$ 阶方阵 $A$ 可逆，则总可以经过一系列初等行变换将 $A$ 化成单位矩阵.

以上的讨论提供了一个求逆矩阵的方法，设 $A$ 为一个 $n$ 阶可逆矩阵，由上述推论 9.7，存在一系列初等矩阵 $P_1, P_2, \cdots, P_m$，使得

$$P_m \cdots P_2 P_1 A = E.$$

上式右乘 $A^{-1}$ 得

$$A^{-1} = P_m \cdots P_2 P_1 E.$$

上述两个式子说明,如果用一系列初等行变换将可逆矩阵 $A$ 化成单位矩阵,那么同样地用这一系列初等行变换就可将单位矩阵 $E$ 化成 $A^{-1}$. 于是得到了一个求逆矩阵的方法:

作 $n \times 2n$ 矩阵 $(A E)$,对此矩阵作初等行变换,使左边子块 $A$ 化为 $E$,同时右边子块 $E$ 就化成了 $A^{-1}$. 简示为

$$(A,E) \xrightarrow{\text{初等行变换}} (E,A^{-1}).$$

**例 9.13**　设 $A = \begin{pmatrix} 4 & 2 & 3 \\ 3 & 1 & 2 \\ 2 & 1 & 1 \end{pmatrix}$,求 $A^{-1}$.

**解**　对矩阵 $(A \vdots E)$ 施以初等行变换

$$(A \vdots E) = \begin{pmatrix} 4 & 2 & 3 & 1 & 0 & 0 \\ 3 & 1 & 2 & 0 & 1 & 0 \\ 2 & 1 & 1 & 0 & 0 & 1 \end{pmatrix} \rightarrow \begin{pmatrix} 1 & 1 & 1 & 1 & -1 & 0 \\ 3 & 1 & 2 & 0 & 1 & 0 \\ 2 & 1 & 1 & 0 & 0 & 1 \end{pmatrix} \rightarrow$$

$$\begin{pmatrix} 1 & 1 & 1 & 1 & -1 & 0 \\ 0 & -2 & -1 & -3 & 4 & 0 \\ 0 & -1 & -1 & -2 & 2 & 1 \end{pmatrix} \rightarrow \begin{pmatrix} 1 & 0 & 0 & -1 & 1 & 1 \\ 0 & 0 & 1 & 1 & 0 & -2 \\ 0 & 1 & 1 & 2 & -2 & -1 \end{pmatrix} \rightarrow$$

$$\begin{pmatrix} 1 & 0 & 0 & -1 & 1 & 1 \\ 0 & 1 & 0 & 1 & -2 & 1 \\ 0 & 0 & 1 & 1 & 0 & -2 \end{pmatrix},$$

所以　$A^{-1} = \begin{pmatrix} -1 & 1 & 1 \\ 1 & -2 & 1 \\ 1 & 0 & -2 \end{pmatrix}$.

# 第三节　$n$ 维向量及向量组的线性相关性

## 一、$n$ 维向量的概念

$n$ 维向量的概念是通常的平面与空间中的二维、三维向量概念的自然推广. 在实际问题中经常会碰到超过 3 个元素的数组例如确定飞机的状态需要以下几个参数:机身的仰角、机翼的转角、机身的水平转角、飞机重心在空间的位置参数等. 因此需要引入 $n$ 维向量的概念.

**定义 9.16**　$n$ 个有次序的数 $a_1, a_2, \cdots, a_n$ 所组成的数组称为 $n$ 维向量,数 $a_i$ 称为向量的第 $i$ 个**分量**.

$n$ 维向量写成一行,称为行向量,写成一列,称为列向量,通常用小写希腊字母 $\alpha, \beta, \gamma, \cdots$ 等表示 $n$ 维向量.

**定义 9.17**　由若干个同维数的列向量(或同维数的行向量)所组成的集合叫做**向**

量组.

矩阵的列向量组和行向量组都是只含有限个向量的向量组;反之,一个含有限个向量的向量组也可以构成一个矩阵.

## 二、向量组的线性组合与向量组的等价

**定义 9.18** 给定向量组 $\alpha_1, \alpha_2, \cdots, \alpha_m$,对于任何一组实数 $k_1, k_2, \cdots, k_m$,表达式

$$k_1 \alpha_1 + k_2 \alpha_2 + \cdots + k_m \alpha_m$$

称为向量组 $\alpha_1, \alpha_2, \cdots, \alpha_m$ 的一个**线性组合**,$k_1, k_2, \cdots, k_m$ 称为这个线性组合的**系数**.

**定义 9.19** 给定向量组 $\alpha_1, \alpha_2, \cdots, \alpha_m$ 和向量 $\beta$,如果存在一组数 $k_1, k_2, \cdots, k_m$,使

$$\beta = k_1 \alpha_1 + k_2 \alpha_2 + \cdots + k_m \alpha_m,$$

则称**向量 $\beta$ 是向量组 $\alpha_1, \alpha_2, \cdots, \alpha_m$ 的线性组合**,或称**向量 $\beta$ 能由向量组 $\alpha_1, \alpha_2, \cdots, \alpha_m$ 线性表示**.

例如 $\beta = (2, -1, 1)^T, \alpha_1 = (1, 0, 0)^T, \alpha_2 = (0, 1, 0)^T, \alpha_3 = (0, 0, 1)^T$,显然,有

$$\beta = 2\alpha_1 - \alpha_2 + \alpha_3,$$

即 $\beta$ 是 $\alpha_1, \alpha_2, \alpha_3$ 的线性组合,或者说 $\beta$ 能由 $\alpha_1, \alpha_2, \alpha_3$ 线性表示.

**定义 9.20** 设有两个向量组 $A: \alpha_1, \alpha_2, \cdots, \alpha_m$ 及向量组 $B: \beta_1, \beta_2, \cdots, \beta_l$ 若 $B$ 组中的每个向量都能由向量组 $A$ 线性表示,则称**向量组 $B$ 能由向量组 $A$ 线性表示**.若向量组 $B$ 与向量组 $A$ 能相互线性表示,则称这两个向量组**等价**.

不难验证,向量组的等价满足:

(1) **反身性** 任何向量组与自身等价;

(2) **对称性** 若向量组 $A$ 与向量组 $B$ 等价,则向量组 $B$ 与向量组 $A$ 等价;

(3) **传递性** 若向量组 $A$ 与向量组 $B$ 等价,向量组 $B$ 与向量组 $C$ 等价,则向量组 $A$ 与向量组 $C$ 等价.

## 三、向量组的线性相关性

**定义 9.21** 对于向量组 $\alpha_1, \alpha_2, \cdots, \alpha_m$ 若存在一组不全为零的数 $k_1, k_2, \cdots, k_m$ 使得 $k_1 \alpha_1 + k_2 \alpha_2 + \cdots + k_m \alpha_m = 0$,则称向量组 $\alpha_1, \alpha_2, \cdots, \alpha_m$ 是**线性相关**的. 否则称**线性无关**.

**定理 9.9** $m$ 个 $n$ 维向量组 $\alpha_1 = \begin{pmatrix} a_{11} \\ a_{21} \\ \vdots \\ a_{n1} \end{pmatrix}, \alpha_2 = \begin{pmatrix} a_{12} \\ a_{22} \\ \vdots \\ a_{n2} \end{pmatrix}, \cdots, \alpha_m = \begin{pmatrix} a_{1m} \\ a_{2m} \\ \vdots \\ a_{nm} \end{pmatrix}$ 线性相关的充分必要条件是齐次线性方程组 $\begin{cases} a_{11}x_1 + a_{12}x_2 + \cdots + a_{1m}x_m = 0 \\ a_{21}x_1 + a_{22}x_2 + \cdots + a_{2m}x_m = 0 \\ \cdots \quad \cdots \quad \cdots \quad \cdots \\ a_{n1}x_1 + a_{n2}x_2 + \cdots + a_{nm}x_m = 0 \end{cases}$ 有非零解.

**推论 9.8** 向量组 $\alpha_1, \alpha_2, \cdots, \alpha_m$ 线性无关的充分必要条件是齐次线性方程组(3)只有零解.

**推论9.9**　当 $m=n$ 时,即 $n$ 个 $n$ 维向量 $\alpha_1 = \begin{pmatrix} a_{11} \\ a_{21} \\ \vdots \\ a_{n1} \end{pmatrix}, \alpha_2 = \begin{pmatrix} a_{12} \\ a_{22} \\ \vdots \\ a_{n2} \end{pmatrix}, \cdots, \alpha_n = \begin{pmatrix} a_{1n} \\ a_{2n} \\ \vdots \\ a_{nn} \end{pmatrix}$ 线性无关

的充分条件是行列式 $D = \begin{vmatrix} a_{11} & a_{12} & \cdots & a_{1n} \\ a_{21} & a_{22} & \cdots & a_{2n} \\ \cdots & \cdots & \cdots & \cdots \\ a_{n1} & a_{n2} & \cdots & a_{nn} \end{vmatrix} \neq 0.$

**推论9.10**　$m>n$ 时,任意 $m$ 个 $n$ 维向量都线性相关.即当向量组中所含向量个数大于向量的维数时,此向量组必线性相关.

**例9.14**　证明如果向量组 $\alpha_1,\alpha_2,\alpha_3$ 线性无关,则向量 $2a_1+a_2,a_2+5a_3,4a_3+3a_1$ 也线性无关.

**证明**　假设存在一组数 $k_1,k_2,k_3$,使 $k_1(2a_1+a_2)+k_2(a_2+5a_3)+k_3(4a_3+3a_1)=0$,则整理得 $(2k_1+3k_3)a_1+(k_1+k_2)a_2+(5k_2+4k_3)a_3=0.$

因为 $\alpha_1,\alpha_2,\alpha_3$ 线性无关,所以仅有 $\begin{cases} 2k_1+3k_2=0 \\ k_1+k_2=0 \\ 5k_1+4k_2=0 \end{cases}$,

经计算,方程组的系数行列式 $D = \begin{vmatrix} 2 & 0 & 3 \\ 1 & 1 & 0 \\ 0 & 5 & 4 \end{vmatrix} = 23 \neq 0,$

于是方程组只有零解 $k_1=k_2=k_3=0$,所以向量组 $2a_1+a_2,a_2+5a_3,4a_3+3a_1$ 也线性无关.

**定理9.10**　向量组 $\alpha_1,\alpha_2,\cdots,\alpha_m(m\geq 2)$ 线性相关的充分必要条件是其中至少有一个向量可由其余 $m-1$ 个向量线性表出.

**定理9.11**　若向量组 $\alpha_1,\alpha_2,\cdots,\alpha_m$ 线性无关,而向量组 $\beta,\alpha_1,\alpha_2,\cdots,\alpha_m$ 线性相关,则 $\beta$ 可由 $\alpha_1,\alpha_2,\cdots,\alpha_m$ 线性表出,且表达式唯一.

**定理9.12**　若向量组中有一部分向量组(称为部分组)线性相关,则整个向量组线性相关.

**推论**　若向量组线性无关,则它的任意一个部分组线性无关.

### 四、向量组的秩与矩阵的秩的关系

在二维、三维几何空间中,坐标系是不唯一的,但任一坐标系中所含向量的个数是一个不变的量,向量组的秩正是这一几何事实的一般化.

知道,一个线性相关向量组的部分组不一定是线性相关的,例如向量组 $\alpha_1 = (2,-1,3,1),\alpha_2 = (4,-2,5,4),\alpha_3 = (2,-1,4,1)$,由于 $3\alpha_1-\alpha_2-\alpha_3=0$,所以向量组是线性相关的,但是其部分组 $\alpha_1$ 是线性无关的,$\alpha_1,\alpha_2$ 也是线性无关的.

可以看出,上例中 $\alpha_1,\alpha_2,\alpha_3$ 的线性无关的部分组中最多含有两个向量,如果再添加一个向量进去,就变成线性相关了.为了确切地说明这一问题.引入极大线性无关组的概念.

**定义9.22**　设有向量组 $\alpha_1,\alpha_2,\cdots,\alpha_m$,如果它的一个部分组 $a_{i1},a_{i2},\cdots,a_{ir}$ 满足:

（1）$a_{i1},a_{i2},\cdots,a_{ir}$ 线性无关；

（2）向量组 $\alpha_1,\alpha_2,\cdots,\alpha_m$ 中的任意一个向量都可由部分组 $a_{i1},a_{i2},\cdots,a_{ir}$ 线性表出. 则称部分组 $a_{i1},a_{i2},\cdots,a_{ir}$ 是向量组 $\alpha_1,\alpha_2,\cdots,\alpha_m$ 的一个**极大线性无关组**,简称为**极大无关组**.

在上例中除 $\alpha_1,\alpha_2$ 线性无关外,$\alpha_1,\alpha_3$ 和 $\alpha_2,\alpha_3$ 也都是向量组 $\alpha_1,\alpha_2,\alpha_3$ 线性无关的部分组,所以它们都是向量组 $\alpha_1,\alpha_2,\alpha_3$ 的极大无关组. 因此向量组的极大无关组可能不止一个. 但任意两个极大无关组所含向量的个数相同.

**例 9.15** 设有向量组 $\alpha_1=(1,0,0)$,$\alpha_2=(0,1,0)$,$\alpha_3=(0,0,1)$,$\alpha_4=(1,0,1)$,$\alpha_5=(1,1,0)$,$\alpha_6=(1,0,-1)$,$\alpha_7=(-2,3,4)$,求向量组的极大无关组.

**解** 显然 $\alpha_1,\alpha_2,\alpha_3$ 是它的一个极大无关组. 容易看出 $\alpha_1,\alpha_2,\alpha_3$ 线性无关且 $\alpha_4,\alpha_5,\alpha_6,\alpha_7$ 都可由 $\alpha_1,\alpha_2,\alpha_3$ 线性表出. 另外,还容易证明:$\alpha_1,\alpha_2,\alpha_4$ 或 $\alpha_2,\alpha_3,\alpha_5$ 或 $\alpha_4,\alpha_5,\alpha_7$ 都是它的极大无关组.

从定义可看出,一个线性无关的向量组的极大无关组就是这个向量组本身.

显然,仅有零向量组成的向量组没有极大无关组.

由于一个向量组的所有极大无关组含有相同个数的向量,这说明极大无关组所含向量的个数反映了向量组本身的性质. 因此,引进如下概念:

**定义 9.23** 向量组的极大无关组所含向量的个数,称为该向量组的秩,记作 $r(a_1,a_2,\cdots,a_m)$.

规定零向量组成的向量组的秩为零.

$n$ 维基本单位向量组 $e_1,e_2,\cdots,e_n$ 是线性无关的,它的极大无关组就是它本身,因此,$r(e_1,e_2,\cdots,e_n)=n$.

**定理 9.13** 向量组线性无关的充分必要条件是:它的秩等于它所含向量的个数.

设 $A$ 是一个 $m\times n$ 矩阵,即 $A=\begin{pmatrix} a_{11} & a_{12} & \cdots & a_{1n} \\ a_{21} & a_{22} & \cdots & a_{2n} \\ \cdots & \cdots & \cdots & \cdots \\ a_{m1} & a_{m2} & \cdots & a_{mn} \end{pmatrix}$,如果把 $A$ 的第 $i$ 行 $(a_{i1},a_{i2},\cdots,a_{in})$ 看作一个行向量记为 $\alpha_i$,则矩阵 $A$ 就可看作由 $m$ 个 $n$ 维行向量组成的. 同样地若把 $A$ 的每一列看作一个列向量,则矩阵 $A$ 就可看作由 $n$ 个 $m$ 维列向量组成的.

**定义 9.24** 矩阵 $A$ 的行向量组的秩称为矩阵 $A$ 的行秩,而矩阵 $A$ 的列向量组的秩称为矩阵 $A$ 的列秩.

**例 9.16** $A=\begin{pmatrix} 1 & 0 & 0 \\ 0 & 1 & 0 \\ 1 & 1 & 0 \end{pmatrix}$,$A$ 的行向量组为 $\alpha_1=(1,0,0)$,$\alpha_2=(0,1,0)$,$\alpha_3=(1,1,0)$,因为 $\alpha_1+\alpha_2-\alpha_3=0$,所以 $\alpha_1,\alpha_2,\alpha_3$ 线性相关,但容易看出 $\alpha_1,\alpha_2$ 线性无关,因此,$r(\alpha_1,\alpha_2,\alpha_3)=2$,即矩阵 $A$ 的行秩为 2.

$A$ 的列向量组为 $\beta_1=\begin{pmatrix}1\\0\\1\end{pmatrix}$,$\beta_2=\begin{pmatrix}0\\1\\1\end{pmatrix}$,$\beta_3=\begin{pmatrix}0\\0\\0\end{pmatrix}$,容易看出 $\beta_1,\beta_2$ 是 $\beta_1,\beta_2,\beta_3$ 的一个极大无

关组,所以 $r(\beta_1,\beta_2,\beta_3)=2$,即 $A$ 的列秩为 2.在此例中,$A$ 的行秩与列秩相等.

实际上此例的结论具有一般性,即任意一个矩阵 $A$ 的行秩与列秩相等,称为矩阵的秩.

**定理 9.14** 任一矩阵的行秩与列秩相等,都等于该矩阵的秩 $r$.

现在来讨论矩阵秩的计算,利用矩阵的初等变换求矩阵的秩.

**定理 9.15** 矩阵的初等变换不改变矩阵的秩.

一个矩阵经过初等行(列)变换得到的阶梯形矩阵与原矩阵有相同的秩.因此,为求矩阵 $A$ 的秩,先将其化为阶梯形矩阵,则秩 $r(A)$ 等于阶梯形矩阵非零行的行数.

**例 9.17** 设 $A=\begin{pmatrix} 1 & -1 & 1 & 2 \\ 2 & 3 & 3 & 2 \\ 1 & 1 & 2 & 1 \end{pmatrix}$,$B=\begin{pmatrix} 1 & 3 & -1 & -2 \\ 2 & -1 & 2 & 3 \\ 3 & 2 & 1 & 1 \\ 1 & -4 & 3 & 5 \end{pmatrix}$,求 $r(A)$,$r(B)$.

**解** $A=\begin{pmatrix} 1 & -1 & 1 & 2 \\ 2 & 3 & 3 & 2 \\ 1 & 1 & 2 & 1 \end{pmatrix} \rightarrow \begin{pmatrix} 1 & -1 & 1 & 2 \\ 0 & 5 & 1 & -2 \\ 0 & 2 & 1 & -1 \end{pmatrix} \rightarrow \begin{pmatrix} 1 & 0 & 0 & 0 \\ 0 & 5 & 1 & -2 \\ 0 & 2 & 1 & -1 \end{pmatrix} \rightarrow \begin{pmatrix} 1 & 0 & 0 & 0 \\ 0 & 5 & 1 & -2 \\ 0 & -3 & 0 & 1 \end{pmatrix} \rightarrow$

$\begin{pmatrix} 1 & 0 & 0 & 0 \\ 0 & 0 & 1 & 0 \\ 0 & -3 & 0 & 1 \end{pmatrix} \rightarrow \begin{pmatrix} 1 & 0 & 0 & 0 \\ 0 & 0 & 1 & 0 \\ 0 & -3 & 0 & 1 \end{pmatrix} \rightarrow \begin{pmatrix} 1 & 0 & 0 & 0 \\ 0 & 0 & 1 & 0 \\ 0 & 0 & 0 & 1 \end{pmatrix}$,所以 $r(A)=3$.

$B=\begin{pmatrix} 1 & 3 & -1 & -2 \\ 2 & -1 & 2 & 3 \\ 3 & 2 & 1 & 1 \\ 1 & -4 & 3 & 5 \end{pmatrix} \rightarrow \begin{pmatrix} 1 & 3 & -1 & -2 \\ 0 & -7 & 4 & 7 \\ 0 & -7 & 4 & 7 \\ 0 & -7 & 4 & 7 \end{pmatrix} \rightarrow \begin{pmatrix} 1 & 3 & -1 & -2 \\ 0 & -7 & 4 & 7 \\ 0 & 0 & 0 & 0 \\ 0 & 0 & 0 & 0 \end{pmatrix}$,所以 $r(B)=2$.

上面建立了向量组(无论是行向量组还是列向量组)的秩与矩阵的秩之间的联系.即向量组的秩可通过相应的矩阵的秩求得.

接下来给出一个求向量组的极大无关组的方法.具体做法是:先将向量组作为列向量构成矩阵 $A$,然后对 $A$ 实行初等行变换,将其列向量尽可能地化为简单形式,则由简化后的矩阵列之间的线性关系,就可以确定原向量组间的线性关系,从而确定其极大无关组.

**例 9.18** 求向量组 $\alpha_1=(1,-1,2,1,0)$,$\alpha_2=(2,-2,4,-2,0)$,$\alpha_3=(3,0,6,-1,1)$,$\alpha_4=(0,3,0,0,1)$ 秩及一个极大无关组,并把其余向量用此极大无关组线性表示.

**解** 以 $\alpha_1,\alpha_2,\alpha_3,\alpha_4$ 为列向量构造矩阵 $A$,用初等行变换把 $A$ 化为简化阶梯形矩阵

$$A=\begin{pmatrix} 1 & 2 & 3 & 0 \\ -1 & -2 & 0 & 3 \\ 2 & 4 & 6 & 0 \\ 1 & -2 & -1 & 0 \\ 0 & 0 & 1 & 1 \end{pmatrix} \rightarrow \begin{pmatrix} 1 & 2 & 3 & 0 \\ 0 & 1 & 1 & 0 \\ 0 & 0 & 1 & 1 \\ 0 & 0 & 0 & 0 \\ 0 & 0 & 0 & 0 \end{pmatrix} \rightarrow \begin{pmatrix} 1 & 0 & 0 & -1 \\ 0 & 1 & 0 & -1 \\ 0 & 0 & 1 & 1 \\ 0 & 0 & 0 & 0 \\ 0 & 0 & 0 & 0 \end{pmatrix}=(\beta_1,\beta_2,\beta_3,\beta_4)$$

因为 $r(A)=3$,所以 $r(\alpha_1,\alpha_2,\alpha_3,\alpha_4)=3$,又因为 $r(\beta_1,\beta_2,\beta_3)=3$,所以 $\beta_1,\beta_2,\beta_3$ 线性无关且是 $\beta_1,\beta_2,\beta_3,\beta_4$ 的一个极大无关组.所以,相应地 $\alpha_1,\alpha_2,\alpha_3$ 是 $\alpha_1,\alpha_2,\alpha_3,\alpha_4$ 的极大无关组.由于 $\beta_4=-\beta_1-\beta_2+\beta_3$,相应地有 $\alpha_4=-\alpha_1-\alpha_2+\alpha_3$.

# 第四节　线性方程组

## 一、线性方程组解的判定

这一节利用 $n$ 维向量和矩阵秩的概念来讨论线性方程组解的情况. 设线性方程组

$$\begin{cases} a_{11}x_1 + a_{12}x_2 + \cdots + a_{1n}x_n = b_1 \\ a_{21}x_1 + a_{22}x_2 + \cdots + a_{2n}x_n = b_2 \\ \cdots \quad \cdots \quad \cdots \quad \cdots \quad \cdots \\ a_{m1}x_1 + a_{m2}x_2 + \cdots + a_{mn}x_n = b_m \end{cases} \tag{9-11}$$

的系数矩阵和增广矩阵分别为 $A$ 和 $\overline{A}$，即

$$A = \begin{pmatrix} a_{11} & a_{12} & \cdots & a_{1n} \\ a_{21} & a_{22} & \cdots & a_{2n} \\ \cdots & \cdots & \cdots & \cdots \\ a_{m1} & a_{m2} & \cdots & a_{mn} \end{pmatrix}, \quad \overline{A} = \begin{pmatrix} a_{11} & a_{12} & \cdots & a_{1n} & b_1 \\ a_{21} & a_{22} & \cdots & a_{2n} & b_2 \\ \cdots & \cdots & \cdots & \cdots & \cdots \\ a_{m1} & a_{m2} & \cdots & a_{mn} & b_m \end{pmatrix}.$$

对于线性方程组(9-11)，利用矩阵乘法，可以表示为

$$A_{m \times n}X = b. \tag{9-12}$$

其中系数矩阵

$$A = \begin{pmatrix} a_{11} & a_{12} & \cdots & a_{1n} \\ a_{21} & a_{22} & \cdots & a_{2n} \\ \vdots & \vdots & & \vdots \\ a_{m1} & a_{m2} & \cdots & a_{mn} \end{pmatrix}, \quad X = \begin{pmatrix} x_1 \\ x_2 \\ \vdots \\ x_n \end{pmatrix}, \quad b = \begin{pmatrix} b_1 \\ b_2 \\ \vdots \\ b_m \end{pmatrix}.$$

而与方程组(9-11)对应的增广矩阵

$$\overline{A} = \begin{pmatrix} a_{11} & a_{12} & \cdots & a_{1n} & b_1 \\ a_{21} & a_{22} & \cdots & a_{2n} & b_2 \\ \vdots & \vdots & & \vdots & \vdots \\ a_{m1} & a_{m2} & & a_{mn} & b_m \end{pmatrix}.$$

**定理 9.16**　$n$ 元线性方程组 $Ax = b$ 有解的充分必要条件是 $R(A) = R(\overline{A})$.

**推论 9.11**　齐次线性方程组有非零解的充分必要条件是 $R(A) < n$.

**例 9.19**　判断方程组有解还是无解 $\begin{cases} x_1 - 3x_2 - 6x_3 + 5x_4 = 0, \\ 2x_1 + x_2 + 4x_3 - 2x_4 = 1, \\ 5x_1 - x_2 + 2x_3 + x_4 = 7. \end{cases}$

**解**　$\overline{A} = \begin{pmatrix} 1 & 3 & -6 & 5 & 0 \\ 2 & 1 & 4 & -2 & 1 \\ 5 & -1 & 2 & 1 & 7 \end{pmatrix} \rightarrow \begin{pmatrix} 1 & -3 & -6 & 5 & 0 \\ 0 & 7 & 16 & -12 & 1 \\ 0 & 14 & 32 & -24 & 7 \end{pmatrix} \rightarrow \begin{pmatrix} 1 & -3 & -6 & 5 & 0 \\ 0 & 7 & 16 & -12 & 1 \\ 0 & 0 & 0 & 0 & 5 \end{pmatrix},$

$r(\overline{A}) = 3$，而 $r(A) = 2$，所以方程组无解.

下面讨论线性组在有解的条件下解的情况.

**定理9.17**　当线性方程组有解时,(1) 若 $r(A) = r = n$,则方程组有唯一解. (2) 若 $r(A) = r < n$,则方程组有无穷多解.

**例9.20**　求解方程组 $\begin{cases} x_1 - 2x_2 + 3x_3 - x_4 = 1, \\ 3x_1 - 5x_2 + 5x_3 - 3x_4 = 2, \\ 2x_1 - 3x_2 + 2x_3 - 2x_4 = 1. \end{cases}$

**解**　对增广矩阵 $\bar{A}$ 做初等行变换化为阶梯形矩阵

$$\bar{A} = \begin{pmatrix} 1 & -2 & 3 & -1 & 1 \\ 3 & -5 & 5 & -3 & 2 \\ 2 & -3 & 2 & -2 & 1 \end{pmatrix} \rightarrow \begin{pmatrix} 1 & -2 & 3 & -1 & 1 \\ 0 & 1 & -4 & 0 & -1 \\ 0 & 1 & -4 & 0 & -1 \end{pmatrix} \rightarrow$$

$$\begin{pmatrix} 1 & -2 & 3 & -1 & 1 \\ 0 & 1 & -4 & 0 & -1 \\ 0 & 0 & 0 & 0 & 0 \end{pmatrix} \rightarrow \begin{pmatrix} 1 & 0 & -5 & -1 & -1 \\ 0 & 1 & -4 & 0 & -1 \\ 0 & 0 & 0 & 0 & 0 \end{pmatrix}$$

由于 $r(\bar{A}) = r(A) = 2 < 4$,所以方程组有无穷多解,方程的全部解为 $\begin{cases} x_1 = -1 + 5x_3 + x_4 \\ x_2 = -1 + 4x_4 \end{cases}$,

$x_3$、$x_4$ 为自由未知量.

对于齐次线性方程组,由于它的系数矩阵 $A$ 与增广矩阵的秩总是相等的,所以齐次方程组总是有解的,至少有零解. 那么,何时有非零解呢?将定理9.18用于齐次线性方程组立即可得到如下推论.

**推论9.12**　齐次线性方程组 $\begin{cases} a_{11}x_1 + a_{12}x_2 + \cdots + a_{1n}x_n = 0 \\ a_{21}x_1 + a_{22}x_2 + \cdots + a_{2n}x_n = 0 \\ \cdots \quad \cdots \quad \cdots \quad \cdots \quad \cdots \\ a_{m1}x_1 + a_{m2}x_2 + \cdots + a_{mn}x_n = 0 \end{cases}$ 有非零解的充分必要条件

是:系数矩阵的秩 $r(A) = r < n$.

**推论9.13**　齐次线性方程组 $\begin{cases} a_{11}x_1 + a_{12}x_2 + \cdots + a_{1n}x_n = 0 \\ a_{21}x_1 + a_{22}x_2 + \cdots + a_{2n}x_n = 0 \\ \cdots \quad \cdots \quad \cdots \quad \cdots \quad \cdots \\ a_{n1}x_1 + a_{n2}x_2 + \cdots + a_{nn}x_n = 0 \end{cases}$ 有非零解的充分必要条件

是:系数行列式 $D = 0$

**例9.21**　$\lambda$ 取何值时方程组 $\begin{cases} (\lambda + 3)x_1 + x_2 + 2x_3 = 0 \\ \lambda x_1 + (\lambda - 1)x_2 + x_3 = 0 \\ 3(\lambda + 1)x_1 + \lambda x_2 + (\lambda + 3)x_3 = 0 \end{cases}$ 有非零解?并求其一般解.

**解**　计算系数行列式 $D = \begin{vmatrix} \lambda + 3 & 1 & 2 \\ \lambda & \lambda - 1 & 1 \\ 3(\lambda + 1) & \lambda & \lambda + 3 \end{vmatrix} = \begin{vmatrix} \lambda & 1 & 2 \\ 0 & \lambda - 1 & 1 \\ \lambda & \lambda & \lambda + 3 \end{vmatrix} = \begin{vmatrix} \lambda & 1 & 2 \\ 0 & \lambda - 1 & 1 \\ 0 & \lambda - 1 & \lambda + 1 \end{vmatrix} =$

$$\begin{vmatrix} \lambda & 1 & 2 \\ 0 & \lambda - 1 & 1 \\ 0 & 0 & \lambda \end{vmatrix} = \lambda^2 (\lambda - 1).$$

令 $D = 0$, 知 $\lambda = 0$ 或 $\lambda = 1$ 时, 方程组有非零解.

(1) 当 $\lambda = 0$ 时, 易求得一般解为 $\begin{cases} x_1 = -x_3 \\ x_2 = x_3 \end{cases}$, $x_3$ 为自由未知量.

(2) 当 $\lambda = 1$ 时, 易求得一般解为 $\begin{cases} x_1 = -x_3 \\ x_2 = 2x_3 \end{cases}$, $x_3$ 为自由未知量.

## 二、线性方程组解的结构

上节解决了线性方程组的解的判定问题, 接下来进一步讨论解的结构. 已经知道, 在方程组有解时, 解的情况只有两种可能: 有唯一解或有无穷多个解. 唯一解的情况下, 当然没有什么结构问题. 在无穷多个解的情况下, 需要讨论解与解的关系如何? 是否可将全部的解由有限多个解表示出来, 这就是所谓的解的结构问题.

### 1. 齐次线性方程组解的结构

设齐次线性方程组为 $\begin{cases} a_{11}x_1 + a_{12}x_2 + \cdots + a_{1n}x_n = 0 \\ a_{21}x_1 + a_{22}x_2 + \cdots + a_{2n}x_n = 0 \\ \cdots \quad\quad \cdots \quad\quad \cdots \quad\quad \cdots \quad\quad \cdots \\ a_{m1}x_1 + a_{m2}x_2 + \cdots + a_{mn}x_n = 0 \end{cases}$ \quad\quad (9-13)

要研究当 (9-13) 有非零解时, 这些非零解之间有什么关系, 如何求出全部解? 为此, 先讨论齐次线性方程组的解的性质. 为了讨论的方便, 将 (9-13) 的解 $x_1 = k_1, x_2 = k_2, \cdots, x_n = k_n$ 写成行向量的形式 $(k_1, k_2, \cdots, k_n)$.

**性质 9.11** 如果 $\alpha = (c_1, c_2, \cdots, c_n)$, $\beta = (d_1, d_2, \cdots, d_n)$ 是方程组 (9-13) 的两个解, 则 $\alpha + \beta = (c_1 + d_1, c_2 + d_2, \cdots, c_n + d_n)$ 也是 (9-13) 的解.

**性质 9.12** 若 $\alpha$ 是 (9-13) 的解, 则 $k\alpha = (kc_1, kc_2, \cdots, kc_n)$ 也是 (9-13) 的解. ($k$ 是常数).

**性质 9.13** 如果 $\alpha_1, \alpha_2, \cdots, \alpha_n$ 都是 (9-13) 的解, 则其线性组合 $k_1\alpha_1 + k_2\alpha_2 + \cdots + k_n\alpha_n$, 也是 (9-13) 的解, 其中 $k_1, k_2, \cdots, k_n$ 是任意数.

由此可知, 如果一个齐次线性方程组有非零解, 则它就有无穷多个解, 那么如何把这无穷多个解表示出来呢? 也就是方程组的全部解能否通过它的有限个解的线性组合表示出来. 如将它的每个解看成一个向量 (也称解向量), 这无穷多个解就构成一个 $n$ 维向量组. 若能求出这个向量组的一个 "极大无关组", 就能用它的线性组合来表示它的全部解. 这个极大无关组在线性方程组的解的理论中, 称为齐次线性方程组的基础解系.

**定义 9.25** 如果齐次线性方程组 (9-13) 的有限个解 $\eta_1, \eta_2, \cdots, \eta_t$ 满足:

(1) $\eta_1, \eta_2, \cdots, \eta_t$ 线性无关;

(2) 方程组 (1) 的任意一个解都可以由 $\eta_1, \eta_2, \cdots, \eta_t$ 线性表出.

则称 $\eta_1, \eta_2, \cdots, \eta_t$ 是齐次线性方程组 (9-13) 的一个基础解系.

问题是,任何一个齐次线性方程组是否都有基础解系? 如果有的话,如何求出它的基础解系? 基础解系中含有多少个解向量?

**定理 9.18** 如果齐次线性方程组(9-13)有非零解,则它一定有基础解系,并且基础解系含有 $n-r$ 个解向量. 其中 $n$ 是未知量的个数,$r$ 是系数矩阵的秩.

**证明** 因为齐次线性方程组(9-13)有非零解,所以 $r(A) = r < n$,对方程组(9-13)的增广矩阵 $\bar{A}$ 施行初等行变换,可以化为如下形式:

$$\begin{pmatrix} 1 & 0 & \cdots & 0 & c_{1r+1} & \cdots & c_{1n} & 0 \\ 0 & 1 & \cdots & 0 & c_{2r+1} & \cdots & c_{2n} & 0 \\ \cdots & \cdots & \cdots & \cdots & \cdots & \cdots & \cdots & \cdots \\ 0 & 0 & \cdots & 1 & c_{rr+1} & \cdots & c_{rn} & 0 \\ 0 & 0 & \cdots & 0 & 0 & \cdots & 0 & 0 \\ \cdots & \cdots & \cdots & \cdots & \cdots & \cdots & \cdots & \cdots \\ 0 & 0 & \cdots & 0 & 0 & \cdots & 0 & 0 \end{pmatrix},$$

即方程组(9-13)与下面的方程组同解:$\begin{cases} x_1 = -c_{1r+1}x_{r+1} - c_{1r+2}x_{r+2} - \cdots - c_{1n}x_n \\ x_2 = -c_{2r+1}x_{r+1} - c_{2r+2}x_{r+2} - \cdots - c_{2n}x_n \\ \cdots \quad\quad \cdots \quad\quad \cdots \quad\quad \cdots \\ x_r = -c_{rr+1}x_{r+1} - c_{rr+2}x_{r+2} - \cdots - c_{rn}x_n \end{cases}$,其中 $x_{r+1}, x_{r+2}, \cdots,$

$x_n$ 为自由未知量.

对 $n-r$ 个自由未知量分别取 $\begin{pmatrix} 1 \\ 0 \\ \vdots \\ 0 \end{pmatrix}, \begin{pmatrix} 0 \\ 1 \\ \vdots \\ 0 \end{pmatrix}, \cdots, \begin{pmatrix} 0 \\ 0 \\ \vdots \\ 1 \end{pmatrix}$,可得方程组(9-13)的 $n-r$ 个解.

$$\eta_1 = \begin{pmatrix} -c_{1r+1} \\ -c_{2r+1} \\ \vdots \\ -c_{rr+1} \\ 1 \\ 0 \\ \vdots \\ 0 \end{pmatrix}, \eta_2 = \begin{pmatrix} -c_{1r+2} \\ -c_{2r+2} \\ \vdots \\ -c_{rr+2} \\ 0 \\ 1 \\ \vdots \\ 0 \end{pmatrix}, \cdots, \eta_{n-r} = \begin{pmatrix} -c_{1n} \\ -c_{2n} \\ \vdots \\ -c_{rn} \\ 0 \\ 0 \\ \vdots \\ 1 \end{pmatrix},$$ 则 $\eta_1, \eta_2, \cdots, \eta_{n-r}$ 就是方程组(9-13)的一个基础解系.

定理的证明过程实际上给指出了求齐次线性方程组基础解系的具体方法.

由于自由未知量 $x_{r+1}, x_{r+2}, \cdots, x_n$ 可以任意取值,故基础解系不是唯一的,但两个基础解系所含向量的个数都是 $n-r$ 个. 可以证明:齐次线性方程组(9-13)的任意 $n-r$ 个线性无关的解向量均可以构成它的一个基础解系.

**例 9.22** 求方程组 $\begin{cases} x_1 - x_2 - x_3 + x_4 = 0 \\ x_1 - x_2 + x_3 - 3x_4 = 0 \\ x_1 - x_2 - 2x_3 + 3x_4 = 0 \end{cases}$ 的全部解.

**解** 对系数矩阵 $A$ 作初等变换化为阶梯形矩阵

$$A = \begin{pmatrix} 1 & -1 & -1 & 1 \\ 1 & -1 & 1 & -3 \\ 1 & -1 & -2 & 3 \end{pmatrix} \rightarrow \begin{pmatrix} 1 & -1 & -1 & 1 \\ 0 & 0 & 2 & -4 \\ 0 & 0 & -1 & 2 \end{pmatrix} \rightarrow \begin{pmatrix} 1 & -1 & -1 & 1 \\ 0 & 0 & 1 & -2 \\ 0 & 0 & 0 & 0 \end{pmatrix} \rightarrow \begin{pmatrix} 1 & -1 & 0 & -1 \\ 0 & 0 & 1 & -2 \\ 0 & 0 & 0 & 0 \end{pmatrix}.$$

因为 $r(A)=2<4$，所以方程组有无穷多解，由 $n-r=2$ 知，基础解系中含有 2 个解．所以方程组的一般解为 $\begin{cases} x_1=x_2+x_4 \\ x_3=2x_4 \end{cases}$，取 $x_2,x_4$ 为自由未知量．令 $\begin{pmatrix} x_2 \\ x_4 \end{pmatrix}=\begin{pmatrix} 1 \\ 0 \end{pmatrix},\begin{pmatrix} 0 \\ 1 \end{pmatrix}$，解出 $\begin{pmatrix} x_1 \\ x_3 \end{pmatrix}=$

$\begin{pmatrix} 1 \\ 0 \end{pmatrix},\begin{pmatrix} 1 \\ 2 \end{pmatrix}$，则 $\eta_1=\begin{pmatrix} 1 \\ 1 \\ 0 \\ 0 \end{pmatrix},\eta_2=\begin{pmatrix} 1 \\ 0 \\ 2 \\ 1 \end{pmatrix}$ 为原方程组的一个基础解系．方程组的全部解为 $X=k_1\eta_1+$

$k_2\eta_2$，其中 $k_1,k_2$ 为任意数．

**2. 非齐次线性方程组的解的结构**

下面讨论当非齐次线性方程组有无穷多解时，解的结构问题．

设非齐次线性方程组为 $\begin{cases} a_{11}x_1+a_{12}x_2+\cdots+a_{1n}x_n=b_1 \\ a_{21}x_1+a_{22}x_2+\cdots+a_{2n}x_n=b_2 \\ \cdots \quad\quad \cdots \quad\quad \cdots \quad\quad \cdots \quad\quad \cdots \\ a_{m1}x_1+a_{m2}x_2+\cdots+a_{mn}x_n=b_m \end{cases}$ （9-14）

当它的常数项都等于零时，就得到前面介绍过的齐次线性方程组（9-13），即

$$\begin{cases} a_{11}x_1+a_{12}x_2+\cdots+a_{1n}x_n=0 \\ a_{21}x_1+a_{22}x_2+\cdots+a_{2n}x_n=0 \\ \cdots \quad\quad \cdots \quad\quad \cdots \quad\quad \cdots \quad\quad \cdots \\ a_{m1}x_1+a_{m2}x_2+\cdots+a_{mn}x_n=0 \end{cases}$$

方程组（9-13）称为方程组（9-14）的导出组．

非齐次线性方程组（9-14）的解与其导出组（9-13）的解之间有如下关系：

**性质 9.14** 非齐次线性方程组（9-14）的任意两个解的差是它的导出组（9-13）的一个解．

**性质 9.15** 非齐次线性方程组（9-14）的一个解与它的导出组（9-13）的一个解的和是非齐次线性方程组（9-14）的一个解．

**定理 9.19** 设 $\gamma_0$ 是非齐次线性方程组（9-14）的一个解，$\eta$ 是导出组（1）的全部解，则 $\gamma=\gamma_0+\eta$ 是非齐次线性方程组的全部解．

由此定理可知，如果非齐次线性方程组有解，则只需求出它的一个解（特解）$\gamma_0$，并求出其导出组的基础解系 $\eta_1,\eta_2,\cdots,\eta_{n-r}$，则非齐次线性方程组的全部解可表示为 $\eta_0=\gamma_0+k_1\eta_1+k_2\eta_2+\cdots+k_{n-r}\eta_{n-r}$，其中 $k_1,k_2,\cdots,k_{n-r}$ 为任意数．

如果非齐次线性方程组的导出组仅有零解，则该非齐次线性方程组只有唯一解，如果其导出组有无穷多解，则它也有无穷多解．

**例 9.23** 求方程组的全部解 $\begin{cases} x_1+5x_2-x_3-x_4=-1, \\ x_1-2x_2+x_3+3x_3=3, \\ 3x_1+8x_2-x_3+x_4=1, \\ x_1-9x_2+3x_3+7x_4=7. \end{cases}$

**解** 对方程组的增广矩阵 $\overline{A}$ 施行初等行变换

$$\bar{A} = \begin{pmatrix} 1 & 5 & -1 & -1 & -1 \\ 1 & -2 & 1 & 3 & 3 \\ 3 & 8 & -1 & 1 & 1 \\ 1 & -9 & 3 & 7 & 7 \end{pmatrix} \to \begin{pmatrix} 1 & 5 & -1 & -1 & -1 \\ 0 & -7 & 2 & 4 & 4 \\ 0 & -7 & 2 & 4 & 4 \\ 0 & -14 & 4 & 8 & 8 \end{pmatrix} \to \begin{pmatrix} 1 & 5 & -1 & -1 & -1 \\ 0 & -7 & 2 & 4 & 4 \\ 0 & 0 & 0 & 0 & 0 \\ 0 & 0 & 0 & 0 & 0 \end{pmatrix} \to$$

$$\begin{pmatrix} 1 & 0 & \dfrac{3}{7} & \dfrac{13}{7} & \dfrac{13}{7} \\ 0 & -7 & 2 & 4 & 4 \\ 0 & 0 & 0 & 0 & 0 \\ 0 & 0 & 0 & 0 & 0 \end{pmatrix} \to \begin{pmatrix} 1 & 0 & \dfrac{3}{7} & \dfrac{13}{7} & \dfrac{13}{7} \\ 0 & 1 & -\dfrac{2}{7} & -\dfrac{4}{7} & -\dfrac{4}{7} \\ 0 & 0 & 0 & 0 & 0 \\ 0 & 0 & 0 & 0 & 0 \end{pmatrix}.$$

所以原方程组的一般解为 $\begin{cases} x_1 = \dfrac{13}{7} - \dfrac{3}{7}x_3 - \dfrac{13}{7}x_4 \\ x_2 = -\dfrac{4}{7} + \dfrac{2}{7}x_3 + \dfrac{4}{7}x_4 \end{cases}$ ,其中 $x_3$ , $x_4$ 为自由未知量.

让自由未知量 $\begin{pmatrix} x_3 \\ x_4 \end{pmatrix}$ 取值 $\begin{pmatrix} 0 \\ 0 \end{pmatrix}$ ,得方程组的一个解 $\quad \gamma_0 = \begin{pmatrix} \dfrac{13}{7} \\ -\dfrac{4}{7} \\ 0 \\ 0 \end{pmatrix}$.

原方程组的导出组的一般解为 $\begin{cases} x_1 = -\dfrac{3}{7}x_3 - \dfrac{13}{7}x_4 \\ x_2 = \dfrac{2}{7}x_3 + \dfrac{4}{7}x_4 \end{cases}$ . 其中 $x_3$ , $x_4$ 为自由未知量.

让自由未知量 $\begin{pmatrix} x_3 \\ x_4 \end{pmatrix}$ 取值 $\begin{pmatrix} 1 \\ 0 \end{pmatrix}$ , $\begin{pmatrix} 0 \\ 1 \end{pmatrix}$ , 即得导出组的基础解系 $\eta_1 = \begin{pmatrix} -\dfrac{3}{7} \\ \dfrac{2}{7} \\ 1 \\ 0 \end{pmatrix}$ , $\eta_2 = \begin{pmatrix} -\dfrac{13}{7} \\ \dfrac{4}{7} \\ 0 \\ 1 \end{pmatrix}$ .

因此所给方程组的全部解为 $\gamma = \gamma_0 + k_1\eta_1 + k_2\eta_2 = \begin{pmatrix} \dfrac{13}{7} \\ -\dfrac{4}{7} \\ 0 \\ 0 \end{pmatrix} + k_1 \begin{pmatrix} -\dfrac{3}{7} \\ \dfrac{2}{7} \\ 1 \\ 0 \end{pmatrix} + k_2 \begin{pmatrix} -\dfrac{13}{7} \\ \dfrac{4}{7} \\ 0 \\ 1 \end{pmatrix}$ . 其中 $k_1$ ,

$k_2$ 为任意常数.

# 本章小结

本章主要讲解了二、三阶行列式的计算,最简单的 $n$ 阶行列式的计算以及行列式的定义和性质;矩阵概念,单位矩阵,对角矩阵和上、下三角矩阵的概念,逆矩阵的概念和逆矩阵存在的条件,矩阵的秩的概念;矩阵的初等变换,矩阵求逆的方法,求矩阵的秩的方法;用克拉默(Cramer)法则判别线性方程组的解的情况和求线性方程组的解,用行初等变换求线性方程组通解的方法,齐次线性方程组有非零解的充要条件及非齐次线性方程组有解的充要条件;n 维向量的概念,了解向量组线性相关与线性无关的概念及一些相关重要结论,三阶方阵的特征值与特征向量的求法.

┌╌╌╌╌╌╌╌╌┐
┆ **知识链接** ┆
└╌╌╌╌╌╌╌╌┘

### 范德蒙德

范德蒙德(Vandermonde),法国数学家,范德蒙德 1735 年生于巴黎.1771 年成为巴黎科学院院士.1796 年 1 月 1 日逝世.

范德蒙德在线性代数方面做出了重要贡献.他在 1771 年发表的论文中证明了多项式方程根的任何对称式都能用方程的系数表示出来.他不仅把行列式应用于解线性方程组,而且对行列式理论本身进行了开创性研究,是行列式的奠基者.他给出了用二阶子式和它的余子式来展开行列式的法则,还提出了专门的行列式符号.他具有拉格朗日的预解式、置换理论等思想,为群的观念的产生做了一些准备工作.

# 习题九

## 一、选择题

9.1 行列式 $\begin{vmatrix} 0 & 1 & -1 & 1 \\ -1 & 0 & 1 & -1 \\ 1 & -1 & 0 & 1 \\ -1 & 1 & -1 & 0 \end{vmatrix}$ 第二行第一列元素的代数余子式 $A_{21} = ($     $)$.

A. $-2$;       B. $-1$;       C.1;       D.2.

9.2 已知 $\begin{vmatrix} a_{11} & a_{12} & a_{13} \\ a_{21} & a_{22} & a_{23} \\ a_{31} & a_{32} & a_{33} \end{vmatrix} = 3$,那么 $\begin{vmatrix} 2a_{11} & 2a_{12} & 2a_{13} \\ a_{21} & a_{22} & a_{23} \\ -2a_{31} & -2a_{32} & -2a_{33} \end{vmatrix} = ($     $)$.

A. $-24$;       B. $-12$;       C. $-6$;       D.12.

9.3 设行列式 $\begin{vmatrix} a_1 & b_1 \\ a_2 & b_2 \end{vmatrix} = 1$, $\begin{vmatrix} a_1 & c_1 \\ a_2 & c_2 \end{vmatrix} = 2$,则 $\begin{vmatrix} a_1 & b_1 + c_1 \\ a_2 & b_2 + c_2 \end{vmatrix} = ($     $)$.

A. $-3$;       B. $-1$;       C.1;       D.3.

9.4 设矩阵 $A = (1,2)$, $B = \begin{pmatrix} 1 & 2 \\ 3 & 4 \end{pmatrix}$, $C = \begin{pmatrix} 1 & 2 & 3 \\ 4 & 5 & 6 \end{pmatrix}$,则下列矩阵运算中有意义的是(     ).

A. $ACB$;       B. $ABC$;       C. $BAC$;       D. $CAB$.

9.5 矩阵 $A,B,C$ 为同阶方阵,则 $(ABC)^T = ($      $)$.

A. $A^T B^T C^T$;      B. $C^T B^T A^T$;      C. $C^T A^T B^T$;      D. $A^T C^T B^T$.

9.6 若矩阵 $A^T = -A$,则称 $A$ 为反对称矩阵.若 $A$ 为任意 $n$ 阶矩阵,下列矩阵中为反对称矩阵的是(      )

A. $A + A^T$;      B. $A - A^T$;      C. $AA^T$;      D. $A^T A$.

9.7 设 $A$ 为 $n$ 阶方阵,$\lambda$ 为实数,则 $|\lambda A| = ($      $)$.

A. $\lambda |A|$;      B. $|\lambda| |A|$;      C. $\lambda^n |A|$;      D. $|\lambda|^n |A|$.

9.8 二阶矩阵 $A = \begin{pmatrix} a & b \\ c & d \end{pmatrix}$,则 $A^* = ($      $)$.

A. $\begin{pmatrix} d & -b \\ -c & a \end{pmatrix}$;    B. $\begin{pmatrix} -d & c \\ b & -a \end{pmatrix}$;    C. $\begin{pmatrix} -d & b \\ c & -a \end{pmatrix}$;    D. $\begin{pmatrix} d & -c \\ -b & a \end{pmatrix}$.

9.9 设 $A$ 为 2 阶可逆矩阵,且已知 $(2A)^{-1} = \begin{bmatrix} 1 & 2 \\ 3 & 4 \end{bmatrix}$,则 $A = ($      $)$.

A. $2 \begin{bmatrix} 1 & 2 \\ 3 & 4 \end{bmatrix}$;    B. $\frac{1}{2} \begin{bmatrix} 1 & 2 \\ 3 & 4 \end{bmatrix}$;    C. $2 \begin{bmatrix} 1 & 2 \\ 3 & 4 \end{bmatrix}^{-1}$;    D. $\frac{1}{2} \begin{bmatrix} 1 & 2 \\ 3 & 4 \end{bmatrix}^{-1}$.

9.10 下列矩阵中,是初等矩阵的为(      ).

A. $\begin{bmatrix} 1 & 0 \\ 0 & 0 \end{bmatrix}$;    B. $\begin{bmatrix} 0 & 1 & -1 \\ -1 & 0 & 1 \\ 0 & 0 & 1 \end{bmatrix}$;    C. $\begin{bmatrix} 1 & 0 & 0 \\ 0 & 1 & 0 \\ 1 & 0 & 1 \end{bmatrix}$;    D. $\begin{bmatrix} 0 & 1 & 0 \\ 0 & 0 & 3 \\ 1 & 0 & 0 \end{bmatrix}$.

9.11 设矩阵 $A = \begin{pmatrix} 1 & 0 & -1 & 0 \\ 0 & -2 & 3 & 4 \\ 0 & 0 & 0 & 5 \end{pmatrix}$,则 $A$ 中(      ).

A. 所有 2 阶子式都不为零;      B. 所有 2 阶子式都为零;

C. 所有 3 阶子式都不为零;      D. 存在一个 3 阶子式不为零.

9.12 设向量组 $\alpha_1, \alpha_2, \cdots, \alpha_s$ 线性相关,则必可推出(      ).

A. $\alpha_1, \alpha_2, \cdots, \alpha_s$ 中至少有一个向量为零向量;

B. $\alpha_1, \alpha_2, \cdots, \alpha_s$ 中至少有两个向量成比例;

C. $\alpha_1, \alpha_2, \cdots, \alpha_s$ 中至少有一个向量可以表示为其余向量的线性组合;

D. $\alpha_1, \alpha_2, \cdots, \alpha_s$ 中每一个向量都可以表示为其余向量的线性组合.

9.13 向量组 $\alpha_1, \alpha_2, \cdots, \alpha_s$ 线性无关的充分条件是(      ).

A. $\alpha_1, \alpha_2, \cdots, \alpha_s$ 都不是零向量;    B. $\alpha_1, \alpha_2, \cdots, \alpha_s$ 中任意两个向量都不成比例;

C. $\alpha_1, \alpha_2, \cdots, \alpha_s$ 中任意一个向量都不能表为其余向量的线性组合;

D. $\alpha_1, \alpha_2, \cdots, \alpha_s$ 中任意 $s-1$ 个向量都线性无关.

9.14 设 $n$ 维向量组 $\alpha_1, \alpha_2, \cdots, \alpha_m (m \geq 2)$ 线性无关,则(      ).

A. 组中减少任意一个向量后仍线性无关;

B. 组中增加任意一个向量后仍线性无关;

C. 存在不全为零的数 $k_1, k_2, \cdots, k_m$,使 $\sum_{i=1}^{m} k_i \alpha_i = 0$;

D. 组中至少有一个向量可以由其余向量线性表出.

9.15  已知 $\eta_1, \eta_2, \eta_3, \eta_4$ 是齐次方程组 $Ax = 0$ 的一个基础解系,则此方程组的基础解系还可以选用(　　).

A. $\eta_1 + \eta_2, \eta_2 + \eta_3, \eta_3 + \eta_4, \eta_4 + \eta_1$;

B. $\eta_1 - \eta_2, \eta_2 - \eta_3, \eta_3 - \eta_4, \eta_4 - \eta_1$;

C. 与 $\eta_1, \eta_2, \eta_3, \eta_4$ 等秩的向量组 $\alpha_1, \alpha_2, \alpha_3, \alpha_4$;

D. 与 $\eta_1, \eta_2, \eta_3, \eta_4$ 等价的向量组 $\beta_1, \beta_2, \beta_3, \beta_4$.

9.16  设 $A$ 为 3 阶矩阵,$E$ 为 3 阶单位阵,若行列式 $|2E - 3A| = 0$,则 $A$ 的一个特征值为(　　).

A. $\dfrac{3}{2}$;　　　　　　B. $\dfrac{2}{3}$;　　　　　　C. $-\dfrac{2}{3}$;　　　　　D. $-\dfrac{3}{2}$.

9.17  排列 $13\cdots(2n-1)24\cdots(2n)$ 的逆序数为(　　).

A. $\dfrac{n(n-1)}{2}$;　　　　B. $\dfrac{n(n+1)}{2}$;　　　　C. $n(n-1)$;　　　D. $n(n+1)$.

9.18  设 $A$ 是 $n$ 阶方阵,$A$ 经过若干次初等列变换变为矩阵 $B$,则(　　).

A. $|A| = |B|$;　　　　　　　　　　　B. 存在可逆矩阵 $P$,使 $PA = B$;

C. 存在可逆矩阵 $P$,使 $PB = A$;　　　　D. 存在可逆矩阵 $P$,使 $BP = A$.

9.19  设有 $n$ 维向量组 I :$\alpha_1, \alpha_2, \cdots, \alpha_r$ 和向量组 II :$\alpha_1, \alpha_2, \cdots, \alpha_m (m > r)$,则(　　).

A. 向量组 I 线性无关时,向量组 II 线性无关;

B. 向量组 I 线性相关时,向量组 II 线性相关;

C. 向量组 II 线性相关时,向量组 I 线性相关;

D. 向量组 II 线性无关时,向量组 I 线性相关.

9.20  设矩阵 $A$ 的秩 $R(A) = r$,则(　　).

A. $A$ 的 $r-1$ 阶子式都不为 0;　　　　B. $A$ 至少有一个 $r$ 阶子式不为 0;

C. $A$ 是一个 $r$ 阶方阵;　　　　　　　D. $A$ 的 $r$ 阶子式都不为 0.

9.21  向量组 $\alpha_1, \alpha_2, \alpha_3, \alpha_4$ 线性相关,而 $\alpha_1, \alpha_2, \alpha_4$ 线性无关,则必有(　　).

A. $\alpha_1$ 可由 $\alpha_2, \alpha_3$ 线性表示;　　　　B. $\alpha_4$ 可由 $\alpha_1, \alpha_2$ 线性表示;

C. $\alpha_1, \alpha_2$ 线性相关;　　　　　　　　D. $\alpha_3$ 可由 $\alpha_1, \alpha_2, \alpha_4$ 线性表示.

9.22  设向量组 I :$a_1, a_2, \cdots a_r$ 和向量组 II :$a_1, a_2, \cdots a_r, a_{r+1}, \cdots, a_m$ 中的向量都是 $n$ 维向量,则下列结论正确的是(　　).

A. 向量组 I 线性无关时,向量组 II 线性无关;

B. 向量组 I 线性相关时,向量组 II 线性相关;

C. 向量组 II 线性相关时,向量组 I 线性相关;

D. 以上结论都不对.

9.23  线性方程组 $AX = 0$,若 $A$ 是 $n$ 阶方阵,$R(A) < n$,则该方程组(　　).

A. 有唯一解　　　B. 无解　　　　C. 有无穷多解　　D. A、B、C 都不对.

9.24  下列矩阵不是初等矩阵的是(　　).

A. $\begin{pmatrix} 1 & 2 \\ 0 & 0 \end{pmatrix}$;　　　　B. $\begin{pmatrix} 0 & 0 & 1 \\ 0 & 1 & 0 \\ 1 & 0 & 0 \end{pmatrix}$;　　　C. $\begin{pmatrix} 1 & 0 & 0 \\ 0 & 3 & 0 \\ 0 & 0 & 1 \end{pmatrix}$;　　D. $\begin{pmatrix} 1 & 0 & 0 \\ 0 & 1 & 0 \\ 2 & 0 & 1 \end{pmatrix}$.

9.25　设 $A$ 为 $n$ 阶方阵$(n>1)$,且 $|A|=0$,则(　　).

A. $A$ 中必有两行(列)的对应元素成比例;

B. $A$ 中任意一行(列)向量是其余各行(列)向量的线性组合;

C. $A$ 中必有一行(列)向量是其余各行(列)向量的线性组合;

D. $A$ 中至少有一行(列)向量为零向量.

## 二、填空题

9.26　若 $\begin{vmatrix} x & 3 & 1 \\ y & 0 & 1 \\ z & 2 & 1 \end{vmatrix}=1$,则 $\begin{vmatrix} x-1 & y-1 & z-1 \\ \dfrac{3}{2} & 0 & 1 \\ 1 & 1 & 1 \end{vmatrix}=$ _____.

9.27　设 4 阶方阵 $A$ 的秩为 2,则其伴随阵 $A^*$ 的秩为 _____.

9.28　设向量组 $\alpha_1,\alpha_2,\cdots\cdots,\alpha_s$ 的秩为 $r$,则 $\alpha_1,\alpha_2,\cdots\cdots,\alpha_s$ 中任意 $r$ 个 _____ 的向量都是它的极大线性无关组.

9.29　若 $n$ 阶方阵 $A,B$ 均可逆,$AXB=C$,则 $X=$ _____.

9.30　设某 3 阶行列式的第二行元素分别为 $-1,2,3$,对应的余子式分别为 $-3,-2,1$ 则此行列式的值为 _____.

9.31　设矩阵 $A=\begin{pmatrix} 1 \\ 2 \end{pmatrix}$,$B=\begin{pmatrix} 2 \\ 3 \end{pmatrix}$,则 $A^TB=$ _____.

9.32　$2n$ 阶排列 $13\cdots(2n-1)24\cdots(2n)$ 的逆序数是 _____.

9.33　设 $A$ 为 $n$ 阶方阵,$I$ 为 $n$ 阶单位阵,且 $A^2=I$,则行列式 $|A|=$ _____.

9.34　设行列式 $D=\begin{vmatrix} 1 & 2 & 3 & 4 \\ 5 & 6 & 7 & 8 \\ 4 & 3 & 2 & 1 \\ 8 & 7 & 6 & 5 \end{vmatrix}$,$A_{4j}(j=1,2,3,4)$ 为 $D$ 中第四行元的代数余子式,则 $4A_{41}+3A_{42}+2A_{43}+A_{44}=$ _____.

9.35　向量 $\alpha_1=(1,2,t)$ 与向量 $\alpha_2=(2,x,3)$ 线性相关,则 $t=$ _____,$x=$ _____.

## 三、综合题

9.36　计算下列行列式:

(1) $\begin{vmatrix} 1 & 1 & 1 & 4 \\ 1 & 1 & 3 & 1 \\ 1 & 2 & 1 & 1 \\ 1 & 1 & 1 & 1 \end{vmatrix}$;　　　　　　　　(2) $\begin{vmatrix} 123 & 23 & 3 \\ 249 & 49 & 9 \\ 367 & 67 & 7 \end{vmatrix}$;

$(3)\begin{vmatrix} x & a & a & a \\ a & x & a & a \\ a & a & x & a \\ a & a & a & x \end{vmatrix};$

$(4)\begin{vmatrix} x & y & x+y \\ y & x+y & x \\ x+y & x & y \end{vmatrix};$

$(5)\ D_6=\begin{vmatrix} 0 & 0 & \cdots & 0 & 1 \\ 0 & 0 & \cdots & 2 & 0 \\ \vdots & \vdots & \ddots & \vdots & \vdots \\ 0 & 5 & \cdots & 0 & 0 \\ 6 & 0 & \cdots & 0 & 0 \end{vmatrix};$

$(6)\ D_n=\begin{vmatrix} a & b & 0 & \cdots & 0 & 0 \\ 0 & a & b & \cdots & 0 & 0 \\ 0 & 0 & a & \cdots & 0 & 0 \\ \vdots & \vdots & \vdots & \ddots & \vdots & \vdots \\ 0 & 0 & 0 & \cdots & a & b \\ b & 0 & 0 & \cdots & 0 & a \end{vmatrix}.$

9.37 设 $A=\begin{pmatrix} 1 & 1 & 1 \\ 1 & 1 & -1 \\ 1 & -1 & 1 \end{pmatrix},B=\begin{pmatrix} 1 & 2 & 3 \\ -1 & -2 & 4 \\ 0 & 5 & 1 \end{pmatrix}$,求 $3AB-2A,A^TB$.

9.38 计算下列乘积:

$(1)\begin{pmatrix} 4 & 3 & 1 \\ 1 & -2 & 3 \\ 5 & 7 & 0 \end{pmatrix}\begin{pmatrix} 7 \\ 2 \\ 1 \end{pmatrix};$

$(2)\ (1,2,3)\begin{pmatrix} 3 \\ 2 \\ 1 \end{pmatrix};$

$(3)\begin{pmatrix} 2 \\ 1 \\ 3 \end{pmatrix}(-1,2);$

$(4)\begin{pmatrix} 2 & 1 & 4 & 0 \\ 1 & -1 & 3 & 4 \end{pmatrix}\begin{pmatrix} 1 & 3 & 1 \\ 0 & -1 & 2 \\ 1 & -3 & 1 \\ 4 & 0 & -2 \end{pmatrix};$

$(5)\ (x_1,x_2,x_3)\begin{pmatrix} a_{11} & a_{12} & a_{13} \\ a_{12} & a_{22} & a_{23} \\ a_{13} & a_{23} & a_{33} \end{pmatrix}\begin{pmatrix} x_1 \\ x_2 \\ x_3 \end{pmatrix};$

$(6)\begin{pmatrix} 1 & 2 & 1 & 0 \\ 0 & 1 & 0 & 1 \\ 0 & 0 & 2 & 1 \\ 0 & 0 & 0 & 3 \end{pmatrix}\begin{pmatrix} 1 & 0 & 3 & 1 \\ 0 & 1 & 2 & -1 \\ 0 & 0 & -2 & 3 \\ 0 & 0 & 0 & -3 \end{pmatrix}.$

9.39 求下列矩阵的逆矩阵:

$(1)\begin{pmatrix} 1 & 2 \\ 2 & 5 \end{pmatrix};$

$(2)\begin{pmatrix} \cos\theta & -\sin\theta \\ \sin\theta & \cos\theta \end{pmatrix};$

$(3)\begin{pmatrix} 1 & 2 & -1 \\ 3 & 4 & -2 \\ 5 & -4 & 1 \end{pmatrix};$

$(4)\begin{pmatrix} 1 & 0 & 0 & 0 \\ 1 & 2 & 0 & 0 \\ 2 & 1 & 3 & 0 \\ 1 & 2 & 1 & 4 \end{pmatrix}.$

9.40 求解下列齐次线性方程组:

$(1)\begin{cases} x_1+x_2+2x_3-x_4=0, \\ 2x_1+x_2+x_3-x_4=0, \\ 2x_1+2x_2+x_3+2x_4=0; \end{cases}$

$(2)\begin{cases} x_1+2x_2+x_3-x_4=0, \\ 3x_1+6x_2-x_3-3x_4=0, \\ 5x_1+10x_2+x_3-5x_4=0; \end{cases}$

$$(3) \begin{cases} 2x_1 + 3x_2 - x_3 + 5x_4 = 0, \\ 3x_1 + x_2 + 2x_3 - 7x_4 = 0, \\ 4x_1 + x_2 - 3x_3 + 6x_4 = 0, \\ x_1 - 2x_2 + 4x_3 - 7x_4 = 0; \end{cases}$$
$$(4) \begin{cases} 3x_1 + 4x_2 - 5x_3 + 7x_4 = 0, \\ 2x_1 - 3x_2 + 3x_3 - 2x_4 = 0, \\ 4x_1 + 11x_2 - 13x_3 + 16x_4 = 0, \\ 7x_1 - 2x_2 + x_3 + 3x_4 = 0. \end{cases}$$

9.41　求解下列非齐次线性方程组：

$$(1) \begin{cases} 4x_1 + 2x_2 - x_3 = 2, \\ 3x_1 - 1x_2 + 2x_3 = 10, \\ 11x_1 + 3x_2 = 8; \end{cases}$$
$$(2) \begin{cases} 2x + 3y + z = 4, \\ x - 2y + 4z = -5, \\ 3x + 8y - 2z = 13, \\ 4x - y + 9z = -6; \end{cases}$$

$$(3) \begin{cases} 2x + y - z + w = 1, \\ 4x + 2y - 2z + w = 2, \\ 2x + y - z - w = 1; \end{cases}$$
$$(4) \begin{cases} 2x + y - z + w = 1, \\ 3x - 2y + z - 3w = 4, \\ x + 4y - 3z + 5w = -2; \end{cases}$$

9.42　设 $b_1 = a_1 + a_2, b_2 = a_2 + a_3, b_3 = a_3 + a_4, b_4 = a_4 + a_1$，证明向量组 $b_1, b_2, b_3, b_4$ 线性相关.

9.43　设 $b_1 = a_1, b_2 = a_1 + a_2, \cdots, b_r = a_1 + a_2 + \cdots + a_r$，且向量组 $a_1, a_2, \cdots, a_r$ 线性无关，证明向量组 $b_1, b_2, \cdots, b_r$ 线性无关.

9.44　利用初等行变换求下列矩阵的列向量组的一个最大无关组：

$$(1) \begin{pmatrix} 25 & 31 & 17 & 43 \\ 75 & 94 & 53 & 132 \\ 75 & 94 & 54 & 134 \\ 25 & 32 & 20 & 48 \end{pmatrix};$$
$$(2) \begin{pmatrix} 1 & 1 & 2 & 2 & 1 \\ 0 & 2 & 1 & 5 & -1 \\ 2 & 0 & 3 & -1 & 3 \\ 1 & 1 & 0 & 4 & -1 \end{pmatrix}.$$

9.45　求下列向量组的秩，并求一个最大无关组：

$$(1)\ a_1 = \begin{pmatrix} 1 \\ 2 \\ -1 \\ 4 \end{pmatrix}, a_2 = \begin{pmatrix} 9 \\ 100 \\ 10 \\ 4 \end{pmatrix}, a_3 = \begin{pmatrix} -2 \\ -4 \\ 2 \\ -8 \end{pmatrix};$$

$(2)\ a_1^T = (1, 2, 1, 3), a_2^T = (4, -1, -5, -6), a_3^T = (1, -3, -4, -7).$

（刘守鹏）

# 附　表

## 附表1　泊松分布表

$$1 - F(c-1) = \sum_{k=c}^{\infty} \frac{\lambda^k}{k!} e^{-\lambda}$$

| $c$ | $\lambda$ | | | | | | | |
|---|---|---|---|---|---|---|---|---|
| | 0.001 | 0.002 | 0.003 | 0.004 | 0.005 | 0.006 | 0.007 | 0.008 |
| 0 | 1.0000000 | 1.0000000 | 1.0000000 | 1.0000000 | 1.0000000 | 1.0000000 | 1.0000000 | 1.0000000 |
| 1 | 0.0009995 | 0.0019980 | 0.0029955 | 0.0039920 | 0.0049875 | 0.0059820 | 0.0069756 | 0.0079681 |
| 2 | 0.0000005 | 0.0000020 | 0.0000045 | 0.0000080 | 0.0000125 | 0.0000179 | 0.0000244 | 0.0000318 |
| 3 | | | | | | | 0.0000001 | 0.0000001 |

| $c$ | $\lambda$ | | | | | | | |
|---|---|---|---|---|---|---|---|---|
| | 0.009 | 0.010 | 0.020 | 0.030 | 0.040 | 0.050 | 0.060 | 0.070 |
| 0 | 1.0000000 | 1.0000000 | 1.0000000 | 1.0000000 | 1.0000000 | 1.0000000 | 1.0000000 | 1.0000000 |
| 1 | 0.0089596 | 0.0099502 | 0.0198013 | 0.0295545 | 0.0392106 | 0.0487706 | 0.0582355 | 0.0676062 |
| 2 | 0.0000403 | 0.0000497 | 0.0001973 | 0.0004411 | 0.0012091 | 0.0000179 | 0.0017296 | 0.0023386 |
| 3 | 0.0000001 | 0.0000002 | 0.0000013 | 0.0000044 | 0.0000104 | 0.0000201 | 0.0000344 | 0.0000542 |
| 4 | | | | | 0.0000001 | 0.0000003 | 0.0000005 | 0.0000009 |

| $c$ | $\lambda$ | | | | | | | |
|---|---|---|---|---|---|---|---|---|
| | 0.08 | 0.09 | 0.10 | 0.11 | 0.12 | 0.13 | 0.14 | 0.15 |
| 0 | 1.0000000 | 1.0000000 | 1.0000000 | 1.0000000 | 1.0000000 | 1.0000000 | 1.0000000 | 1.0000000 |
| 1 | 0.0768837 | 0.0860688 | 0.0951626 | 0.1041659 | 0.1130796 | 0.1219046 | 0.1306418 | 0.1392820 |
| 2 | 0.0030343 | 0.0038150 | 0.0046788 | 0.0056241 | 0.0066491 | 0.0077522 | 0.0089316 | 0.0101858 |
| 3 | 0.0000804 | 0.0001136 | 0.0001547 | 0.0002043 | 0.0002633 | 0.0003323 | 0.0004119 | 0.0005029 |
| 4 | 0.0000016 | 0.0000025 | 0.0000038 | 0.0000056 | 0.0000079 | 0.0000107 | 0.0000143 | 0.0000187 |
| 5 | | | | 0.0000001 | 0.0000002 | 0.0000003 | 0.0000004 | 0.0000006 |

| $c$ | $\lambda$ | | | | | | | |
|---|---|---|---|---|---|---|---|---|
| | 0.16 | 0.17 | 0.18 | 0.19 | 0.20 | 0.21 | 0.22 | 0.23 |
| 0 | 1.0000000 | 1.0000000 | 1.0000000 | 1.0000000 | 1.0000000 | 1.0000000 | 1.0000000 | 1.0000000 |
| 1 | 0.1478562 | 0.1563352 | 0.1647298 | 0.1730409 | 0.1812692 | 0.1894158 | 0.1974812 | 0.2054664 |
| 2 | 0.0115132 | 0.0129122 | 0.0143812 | 0.0159187 | 0.0175231 | 0.0191931 | 0.0209271 | 0.0227237 |
| 3 | 0.0006058 | 0.0007212 | 0.0008498 | 0.0009920 | 0.0011485 | 0.0013197 | 0.0015060 | 0.0017083 |
| 4 | 0.0000240 | 0.0000304 | 0.0000379 | 0.0000467 | 0.0000568 | 0.0000685 | 0.0000819 | 0.0000971 |
| 5 | 0.0000008 | 0.0000010 | 0.0000014 | 0.0000018 | 0.0000023 | 0.0000029 | 0.0000036 | 0.0000044 |
| 6 | | | | 0.0000001 | 0.0000001 | 0.0000001 | 0.0000001 | 0.0000002 |

| $c$ | $\lambda$ | | | | | | | |
|---|---|---|---|---|---|---|---|---|
| | 0.24 | 0.25 | 0.26 | 0.27 | 0.28 | 0.29 | 0.30 | 0.40 |
| 0 | 1.0000000 | 1.0000000 | 1.0000000 | 1.0000000 | 1.0000000 | 1.0000000 | 1.0000000 | 1.0000000 |
| 1 | 0.2133721 | 0.2211992 | 0.2289484 | 0.2366205 | 0.2552163 | 0.2517364 | 0.2591818 | 0.3296800 |
| 2 | 0.0245815 | 0.0264990 | 0.0284750 | 0.0305080 | 0.0325968 | 0.0347400 | 0.0369363 | 0.0615519 |
| 3 | 0.0019266 | 0.0021615 | 0.0024135 | 0.0026829 | 0.0029701 | 0.0032755 | 0.0035995 | 0.0079263 |
| 4 | 0.0001142 | 0.0001334 | 0.0001548 | 0.0001786 | 0.0002049 | 0.0002339 | 0.0002658 | 0.0007763 |
| 5 | 0.0000054 | 0.0000066 | 0.0000080 | 0.0000096 | 0.0000113 | 0.0000134 | 0.0000158 | 0.0000612 |
| 6 | 0.0000002 | 0.0000003 | 0.0000003 | 0.0000004 | 0.0000005 | 0.0000006 | 0.0000008 | 0.0000040 |
| 7 | | | | | | | | 0.0000002 |

| $c$ | $\lambda$ | | | | | | | |
|---|---|---|---|---|---|---|---|---|
| | 0.5 | 0.6 | 0.7 | 0.8 | 0.9 | 1.0 | 1.1 | 1.2 |
| 0 | 1.000000 | 1.000000 | 1.000000 | 1.000000 | 1.000000 | 1.000000 | 1.000000 | 1.000000 |
| 1 | 0.393469 | 0.451188 | 0.503415 | 0.550671 | 0.593430 | 0.632121 | 0.667129 | 0.698806 |
| 2 | 0.090204 | 0.121901 | 0.155805 | 0.191208 | 0.227518 | 0.264241 | 0.300971 | 0.337373 |
| 3 | 0.014388 | 0.023115 | 0.034142 | 0.047423 | 0.062857 | 0.080301 | 0.099584 | 0.120513 |
| 4 | 0.001752 | 0.003358 | 0.005753 | 0.009080 | 0.013459 | 0.018988 | 0.025742 | 0.033769 |
| 5 | 0.000172 | 0.000394 | 0.000786 | 0.001411 | 0.002344 | 0.003660 | 0.005435 | 0.007746 |
| 6 | 0.000014 | 0.000039 | 0.000090 | 0.000184 | 0.000343 | 0.000594 | 0.000968 | 0.001500 |
| 7 | 0.000001 | 0.000003 | 0.000009 | 0.000021 | 0.000043 | 0.000083 | 0.000149 | 0.000251 |
| 8 | | | 0.000001 | 0.000002 | 0.000005 | 0.000010 | 0.000020 | 0.000037 |
| 9 | | | | | | 0.000001 | 0.000002 | 0.000005 |
| 10 | | | | | | | | 0.000001 |

| $c$ | $\lambda$ | | | | | | | |
|---|---|---|---|---|---|---|---|---|
| | 1.3 | 1.4 | 1.5 | 1.6 | 1.7 | 1.8 | 1.9 | 2.0 |
| 0 | 1.000000 | 1.000000 | 1.000000 | 1.000000 | 1.000000 | 1.000000 | 1.000000 | 1.000000 |
| 1 | 0.727468 | 0.393469 | 0.451188 | 0.503415 | 0.550671 | 0.593430 | 0.632121 | 0.667129 |
| 2 | 0.373177 | 0.090204 | 0.121901 | 0.155805 | 0.191208 | 0.227518 | 0.264241 | 0.300971 |
| 3 | 0.142888 | 0.014388 | 0.023115 | 0.034142 | 0.047423 | 0.062857 | 0.080301 | 0.099584 |
| 4 | 0.343095 | 0.001752 | 0.003358 | 0.005753 | 0.009080 | 0.013459 | 0.018988 | 0.025742 |
| 5 | 0.010663 | 0.000172 | 0.000394 | 0.000786 | 0.001411 | 0.002344 | 0.003660 | 0.005435 |
| 6 | 0.002231 | 0.000014 | 0.000039 | 0.000090 | 0.000184 | 0.000343 | 0.000594 | 0.000968 |
| 7 | 0.000404 | 0.000001 | 0.000003 | 0.000009 | 0.000021 | 0.000043 | 0.000083 | 0.000149 |
| 8 | 0.000064 | 0.000001 | 0.000003 | 0.000009 | 0.000021 | 0.000043 | 0.000083 | 0.000149 |
| 9 | 0.000009 | 0.000001 | 0.000003 | 0.000009 | 0.000021 | 0.000043 | 0.000083 | 0.000149 |
| 10 | 0.000001 | 0.000001 | 0.000003 | 0.000009 | 0.000021 | 0.000043 | 0.000083 | 0.000149 |
| 11 | | | 0.000003 | 0.000009 | 0.000021 | 0.000043 | 0.000083 | 0.000149 |
| 12 | | | | | | | 0.000001 | 0.000002 |

| $c$ | $\lambda$ | | | | | | | |
|---|---|---|---|---|---|---|---|---|
| | 2.1 | 2.2 | 2.3 | 2.4 | 2.5 | 2.6 | 2.7 | 2.8 |
| 0 | 1.000000 | 1.000000 | 1.000000 | 1.000000 | 1.000000 | 1.000000 | 1.000000 | 1.000000 |
| 1 | 0.698806 | 0.727468 | 0.899741 | 0.909282 | 0.917915 | 0.925756 | 0.932794 | 0.939190 |
| 2 | 0.337373 | 0.373177 | 0.669146 | 0.691559 | 0.712703 | 0.732615 | 0.751340 | 0.768922 |
| 3 | 0.120531 | 0.142888 | 0.403961 | 0.430291 | 0.456187 | 0.481570 | 0.506376 | 0.530546 |
| 4 | 0.033769 | 0.343095 | 0.200653 | 0.221277 | 0.242424 | 0.263998 | 0.285908 | 0.308063 |
| 5 | 0.007746 | 0.010663 | 0.083751 | 0.095869 | 0.108822 | 0.152324 | 0.137092 | 0.152324 |
| 6 | 0.001500 | 0.002231 | 0.029976 | 0.035673 | 0.042021 | 0.122577 | 0.056732 | 0.065110 |
| 7 | 0.000251 | 0.000404 | 0.009362 | 0.011594 | 0.014187 | 0.049037 | 0.020569 | 0.024411 |
| 8 | 0.000251 | 0.000404 | 0.002589 | 0.003339 | 0.004247 | 0.005334 | 0.006621 | 0.008131 |
| 9 | 0.000251 | 0.000404 | 0.000642 | 0.000862 | 0.001140 | 0.001487 | 0.001914 | 0.002433 |
| 10 | 0.000251 | 0.000404 | 0.000144 | 0.000202 | 0.000277 | 0.000376 | 0.000501 | 0.000660 |
| 11 | 0.000251 | 0.000404 | 0.000029 | 0.000043 | 0.000062 | 0.000087 | 0.000120 | 0.000164 |
| 12 | 0.000005 | 0.000009 | 0.000006 | 0.000008 | 0.000013 | 0.000018 | 0.000026 | 0.000037 |
| 13 | | 0.000001 | 0.000001 | 0.000002 | 0.000002 | 0.000004 | 0.000005 | 0.000008 |
| 14 | | | | | | 0.000001 | 0.000001 | 0.000002 |

| $c$ | $\lambda$ | | | | | | | |
|---|---|---|---|---|---|---|---|---|
| | 2.9 | 3.0 | 3.1 | 3.2 | 3.3 | 3.4 | 3.5 | 3.6 |
| 0 | 1.000000 | 1.000000 | 1.000000 | 1.000000 | 1.000000 | 1.000000 | 1.000000 | 1.000000 |
| 1 | 0.944977 | 0.950213 | 0.954951 | 0.959238 | 0.963117 | 0.966627 | 0.969803 | 0.972676 |
| 2 | 0.785409 | 0.800852 | 0.815298 | 0.828799 | 0.841402 | 0.853158 | 0.864112 | 0.874311 |
| 3 | 0.554037 | 0.576810 | 0.598837 | 0.620096 | 0.641574 | 0.660260 | 0.679153 | 0.697253 |
| 4 | 0.330377 | 0.352768 | 0.375160 | 0.397480 | 0.419662 | 0.441643 | 0.463367 | 0.484784 |
| 5 | 0.168223 | 0.184737 | 0.201811 | 0.219387 | 0.237410 | 0.255818 | 0.274555 | 0.293562 |
| 6 | 0.074174 | 0.083918 | 0.094334 | 0.105408 | 0.117123 | 0.129458 | 0.142386 | 0.155881 |
| 7 | 0.028717 | 0.033509 | 0.038804 | 0.044619 | 0.051966 | 0.057853 | 0.065288 | 0.073273 |
| 8 | 0.009885 | 0.011905 | 0.014213 | 0.016830 | 0.019777 | 0.023074 | 0.026739 | 0.030789 |
| 9 | 0.003058 | 0.003803 | 0.004683 | 0.005714 | 0.006912 | 0.008293 | 0.009874 | 0.011671 |
| 10 | 0.000858 | 0.001102 | 0.001401 | 0.001762 | 0.002195 | 0.002709 | 0.003315 | 0.004024 |
| 11 | 0.000220 | 0.000292 | 0.000383 | 0.000497 | 0.000638 | 0.000810 | 0.001019 | 0.001271 |
| 12 | 0.000052 | 0.000071 | 0.000097 | 0.000129 | 0.000171 | 0.000223 | 0.000289 | 0.000370 |
| 13 | 0.000011 | 0.000016 | 0.000023 | 0.000031 | 0.000042 | 0.000057 | 0.000076 | 0.000100 |
| 14 | 0.000002 | 0.000003 | 0.000005 | 0.000007 | 0.000010 | 0.000014 | 0.000019 | 0.000025 |
| 15 | | 0.000001 | 0.000001 | 0.000001 | 0.000002 | 0.000003 | 0.000004 | 0.000006 |
| 16 | | | | | | 0.000001 | 0.000001 | 0.000001 |

| $c$ | $\lambda$ | | | | | | | |
|---|---|---|---|---|---|---|---|---|
| | 3.7 | 3.8 | 3.9 | 4.0 | 4.1 | 4.2 | 4.3 | 4.4 |
| 0 | 1.000000 | 1.000000 | 1.000000 | 1.000000 | 1.000000 | 1.000000 | 1.000000 | 1.000000 |
| 1 | 0.975276 | 0.977629 | 0.979758 | 0.981684 | 0.983427 | 0.986004 | 0.986431 | 0.987723 |
| 2 | 0.883799 | 0.892620 | 0.900815 | 0.908422 | 0.915479 | 0.922023 | 0.928087 | 0.933702 |
| 3 | 0.714567 | 0.731103 | 0.746875 | 0.761897 | 0.776186 | 0.789762 | 0.802645 | 0.814858 |
| 4 | 0.505847 | 0.526515 | 0.546753 | 0.566530 | 0.585818 | 0.604597 | 0.622846 | 0.640552 |
| 5 | 0.312781 | 0.332156 | 0.351635 | 0.371163 | 0.390692 | 0.410173 | 0.429562 | 0.448816 |
| 6 | 0.169912 | 0.184444 | 0.199442 | 0.214870 | 0.230688 | 0.216857 | 0.263338 | 0.280088 |
| 7 | 0.081809 | 0.090892 | 0.100517 | 0.110674 | 0.121352 | 0.132536 | 0.144210 | 0.156355 |
| 8 | 0.035241 | 0.010107 | 0.045402 | 0.051134 | 0.057312 | 0.063943 | 0.071032 | 0.078579 |
| 9 | 0.013703 | 0.015984 | 0.018533 | 0.021363 | 0.024492 | 0.027932 | 0.031698 | 0.035803 |
| 10 | 0.004848 | 0.005799 | 0.006890 | 0.008132 | 0.009540 | 0.011127 | 0.012906 | 0.014890 |
| 11 | 0.001572 | 0.001929 | 0.002349 | 0.002840 | 0.003410 | 0.004069 | 0.004825 | 0.005688 |
| 12 | 0.000470 | 0.000592 | 0.000739 | 0.000915 | 0.001125 | 0.001374 | 0.001666 | 0.002008 |
| 13 | 0.000130 | 0.000168 | 0.000216 | 0.000274 | 0.000345 | 0.000431 | 0.000534 | 0.000658 |
| 14 | 0.000034 | 0.000045 | 0.000059 | 0.000076 | 0.000098 | 0.000126 | 0.000160 | 0.000201 |
| 15 | 0.000008 | 0.000011 | 0.000015 | 0.000020 | 0.000026 | 0.000034 | 0.000045 | 0.000058 |
| 16 | 0.000002 | 0.000003 | 0.000004 | 0.000005 | 0.000007 | 0.000009 | 0.000012 | 0.000016 |
| 17 | | 0.000001 | 0.000001 | 0.000001 | 0.000002 | 0.000002 | 0.000003 | 0.000004 |
| 18 | | | | | | | 0.000001 | 0.000001 |

| $c$ | $\lambda$ | | | | | | | |
|---|---|---|---|---|---|---|---|---|
| | 4.5 | 4.6 | 4.7 | 4.8 | 4.9 | 5.0 | 5.1 | 5.2 |
| 0 | 1.000000 | 1.000000 | 1.000000 | 1.000000 | 1.000000 | 1.000000 | 1.000000 | 1.000000 |
| 1 | 0.988891 | 0.989948 | 0.990905 | 0.991770 | 0992553 | 0993262 | 0.993903 | 0.994483 |
| 2 | 0.938901 | 0.943710 | 0.948157 | 0.952267 | 0.956065 | 0.959572 | 0.962810 | 0.965797 |
| 3 | 0.826422 | 0.837361 | 0.847700 | 0.857461 | 0.866669 | 0.875348 | 0.883522 | 0.891213 |
| 4 | 0.657704 | 0.674294 | 0.690316 | 0.705770 | 0.720655 | 0.734974 | 0.748732 | 0.761935 |
| 5 | 0.467896 | 0.486766 | 0.505391 | 0523741 | 0.541788 | 0.559507 | 0.576875 | 0.593872 |
| 6 | 0.297070 | 0.314240 | 0.331562 | 0.348994 | 0.366499 | 0.384039 | 0.401580 | 0.419087 |
| 7 | 0.168949 | 0.181971 | 0.195395 | 0.209195 | 0.223345 | 0.237817 | 0.252580 | 0.267607 |
| 8 | 0.086586 | 0.095051 | 0.103969 | 0.113334 | 0.123138 | 0.133372 | 0.144023 | 0.155078 |
| 9 | 0.040257 | 0.045072 | 0.050256 | 0.055817 | 0.061761 | 0.068094 | 0.074818 | 0.081935 |
| 10 | 0.017093 | 0.019527 | 0.022206 | 0.025141 | 0.028345 | 0.031828 | 0.035601 | 0.039674 |
| 11 | 0.006669 | 0.007777 | 0.009022 | 0.010417 | 0.011971 | 0.013695 | 0.015601 | 0.017699 |
| 12 | 0.002404 | 0.002863 | 0.003389 | 0.003992 | 0.004677 | 0.005453 | 0.006328 | 0.007310 |
| 13 | 0.000805 | 0.000979 | 0.001183 | 0.001422 | 0.001699 | 0.002019 | 0.002387 | 0.002809 |
| 14 | 0.000252 | 0.000312 | 0.000385 | 0.000473 | 0.000576 | 0.000698 | 0.000841 | 0.001008 |
| 15 | 0.000074 | 0.000093 | 0.000118 | 0.000147 | 0.000183 | 0.000226 | 0.000278 | 0.000339 |
| 16 | 0.000020 | 0.000026 | 0.000034 | 0.000043 | 0.000055 | 0.000069 | 0.000086 | 0.000108 |
| 17 | 0.000005 | 0.000007 | 0.000009 | 0.000012 | 0.000015 | 0.000020 | 0.000025 | 0.000032 |
| 18 | 0.000001 | 0.000002 | 0.000002 | 0.000003 | 0.000004 | 0.000005 | 0.000007 | 0.000009 |
| 19 | | | 0.000001 | 0.000001 | 0.000001 | 0.000001 | 0.000002 | 0.000001 |
| 20 | | | | | | | | 0.000001 |

| $c$ | $\lambda$ | | | | | | | |
| --- | --- | --- | --- | --- | --- | --- | --- | --- |
| | 5.3 | 5.4 | 5.5 | 5.6 | 5.7 | 5.8 | 5.9 | 6.0 |
| 0 | 1.000000 | 1.000000 | 1.000000 | 1.000000 | 1.000000 | 1.000000 | 1.000000 | 1.000000 |
| 1 | 0.995008 | 0.995483 | 0.995913 | 0.996302 | 0.996654 | 0.996972 | 0.997261 | 0.997521 |
| 2 | 0.968553 | 0.971094 | 0.973436 | 0.975594 | 0.977582 | 0.979413 | 0.981098 | 0.982649 |
| 3 | 0.898446 | 0.905242 | 0.911624 | 0.917612 | 0.923227 | 0.928489 | 0.933418 | 0.938031 |
| 4 | 0.774590 | 0.786709 | 0.798301 | 0.809378 | 0.819952 | 0.830037 | 0.839647 | 0.848796 |
| 5 | 0.610482 | 0.626689 | 0.642482 | 0.657850 | 0.672785 | 0.687282 | 0.701335 | 0.714943 |
| 6 | 0.436527 | 0.453868 | 0.471081 | 0.488139 | 0.505015 | 0.521685 | 0.538127 | 0.554320 |
| 7 | 0.282866 | 0.298329 | 0.313964 | 0.329742 | 0.345634 | 0.361609 | 0.377639 | 0.393697 |
| 8 | 0.166523 | 0.178341 | 0.190515 | 0.203025 | 0.215851 | 0.228974 | 0.242371 | 0.256120 |
| 9 | 0.089446 | 0.097350 | 0.105643 | 0.114322 | 0.123382 | 0.132814 | 0.142611 | 0.152763 |
| 10 | 0.044056 | 0.048755 | 0.053777 | 0.059130 | 0.064817 | 0.070844 | 0.077212 | 0.083924 |
| 11 | 0.020000 | 0.022514 | 0.025251 | 0.028222 | 0.031436 | 0.034901 | 0.038627 | 0.042621 |
| 12 | 0.008409 | 0.009632 | 0.010988 | 0.012487 | 0.014138 | 0.015950 | 0.017931 | 0.020092 |
| 13 | 0.003289 | 0.003835 | 0.004451 | 0.005144 | 0.005922 | 0.006790 | 0.007756 | 0.008827 |
| 14 | 0.001202 | 0.001427 | 0.001685 | 0.001981 | 0.002319 | 0.002703 | 0.003138 | 0.003628 |
| 15 | 0.000412 | 0.000498 | 0.000599 | 0.00716 | 0.000852 | 0.001010 | 0.001192 | 0.001400 |
| 16 | 0.000133 | 0.000164 | 0.000200 | 0.000244 | 0.000295 | 0.000356 | 0.000426 | 0.000509 |
| 17 | 0.000041 | 0.000051 | 0.000063 | 0.000078 | 0.000096 | 0.000118 | 0.000144 | 0.000175 |
| 18 | 0.000012 | 0.000015 | 0.000019 | 0.000024 | 0.000030 | 0.000037 | 0.000046 | 0.000057 |
| 19 | 0.000003 | 0.000004 | 0.000005 | 0.000007 | 0.000009 | 0.000011 | 0.000014 | 0.000018 |
| 20 | 0.000001 | 0.000001 | 0.000001 | 0.000002 | 0.000002 | 0.000003 | 0.000004 | 0.000005 |
| 21 | | | | | 0.000001 | 0.000001 | 0.000001 | 0.000001 |

| $c$ | $\lambda$ | | | | | | | |
| --- | --- | --- | --- | --- | --- | --- | --- | --- |
| | 6.5 | 7.0 | 7.5 | 8.0 | 8.5 | 9.0 | 9.5 | 10.0 |
| 0 | 1.000000 | 1.000000 | 1.000000 | 1.000000 | 1.000000 | 1.000000 | 1.000000 | 1.000000 |
| 1 | 0.998497 | 0.999088 | 0.999447 | 0.999665 | 0.999797 | 0.999877 | 0.999925 | 0.999955 |
| 2 | 0.988724 | 0.992705 | 0.995299 | 0.996981 | 0.998067 | 0.998766 | 0.999214 | 0.999511 |
| 3 | 0.956964 | 0.970364 | 0.979743 | 0.986246 | 0.990717 | 0.993768 | 0.995836 | 0.997231 |
| 4 | 0.888150 | 0.918236 | 0.940855 | 0.957620 | 0.925636 | 0.945036 | 0.985140 | 0.970747 |
| 5 | 0.776328 | 0.827008 | 0.868938 | 0.900368 | 0.505391 | 0.523741 | 0.959737 | 0.541788 |
| 6 | 0.630959 | 0.699292 | 0.758564 | 0.686628 | 0.746822 | 0.793219 | 0.911472 | 0.869859 |
| 7 | 0.473476 | 0.550289 | 0.621845 | 0.181971 | 0.195395 | 0.209195 | 0.835051 | 0.223345 |
| 8 | 0.327242 | 0.401286 | 0.475361 | 0.547039 | 0.614403 | 0.676103 | 0.731337 | 0.779779 |
| 9 | 0.208427 | 0.270909 | 0.338033 | 0.407453 | 0.476895 | 0.544347 | 0.608177 | 0.667180 |

续表

| $c$ | $\lambda$ | | | | | | | |
|---|---|---|---|---|---|---|---|---|
| | 6.5 | 7.0 | 7.5 | 8.0 | 8.5 | 9.0 | 9.5 | 10.0 |
| 10 | 0.122616 | 0.169506 | 0.223592 | 0.283376 | 0.347026 | 0.412592 | 0.478174 | 0.542070 |
| 11 | 0.066839 | 0.098521 | 0.137762 | 0.184114 | 0.236638 | 0.294012 | 0.354672 | 0.416960 |
| 12 | 0.033880 | 0.053350 | 0.079241 | 0.111924 | 0.151338 | 0.196992 | 0.248010 | 0.303224 |
| 13 | 0.016027 | 0.027000 | 0.042666 | 0.063797 | 0.090917 | 0.124227 | 0.163570 | 0.208444 |
| 14 | 0.007100 | 0.012811 | 0.021565 | 0.034181 | 0.051411 | 0.073851 | 0.101864 | 0.135536 |
| 15 | 0.002956 | 0.005717 | 0.010260 | 0.017257 | 0.027426 | 0.041466 | 0.059992 | 0.083458 |
| 16 | 0.001160 | 0.002407 | 0.004608 | 0.008231 | 0.013333 | 0.022036 | 0.033473 | 0.048740 |
| 17 | 0.000430 | 0.000958 | 0.001959 | 0.003718 | 0.006613 | 0.011106 | 0.017727 | 0.027042 |
| 18 | 0.000151 | 0.000362 | 0.000790 | 0.001594 | 0.003002 | 0.005320 | 0.008928 | 0.014278 |
| 19 | 0.000051 | 0.000130 | 0.000303 | 0.000650 | 0.001297 | 0.002426 | 0.004284 | 0.007187 |
| 20 | 0.000016 | 0.000044 | 0.000111 | 0.000253 | 0.000535 | 0.001056 | 0.001962 | 0.003454 |
| 21 | 0.000005 | 0.000014 | 0.000039 | 0.000094 | 0.000211 | 0.000493 | 0.000859 | 0.001588 |
| 22 | 0.000001 | 0.000005 | 0.000013 | 0.000033 | 0.000079 | 0.000175 | 0.000361 | 0.000700 |
| 23 | | 0.000001 | 0.000004 | 0.000011 | 0.000029 | 0.000067 | 0.000145 | 0.000296 |
| 24 | | | 0.000001 | 0.000004 | 0.000010 | 0.000025 | 0.000056 | 0.000120 |
| 25 | | | | 0.000001 | 0.000003 | 0.000009 | 0.000021 | 0.000047 |
| 26 | | | | | 0.000001 | 0.000003 | 0.000007 | 0.000018 |
| 27 | | | | | | 0.000001 | 0.000003 | 0.000006 |
| 28 | | | | | | | 0.000001 | 0.000002 |
| 29 | | | | | | | | 0.000001 |

# 附表 2  标准正态分布表

$$\Phi(u) = \frac{1}{\sqrt{2\pi}} \int_{-\infty}^{u} e^{-\frac{x^2}{2}} dx$$

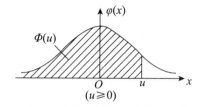

| u | 0.00 | 0.01 | 0.02 | 0.03 | 0.04 | 0.05 | 0.06 | 0.07 | 0.08 | 0.09 |
|---|------|------|------|------|------|------|------|------|------|------|
| 0.0 | 0.5000 | 0.5040 | 0.5080 | 0.5120 | 0.5160 | 0.5199 | 0.5239 | 0.5279 | 0.5319 | 0.5359 |
| 0.1 | 0.5398 | 0.5438 | 0.5478 | 0.5517 | 0.5557 | 0.5596 | 0.5636 | 0.5675 | 0.5714 | 0.5753 |
| 0.2 | 0.5793 | 0.5832 | 0.5871 | 0.5910 | 0.5948 | 0.5987 | 0.6026 | 0.6064 | 0.6103 | 0.6141 |
| 0.3 | 0.6179 | 0.6217 | 0.6255 | 0.6293 | 0.6331 | 0.6368 | 0.6404 | 0.6443 | 0.6480 | 0.6517 |
| 0.4 | 0.6554 | 0.6591 | 0.6628 | 0.6664 | 0.6700 | 0.6736 | 0.6772 | 0.6808 | 0.6844 | 0.6879 |
| 0.5 | 0.6915 | 0.6950 | 0.6985 | 0.7019 | 0.7054 | 0.7088 | 0.7123 | 0.7157 | 0.7190 | 0.7224 |
| 0.6 | 0.7257 | 0.7291 | 0.7324 | 0.7357 | 0.7389 | 0.7422 | 0.7454 | 0.7486 | 0.7517 | 0.7549 |
| 0.7 | 0.7580 | 0.7611 | 0.7642 | 0.7673 | 0.7703 | 0.7734 | 0.7764 | 0.7794 | 0.7823 | 0.7852 |
| 0.8 | 0.7881 | 0.7910 | 0.7939 | 0.7967 | 0.7995 | 0.8023 | 0.8051 | 0.8078 | 0.8106 | 0.8133 |
| 0.9 | 0.8159 | 0.8186 | 0.8212 | 0.8238 | 0.8264 | 0.8289 | 0.8315 | 0.8340 | 0.8365 | 0.8389 |
| 1.0 | 0.8413 | 0.8438 | 0.8461 | 0.8485 | 0.8508 | 0.8531 | 0.8554 | 0.8577 | 0.8599 | 0.8621 |
| 1.1 | 0.8643 | 0.8665 | 0.8686 | 0.8708 | 0.8729 | 0.8749 | 0.8770 | 0.8790 | 0.8810 | 0.8830 |
| 1.2 | 0.8849 | 0.8869 | 0.8888 | 0.8907 | 0.8925 | 0.8944 | 0.8962 | 0.8980 | 0.8997 | 0.9015 |
| 1.3 | 0.9032 | 0.9049 | 0.9066 | 0.9082 | 0.9099 | 0.9149 | 0.9131 | 0.9147 | 0.9162 | 0.9177 |
| 1.4 | 0.9192 | 0.9207 | 0.9222 | 0.9236 | 0.9251 | 0.9265 | 0.9278 | 0.9292 | 0.9306 | 0.9319 |
| 1.5 | 0.9332 | 0.9345 | 0.9357 | 0.9370 | 0.9382 | 0.9394 | 0.9406 | 0.9418 | 0.9430 | 0.9441 |
| 1.6 | 0.9452 | 0.9463 | 0.9474 | 0.9484 | 0.9495 | 0.9505 | 0.9515 | 0.9525 | 0.9535 | 0.9545 |
| 1.7 | 0.9554 | 0.9564 | 0.9573 | 0.9582 | 0.9591 | 0.9599 | 0.9608 | 0.9616 | 0.9625 | 0.9633 |
| 1.8 | 0.9641 | 0.9648 | 0.9656 | 0.9664 | 0.9671 | 0.9678 | 0.9686 | 0.9693 | 0.9700 | 0.9706 |
| 1.9 | 0.9713 | 0.9719 | 0.9726 | 0.9732 | 0.9738 | 0.9744 | 0.9750 | 0.9756 | 0.9762 | 0.9767 |
| 2.0 | 0.9772 | 0.9778 | 0.9783 | 0.9788 | 0.9793 | 0.9798 | 0.9803 | 0.9808 | 0.9812 | 0.9817 |
| 2.1 | 0.9821 | 0.9826 | 0.9830 | 0.9834 | 0.9838 | 0.9842 | 0.9846 | 0.9850 | 0.9854 | 0.9857 |
| 2.2 | 0.9861 | 0.9864 | 0.9868 | 0.9871 | 0.9874 | 0.9878 | 0.9881 | 0.9884 | 0.9887 | 0.9890 |
| 2.3 | 0.9893 | 0.9896 | 0.9898 | 0.9901 | 0.9904 | 0.9906 | 0.9909 | 0.9911 | 0.9913 | 0.9916 |
| 2.4 | 0.9918 | 0.9920 | 0.9922 | 0.9925 | 0.9927 | 0.9929 | 0.9931 | 0.9932 | 0.9934 | 0.9936 |
| 2.5 | 0.9938 | 0.9940 | 0.9941 | 0.9943 | 0.9945 | 0.9946 | 0.9948 | 0.9949 | 0.9951 | 0.9952 |
| 2.6 | 0.9953 | 0.9955 | 0.9956 | 0.9957 | 0.9959 | 0.9960 | 0.9961 | 0.9962 | 0.9963 | 0.9964 |
| 2.7 | 0.9965 | 0.9966 | 0.9967 | 0.9968 | 0.9969 | 0.9970 | 0.9971 | 0.9972 | 0.9973 | 0.9974 |
| 2.8 | 0.9974 | 0.9975 | 0.9976 | 0.9977 | 0.9977 | 0.9978 | 0.9979 | 0.9979 | 0.9980 | 0.9981 |
| 2.9 | 0.9981 | 0.9982 | 0.9982 | 0.9983 | 0.9984 | 0.9984 | 0.9985 | 0.9985 | 0.9986 | 0.9986 |
| 3.0 | 0.9987 | 0.9990 | 0.9993 | 0.9995 | 0.9997 | 0.9998 | 0.9998 | 0.9999 | 0.9999 | 1.0000 |

# 习 题 答 案

## 习题一

1.1　$f(t) = 5t + \dfrac{2}{t^2}$;　　$f(t+1) = 5t + 5 + \dfrac{2}{(t+1)^2}$.

1.2　$e^{x^2-2x} - x + 2$.

1.3　$-\ln 2$;　$1 + e$;　定义域为$(0, +\infty)$;　值域为$(-\infty, 0] \cup (2, +\infty)$.

1.4　$U = \begin{cases} \dfrac{2E}{\tau}t, & 0 \leqslant t < \dfrac{\tau}{2}, \\[3mm] -\dfrac{2E}{\tau}t + 2E, & \dfrac{\tau}{2} \leqslant t \leqslant \tau. \end{cases}$

1.5　$0.375$;　$1.25$;　$2$.

1.6　(1) $[0, 2]$;　　　　　　　　　　　　(2) $(1, 2) \cup (2, +\infty)$;

　　(3) $[2, 4]$;　　　　　　　　　　　　(4) $(-\infty, -1) \cup (-1, +\infty)$.

1.7　(1) $y = \dfrac{1-x}{1+x}$;　　　　　　　　　(2) $y = \dfrac{1}{3}\arcsin \dfrac{x}{2}$;

　　(3) $y = a^{x-1} - 2$;　　　　　　　　(4) $y = \ln \dfrac{x}{1-x}$.

1.8　$f^{-1}(x) = \dfrac{1}{2}\ln \dfrac{1+x}{1-x}$;　　该反函数的定义域为$(-1, 1)$.

1.9　(1) 偶函数;　(2) 非奇非偶;　(3) 奇函数;　(4) 奇函数.

1.10　(1) $y = \cos u, u = \dfrac{x}{2}$;　　　　　　(2) $y = u^2, u = \tan v, v = 2x$;

　　(3) $y = u^{\frac{2}{3}}, u = 1 + x$ ;　　　　　(4) $y = 5^u, u = v^4, v = x^2 + 1$ ;

　　(5) $y = \sin u, u = \tan v, v = x^2 + x - 1$;　　(6) $y = \sqrt{u}, u = \ln v, v = \dfrac{1-x}{1+x}$;

　　(7) $y = e^u, u = v^2, v = \sin w, w = \dfrac{1}{x}$;

　　(8) $y = \lg u, u = \tan v, v = x^2 - \dfrac{1}{3}\arcsin x$.

1.11　$\lim\limits_{x\to 0^{+}}\mathrm{sgn}\, x = 1$, $\lim\limits_{x\to 0^{-}}\mathrm{sgn}\, x = -1$, $\lim\limits_{x\to 0}\mathrm{sgn}\, x$ 不存在.

1.12　证明略.

1.13　$\lim\limits_{x\to 0^{-}}f(x) = \lim\limits_{x\to 0^{-}}x\sin\dfrac{1}{x} = 0$;　$\lim\limits_{x\to 0^{+}}f(x) = \lim\limits_{x\to 0^{-}}(x+1) = 1$;　$\lim\limits_{x\to 0}f(x)$ 不存在.

1.14　(1) 0;　(2) 0.

1.15　(1) $-3$;　(2) $\dfrac{1}{4}$;　(3) $\dfrac{1}{3}$;　(4) 0;　(5) 1;　(6) $\infty$;　(7) $\infty$;　(8) $2x$;

　　　(9) $\dfrac{1}{2}$;　(10) $\dfrac{1}{2}$;　(11) $\sqrt{5}$;　(12) $-\dfrac{1}{2}$.

1.16　(1) $\dfrac{1}{2}$;　(2) 2;　(3) 1;　(4) $\dfrac{1}{\pi}$;　(5) 1;　(6) 0;　(7) $\mathrm{e}^{-3}$;　(8) $\mathrm{e}^2$;

　　　(9) $\mathrm{e}^{-2}$;　(10) $\mathrm{e}^2$;　(11) $\mathrm{e}^{\frac{1}{2}}$;　(12) 1.

1.17　不会;$V\to V_0\mathrm{e}^{\frac{A}{a}}\,(t\to\infty)$.

1.18　$\dfrac{ar}{1-r}\sim\dfrac{a}{1-r}$.

1.19　$S_t = P\left(1+\dfrac{r}{m}\right)^{mt}$;　不会,会趋于稳定值 $P\mathrm{e}^{rt}$.

1.20　$x^2 - x^3 = o(2x - x^2)\,(x\to 0)$.

1.21　是同阶无穷小,也是等价无穷小.

1.22　略.

1.23　略.

1.24　连续.

1.25　连续.

1.26　略.

1.27　$a = 1$.

1.28　$a = \mathrm{e} - 1$.

1.29　(1)$x = k\pi, k = 0, \pm 1, \pm 2, \cdots$;　无穷间断点,属于第二类;

　　　(2)$x = 1$ 可去间断点,属于第一类;　$x = 2$ 无穷间断点,属于第二类;

　　　(3)$x = 1$ 无穷间断点,属于第二类;

　　　(4)$x = 1$ 跳跃间断点,属于第一类.

1.30　(1) $\mathrm{e}^{-\frac{1}{2}}$;　(2) 1;　(3) 2;　(4) $\ln 2$.

1.31　证明略.

1.32　证明略.

1.33　证明略.

# 习题二

2.1　$-20$.

2.2　$a.$

2.3　（1）连续,不可导；　（2）连续,不可导；　（3）连续,可导.

2.4　切线:$\sqrt{3}x+2y-\left(1+\dfrac{\sqrt{3}}{3}\pi\right)=0$；　法线:$2x-\sqrt{3}+\dfrac{\sqrt{3}}{2}-\dfrac{2}{3}\pi=0.$

2.5　$(2,4).$

2.6　（1）$2x\cos x-x^2\sin x$；

（2）$\tan x+x\sec^2 x-2\sec x\tan x$；

（3）$10^x\ln 10+10x^9$；

（4）$-\dfrac{x\sin x+2\cos x}{x^3}$；

（5）$2x\ln x+x$；

（6）$e^x(x^2+5x+4)$；

（7）$(x-b)(x-c)+(x-a)(x-c)+(x-a)(x-b)$；

（8）$x\sin 2x+x^2\cos 2x$；

（9）$\dfrac{2x}{1+x^4}$；

（10）$-\dfrac{1}{1+x^2}$；

（11）$\arccos x$；

（12）$-\dfrac{2}{x(1+\ln x)^2}$；

（13）$2^{\frac{x}{\ln x}}\dfrac{\ln x-1}{\ln^2 x}\ln 2$；

（14）$\dfrac{1}{\sqrt{x^2+a^2}}.$

2.7　（1）$\dfrac{1}{2},0$；　（2）$\dfrac{\sqrt{2}}{4}\left(1+\dfrac{\pi}{2}\right)$；　（3）$-\dfrac{1}{18}$；　（4）$\dfrac{3}{25},\dfrac{17}{15}.$

2.8　（1）$4-\dfrac{1}{x^2}$；

（2）$-2\sin x-x\cos x$；

（3）$2\sec^2 x\tan x$；

（4）$-2\dfrac{1+x^2}{(1-x^2)^2}$；

（5）$2\arctan x+\dfrac{2x}{1+x^2}$；

（6）$\dfrac{e^x(x^2-2x+2)}{x^3}.$

2.9　207360.

2.10　（1）$y^{(n)}=n!$；

（2）$y^{(n)}=\begin{cases}\ln x+1 & n=1\\ (-1)^n(n-2)!\ x^{-(n-1)} & n>1\end{cases}.$

2.11　（1）$\dfrac{y}{y-x}$；　（2）$\dfrac{ay-x^2}{y^2-ax}$；　（3）$\dfrac{e^{x+y}-y}{x-e^{x+y}}$；　（4）$-\dfrac{e^y}{1+xe^y}.$

2.12　（1）$\left(\dfrac{x}{1+x}\right)^x\left(\ln\dfrac{x}{1+x}+\dfrac{1}{1+x}\right)$；　　（2）$\csc^2 x(1-\ln\tan x)(\tan x)^{\cot x}$；

（3）$\dfrac{1}{5}\sqrt[5]{\dfrac{x-5}{(x+2)(x+1)}}\left(\dfrac{1}{x-5}-\dfrac{1}{x+2}-\dfrac{1}{x+1}\right)$；

（4）$\dfrac{\sqrt{x+2}(3-x)^4}{(x+1)^5}\left[\dfrac{1}{2(x+2)}-\dfrac{4}{3-x}-\dfrac{5}{x+1}\right].$

2.13　（1）错；　（2）错；　（3）错；　（4）对.

2.14　$C_0ke^{-kt}.$

2.15　56 个/小时,62 个/小时.

2.16　$h_0 Ae^{\frac{A}{\alpha}(1-e^{-\alpha t})-\alpha t}$.

2.17　$14+3\Delta t$;　14.3,14.03;　14.

2.18　$\Delta x = 1$ 时:$\Delta y = 4$,$dy = 3$;　$\Delta x = 0.1$ 时:$\Delta y = 0.31$,$dy = 0.3$;　$\Delta x = 0.01$ 时:$\Delta y = 0.0301$,$dy = 0.03$.

2.19　(1)　$\left(\dfrac{1}{\sqrt{x}} - \dfrac{1}{x^2}\right)dx$;　　　　　　(2)　$(\sin 2x + 2x\cos x)dx$;

　　　(3)　$\dfrac{1}{\sqrt{1+x^3}}dx$;　　　　　　　(4)　$\dfrac{2\ln(1-x)}{x-1}dx$;

　　　(5)　$2x(1+x)e^{2x}dx$;　　　　　　(6)　$e^{-x}[\sin(3-x)-\cos(3-x)]dx$;

　　　(7)　$8x\tan(1+2x^2)\sec^2(1+2x^2)dx$;　　(8)　$A\omega\cos(\omega t + \varphi)dt$.

*2.20　(1)　0.87476;　(2)　2.745;　(3)　9.9867;　(4)　0.003.

*2.21　$-0.0021$.

*2.22　$2\pi Rh$.

2.23　(1)　$2x$;　(2)　$\dfrac{3}{2}x^2$;　(3)　$\sin x$;　(4)　$\ln(x+1)$;　(5)　$\arctan x$;　(6)　$2\sqrt{x}$;

　　　(7)　$\tan x$;　(8)　$\dfrac{1}{2}e^{2x}$.

# 习题三

3.1　略.

3.2　(1)　1;　(2)　$-2$;　(3)　1;　(4)　$\dfrac{1}{6}$;　(5)　3;　(6)　0;　(7)　0;　(8)　$-\dfrac{1}{2}$;

　　　(9)　0;　(10)　0;　(11)　$-\dfrac{2}{\pi}$;　(12)　1;　(13)1.

3.3　(1)　单调增区间$[-1,1]$,单调减区间$(-\infty,-1]$、$[1,+\infty)$;　极大值$f(1)=2$,极小值$f(-1)=-2$;

　　　(2)　单调增区间$[1,+\infty)$,单调减区间$(-\infty,0)$、$(0,1]$;　无极大值,极小值$f(1)=3$;

　　　(3)　单调增区间$(-\infty,0]$、$[1,+\infty)$,单调减区间$[0,1]$;　极大值$f(0)=0$,极小值$f(1)=-3$;

　　　(4)　单调增区间$[0,+\infty)$,单调减区间$(-1,0]$;　无极大值,极小值$f(0)=0$;

　　　(5)　单调增区间$(-\infty,+\infty)$;　无极大值与极小值;

　　　(6)　单调增区间$(-\infty,0)$、$\left[\dfrac{12}{5},+\infty\right)$,单调减区间$\left(0,\dfrac{12}{5}\right]$;无极大值,极小值$f\left(\dfrac{12}{5}\right)=-\dfrac{1}{24}$;

　　　(7)　单调增区间$\left[-1,\dfrac{1}{2}\right]$、$[5,+\infty)$,单调减区间$(-\infty,-1]$、$\left[\dfrac{1}{2},5\right]$;极大值$f$

$\left(\dfrac{1}{2}\right)=\dfrac{81}{8}\sqrt[3]{18}$,极小值$f(-1)=0$与$f(5)=0$.

3.4 略.

3.5 (1) 凹区间$\left[\dfrac{5}{3},+\infty\right)$,凸区间$\left(-\infty,\dfrac{5}{3}\right]$,拐点$\left(\dfrac{5}{3},\dfrac{20}{27}\right)$;

(2) 凹区间$[-1,1]$,凸区间$(-\infty,-1)$、$[1,+\infty)$,拐点$(\pm1,\ln 2)$;

(3) 凹区间$(0,+\infty)$、$[-\sqrt{2},0)$,凸区间$(-\infty,-\sqrt[3]{2})$,拐点$(-\sqrt[3]{2},0)$;

(4) 凹区间$[2,+\infty)$,凸区间$(-\infty,-1)$、$(-1,2]$,拐点$\left(2,\dfrac{2}{9}\right)$;

(5) 凹区间$[2,+\infty)$,凸区间$(-\infty,2]$,拐点$(2,2e^{-2})$;

(6) 凹区间$\left[-\dfrac{1}{5},0\right]$、$[0,+\infty)$,凸区间$\left(-\infty,-\dfrac{1}{5}\right)$,拐点$\left(-\dfrac{1}{5},\dfrac{-6}{25}\sqrt[3]{5}\right)$.

3.6 (1) 最小值$f(1)=5$,最大值$f(-1)=13$; (2) 最小值$f(1)=f(2)=0$,最大值$f(-3)=20$;

(3) 最小值$f\left(-\sqrt[3]{4}\right)=6\sqrt[3]{2}$;

(4) 最小值$f(-5)=-10+\sqrt{6}$,最大值$f\left(\dfrac{15}{16}\right)=\dfrac{17}{8}$.

3.7 $r=\sqrt[3]{\dfrac{V}{4\pi}}$.

3.8 正方形的周长为$\dfrac{4a}{4+\pi}$,圆的周长为$\dfrac{\pi a}{4+\pi}$.

3.9 反应物的浓度$x=\dfrac{x_0}{2}$时,反应速度$v(x)$达到最大值$v\left(\dfrac{x_0}{2}\right)=\dfrac{kx_0}{4}$.

3.10 略.

# 习题四

4.1 $f(x)=-\dfrac{1}{x\sqrt{1-x^2}}$.

4.2 $y=\ln|x|+1$.

4.3 (1) $-\dfrac{1}{x}+C$;    (2) $\dfrac{2}{5}x^{\frac{5}{2}}+C$;    (3) $-\dfrac{3}{4}x^{-\frac{4}{3}}+C$;

(4) $\dfrac{1}{\ln 2}2^x+C$;    (5) $\dfrac{1}{3}x^3+\dfrac{3}{2}x^2+2x+C$;    (6) $2e^x+3\ln|x|+C$;

(7) $2x+\arctan x+C$;    (8) $2\sqrt{x}-\dfrac{4}{3}x^{\frac{3}{2}}+\dfrac{2}{5}x^{\frac{5}{2}}+C$;    (9) $\dfrac{x^3}{3}-\dfrac{2}{3}x^{\frac{3}{2}}+\dfrac{2}{5}x^{\frac{5}{2}}-x+C$;

(10) $2e^x+2\sqrt{x}+C$;    (11) $\arctan x-\dfrac{1}{x}+C$    (12) $e^x-3\sin x+C$;

(13) $3\arctan x-4\arcsin x+C$;    (14) $\arcsin x+C$;    (15) $\dfrac{x}{2}+\dfrac{\sin x}{2}+C$;

(16) $-\cot x-x+C$;    (17) $\tan x-\sec x+C$;    (18) $\sin x-\cos x+C$;

（19）$-\dfrac{1}{2}\cot x + C$；　　　　（20）$\dfrac{1}{2}(\tan x + x) + C$.

4.4　（1）$\dfrac{1}{4}(1+x)^4 + C$；　　　（2）$\dfrac{1}{6}\mathrm{e}^{6x} + C$；　　　（3）$-\dfrac{1}{2}(2-3x)^{\frac{2}{3}} + C$；

（4）$\dfrac{2}{3}(\sqrt{x+1})^3 - \dfrac{2}{3}(\sqrt{x})^3 + C$；（5）$-\dfrac{1}{2}\mathrm{e}^{-x^2} + C$；　　　（6）$\dfrac{1}{4}(x^2 - 3x + 2)^4 + C$；

（7）$\dfrac{1}{2}\sin(x^2 + 1) + C$；　　（8）$\dfrac{1}{4}\sin 4x - 3\cos\dfrac{x}{3} + C$；（9）$\mathrm{e}^{\sin x} + C$；

（10）$\dfrac{1}{3}\arcsin\dfrac{3}{5}x + C$；　　（11）$2\sqrt{\mathrm{e}^x - \cos x} + C$；　　（12）$\dfrac{1}{11}\tan^{11} x + C$；

（13）$\sin x - \dfrac{1}{3}\sin^3 x + C$；　　（14）$\ln|\ln x + 1| + C$；　　（15）$-\dfrac{1}{x\ln x} + C$；

（16）$\ln|\ln(\ln x)| + C$；　　　　（17）$\arctan \mathrm{e}^x + C$；　　　（18）$\dfrac{1}{7}\ln\left|\dfrac{x-3}{x+4}\right| + C$；

（19）$\arcsin\dfrac{x}{2} - \sqrt{4-x^2} + C$；　（20）$-2\sqrt{1-x^2} - \arcsin x + C$；

（21）$2\arcsin\dfrac{x}{2} + \dfrac{x}{2}\sqrt{4-x^2} + C$；（22）$\dfrac{9}{2}\arcsin\dfrac{x}{3} - \dfrac{x}{2}\sqrt{9-x^2} + C$；

（23）$\dfrac{1}{2}\arcsin x^2 + C$；　　　　（24）$\dfrac{x}{\sqrt{x^2+1}} + C$；

（25）$\dfrac{1}{2}\ln|2x + \sqrt{9+4x^2}| + C$；（26）* $\ln|x + \sqrt{x^2-1}| + C$；

（27）$\sqrt{2x} - \ln(1 + \sqrt{2x}) + C$；　（28）$\dfrac{3}{2}\sqrt[3]{(x+1)^2} - 3\sqrt[3]{x+1} + 3\ln|\sqrt[3]{x+1} + 1| + C$；

（29）$\dfrac{2}{3}(\sqrt{x})^3 - x + 2\sqrt{x} - 2\ln(\sqrt{x} + 1) + C$；

（30）$2\sqrt{x} - 4\sqrt[4]{x} + 4\ln(\sqrt[4]{x} + 1) + C$.

4.5　（1）$-x\cos x + \sin x + C$；　　　（2）$\dfrac{1}{2}x\mathrm{e}^{2x} - \dfrac{1}{4}\mathrm{e}^{2x} + C$；

（3）$\dfrac{1}{3}x\sin 3x + \dfrac{1}{9}\cos 3x + C$；　（4）$x\arccos x - \sqrt{1-x^2} + C$；

（5）$x\arctan x - \dfrac{1}{2}\ln(1+x^2) + C$；　（6）$x\ln(1+x^2) - 2x + 2\arctan x + C$；

（7）$\dfrac{1}{3}x^3\ln x - \dfrac{1}{9}x^3 + C$；　　（8）$\dfrac{1}{2}x^2\ln(x+1) - \dfrac{1}{4}x^2 + \dfrac{1}{2}x - \dfrac{1}{2}\ln|x+1| + C$；

（9）$\dfrac{2}{13}\mathrm{e}^{2x}\cos 3x + \dfrac{3}{13}\mathrm{e}^{2x}\sin 3x + C$；（10）$\dfrac{2}{3}(\sqrt{3x+9} - 1)\mathrm{e}^{\sqrt{3x+9}} + C$；

（11）$-2\sqrt{x}\cos\sqrt{x} + 2\sin\sqrt{x} + C$；（12）$4\sqrt{x}\ln\sqrt{x} - 4\sqrt{x} + C$.

# 习题五

5.1　（1）0；　（2）$\dfrac{1}{2}\pi R^2$；　（3）10；　（4）0.

5.2  (1) $\int_{-3}^{2} (x^3 + 2x)\mathrm{d}x$；  (2) $\int_{0}^{4} \sqrt{9 - x^2}\,\mathrm{d}x$.

*5.3  24.

*5.4  (1) $\int_{0}^{1} x\mathrm{d}x > \int_{0}^{1} x^2\mathrm{d}x > \int_{0}^{1} x^3\mathrm{d}x$；  (2) $\int_{3}^{4} (\ln x)^2\mathrm{d}x > \int_{3}^{4} 1\ln x\mathrm{d}x > \int_{3}^{4} \frac{1}{\ln x}\mathrm{d}x$；

  (3) $\int_{0}^{1} \mathrm{e}^x\mathrm{d}x > \int_{0}^{1} x\mathrm{d}x > \int_{0}^{1} \ln(1 + x)\mathrm{d}x$.

5.5  (1) 6；  (2) $-6$.

5.6  (1) $x\sqrt{2 + x^2}$，  *(2) $-\frac{1}{2\sqrt{x}}\cos x$，  *(3) $-\mathrm{e}^{\cos x}\sin x\cos x$，  *(4) $-3x^2 1\mathrm{n}(1 + x^3)$.

5.7  (1) $\frac{1}{2}$；  (2) $\frac{1}{4}$；  (3) 3；  (4) $-2$.

5.8  (1) $\frac{\pi}{3}$；  (2) $\frac{271}{6}$；  (3) $\frac{28}{3}$；

  (4) $\frac{1}{2}(e - e^{-1} - 2)$；  (5) $\sqrt{3} - \frac{\pi}{3}$；  (6) $\frac{\pi}{6}$；

  (7) $\frac{\pi}{6}$；  (8) $\frac{\pi}{3a}$；  (9) 4；

  (10) $\ln 2$；  (11) $\frac{1}{10}$；  (12) $\frac{16}{15}$；

  (13) $\frac{5}{2}$；  (14) $-\frac{1}{2}\left(1n\frac{\sqrt{2}}{2}\right)^2$；  (15) $\frac{\pi}{8}$；

  (16) 6；  (17) $\frac{a^4\pi}{16}$；  (18) $4 - 2\ln 3$；

  (19) $1 - \frac{\pi}{4}$；  (20) $-2$；  (21) $\frac{\mathrm{e}^2 + 1}{4}$；

  (22) $1 - \frac{2}{\mathrm{e}}$；  (23) $\frac{\pi}{4} - \frac{1}{2}\ln 2$；  (24) $\frac{\sqrt{3}}{18}\pi - \ln 3$.

5.9  略.

5.10  (1) 0；  (2) $\pi$；  (3) 0；  (4) $4 - \pi$.

5.11  (1) 3；  (2) $\mathrm{e} + \mathrm{e}^{-1} - 2$；  (3) $\frac{1}{2}$；  (4) $\frac{32}{3}$；  (5) $\frac{2 - \sqrt{2}}{3}$；  (6) $\frac{32}{3}$；  (7) $\frac{7}{6}$；

  (8) $\frac{7}{48}$；  (9) $\frac{32}{3}$；  (10) $2\sqrt{2} - 2$.

5.12  (1) $\frac{125\pi}{3}$；  (2) $\frac{128\pi}{7}$；  (3) 绕 $x$ 轴 $\frac{32\pi}{5}$，绕 $y$ 轴 $8\pi$；  (4) $\frac{3\pi}{10}$；  (5) $\frac{\pi^2}{4}$.

*5.13  $\frac{9}{4}$.

5.14  $\frac{a(1 - \mathrm{e}^{-kt_1})}{t_1}$.

5.15  $\frac{FD}{Vk}$.

5.16   28.8.

\*5.17   16.85J.

\*5.18   6.45J.

# 习题六

6.1   $\sqrt{11}$.

6.2   $|OA| = 5\sqrt{2}$;

$d_X = \sqrt{34}$;   $d_Y = \sqrt{41}$;   $d_Z = 5$;

$d_{XY} = 5$;   $d_{YZ} = 4$;   $d_{ZY} = 3$.

6.3   $(x-1)^2 + (y+2)^2 + (z-3)^2 = 14$.

6.4   (1) $D = \{(x,y) \mid x > 0 \text{ 且 } y < x\}$;       (2) $D = \{(x,y) \mid x > 0 \text{ 且 } x + y < 0\}$;

(3) $D = \left\{(x,y) \mid \dfrac{1}{4} \leqslant x^2 + y^2 \leqslant 1\right\}$;       (4) $D = \{(x,y) \mid x^2 < y \leqslant 1\}$.

6.5   (1) 圆周 $x^2 + y^2 = 1$ 上的所有点;       (2) 坐标轴 $x = 0$ 和 $y = 0$ 上的所有点;

(3) 抛物线族 $y = x^2 - k^2\pi^2, (k \in N)$ 上的所有点;

(4) $(0,0)$.

6.6   (1) $\dfrac{\pi}{4}$;   (2) $-\dfrac{1}{4}$;   (3) $3$;   (4) $0$.

6.7   $f_x(0,0) = f_y(0,0) = 0$,不可微. 提示:只需证明 $\lim\limits_{\substack{\Delta x \to 0 \\ \Delta y \to 0}} \dfrac{\Delta z - f_x(0,0)\Delta x - f_y(0,0)\Delta y}{\sqrt{(\Delta x)^2 + (\Delta y)^2}} \neq 0$.

6.8   (1) $z'_x = 3x^2 y - y^3$,       $z'_y = x^3 - 3xy^2$;

(2) $s'_u = \dfrac{1}{v} - \dfrac{v}{u^2}$,       $s'_v = \dfrac{1}{u} - \dfrac{u}{v^2}$;

(3) $z'_x = \cos(x-y) - \sin 2(x+y)$,       $z'_y = -\cos(x-y) - \sin 2(x+y)$;

(4) $z'_x = \dfrac{4x}{\sin 2(x^2 - y^2)}$,       $z'_y = -\dfrac{4y}{\sin 2(x^2 - y^2)}$;

(5) $z'_x = \dfrac{1}{2x\sqrt{\ln(xy)}}$,       $z'_y = \dfrac{1}{2y\sqrt{\ln(xy)}}$;

(6) $z'_x = y^2(1+xy)^{y-1}$,       $z'_y = (1+xy)^y\left(\ln(1+xy) + \dfrac{xy}{1+xy}\right)$;

(7) $u'_x = 2x - 6y - yz$,       $u'_y = 2y - 6x - xz$, $u'_z = 2z - yx$;

(8) $P'_V = \dfrac{1}{1 + (V-T)^2}$,       $P'_T = -\dfrac{1}{1 + (V-T)^2}$.

6.9   $f'_x(x,1) = 1$. 正确,理由是:在整个以 $x$ 为自变量的求导过程中 $y$ 始终是一个常量,不影响求导运算.

6.10   略.

6.11   (1) $12x^2 - 8y^2, 12y^2 - 8x^2, -16xy$;       (2) $\dfrac{2xy}{(x^2+y^2)^2}, -\dfrac{2xy}{(x^2+y^2)^2}, \dfrac{y^2-x^2}{(x^2+y^2)^2}$;

(3) $\dfrac{y^2-x^2}{(x^2+y^2)^2}, -\dfrac{2xy}{(x^2+y^2)^2}, \dfrac{x^2-y^2}{(x^2+y^2)^2}$; (4) $y^x(\ln y)^2, (x\ln y+1)y^{x-1}, x(x-1)y^{x-2}$.

6.12 (1) $\mathrm{d}z = \left(y+\dfrac{1}{y}\right)\mathrm{d}x + x\left(1-\dfrac{1}{y^2}\right)\mathrm{d}y$; (2) $\mathrm{d}z = \mathrm{e}^{\sin(2x+y^3)}\cos(2x+y^3)(2\mathrm{d}x+3y^2\mathrm{d}y)$;

(3) $\mathrm{d}z = -\dfrac{x}{(x^2+y^2)^{\frac{3}{2}}}(y\mathrm{d}x-x\mathrm{d}y)$; (4) $\mathrm{d}z = \dfrac{3\ln(y^2+1)}{1+9x^2}\mathrm{d}x + \dfrac{2y\arctan 3x}{1+y^2}\mathrm{d}y$.

6.13 $\dfrac{1}{3}\mathrm{d}x + \dfrac{2}{3}\mathrm{d}y$.

6.14 2.95.

6.15 $10x$, $10y$.

6.16 $\dfrac{1}{v}f'_x(x,y)+3f'_y(x,y)$, $-\dfrac{u}{v^2}f'_x(x,y)-2f'_y(x,y)$.

6.17 略.

6.18 (1) $\mathrm{e}^t(\cos t-\sin t)+\cos t$; (2) $f'_x(\sin t,t^3)\cos t+3t^2 f'_y(\sin t,t^3)$;

(3) $f'_u(u,v,t)\cos t - f'_v(u,v,t)\sin t + f'_t(u,v,t)$.

6.19 (1) $\dfrac{y\mathrm{e}^{-xy}}{\mathrm{e}^z-2}, \dfrac{x\mathrm{e}^{-xy}}{\mathrm{e}^z-2}$; (2) $\dfrac{\pi^2}{4}+1, 0$.

6.20 $-1$.

6.21 10.

6.22 4.

6.23 $\dfrac{1}{2}\mathrm{e}^{-1+\sqrt{5}}(1-\sqrt{5})$.

6.24 $\dfrac{9}{8}$.

6.25 $\dfrac{2}{3}$.

6.26 (1) $\displaystyle\int_0^4\mathrm{d}x\int_x^{2\sqrt{x}}f(x,y)\mathrm{d}y, \int_0^4\mathrm{d}y\int_{\frac{y^2}{4}}^y f(x,y)\mathrm{d}x$;

(2) $\displaystyle\int_{\frac{1}{2}}^1\mathrm{d}x\int_{\frac{1}{x}}^2 f(x,y)\mathrm{d}y + \int_1^2\mathrm{d}x\int_x^2 f(x,y)\mathrm{d}y, \int_1^2\mathrm{d}y\int_{\frac{1}{y}}^y f(x,y)\mathrm{d}x$;

(3) $\displaystyle\int_2^4\mathrm{d}x\int_2^x f(x,y)\mathrm{d}y + \int_4^6\mathrm{d}x\int_{x-2}^4 f(x,y)\mathrm{d}y, \int_2^4\mathrm{d}y\int_y^{y+2} f(x,y)\mathrm{d}x$.

(4) $\displaystyle\int_0^1\mathrm{d}x\int_{x^2}^{\sqrt{x}}f(x,y)\mathrm{d}y, \int_0^1\mathrm{d}y\int_{y^2}^{\sqrt{y}}f(x,y)\mathrm{d}x$.

6.27 (1) $\displaystyle\int_0^1\mathrm{d}x\int_0^{1-x}f(x,y)\mathrm{d}y$; (2) $\displaystyle\int_0^2\mathrm{d}y\int_{y^2}^{2y}f(x,y)\mathrm{d}x$;

(3) $\displaystyle\int_{-1}^1\mathrm{d}x\int_{-\sqrt{1-x^2}}^{\sqrt{1-x^2}}f(x,y)\mathrm{d}y$; (4) $\displaystyle\int_1^2\mathrm{d}x\int_{2-x}^{\sqrt{2x-x^2}}f(x,y)\mathrm{d}y$;

(5) $\displaystyle\int_1^9\mathrm{d}y\int_{-2\sqrt{y}}^{3-y}f(x,y)\mathrm{d}x + \int_0^1\mathrm{d}y\int_{-2\sqrt{y}}^{2\sqrt{y}}f(x,y)\mathrm{d}x$; (6) $\displaystyle\int_0^1\mathrm{d}y\int_{\mathrm{e}^y}^{\mathrm{e}}f(x,y)\mathrm{d}x$;

$（7）\int_0^1 dy \int_{1-\sqrt{1-y^2}}^{2-y} f(x,y)\,dx$；　　　　$（8）\int_0^1 dy \int_{\sqrt{y}}^{1+\sqrt{1-y^2}} f(x,y)\,dx$；

$（9）\int_0^{\sqrt{3}} dy \int_0^1 f(x,y)\,dx + \int_{\sqrt{3}}^2 dy \int_0^{\sqrt{4-y^2}} f(x,y)\,dx$.

**6.28**　表面积为定值 $a^2$ 而体积最大的长方体是正方体且体积为 $\dfrac{\sqrt{6}}{36}a^3$.

**6.29**　$a = -0.04503$、$b = 1.89525$、$y = -0.04503x + 1.89525$.

# 习题七

**7.1**　（1）一阶；　（2）二阶；　（3）三阶；　（4）四阶.

**7.2**　（1）是；　（2）是；　（3）是；　（4）否；　（5）否；　（6）是.

**7.3**　$（1）y = e^{Cx}$；　$（2）\arcsin y = \arcsin x + C$；　$（3）\tan x \tan y = C$；　$（4）e^x + e^{-y} = C$；

$（5）\ln \dfrac{y^2}{x} + \dfrac{x}{y} = C$；　$（6）(e^x + 1)(e^y - 1) = C$；　$（7）y = xe^{Cx+1}$；　$（8）y^2 = x^2 \ln(Cx^2)$.

**7.4**　$（1）y = \dfrac{\sin x + C}{x^2 - 1}$；　$（2）x = \dfrac{1}{4}y^3 + \dfrac{C}{y}$ 或 $xy = \dfrac{1}{4}y^4 + C$；

$（3）y = \dfrac{x + C}{\cos x}$；　$（4）y = (x-2)^3 + C(x-2)$；

$（5）y = \dfrac{\pi - 1 - \cos x}{x}$；　$（6）y = \left(\dfrac{1}{2}e^{-x^{-2}} - \dfrac{1}{2e}\right)e^{3\ln x + x^{-2}}$；

$（7）y^{-4} = \left(x - \dfrac{1}{4}\right) + Ce^{-4x}$；　$（8）y = \left(-\dfrac{4}{9}x - \dfrac{2}{3}x \ln x + \dfrac{C}{x^2}\right)^{-\frac{1}{2}}$.

**7.5**　$（1）y = xe^x - 2e^x + C_1 x + C_2$；　$（2）y = \cos x + \dfrac{1}{2}C_1 x^2 + C_2 x + C_3$；

$（3）y = -\dfrac{1}{2}x^2 - x + C_1 e^x + C_2$；　$（4）y = \dfrac{1}{2}C_1 x^2 + C_2$；

$（5）y + C_1 \ln(y - C_1) = x + C_2$；　$（6）y = C_2 e^{C_1 x}$.

**7.6**　$（1）y = C_1 e^x + C_2 e^{-3x}$；　$（2）y = C_1 + C_2 e^{-2x}$；　$（3）y = C_1 \cos \sqrt{2}x + C_2 \sin \sqrt{2}x$；

$（4）y = e^{-\frac{5}{6}x}\left(C_1 \cos \dfrac{\sqrt{11}}{6}x + C_2 \sin \dfrac{\sqrt{11}}{6}x\right)$；　　$（5）y = \sin 5x$；$（6）y = e^{2x}\sin 3x$.

**7.7**　$\dfrac{dy}{dt} = ky(n+1-y)$，$y\big|_{t=0} = 1$；$y = \dfrac{(n+1)e^{(n+1)kt}}{n + e^{(n+1)kt}}$.

**7.8**　$M = Ce^{kt}$.

**7.9**　$\dfrac{M_0}{2\sqrt{2}}$.

**7.10**　$p = \dfrac{b}{1 + Ce^{-abv}}$.

**7.11**　3.9g.

# 习题八

8.1 (1) $\Omega = \{1,2,3,4,5,6\}$, $A = \{1,3,5\}$.

(2) $\Omega = \{(1,1),(1,2),(1,3),(1,4),(1,5),(1,6),\cdots,(6,1),(6,2),(6,3)(6,4),(6,5),(6,6)\}$, $A = \{(4,6),(5,5),(6,4)\}$, $B = \{(3,1),(4,2),(5,3),(6,4)\}$.

(3) $\Omega = \{(1,2,3),(1,2,4),(1,2,5),(1,3,4),(1,3,5),(1,4,5),(2,3,4),(2,3,5),(2,4,5),(3,4,5)\}$, $A = \{(1,2,3),(1,2,4),(1,2,5),(1,3,4),(1,3,5),(1,4,5)\}$.

(4) $\Omega = \{(ab,-,-),(-,ab,-),(-,-,ab),(a,b,-),(b,a,-),(a,-,b),(b,-,a),(-,a,b),(-,b,a)\}$, 式中$(ab,-,-)$表示甲盒中有两个球$a,b$, 另外两个盒子没有球, 余类推. $A = \{(ab,-,-),(a,b,-),(b,a,-),(a,-,b),(b,-,a)\}$.

(5) $\Omega = \{0,1,2,\cdots\}$, $A = \{0,1,2,3,4\}$, $B = \{3,4,5,\cdots\}$.

8.2 (1) $A\bar{B}\bar{C}$; (2) $AB\bar{C}$; (3) $ABC$; (4) $A+B+C$; (5) $ABC+AB\bar{C}+A\bar{B}C+\bar{A}BC$; (6) $\bar{A}B\bar{C}+A\bar{B}\bar{C}+\bar{A}\bar{B}C$; (7) $\bar{A}BC+A\bar{B}C+AB\bar{C}$; (8) $\bar{A}\bar{B}\bar{C}$; (9) $\overline{ABC}$.

8.3 (1) $\dfrac{C_{37}^5}{C_{40}^5}$; (2) $\dfrac{C_3^2 C_{37}^3}{C_{40}^5}$.

8.4 (1) $\dfrac{1}{12}$; (2) $\dfrac{1}{20}$.

8.5 $\dfrac{1}{15}$.

8.6 $\dfrac{7}{15},\dfrac{14}{15},\dfrac{7}{30}$.

8.7 $0.3, 0.6$.

8.8 $0.4$; $0$; $0.6$; $0.7$.

8.9 $0.6$.

8.10 $0.458$.

8.11 (1)$0.034$; (2)最有可能是由丙地生产.

8.12 (1)$0.895$; (2)$0.395$.

8.13 $0.923$.

8.14

| $X$ | 1 | 2 | 3 | 4 |
|-----|---|---|---|---|
| $p_k$ | $\dfrac{1}{14}$ | $\dfrac{3}{7}$ | $\dfrac{3}{7}$ | $\dfrac{1}{14}$ |

8.15 (1) $a = \dfrac{2}{5}$; (2) $\dfrac{1}{9}$; (3) $\dfrac{2}{15}$.

8.16 (1) $0.2759$; (2) $0.8202$; (3) $0.4557$; (4) $0.8031$; (5) 5部, 2部.

8.17 (1) $0.9596$; (2) $0.6160$; (3) 8件; (4) 5件.

8.18　(1) $\dfrac{1}{\pi}$；　(2) $F(x)=\begin{cases} 0, & x<-1, \\ \dfrac{1}{2}+\dfrac{1}{\pi}\arcsin x, & -1\leqslant x<1,; \\ 1, & x\geqslant 1. \end{cases}$　(3) $\dfrac{1}{3}$.

8.19　$F(x)=\begin{cases} \dfrac{1}{2}e^{x}, & x<0, \\ \dfrac{1}{2}+\dfrac{x^{2}}{4}, & 0\leqslant x<1, \\ x-\dfrac{x^{2}}{4}, & 1\leqslant x<2, \\ 1, & x\geqslant 2. \end{cases}$

8.20　(1) $6e^{-\frac{5}{3}}(1-e^{-\frac{1}{3}})$；　(2) $1-e^{-2}$.

8.21　(1) 0.2177；　(2) 0.5013；　(3) 0.1212；　(4) 0.9876.

8.22　(1) 0.9573；　(2) 0.2358；　(3) 0.2128；　(4) 0.2417.

8.23　$-0.9$；　1.49.

8.24　(1)

| $X$ | 1 | 2 | 3 |
|-----|-----|------|------|
| $p$ | 0.6 | 0.24 | 0.16 |

　　　(2) 156.

8.25　0；　$\dfrac{1}{2}$.

8.26　$\dfrac{3}{2}a,\dfrac{3}{4}a^{2}$.

8.27　0.975.

8.28　(1) 0.0062；　(2) 807.84 千瓦.

8.29　113.2 千瓦.

8.30　(1) 0.0398；　(2) 0.4599；　(3) 0.4801.

# 习题九

9.1　B.　　9.2　B.　　9.3　B.　　9.4　B.　　9.5　B.　　9.6　B.

9.7　C.　　9.8　A.　　9.9　D.　　9.10　C.　　9.11　D.　　9.12　C.

9.13　C.　　9.14　D.　　9.15　D.　　9.16　B.　　9.17　A.　　9.18　D.

9.19　B.　　9.20　B.　　9.21　D.　　9.22　B.　　9.23　C.　　9.24　A.

9.25　C.　　9.26　$\dfrac{1}{2}$.　　9.27　0.

9.28　线性无关.

9.29　$A^{-1}CB^{-1}$.

9.30　$-10$.

9.31　8.

9.32　$n(n-1)/2$.

9.33　$\pm1$.

9.34　0.

9.35　1.5,4.

9.36　(1) 6;　(2) 0;　(3) $(x+3a)(x-a)^3$;　(4) $-2(x^3+y^3)$;　(5) $-6!$;
　　(6) $a^n+(-1)^{n+1}b^n$.

9.37　$\begin{pmatrix} -2 & 13 & 22 \\ -2 & -17 & 20 \\ 4 & 29 & -2 \end{pmatrix}$; $\begin{pmatrix} 0 & 5 & 8 \\ 0 & -5 & 6 \\ 2 & 9 & 0 \end{pmatrix}$.

9.38　(1) $\begin{pmatrix} 35 \\ 6 \\ 49 \end{pmatrix}$;　(2) 10;　(3) $\begin{pmatrix} -2 & 4 \\ -1 & 2 \\ -3 & 6 \end{pmatrix}$;　(4) $\begin{pmatrix} 6 & -7 & 8 \\ 20 & -5 & -6 \end{pmatrix}$;

　　(5) $a_{11}x_1^2+a_{22}x_2^2+a_{33}x_3^2+2a_{12}x_1x_2+2a_{13}x_1x_3+2a_{23}x_2x_3$;

　　(6) $\begin{pmatrix} 1 & 2 & 5 & 2 \\ 0 & 1 & 2 & -4 \\ 0 & 0 & -4 & 3 \\ 0 & 0 & 0 & -9 \end{pmatrix}$.

9.39　(1) $A^{-1}=\begin{pmatrix} 5 & -2 \\ -2 & 1 \end{pmatrix}$;　(2) $A^{-1}=\begin{pmatrix} \cos\theta & \sin\theta \\ -\sin\theta & \cos\theta \end{pmatrix}$;

　　(3) $A^{-1}=\dfrac{1}{|A|}A^*=\begin{pmatrix} -2 & 1 & 0 \\ -\dfrac{13}{2} & 3 & -\dfrac{1}{2} \\ -16 & 7 & -1 \end{pmatrix}$;　(4) $A^{-1}=\begin{pmatrix} 1 & 0 & 0 & 0 \\ -\dfrac{1}{2} & \dfrac{1}{2} & 0 & 0 \\ -\dfrac{1}{2} & -\dfrac{1}{6} & \dfrac{1}{3} & 0 \\ \dfrac{1}{8} & -\dfrac{5}{24} & -\dfrac{1}{12} & \dfrac{1}{4} \end{pmatrix}$.

9.40　(1) $\begin{pmatrix} x_1 \\ x_2 \\ x_3 \\ x_4 \end{pmatrix}=k\begin{pmatrix} \dfrac{4}{3} \\ -3 \\ \dfrac{4}{3} \\ 1 \end{pmatrix}$;　(2) $\begin{pmatrix} x_1 \\ x_2 \\ x_3 \\ x_4 \end{pmatrix}=k_1\begin{pmatrix} -2 \\ 1 \\ 0 \\ 0 \end{pmatrix}+k_2\begin{pmatrix} 1 \\ 0 \\ 0 \\ 1 \end{pmatrix}$;　(3) $\begin{cases} x_1=0 \\ x_2=0 \\ x_3=0 \\ x_4=0 \end{cases}$;

　　(4) $\begin{pmatrix} x_1 \\ x_2 \\ x_3 \\ x_4 \end{pmatrix}=k_1\begin{pmatrix} \dfrac{3}{17} \\ \dfrac{19}{17} \\ 1 \\ 0 \end{pmatrix}+k_2\begin{pmatrix} -\dfrac{13}{17} \\ -\dfrac{20}{17} \\ 0 \\ 1 \end{pmatrix}$.

9.41　(1) 方程组无解；　(2) $\begin{pmatrix} x \\ y \\ z \end{pmatrix} = k \begin{pmatrix} -2 \\ 1 \\ 1 \end{pmatrix} + \begin{pmatrix} -1 \\ 2 \\ 0 \end{pmatrix}$；

　　　(3) $\begin{pmatrix} x \\ y \\ z \\ w \end{pmatrix} = k_1 \begin{pmatrix} -\dfrac{1}{2} \\ 1 \\ 0 \\ 0 \end{pmatrix} + k_2 \begin{pmatrix} \dfrac{1}{2} \\ 0 \\ 1 \\ 0 \end{pmatrix} + \begin{pmatrix} \dfrac{1}{2} \\ 0 \\ 0 \\ 0 \end{pmatrix}$；　(4) $\begin{pmatrix} x \\ y \\ z \\ w \end{pmatrix} = k_1 \begin{pmatrix} \dfrac{1}{7} \\ \dfrac{5}{7} \\ 1 \\ 0 \end{pmatrix} + k_2 \begin{pmatrix} \dfrac{1}{7} \\ -\dfrac{9}{7} \\ 0 \\ 1 \end{pmatrix} + \begin{pmatrix} \dfrac{6}{7} \\ -\dfrac{5}{7} \\ 0 \\ 0 \end{pmatrix}$.

9.42　略.　9.43　略.

9.44　(1) 第 1、2、3 列构成一个最大无关组；

　　　(2) 第 1、2、3 列构成一个最大无关组.

9.45　(1) 秩为 2，一组最大线性无关组为 $a_1, a_2$；　(2) 秩为 2，最大线性无关组为 $a_1^T, a_2^T$.